呼吸器疾患
診断治療アプローチ

2

# 呼吸器感染症

総編集 **三嶋理晃**
専門編集 **藤田次郎**

Advanced Approach to Respiratory Practice

中山書店

〈呼吸器疾患 診断治療アプローチ〉

## 総 編 集

三嶋　理晃　　大阪府済生会野江病院/京都大学名誉教授

## 編集委員 (五十音順)

吾妻安良太　　日本医科大学

井上　博雅　　鹿児島大学

金子　　猛　　横浜市立大学

髙橋　和久　　順天堂大学

藤田　次郎　　琉球大学*

＊本巻担当編集

# シリーズ刊行にあたって

　このたび中山書店から「呼吸器診療のスタンダードとアドバンスをきわめる」という
ねらいを合言葉に，シリーズ《呼吸器疾患 診断治療アプローチ》が刊行されることに
なった.

　本シリーズは，「気管支喘息」，「呼吸器感染症」，「肺癌」，「間質性肺炎・肺線維症」
「COPD」といった臨床ニーズの高い重要疾患を中心に構成され，各巻については日本の
呼吸器分野を代表する碩学の先生方に編集をお願いした．写真・イラスト・フロー
チャート・図表を多用し，視覚的にも理解しやすいように工夫され，さらに，コラムや
サイドノートなどの補足情報も充実させ，呼吸器病学の「面白さ」を伝えようという情
熱にあふれている.

　このシリーズの読者対象は，呼吸器専門医および，専門医を目指す若手医師を中心と
している．したがって，呼吸器診療における主要疾患の臨床をサポートする実践書であ
るとともに，専門医のニーズに応える学術性を備えた基本文献としての役割を目指して
いる．診療ガイドラインをふまえたスタンダードな内容を核としながらも，臨床現場か
らの新たな提言や最新のエビデンスの紹介など，先進性を併せもつ幅広い情報を提供す
ることを旨としている.

　呼吸器疾患は多様性に富み，診断の手段や治療法も多岐にわたっており，非常に魅力
のある領域である．一方，循環器系や消化器系と同程度の患者数を有するにもかかわら
ず，専門医が少ないのが現状である．しかしこのことは逆に，将来にわたって呼吸器専
門医の需要が継続することを示している．まだ進路を決めていない医学部卒業前後の若
い方々にも，このシリーズを読まれることをお勧めする．そして呼吸器診療の魅力を満
喫されたら，多くの方々に呼吸器専門医の道に進んでいただきたい．その道の先には素
晴らしい未来が拓けていると確信する.

2017年6月

総編集 三嶋理晃

大阪府済生会野江病院 病院長

京都大学 名誉教授

# 序

　中山書店の《呼吸器疾患 診断治療アプローチ》シリーズは，「呼吸器診療のスタンダードとアドバンスをきわめる」を目的としている．このたびシリーズ2冊目として『呼吸器感染症』を上梓する運びとなった．

　かぜをはじめとして，気道感染症から肺炎に至るまで，呼吸器感染症は最も頻度の高いcommon diseaseとして人類を悩ませている．『呼吸器感染症』を編集するに際し，大きく総論（1章，および2章），および各論（3章）に分けて，呼吸器感染症の診断と治療を取り上げた．また特殊病態下（免疫抑制患者）の呼吸器感染症（4章），および抗菌薬の使い方のポイント（5章）を示すとともに，呼吸器感染症の診断と治療に関する話題を"Debate"や"Mini Lecture"などのコラムとして取り上げた．

　適切な呼吸器感染症診療を実践するためには，感染症のメカニズム，また検査の種類と意義，各感染症治療の実際，薬剤の種類と特徴などを把握する必要がある．本書では，呼吸器感染症の検査・診断を理解した上で，重症度に応じた各感染症の標準的治療，およびプロフェッショナルの治療のコツを示し，また感染症治療薬を解説することで，今後の呼吸器感染症診療に寄与するものを目指した．

　ご執筆いただいた先生方は，わが国における代表的な呼吸器感染症の専門家であり，これらの先生方から執筆のご快諾をいただいたことを，編集者として心から感謝したい．執筆者の熱意により，素晴らしい内容の原稿を揃えることができ，この『呼吸器感染症』は現時点では，呼吸器感染症に関する成書としては最高のものの一つであると自負している．

　本書が，多くの臨床家の座右の書として活用されることを心から期待する．

2017年7月

藤田次郎

琉球大学大学院医学研究科感染症・呼吸器・消化器内科学（第一内科）

# CONTENTS

## 1章 呼吸器感染症診療の基礎知識

呼吸器感染症とは―その動向 ━━━━━━━━━ 鳥羽聡史, 門田淳一　2

呼吸器感染症の分類と特徴 ━━━━━━━━━━ 野口真吾, 迎　寛　9

呼吸器感染症の関連ガイドラインの概要

　日本のガイドライン ━━━━━━━━━━━━━━━ 関　雅文　17

　欧米のガイドライン ━━━━━━━━ 井手昇太郎, 今村圭文, 迎　寛　27


## 2章 呼吸器感染症の診断・検査―確定診断までのアプローチ

呼吸器感染症の診断ポイント

　問診のとり方 ━━━━━━━━━━━━━━━━━ 喜舎場朝雄　40

　身体所見のとり方 ━━━━━━━━━━━━━━━ 原永修作　46

呼吸器感染症を疑った場合に行う検査―手順とポイント

　喀痰検査 ━━━━━━━━━━━━━━━━━━━ 田里大輔　51

　血液培養検査 ━━━━━━━━━━━━━━━━━ 仲松正司　57

　ウイルス学的検査 ━━━━━━━━━━━━━━━ 平松和史　62

　**Mini Lecture**　MERSの現状は？ ━━━━━━━━ 加來浩器　68

　胸部単純Ｘ線撮影 ━━━━━━━━━━━━━━━ 髙橋雅士　71

　肺炎のCT診断 ━━━━━━━━━ 岡田文人, 安藤ゆみ子, 大内恵理　79

　迅速診断法の特徴と使い方 ━━━━━━━━━━━ 舘田一博　89

　遺伝子検査 ━━━━━━━━━━━━━ 小佐井康介, 栁原克紀　93

　血清学的検査 ━━━━━━━━━━━━━━━━━ 吉田耕一郎　98


## 3章 呼吸器感染症の診断と治療

かぜ症候群 ━━━━━━━━━━━━━━━━━━━ 服部　登　104

インフルエンザ ━━━━━━━━━━━━━━━━━ 池松秀之　109

# CONTENTS

*Mini Lecture* 鳥インフルエンザの現状は？ ———————————— 大石和徳 116

急性気管支炎 ——————————————————————— 山本善裕 118

百日咳 ————————————————————————— 岡田賢司 122

ウイルス性肺炎 ————————————————————— 石田　直 128

*Mini Lecture* SARSの行方は？ ——————————————— 川名明彦 136

ヒトメタニューモウイルス呼吸器感染症 ————— 金城武士, 藤田次郎 138

細菌性肺炎 ——————————————————————— 川波敏則 143

*Debate* 重症肺炎におけるステロイド投与の意義は？ ————— 横田恭子 150

*Debate* 肺炎球菌ワクチンの使い分けは？ ————————— 永井英明 153

誤嚥性肺炎，びまん性嚥下性細気管支炎 ———————— 寺本信嗣 156

マイコプラズマ肺炎 —————————————————— 田中裕士 162

クラミドフィラ・ニューモニエ肺炎 ————————— 宮下修行 167

*Mini Lecture* 非定型肺炎の行方は？ ————————————— 藤田次郎 174

オウム病 ——————————————————————— 時松一成 176

Q熱 ————————————————————————— 渡辺　彰 182

レジオネラ肺炎 ————————————————————— 比嘉　太 189

肺放線菌症，肺ノカルジア症 ————————————— 岸　建志 194

肺真菌症 ——————————————————— 田代将人, 泉川公一 199

MRSA肺炎 —————————————————— 中嶋一彦, 竹末芳生 206

多剤耐性緑膿菌による呼吸器感染症 —————— 山口敏行, 前﨑繁文 214

肺結核症（結核性胸膜炎） ——————————————— 仲本　敦 219

非結核性抗酸菌症 ————————————— 南宮　湖, 長谷川直樹 225

寄生虫性肺疾患 ————————————————————— 平田哲生 232

ニューモシスチス肺炎 ————————————————— 藤井　毅 238

気管支拡張症，びまん性汎細気管支炎，副鼻腔気管支症候群 ——— 平松和史 244

胸膜炎 ——————————————————— 梅木健二, 門田淳一 249

肺膿瘍 ——————————————————— 矢寺和博, 野口真吾 253

*Column* Lemierre症候群 ————————————————— 村松弘康 258

## 4章　特殊病態下（免疫抑制患者）の呼吸器感染症

HIV感染者における呼吸器感染症 ―――――――――――――――――― 照屋勝治　262

免疫不全者の呼吸器感染症 ―――――――――――――――――――― 古川恵一　271

治療（特に分子標的療法）に関連する呼吸器感染症 ―――――――――― 亀田秀人　279

医療・介護に関連した呼吸器感染症 ――――――――――― 進藤有一郎，長谷川好規　285

院内肺炎と人工呼吸器関連肺炎 ―――――――――――――――――― 志馬伸朗　291

　**Column**　原発性線毛運動不全症（PCD）の病態解明 ――――――― 厚美慶英，玉置　淳　298


## 5章　抗菌薬の使い方のポイント

抗菌薬使用の原則―de-escalation therapy（DET） ――――――――― 健山正男　304

PK/PDに基づく抗菌薬の使い方 ――――――――― 萩原真生，山岸由佳，三鴨廣繁　312

予防投薬のあり方 ――――――――――――――――――――――― 新里　敬　321

　**Column**　レスピラトリーキノロンの使い分け ―――――――――――― 藤田次郎　328

　**Mini Lecture**　抗菌薬中止のタイミングは？ ――――――――――― 小川　拓，三笠桂一　330

　**Mini Lecture**　呼吸器感染症における吸入療法の意義 ――――――― 山田康一，掛屋　弘　333


付録　抗菌薬一覧表 ――――――――――――――――――――――― 堀　誠治　338

索引 ――――――――――――――――――――――――――――――――― 346

# 執筆者一覧 (執筆順)

| | |
|---|---|
| 鳥羽聡史 | 大分大学医学部呼吸器・感染症内科学講座 |
| 門田淳一 | 大分大学医学部呼吸器・感染症内科学講座 |
| 野口真吾 | 産業医科大学医学部呼吸器内科学 |
| 迎　寛 | 長崎大学病院呼吸器内科 (第二内科) |
| 関　雅文 | 東北医科薬科大学病院<br>感染症内科・感染制御部 |
| 井手昇太郎 | 長崎みなとメディカルセンター呼吸器内科 |
| 今村圭文 | 長崎大学病院呼吸器内科 (第二内科) |
| 喜舎場朝雄 | 沖縄県立中部病院呼吸器内科 |
| 原永修作 | 琉球大学大学院医学研究科<br>感染症・呼吸器・消化器内科学 (第一内科) |
| 田里大輔 | 北部地区医師会病院呼吸器・感染症科 |
| 仲松正司 | 琉球大学医学部附属病院<br>感染症内科/感染対策室 |
| 平松和史 | 大分大学医学部医療安全管理医学講座 |
| 加來浩器 | 防衛医科大学校防衛医学研究センター<br>広域感染症疫学・制御研究部門 |
| 髙橋雅士 | 友仁山崎病院放射線科 |
| 岡田文人 | 大分大学医学部附属病院放射線科 |
| 安藤ゆみ子 | 国立病院機構西別府病院放射線科 |
| 大内恵理 | 亀田総合病院放射線科 |
| 舘田一博 | 東邦大学医学部微生物・感染症学講座 |
| 小佐井康介 | 長崎大学病院検査部 |
| 栁原克紀 | 長崎大学大学院生命医科学域<br>病態解析・診断学分野 |
| 吉田耕一郎 | 近畿大学医学部附属病院<br>安全管理部感染対策室 |
| 服部　登 | 広島大学大学院医歯薬保健学研究院<br>分子内科学 (内科学第二〔呼吸器内科〕) |
| 池松秀之 | 日本臨床内科医会インフルエンザ研究班 |
| 大石和徳 | 国立感染症研究所感染症疫学センター |
| 山本善裕 | 富山大学附属病院感染症科 |
| 岡田賢司 | 福岡看護大学基礎・基礎看護部門 |
| 石田　直 | 公益財団法人大原記念倉敷中央医療機構<br>倉敷中央病院呼吸器内科 |
| 川名明彦 | 防衛医科大学校内科学講座<br>感染症・呼吸器内科 |
| 金城武士 | 琉球大学大学院医学研究科<br>感染症・呼吸器・消化器内科学 (第一内科) |
| 藤田次郎 | 琉球大学大学院医学研究科<br>感染症・呼吸器・消化器内科学 (第一内科) |
| 川波敏則 | 産業医科大学医学部呼吸器内科学 |
| 横田恭子 | 香川県立中央病院感染症科 |
| 永井英明 | 国立病院機構東京病院呼吸器センター |
| 寺本信嗣 | 和光駅前クリニック |
| 田中裕士 | NPO法人札幌せき・ぜんそく・アレルギー<br>センター |
| 宮下修行 | 川崎医科大学総合内科学1 |
| 時松一成 | 神戸大学医学部附属病院感染制御部 |
| 渡辺　彰 | 東北大学加齢医学研究所<br>抗感染症薬開発研究部門 |
| 比嘉　太 | 国立病院機構沖縄病院呼吸器内科 |
| 岸　建志 | 大分県厚生連鶴見病院呼吸器内科 |
| 田代将人 | 長崎大学大学院医歯薬学総合研究科<br>臨床感染症学分野 |
| 泉川公一 | 長崎大学大学院医歯薬学総合研究科<br>臨床感染症学分野 |
| 中嶋一彦 | 兵庫医科大学病院感染制御部 |
| 竹末芳生 | 兵庫医科大学病院感染制御学 |
| 山口敏行 | 埼玉医科大学医学部感染症科・感染制御科 |
| 前﨑繁文 | 埼玉医科大学医学部感染症科・感染制御科 |

仲 本　　敦　国立病院機構沖縄病院呼吸器内科

南 宮　　湖　永寿総合病院呼吸器内科

長谷川直樹　慶應義塾大学病院感染制御センター

平 田 哲 生　琉球大学医学部附属病院
　　　　　　診療情報管理センター

藤 井　　毅　東京医科大学八王子医療センター感染症科

梅 木 健 二　大分大学医学部呼吸器・感染症内科学講座

門 田 淳 一　大分大学医学部呼吸器・感染症内科学講座

矢 寺 和 博　産業医科大学医学部呼吸器内科学

村 松 弘 康　中央内科クリニック

照 屋 勝 治　国立国際医療研究センター
　　　　　　エイズ治療・研究開発センター

古 川 恵 一　聖路加国際病院内科感染症科

亀 田 秀 人　東邦大学医学部内科学講座膠原病学分野

進藤有一郎　名古屋大学医学部附属病院呼吸器内科

長谷川好規　名古屋大学大学院医学系研究科呼吸器内科学

志 馬 伸 朗　広島大学大学院医歯薬保健学研究科
　　　　　　救急集中治療医学

厚 美 慶 英　東京女子医科大学内科学第一講座

玉 置　　淳　東京女子医科大学内科学第一講座

健 山 正 男　琉球大学大学院感染症・呼吸器・
　　　　　　消化器内科学（第一内科）

萩 原 真 生　愛知医科大学分子疫学・疾病制御学寄附講座

山 岸 由 佳　愛知医科大学病院感染症科

三 鴨 廣 繁　愛知医科大学病院感染症科

新 里　　敬　敬愛会中頭病院感染症内科・総合内科

小 川　　拓　奈良県立医科大学感染症センター

三 笠 桂 一　奈良県立医科大学感染症センター

山 田 康 一　大阪市立大学大学院医学研究科
　　　　　　臨床感染制御学

掛 屋　　弘　大阪市立大学大学院医学研究科
　　　　　　臨床感染制御学

堀　　誠 治　東京慈恵会医科大学附属病院感染制御部

# 呼吸器感染症診療の
# 基礎知識

# 1章

呼吸器感染症診療の基礎知識

# 呼吸器感染症とは — その動向

## 呼吸器感染症の動向

- 呼吸器感染症診療の基本姿勢は原因菌を同定し，薬剤感受性を調べ，抗菌薬を選択することであり，これは現在も変わることはない．さらに近年は，複雑かつ多様化した社会を背景に，従来の基本姿勢を流れ作業的に行うのではなく，いかに個々の状況，患者に合わせた対応を行うかが求められている．
- 世界的にみれば，これまでローカルな流行にとどまっていたウイルス感染症や多剤耐性菌が容易に国境を越えるようになった．一方，わが国特有の問題として超高齢社会における肺炎診療のあり方が問われるようになり，さらには地震災害における肺炎患者の増加など新たな問題も浮き彫りとなった．

## 世界にみる感染症の動向

### 国境を越えるウイルス感染症

- 近年の航空網の急速な発展により，世界中のほとんどの場所に3日以内で移動できるようになった．これは感染症において，原因菌を潜伏期間内に世界中のあらゆる場所に拡散させる危険性があるということである．
- 21世紀に入り，世界的な広がりをみせた新興感染症の代表的なものとして，重症急性呼吸器症候群（SARS），鳥インフルエンザ，パンデミックインフルエンザ，中東呼吸器症候群（MERS），エボラ出血熱などがある．
- このうち，実際にわが国が経験したのは2009年に発生したパンデミックインフルエンザのみである．大きな被害はなかったものの，行政や医療機関の危機管理体制が混乱に陥ったのは記憶に新しい．この混乱を招いた理由のひとつに，リスクを適切に評価して対策を考えるリスクマネジメントの欠如があげられている．
- 一方，新興感染症と呼ばれるもののほとんどすべてが人獣共通感染症である．近年の地球環境の変化と著しい人口増加により人間と野生動物の生活環境が近接し，これら新興感染症を発生させていることが考えられている．この感染症の脅威に立ち向かうために，"One Health"[★1]という理念が生まれた．
- "One Health"とは，人に限らず，動物，環境を含めて総合的な健康を維持していくことを目標とした，これまでにない概念である．世界的な視野で医学会と獣医学会，環境学会が連携して対策を行うことが期待されている．
- 今後，呼吸器感染症を診療するうえでは臨床能力のみでなく，適切なリスク

### ポイント

新興感染症のほとんどすべてが人獣共通感染症である

▶ SARS：
severe acute respiratory syndrome

▶ MERS：
Middle East respiratory syndrome

★1　One Health
One Healthとは，「人，動物，環境（生態系）の健康は相互に関連していて一つである」という考え方に基づいて，分野横断的な課題に対し，関係者が連携してその解決に向けて取り組むという概念を表す言葉で，国際的にも認識が高まっている．（東京医療保健大学ヘルスケアコラムhttp://www.thcu.ac.jp/research/column/detail.html?id=98より）

**1 CDCから"Biggest Threats"とされている菌種**

| 非常に緊急性が高い |
| --- |
| *Clostridium difficile*<br>カルバペネム耐性腸内細菌科細菌<br>淋菌 |

| 緊急性が高い |
| --- |
| アシネトバクター<br>カンピロバクター<br>フルコナゾール耐性カンジダ<br>エンテロバクター<br>バンコマイシン耐性腸球菌<br>緑膿菌<br>チフス性サルモネラ<br>非チフス性サルモネラ<br>赤痢菌<br>メチシリン耐性黄色ブドウ球菌<br>肺炎球菌<br>結核 |

| 緊急性は低いがモニタリングが必要 |
| --- |
| バンコマイシン耐性黄色ブドウ球菌<br>エリスロマイシン耐性A群連鎖球菌<br>クリンダマイシン耐性B群連鎖球菌 |

評価, 感染症の行政知識, 医学を越えた危機管理体制を構築する能力が求められてくる.

## 耐性菌の増加

- 近年は新興感染症だけでなく, 耐性菌の発生もローカルな問題ではなくなった. 米国疾病予防管理センター (CDC) では, "Biggest Threats" として高度に耐性化を示す菌種について特に注意喚起を行っている (**1**).

- 耐性化の伝播も問題となっている. とくにカルバペネム耐性腸内細菌科細菌 (CRE) は抗菌効果を失活させるメタロ-β-ラクタマーゼ (MBL) を産生するが, このMBLをコードする遺伝子をもったプラスミドは, おもに接合によって菌種や菌株を越えて水平伝達される. つまり, もともとカルバペネム感受性であった腸内細菌が広範に耐性化してしまうリスクがある.

- CREの耐性化の伝達は医療環境だけではなく市中環境, つまり一般の健常者にも拡散されることが知られている. しばしば問題となる多剤耐性緑膿菌や多剤耐性アシネトバクターは, 易感染患者で問題になるものの一般の健常者ではまず問題にならない. 一方でCREには大腸菌や肺炎桿菌が含まれているため, CREの市中における拡散は軽症の市中肺炎が難治化する可能性を秘めている[1].

- 耐性菌が世界で拡散しているにもかかわらず, 抗菌薬の開発については停滞の徴候がみられている (**2**)[2]. この理由に, 薬理学的に新しい機序の抗菌薬を開発することに限界がみられてきていることがある. さらに高血圧や糖尿

▶ **CDC** :
Centers for Disease Control and Prevention

▶ **CRE** :
carbapenem-resistant *Enterobacteriaceae*

▶ **MBL** :
metallo-β-lactamase

**ポイント**
CREが産生するMBLが菌種, 菌株を越えて伝達されることにより耐性が広がる

**ポイント**
耐性菌の拡散に反して抗菌薬の開発が停滞してきている

**2** 米国で新たに承認された抗菌薬数の推移

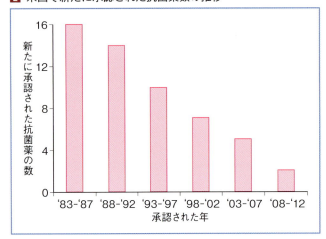

（America ISDA[2] より）

病など生活習慣病の治療薬と比較し，抗菌薬は短期間の投与であるため，製
薬企業としては収益を上げにくく，積極的に開発をしにくいことも原因にあ
る．

● これまでのように古い抗菌薬が使えなくなれば新しい抗菌薬を開発すればよ
い，という時代は終焉を迎えている．世界保健機構（WHO）は今後，何も対
策を講じなければ感染症に対して無力な時代 "Post-Antibiotic Era" に逆戻
りすると警鐘を鳴らしている．

▶ WHO：
World Health Organization

● わが国では2014年に日本化学療法学会など6学会が中心となり，産学官が連
携することで抗菌薬を開発していく必要性について提言がなされた．さらに
2016年に開催された伊勢志摩サミットでは，耐性菌の危険性と対策が議題
となるなど，耐性菌の問題は国家レベルでの問題となってきている．実際
に，米国や英国ではすでに国家戦略として耐性菌への対策が進められてお
り，今後，わが国でも医学会だけでなく国家レベルで耐性菌対策が講じられ
ていくと考えられる．

● 耐性菌対策として，まず臨床の現場で意識しなければならないのは，「現存
する抗菌薬の適正使用」「耐性菌の伝播対策」「病院の環境整備」である．こ
のうち「耐性菌の伝播対策」や「病院の環境整備」については，各医療施設で
感染対策チームが発足することで施設内での感染対策の質は向上してきた．
一方，耐性菌発生の原因となっている「現存する抗菌薬の適正使用」につい
てはいまだ十分に対策がとられているとはいえない．このため，近年では抗
菌薬適正使用支援プログラム（ASP）の必要性が提唱されるようになった．

**ポイント**
まずは現存する抗菌薬の適
性使用が最重要顆題

● ASPとは，医師を中心に多職種で構成されたチームが単に抗菌薬の使用制
限を行うだけでなく，病院のアンチバイオグラムや耐性菌サーベイランスを
もとに個々の患者に最適とされる抗菌薬を検討し，積極的にフィードバック
を行うことである．これにより患者アウトカムの改善だけでなく，有害事象
の減少，薬剤感受性の改善，コストの最適化が行えることが期待されてい

▶ ASP：
antimicrobial stewardship
program

**3** 年齢階級別にみた主な死因の構成割合（平成27年）

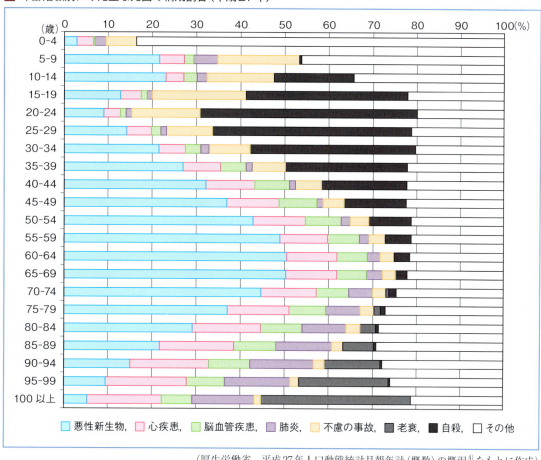

凡例：■ 悪性新生物，■ 心疾患，■ 脳血管疾患，■ 肺炎，■ 不慮の事故，■ 老衰，■ 自殺，□ その他

（厚生労働省．平成27年人口動態統計月報年計（概数）の概況[4]をもとに作成）

る．ASPについては米国感染症学会（IDSA）でガイドラインが作成されている[3]．

▶ IDSA：
Infectious Diseases Society
of America

# 日本における肺炎診療の動向

## 超高齢社会における肺炎診療

● わが国では肺炎の死亡者数は年間10万人を超え，2011年以降は脳血管疾患に代わり死因の第3位となった．死亡者数のうち約96％は65歳以上の高齢者であり，75歳を越える後期高齢者においては死因構成に占める肺炎の割合が急速に増加する（**3**）[4]．

● 肺炎の死亡者数の推移は戦後から1970年頃までは減少傾向にあるが，以降は増加傾向に転じている[4]．1970年以降にはセフェム系やカルバペネム系，キノロン系といった広域抗菌薬が次々と発売されたにもかかわらず，このような増加傾向がみられる理由のひとつに，わが国で75歳を越える高齢者が増加し，抗菌薬のスペクトラムを広げるだけでは治癒しない肺炎が増加した

**ポイント**
超高齢社会では寿命として
最期は肺炎で死亡する

5

ことがあげられる．いわゆる「寿命」として「最期は肺炎で死亡する」という時代を迎えたからである．

● 高齢者に発症する肺炎の多くは，医療・介護関連肺炎（NHCAP）であり，誤嚥性肺炎である．これら高齢者の誤嚥性肺炎を肺炎として治療するべきか，老化のひとつとしてケアしていくべきかを決めるのに，数値基準を設けて境界線を引くことは現時点では難しい．

▶ NHCAP：
nursing and healthcare-
associated pneumonia

**ポイント**
高齢者の肺炎の多くは誤嚥性肺炎

● 誤嚥性肺炎が治療により救命されても，経口摂取が可能となるのは6割といわれている[5]．経口摂取が不可能と判断された4割について誤嚥予防として胃瘻が作られるケースもあるが，胃瘻はむしろ誤嚥のリスクが高まるとされ批判的な意見が趨勢を決めるようになった[6]．

● 栄養経路別の平均余命は胃瘻で7か月，経口摂取で4か月，経静脈栄養で2か月といわれているが[6,7]，「嚥下不可能≒寿命」という状況のなかで，単に延命期間だけで栄養経路を判断するのかは，個々の患者や家族の考えによるところが大きい．

● 寝たきりの状態で寿命を延ばすよりも，いかに自立した日常生活動作を維持するかを目指した「健康寿命」という考え方が，肺炎診療においても提言されるようになってきた．健康寿命と真の寿命を近づけるために，肺炎球菌ワクチンやインフルエンザワクチン，口腔ケアといった予防医療が重要視されている．

**ポイント**
予防医療の柱は，肺炎球菌ワクチン，インフルエンザワクチン，口腔ケア

● 高齢者は肺炎球菌ワクチンの接種により，肺炎を含めた肺炎球菌感染症の発症を減少させる効果がみられる[8]．また，肺炎球菌ワクチンには小児へ接種することで，高齢者の肺炎球菌感染症も間接的に抑えるという効果がみられるため，社会全体でのワクチン普及が望まれる[9]．一方で肺炎球菌ワクチンの普及により，これがカバーしない莢膜型の肺炎球菌が増加するということも指摘されており（serotype replacement），継続したサーベイランスが必要となる[10]．

● わが国で使用されているインフルエンザワクチンは不活化ワクチンであるが，免疫応答が低いこと，気道粘膜にIgAが誘導されにくいこと，抗原変異に対応できないことが欠点として指摘されている．これらを克服するため，弱毒生ワクチンで経鼻接種となるワクチンや，樹状細胞が多く存在する皮内に接種することで効率よく抗原提示を行えるワクチンが開発されており，わが国での臨床応用が待たれている[11]．

## 災害における肺炎診療

● わが国は1995年に阪神淡路大震災，2011年に東日本大震災，2016年には熊本地震が発生するなど，世界有数の地震多発国であることは言うまでもない．自然災害が発生した直後はトリアージや外傷診療の医療ニーズが高いが，亜急性期を過ぎるとさまざまな感染症がアウトブレイクすることが報告されている[12]．

● どのような感染症が発生するかは災害の規模や生活環境などが大きく影響す

**TOPICS**

**鼻腔噴霧インフルエンザワクチンについて**

　鼻腔噴霧インフルエンザワクチンは "FluMist®" (MedImmune社；米国) として米国で承認されている．生ワクチンのため接種にはいくつかの条件があり，接種可能となっているのは2〜49歳で，心疾患や肺疾患などの慢性疾患がない，重度の免疫不全者ではない (もしくはそれらと接触する機会がない)，アスピリンを長期内服していない，妊娠していない (もしくは妊娠の予定がない)，などである．現在，わが国で主に接種されている不活化ワクチンは，インフルエンザに対してハイリスクの患者，もしくはその周囲の家族などに接種が勧められているが，鼻腔噴霧生ワクチンはそれらが接種の対象外となる．つまり，医療機関はインフルエンザワクチンを使い分ける必要性が生じる．慢性疾患や高齢者を多く抱え，多忙を極めるわが国の医療機関で，鼻腔噴霧生ワクチンがどれだけインパクトを与えるのか，その動向が注目される．

**4 震災における感染症の特徴**

| 感染症発生の要因 | ライフライン (電気，ガス，水道) の断絶<br>厳しい環境下での避難所生活 |
|---|---|
| | 混み合った集団生活<br>清潔な水の不足<br>衛生環境の悪化 (トイレ，ごみ)<br>低栄養 |
| | 医療システムの崩壊，医療資源の不足 |

| 1st phase | 環境からヒト，ヒトからヒトに伝播する外因性感染<br>破傷風，レジオネラ，インフルエンザ，感染性腸炎，麻疹など |
|---|---|

| 2nd phase | 低栄養による体力低下，不十分な口腔ケア等からの内因性感染<br>誤嚥性肺炎，尿路感染など |
|---|---|

(賀来満夫. 日内会誌 2014；103：572-80[13]) をもとに作成)

　るが，わが国での震災では，高齢者肺炎が避難所から多数発生したことが問題のひとつとなった (**4**)[13, 14]．

● 災害のレベルはそれぞれ異なるため肺炎診療も状況に応じて行う必要があるが，手指衛生や咳エチケットなど日常レベルでの感染対策の重要性は避難所においても変わることはなく，率先して啓発していく必要がある．震災後という状況や避難所といった環境では，肺炎の患者が急増することを認識し震災医療に貢献をすることが求められる．

(鳥羽聡史，門田淳一)

**ポイント**
避難所からは多くの高齢者肺炎が発生する

## 文　献

1) 荒川宜親. カルバペネム耐性腸内細菌科細菌（carbapenem-resistant *Enterobacteriaceae*, CRE）等新型多剤耐性菌のグローバル化と臨床的留意点. 日化療会誌 2015；63：187-97.

2) America IDSA. Antibiotic Resistance Fact Sheet-April 2013. http://www.idsociety.org/AntibioticResistanceFactSheet-April2013.pdf#sthash.2rjvtFFK.dpuf

3) Barlam TF, et al. Implementing an Antibiotic Stewardship Program：Guidelines by the Infectious Diseases Society of America and the Society for Healthcare Epidemiology of America. Clin Infect Dis 2016；62：e51-77.

4) 厚生労働省. 平成27年人口動態統計月報年計（概数）の概況. 人口動態調査. 統計情報・白書. http://www.mhlw.go.jp/toukei/saikin/hw/jinkou/geppo/nengai15/

5) Momosaki R, et al. Predictive factors for oral intake after aspiration pneumonia in older adults. Geriatr Gerontol Int 2016；16：556-60.

6) Finucane TE, et al. Tube feeding in patients with advanced dementia：a review of the evidence. JAMA 1999；282：1365-70.

7) Hirose M, et al. Influence of appetite and continuation of meals on the prognosis of elderly patients who have lost swallowing function. J Palliat Med 2014；17：259-60.

8) Bonten MJ, et al. Polysaccharide conjugate vaccine against pneumococcal pneumonia in adults. N Engl J Med 2015；372：1114-25.

9) Griffin MR, et al. U.S. hospitalizations for pneumonia after a decade of pneumococcal vaccination. N Engl J Med 2013；369：155-63.

10) Musher DM, et al. The potential role for protein-conjugate pneumococcal vaccine in adults：what is the supporting evidence？ Clin Infect Dis 2011；52：633-40.

11) 中山哲夫. インフルエンザスプリットワクチンの限界と新規ワクチンの開発. Modern Media 2015；61：283-9.

12) Kouadio IK, et al. Infectious diseases following natural disasters：prevention and control measures. Expert Rev Anti Infect Ther 2012；10：95-104.

13) 賀来満夫. 東日本大震災から学ぶ内科疾患：特徴，対応，予防. 感染症. 日内会誌 2014；103：572-80.

14) 石原享介. 阪神・淡路大震災と呼吸器医療. 最新医学 2015；70：1186-91.

呼吸器感染症診療の基礎知識

# 呼吸器感染症の分類と特徴

## 呼吸器感染症の概念

● 呼吸器感染症は多岐にわたる疾患の総称であるが，病変の主体がどの部位であるか，また，発症の経過がどうであるか(急性，あるいは亜急性・慢性であるのか)など，さまざまな角度からアプローチを行って評価することが重要である．

● 呼吸器病変の主体がどの部位であるかを判断するためには，呼吸器領域を，上気道，下気道，および肺実質(肺胞領域)の3つに大別することが大切であり，上気道・下気道における感染をあわせて気道感染症と定義する(**1**)．

● 臨床経過として，呼吸器感染症は急性の経過で発症する場合が多いが，亜急性・慢性経過の場合には肺膿瘍や胸膜炎・膿胸，抗酸菌感染症，肺真菌症，肺寄生虫症，慢性下気道感染症などの可能性も念頭において診療にあたる必要がある．

**ポイント**
呼吸器領域を，上気道，下気道，肺実質(肺胞領域)の3つに大別する

**1** 呼吸器感染症の分類

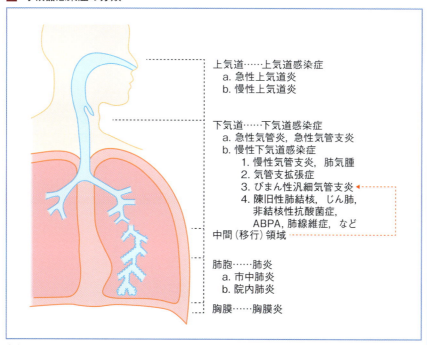

上気道……上気道感染症
  a. 急性上気道炎
  b. 慢性上気道炎

下気道……下気道感染症
  a. 急性気管炎，急性気管支炎
  b. 慢性下気道感染症
    1. 慢性気管支炎，肺気腫
    2. 気管支拡張症
    3. びまん性汎細気管支炎
    4. 陳旧性肺結核，じん肺，
      非結核性抗酸菌症，
      ABPA，肺線維症，など
中間(移行)領域

肺胞……肺炎
  a. 市中肺炎
  b. 院内肺炎
胸膜……胸膜炎

(呼吸器感染症に関するガイドライン：成人気道感染症診療の基本的考え方．日本呼吸器学会；2003[1]．p.1-51より)

● 本項では，特に病変の部位や発症の経過の観点から呼吸器感染症を分類し，それぞれの疾患の概略について簡潔に説明する．

## 病変の部位からみた呼吸器感染症の分類

### 急性上気道感染症

● 上気道とは，鼻前庭から鼻腔，そして咽・喉頭へとつながる気道を示す[1]．
● 急性上気道感染症では，急性上気道炎，急性咽頭炎・扁桃炎，急性喉頭炎，急性喉頭蓋炎などが含まれるが，多くは急性上気道炎，いわゆる「かぜ症候群」であり，かぜ症候群と咽頭炎・扁桃炎をはじめとする咽頭扁桃領域の感染症に分けて評価する．

#### ■ 急性上気道炎（かぜ症候群）

● 上気道の非特異的なカタル性炎症を呈する症候群である．
● 約80～90％はライノウイルス（rhinovirus）やコロナウイルス（coronavirus）などのウイルスが原因であり，ときに，A群β溶血性連鎖球菌や百日咳などの一般細菌，マイコプラズマ（*Mycoplasma pneumoniae*）や肺炎クラミドフィラ（*Chlamydophila pneumoniae*）などが原因の場合がある[1]．
● 主な症状としては，鼻汁・鼻閉，咳，咽頭痛であり，そのほかに発熱，倦怠感，くしゃみ，嗄声などを伴うこともある[2]．

#### ■ 咽頭炎・扁桃炎などの咽頭扁桃領域の感染症

● 症状としては咽頭痛が主体であり，通常，発熱を伴う．また，咳・鼻汁などの症状を伴うことも多い．かぜ症候群と比較し，症状が急激に出現することが多い．
● 原因としては約60％をライノウイルスやコロナウイルスなどのウイルスが占めるが，急性咽頭炎・扁桃炎では約15％の症例でA群β溶連菌が占める[1]．
● 咽頭痛とともに呼吸困難や流涎，喘鳴，開口障害を伴う場合には，急性喉頭蓋炎や扁桃周囲炎・扁桃周囲膿瘍などの重篤な疾患を考慮する必要があり，これらの疾患が疑われる場合には耳鼻咽喉科専門医への紹介を検討する．

> **ポイント**
> 呼吸困難，流涎，喘鳴，開口障害を伴う場合はより重篤な場合あり

● 急性上気道感染症を疑う患者では，急性気道感染症診断へのアプローチ（**2**）を参考に疾患の分類を行う．まずはウイルス性上気道炎をほかの重症疾患と区別することが不必要な抗菌薬の投与を避けるために重要である．

### 急性下気道感染症

● 下気道とは，気管から気管支，そして細気管支，終末細気管支へとつながる，主に換気としての役割を担う気道である[1]．
● 急性下気道感染症である急性気管炎・急性気管支炎とは，下気道に病変のない，あるいはきわめて軽微な例における気管，気管支の急性炎症であり，胸部X線写真では一般的に異常を認めない[1]．ただし，急性下気道感染症患者

> **ポイント**
> 胸部X線写真は必ずしも必要ではない

**2** 急性気道感染症診断へのアプローチ

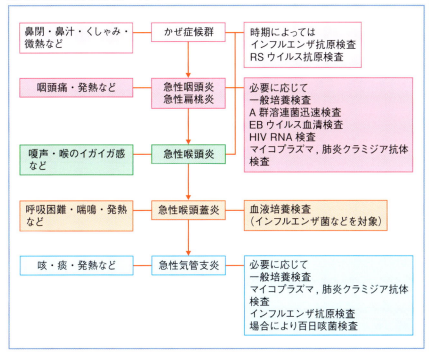

（呼吸器感染症に関するガイドライン：成人気道感染症診療の基本的考え方．日本呼吸器学会；2003[1]．p.1-51より）

**3** 臨床徴候の違いによるかぜ症候群と急性気管支炎の鑑別

| | 臨床徴候 | 原因微生物 |
|---|---|---|
| かぜ症候群 | 咳嗽が主症状でなく，鼻症状や咽・喉頭症状が主である．咳嗽は通常7-10日で鎮静化する．高熱を伴うことは少ない． | ライノウイルス<br>コロナウイルス<br>パラインフルエンザウイルス<br>RSウイルス<br>インフルエンザウイルス<br>アデノウイルス |
| 急性気管支炎 | 咳嗽は激しく，主症状であるため，長期化することがある．症状はしばしば重篤で，いわゆる急性炎症性疾患の病状を呈することがある． | インフルエンザウイルス<br>アデノウイルス<br>百日咳菌<br>マイコプラズマ<br>肺炎クラミジア |

（呼吸器感染症に関するガイドライン：成人気道感染症診療の基本的考え方．日本呼吸器学会；2003[1]．p.1-51より）

においては必ずしも胸部X線写真による評価が診断やその後の臨床経過に対して優越性をもたらさない点に留意し，胸部X線写真施行の有無については低酸素血症の有無を含めた総合的な判断が必要となる[3,4]．
- かぜ症候群での上気道の急性炎症がしばしば下気道に波及することで発症するため，通常のかぜ症候群との鑑別が問題になる場合もあるが，病歴や臨床徴候の違いを考慮して判断する（**3**）．

- 原因としては，かぜ症候群と同様，ウイルスによるものが多くみられるが，マイコプラズマや肺炎クラミドフィラ，百日咳など，細菌による可能性も考慮することが必要である．

## 肺炎

- 肺炎は，肺実質に起こる急性の感染性炎症を意味する．
- 肺炎の診断では，炎症の場が肺実質（肺胞領域）であるか，急性の経過であるか，また，微生物によって引き起こされた炎症であるかを総合的に判断することが重要である．
- 肺炎は，咳，痰，発熱，胸痛などの呼吸器症状に加え，胸部X線写真での異常所見とあわせて診断する．

### ■肺炎の分類

- これまでの日本呼吸器学会肺炎診療ガイドラインでは，発症場所により「院内肺炎」「医療・介護関連肺炎」「市中肺炎」の3つのカテゴリーに分けて肺炎の診断・治療を行ってきたが，超高齢社会の到来に伴い，終末期医療における個人の意思を尊重する必要性が考慮される．そこで，新しい肺炎診療ガイドラインでは，「院内肺炎」「医療・介護関連肺炎」を一つの診療群とし，「市中肺炎」と分けて診療を行う方針としている．
- 市中肺炎では全身管理を必要とする症例を適切に判別することが重要であり，従来から推奨されてきたA-DROPによる重症度判定に加え，敗血症の有無を判断する．そのうえで，重症度や敗血症の有無に応じた治療戦略を練る必要がある．

▶ A-DROP：本章「日本のガイドライン」 **3** (p.19) 参照

- 院内肺炎，医療・介護関連肺炎に該当する患者では，まず老衰，あるいは疾患終末期などの不可逆的な死の過程にある患者を鑑別し，治療方針の決定を行う．
- 老衰や終末期の状態と判断した場合は，個人の意志を尊重した治療（狭域〜広域抗菌薬の使用や緩和ケアを中心とした治療，抗菌薬投与も必須とは限らない）を行う．
- 老衰や終末期の状態でない場合は，耐性菌リスクと重症度を判定し，抗菌薬を選択する．
- そのほか，下記に示すような分類に留意して診療にあたる必要がある．

### ■誤嚥性肺炎

- 誤嚥性肺炎と診断された患者では，他の肺炎患者と比較して，再入院率や致死率が高くなることが報告されている[5]．
- 一般に，市中で発症した肺炎患者の約60％は誤嚥性肺炎である可能性があることが知られているが[6]，現在，誤嚥性肺炎に関する明確な診断基準は存在しない．
- 診療現場においては，嚥下造影や水飲み試験などの嚥下機能評価が誤嚥性肺炎診断の手段として利用されているが，これらは必ずしも誤嚥性肺炎を確実に予測しえない点に留意する．そのため，こうした嚥下機能評価法とともに

**ポイント**
市中で発症した肺炎患者の約6割は誤嚥性肺炎といわれている

に，誤嚥のリスク因子として知られている意識障害，慢性神経疾患や長期臥床といった基礎疾患などの評価を踏まえ，誤嚥性肺炎患者を抽出する努力をすることが重要である．

### ■ 非定型肺炎

- 呼吸器感染症における非定型病原菌としては，肺炎マイコプラズマ，肺炎クラミドフィラ，レジオネラ（*Legionella*）があげられる．

- アメリカ感染症学会（IDSA）のガイドラインでは，一般細菌と非定型病原菌の両方を広くカバーする治療を実施することが推奨されているが，わが国の肺炎ガイドラインでは，「細菌性肺炎と非定型肺炎の鑑別」[7]に基づいて，非定型病原菌を一般細菌と区別して診療にあたることが推奨されている．

▶ IDSA：
Infectious Disease Society of America

- 非定型病原菌では一般細菌に対して用いられる$\beta$-ラクタム系抗菌薬は無効であり，マクロライド系薬，テトラサイクリン系薬，キノロン系薬が有効である．

**ポイント**
非定型病原菌には$\beta$-ラクタム系薬は無効

- 市中肺炎の治療においては，しばしば両者の鑑別が困難である．その場合に，非定型病原菌を含めた治療戦略を行うか否かについて，わが国で行われたメタ解析の結果では，市中肺炎の軽症・中等症例では，$\beta$-ラクタム系薬にマクロライド系薬を併用することの有用性が示されなかった[8]．

- 非定型病原菌に関しては自然軽快症例も存在するが，不適切な治療はマイコプラズマ肺炎の重症化につながる可能性があることや[9]，菌の耐性化を予防することなどを考慮し，わが国においては，非定型病原菌の鑑別を行い，治療戦略を立てることが推奨されている．

## 亜急性・慢性の経過で発症する疾患

- 亜急性・慢性経過での発症が疑われた場合には，下記疾患の可能性を念頭において疾患の分類を行う．

### 肺膿瘍

- 肺膿瘍とは，肺炎と同様，肺実質に起こる感染性炎症であるが，細菌感染による肺実質の壊死，空洞形成，そして内部の膿貯留を特徴とする[10]．

- 肺膿瘍では，フソバクテリウム（*Fusobacterium*）属をはじめとする嫌気性菌，および*Streptococcus anginosus* group を中心とした口腔内連鎖球菌を想定する．また，多菌種による混合感染も多い[11]．

- 症状としては，発熱や咳嗽，呼吸困難など，肺炎と共通な症状を呈するが，血痰や喀血を伴う症例が存在することや，通常の肺炎と比べると症状がやや軽症であることがある．

- しばしば症状発現から病院受診までに時間を要する[11]．

### 胸膜炎・膿胸

- 胸膜の感染症は増加傾向にあることが知られている[12]．

- 入院を要する肺炎患者の約40％は胸水を有しており，胸水を有する患者で

は肺炎単独に比べて予後に影響を与えるため[13]，胸水が存在する症例では積極的に胸水検査を行い，感染症の可能性を鑑別することが重要である．

● 胸膜炎では，膿胸への移行の可能性を常に念頭におき，胸腔ドレナージや外科的剝離術などの侵襲的治療のタイミングを逸しないよう考慮する必要がある．

● 細菌叢解析を用いた遺伝子学的手法にて，培養法と比較し高い嫌気性菌の検出が報告されており[14]，培養法で検出される以上に嫌気性菌の関与につき考慮する．

## 抗酸菌感染症

● 抗酸菌感染症として，肺結核と非結核性抗酸菌症が重要である．これらの疾患は潜行性に発病することが多く，また徐々に進展増悪するため，症状が比較的長期間続いてから受診することが多い．

● 肺結核，非結核性抗酸菌症においては，発熱，盗汗，全身倦怠感や体重減少といった全身症状とともに，2週間以上続く咳嗽や喀痰，血痰や喀血などが本症を疑う契機となりえるが，症状は多様であること，また非特異的であることから，呼吸器感染症の診療においては，常にこれら疾患の可能性を念頭におく必要がある．

● 疑われる場合には胸部X線写真や胸部CT，および喀痰検査を行うことが早期診断につながる[15]．

**ポイント**
肺結核，非結核性抗酸菌症は常に念頭においておく必要がある

## 肺真菌症

● 呼吸器感染症としては，アスペルギルス（*Aspergillus*）による感染症が最も多く，そのほかにクリプトコックス（*Cryptococcus*）症やムーコル（*Mucor*）症などを考慮する．

● これらの真菌は，原因真菌の経気道感染により発症するが，血液内科や臓器移植領域とは異なり，比較的宿主の免疫状態が保たれている場合も多く，基礎背景や$\beta$-D-グルカンを含めた血清学的評価，喀痰検査などとともに，必要に応じて気管支鏡検査などの侵襲的検査の実施も考慮し，診療にあたる必要がある．

● ただし，侵襲性肺アスペルギルス症のように他の真菌症と比較し，重篤かつ確定診断が困難な症例も存在するため，状況に応じて経験的治療を考慮する[16]．

**ポイント**
侵襲性肺アスペルギルス症は重篤かつ診断が困難

## 肺寄生虫症

● 肺の寄生虫疾患はまれではあるが，多彩な胸部異常陰影を呈するため，鑑別疾患として考慮しておく必要がある．

● わが国では，ウェステルマン肺吸虫症が最も多く，そのほか肺癌と誤診されやすいイヌ糸状虫や，イヌ・ネコ・ブタ蛔虫，マンソン孤虫なども肺に障害を与える．

**ポイント**
寄生虫疾患は多彩な胸部異常陰影が特徴

● 血液検査での好酸球増多やIgE高値などをきっかけに本症を疑う.

● 本症が疑われた場合には，食歴や居住歴，動物との接触歴および免疫状態について問診を行うことがきわめて重要である.

## 慢性下気道感染症

● 慢性気管支炎，気管支拡張症，びまん性汎細気管支炎などがあげられる.

● 気管支拡張症は呼吸細気管支より上の気管支，びまん性汎細気管支炎は呼吸細気管支を主に侵す疾患である.

● 慢性気管支炎は臨床症状（慢性または反復性に喀出される気道分泌物の増加）によって用いられる病名であり，他の原因による肺疾患を除外することが必要となる.

● 原因菌としては，インフルエンザ菌（*Haemophilus influenzae*）によるものが多く，これに*Moraxella catarrhalis*，緑膿菌（*Pseudomonas aeruginosa*）など，グラム陰性桿菌が病態の主体となることが多い[1].

● 近年，マクロライド療法の導入により予後の改善がみられるようになった.

（野口真吾，迎　寛）

## 文　献

1) 日本呼吸器学会呼吸器感染症に関するガイドライン作成委員会編. 呼吸器感染症に関するガイドライン：成人気道感染症診療の基本的考え方. 日本呼吸器学会；2003. p.1-51.

2) 福井次矢ほか（監訳）. 咽頭炎，副鼻腔炎，耳の炎症，その他の上気道感染症. ハリソン内科学，第3版. メディカルサイエンスインターナショナル；2009. p.211-2.

3) Bushyhead JB, et al. The effect of chest radiographs on the management and clinical course of patients with acute cough. Med Care 1983；21：661-73.

4) Nolt BR, et al. Vital-sign abnormalities as predictors of pneumonia in adults with acute cough illness. Am J Emerg Med 2007；25：631-6.

5) Komiya K, et al. Healthcare-associated pneumonia and aspiration pneumonia. Aging Dis 2014；6：27-37.

6) Teramoto S, et al. High incidence of aspiration pneumonia in community- and hospital-acquired pneumonia in hospitalized patients：a multicenter, prospective study in Japan. J Am Geriatr Soc 2008；56：577-9.

7) 日本呼吸器学会呼吸器感染症に関するガイドライン作成委員会編. 呼吸器感染症に関するガイドライン：成人市中肺炎ガイドライン. 日本呼吸器学会；2007. p.1-86.

8) Horita N, et al. Beta-lactam plus macrolides or beta-lactam alone for community-acquired pneumonia：A systematic review and meta-analysis. Respirology 2016；21：1193-200.

9) Izumikawa K, et al. Clinical features, risk factors and treatment of fulminant *Mycoplasma pneumoniae* pneumonia：a review of the Japanese literature. J Infect Chemother 2014；20：181-5.

10) Hirshberg B, et al. Factors predicting mortality of patients with lung abscess. Chest 1999；115：746-50.

11) Mukae H, et al. The importance of obligate anaerobes and the *Streptococcus anginosus* group in pulmonary abscess：A clone library analysis using bronchoalveolar lavage fluid. Respiration 2016；92：80-9.

12) Tobin CL, et al. Pleural infection：what we need to know but don't. Curr Opin Pulm Med 2012；18：321-5.

13）Richard WL. Pleural Diseases, 5th ed. Lipponcott Williams & Wilkins；2007. p.179-210.

14）Kawanami T, et al. A higher significance of anaerobes：the clone library analysis of bacterial pleurisy. Chest 2011；139：600-8.

15）日本結核病学会編. 結核診療ガイドライン，改訂第2版. 南江堂；2012.

16）深在性真菌症のガイドライン作成委員会. 深在性真菌症の診断・治療ガイドライン，第1版. 協和企画；2014. p.143-50.

呼吸器感染症診療の基礎知識
## 呼吸器感染症の関連ガイドラインの概要
# 日本のガイドライン

## ● 概要

- 肺炎は，2011年に死因全体の中で第3位となり，その位置づけは超高齢社会を迎えたわが国でいっそう重要となった[1]．

- 肺炎診療に関しては，この10年ほどは，発症場所によって市中肺炎（CAP），院内肺炎（HAP），そして医療・介護関連肺炎（NHCAP）の3つに分類して考える方法が推奨されてきた（**1**）．それは，発症場所による分類だけで，その患者背景，原因菌，そして使用すべき抗菌薬群まで，ほとんど推定可能となるという利点からであり，この考え方は欧米と共通のものである．

- わが国では欧米のそれらに倣って，日本呼吸器学会（JRS）から『成人市中肺炎診療ガイドライン』[1]『成人院内肺炎診療ガイドライン』[2]に引き続き，『医療・介護関連肺炎（NHCAP）診療ガイドライン』[3]が発刊されており，それぞれに関して一定の診断・治療の方向性が示されてきた（**2**）．さらに，2017年4月にこれらを統一する形で『成人肺炎診療ガイドライン2017』[4]が発刊された．また，日本感染症学会および日本化学療法学会（JAID/JSC）か

▶ CAP：
community-acquired
pneumonia

▶ HAP：
hospital-acquired
pneumonia

▶ NHCAP：
nursing and healthcare-
associated pneumonia

**1** これまでのわが国における肺炎分類の基本的考え方

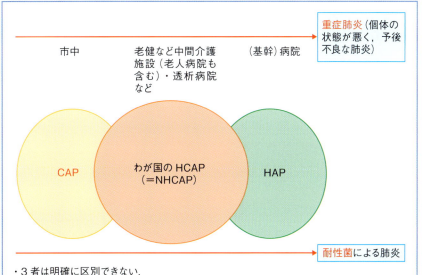

- 3者は明確に区別できない．
- 今までわが国で CAP（自宅療養だが，頻繁に基幹病院への入退院を繰り返している症例など）は？＝欧米における HCAP？
- HAP（急性期病院ではなく，療養型病院で誤嚥を繰り返している症例など）としてカウントされていた症例＝欧米における HCAP？

**2　わが国のこれまでの主な呼吸器感染症ガイドライン**

| 日本呼吸器学会 |
| --- |
| 成人市中肺炎診療ガイドライン（2007）<br>成人院内肺炎診療ガイドライン（2008）<br>医療・介護関連肺炎診療ガイドライン（2011）<br>成人肺炎診療ガイドライン（2017） |
| 日本感染症学会・日本化学療法学会 |
| JAID/JSC 感染症治療ガイド 2014（2014）<br>呼吸器感染症治療ガイドライン（2014） |

いずれも基本は（比較的）高用量ペニシリンの投与で，キノロン系薬・カルバペネム系薬の使用方法が重要な鍵と考えられる.

ら，『JAID/JSC 感染症治療ガイド2014』[5]が発刊されているが，そこからさらに発展する形で，病態にも触れた『呼吸器感染症治療ガイドライン』[6]が発刊されている.

- 日本呼吸器学会のガイドライン群は主に考え方に重点が置かれ，日本感染症学会・日本化学療法学会のガイドラインは，呼吸器学会のガイドラインを受けて肺炎をひとまとまりとしつつ，より実用的なガイドラインを目指している印象である．したがって，エンピリック治療[★1]のみならず，原因菌別の標的治療にも大きくページが割かれているため，詳細である.
- 呼吸器学会ガイドラインは肺炎を一つの概念とする方向性を目指しているが，本項では，発症場所による分類を基にした一連のガイドライン群を，特に特徴的な重症度分類法や，原因菌不明の場合のエンピリック治療のアルゴリズムに焦点を当て，今後も踏襲されるであろうその基本理念とともに紹介する.

## 市中肺炎[1]

### 疾患の定義とガイドラインの歴史

- 市中肺炎を，入院後48時間以降に発症する院内肺炎に対応する概念とし，主に普段から一般社会生活を営む人が発症した肺炎全般を指している[1].
- わが国では，2000年に市中肺炎ガイドラインの第1版として『成人市中肺炎診療の基本的考え方』が発刊され，2005年にポケット版として第2版の『成人市中肺炎診療ガイドライン』が発刊，2007年の「正本版」がスタンダードとして使用されてきた.

### 原因菌

- 原因菌としては肺炎球菌が最多であり，インフルエンザ菌がそれに続く[1]．これにモラクセラ菌を加えて3大原因菌とするが，一般細菌以外でマイコプラズマの頻度が高く，注意が必要である，としている.

**ポイント**
わが国の肺炎診療は発症場所別に分類して考えられてきた

**★1　エンピリック治療**
原因微生物が特定される前に過去の経験から判断して行われる治療．感染者の多くの初期治療はエンピリックに行われる.

**3** わが国と欧米の市中肺炎ガイドラインでの重症度分類法

| | PSI（米国） | | CURB-65（英国） | A-DROP（日本） |
|---|---|---|---|---|
| 患者背景 | 男性<br>女性<br>ナーシングホーム居住 | 年齢数<br>年齢数−10<br>＋10 | 65歳以上 | 男性70歳以上<br>女性75歳以上 |
| 合併症 | 悪性腫瘍<br>肝疾患<br>うっ血性心不全<br>脳血管障害<br>腎疾患 | ＋30<br>＋20<br>＋10<br>＋10<br>＋10 | | |
| 身体所見 | 精神状態の変化<br>呼吸数＞30回/分<br>収縮期血圧＜90 mmHg<br>体温＜35℃か＞40℃<br>脈拍数＞125回/分 | ＋20<br>＋20<br>＋20<br>＋15<br>＋10 | 混迷<br>呼吸数30/分以上<br>収縮期血圧<br>　90 mmHg未満<br>拡張期血圧<br>　60 mmHg未満 | 脱水<br>意識障害<br>収縮期血圧<br>　90 mmHg以下 |
| 検査値 | 動脈血pH＜7.35<br>BUN＞30 mg/dL<br>Na＜130 mEq/L<br>血糖値＞250 mg/dL<br>Ht＜30%<br>$PaO_2$＜60 Torr<br>胸水の存在 | ＋30<br>＋20<br>＋20<br>＋10<br>＋10<br>＋10<br>＋10 | BUN 7 mmol/L以上 | BUN 21 mg/dL以上<br>$SpO_2$ 90%以下<br>（$PaO_2$ 60 Torr以下） |
| 重症度評価 | 合計点数<br>90点以下：軽症<br>91〜130点：中等症<br>130点以上：重症 | | 0〜1：軽症<br>2：中等症<br>＞3：重症 | 0：軽症<br>1〜2：中等症<br>3：重症<br>4〜5：超重症<br>（ショックは1項目で超重症） |

- このほかに，重症化し治療が遅れると致死的となるレジオネラ菌，インフルエンザなどのウイルス，さらには感染管理上大きな問題となる結核の可能性は常に念頭において鑑別を進めるべきである，としているのが特徴であり，今後も重要なポイントとなると思われる．

**ポイント**
結核の可能性を常に念頭におくこと

## 診断と治療

- 実際の診断の流れとしては，まず患者の状態，すなわち重症度（予後不良か否か？）を判断することが重要である，としている．重症度の判定には，欧米で用いられるCURB-65やPSIといったシステムのほか，わが国ではA-DROPというシステムが用いられてきた（**3**）．これはCURB-65に準じたきわめて簡便なシステムでありながら，その予後予測因子としての有用性も証明されている[7,8]．

▶ PSI：
pneumonia severity index

- さらに2017ガイドラインでは集中治療領域で使われてきたSOFAスコア（**4**）やqSOFA（**5**）スコアを用いることで，特に重症患者をより簡便に拾い上げることを推奨した．
- 次に原因菌を同定することが重要としている．ただし，前述のような微生物

**4　SOFAスコア**

| | 0点 | 1点 | 2点 | 3点 | 4点 |
|---|---|---|---|---|---|
| 呼吸器<br>$PaO_2/FiO_2$(mmHg) | ≧400 | <400 | <300 | <200<br>＋呼吸補助 | <100<br>＋呼吸補助 |
| 凝固能<br>血小板数(×10/μL) | ≧150 | <150 | <100 | <50 | <20 |
| 肝臓<br>ビリルビン(mg/dL) | <1.2 | 1.2〜1.9 | 2.0〜5.9 | 6.0〜11.9 | >12 |
| 循環器 | MAP≧70 | MAP<70 | DOA<5<br>or DOB | DOA5.1〜15<br>or Ad≦0.1<br>or NOA≦0.1 | DOA>15<br>or Ad>0.1<br>or NOA>0.1 |
| 中枢神経(GCS) | 15 | 13〜14 | 10〜12 | 6〜9 | 6 |
| 腎　Cre (mg/dL)<br>　　尿量 (mL/日) | <1.2 | 1.2〜1.9 | 2.0〜3.4 | 3.5〜4.9<br><500 | >5.0<br><200 |

**5　qSOFAスコア**

1) 呼吸数22回/分以上
2) 意識変容*
3) 収縮期血圧100 mmHg 以下

＊Glasgow Coma Scale (GCS) <15を指す.

　検査を実施しても原因菌を確定できない場合も多く，一般外来診療を考えても実際的ではない部分もある．その際はある程度原因菌を推定し，いわゆるエンピリック治療を行うことになる．その際に最も重要な点は，ペニシリン系薬が効く一般細菌（定型菌）と，ペニシリン系薬が無効なマイコプラズマなど非定型病原体を鑑別することにあり，喀痰を伴わない乾性咳か，白血球数上昇がないか，若年者か，など5,6項目でおおよそ推定可能である，としている[1,7].

## 治療―抗菌薬の選択と使い方

● 耐性菌の増加を防ぐため，あくまでもペニシリン系薬を比較的高用量で用いることを基本思想としており，この概念は学会を問わず，わが国の呼吸器感染症ガイドラインの共通の考え方である[1-6].

● 治療期間はできるだけ短いほうが望ましく，できるだけ早期に抗菌薬を開始し，かつ早期に終了すべきとしている．そのためには，効果的な抗菌薬をまず的確に選択し，3日目，7日目を目安に，解熱や白血球数，CRP，胸部X線写真などにより，総合的に治療の効果を判断する.

● ニューキノロン系薬やカルバペネム系薬はあくまでも「切り札」的存在として位置づけられる.

● 特に近年はモキシフロキサシンやシタフロキサシンに代表される「レスピラトリーキノロン」★2の開発が進み，元来適応のなかった一般細菌による市中肺炎に対して目覚しい治療効果がみられている．もちろん，マイコプラズマ

**ポイント**
比較的高用量のペニシリン系薬が基本であることは，わが国のガイドラインの共通の考え方

**★2　レスピラトリーキノロン**
従来のキノロン系薬と異なり，肺炎球菌など肺炎の原因菌となりうるグラム陽性菌への効果を強化したキノロン系薬．グレースビット®，ジェニナック®，アベロックス®などがあげられる.

やクラミドフィラなどの非定型肺炎，レジオネラ症に代表される超重症肺炎においても選択すべき抗菌薬としてあげられる．

- マクロライド系薬の重症化抑制効果が報告され，特に重症肺炎では併用されることが多くなっている[1,6]．

## 院内肺炎[2]

### 概念，疫学とガイドラインの歴史

- 院内肺炎とは「入院後48時間以降に発症する肺炎」と定義され，その対極となる市中肺炎とは，患者背景，原因菌，選択すべき抗菌薬や治療戦略がまったく異なる[2]．
- わが国では，2000年にガイドライン第1版が発刊された後，2008年に改訂第2版として『成人院内肺炎診療ガイドライン』が発刊された．
- 院内肺炎を病態からとらえた場合，欧米では特に重症の人工呼吸器関連肺炎（VAP）が主となるが，わが国では高齢者が多く，特有の介護施設やいわゆる「老人病院」が多く存在するため，誤嚥性肺炎が多くを占める傾向にあり，2017ガイドラインでは医療・介護関連肺炎と1つのグループとしてとらえることも推奨された．

▶ VAP：
ventilator-associated
pneumonia

**ポイント**
わが国の病院・施設では誤嚥性肺炎が多くを占めると明記している

### 重症度と原因菌

- 院内肺炎でも重症度診断（予後予測）と原因菌の想定は特に重要である．
- 一般に，咳や痰などの呼吸器症状，白血球数やCRPなどの血液検査における炎症反応の上昇，そして胸部X線写真などにおいて新たな浸潤影が確認されることで肺炎と診断されるが，院内発症の肺炎，すなわち上記の定義で院内肺炎と診断されれば，次にその重症度（予後）を判断しなければならない．
- 日本呼吸器学会の『成人院内肺炎診療ガイドライン』（2008）では，予後を重視した特徴的な重症度分類，すなわち市中肺炎におけるA-DROPシステムに準じた予後予測因子：I-ROADシステムを提案し，有用性が実証され，2017ガイドラインでも推奨された（**6**）[2]．
- 院内肺炎の原因菌としては，緑膿菌を中心とするブドウ糖非発酵のグラム陰性桿菌やMRSAなど，耐性菌もしくは耐性化のリスクを有する菌が主となる[2,8]．
- 本ガイドラインにおいては，患者が耐性菌のリスクをもっているか否かが特に重要であるとし，I-ROADシステムでは中等症（B群）以上でそのリスクをもっていることが判明したため，広域抗菌薬の使用を考慮せざるをえないとしているのが特徴である．
- ただし，MRSAの関与は必ずしも予後と相関せず，単なる保菌であることも多いことが当時から指摘されており，かつ抗MRSA薬が他の抗菌薬とは一線を画すため，MRSAの項目を別枠としているのは，きわめて先駆的であったといえよう．

**ポイント**
患者が耐性菌のリスクをもっているかが重要であり，本ガイドラインではMRSAの項目を別枠で取り上げていた

**6** 院内肺炎（HAP）ガイドラインでの重症度分類と治療アルゴリズム

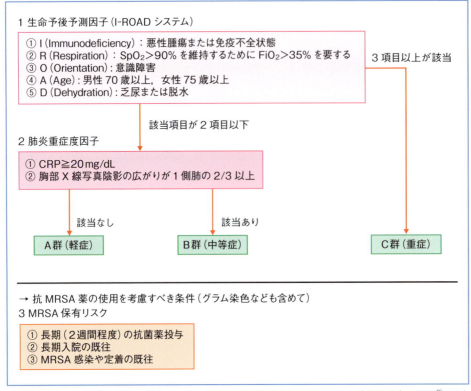

1 生命予後予測因子（I-ROAD システム）

① I（Immunodeficiency）：悪性腫瘍または免疫不全状態
② R（Respiration）：SpO$_2$＞90% を維持するために FiO$_2$＞35% を要する
③ O（Orientation）：意識障害
④ A（Age）：男性 70 歳以上，女性 75 歳以上
⑤ D（Dehydration）：乏尿または脱水

3 項目以上が該当

該当項目が 2 項目以下

2 肺炎重症度因子

① CRP≧20 mg/dL
② 胸部 X 線写真陰影の広がりが 1 側肺の 2/3 以上

該当なし　　　　　　　　該当あり

A群（軽症）　　　　B群（中等症）　　　　C群（重症）

→ 抗 MRSA 薬の使用を考慮すべき条件（グラム染色なども含めて）
3 MRSA 保有リスク

① 長期（2 週間程度）の抗菌薬投与
② 長期入院の既往
③ MRSA 感染や定着の既往

（呼吸器感染症に関するガイドライン：成人院内肺炎診療ガイドライン．日本呼吸器学会；2008[2] より）


## 治療

- 本ガイドラインでは，重症度分類のアルゴリズムに沿って，具体的な抗菌薬名があげられており，実地医家にとっても十分使いやすいものとなっている．これは，同じ系統の抗菌薬でも実際には細菌学的効果に差がみられるものも多く，系統名でなく具体的な薬剤を推奨する必要性があることも大きな理由である．
- A群（軽症群）においては，グラム陰性菌を中心とした耐性菌のリスクが少なく，誤嚥性肺炎や市中肺炎にみられる肺炎球菌やインフルエンザ菌による肺炎が多いため，これらを対象とした抗菌薬が推奨されている．
- B群からは，緑膿菌など耐性菌関与のリスクが現れるため，カルバペネム系薬やそれに準じた高用量ペニシリン系薬の使用が推奨されている．
- C群（重症群）になると，B群で用いられたレジュメに加えて最重症患者であるため，さらに緑膿菌への効果を考えたアミノグリコシド系薬の併用や，レジオネラのカバーも考慮したニューキノロン系薬の併用を考慮する，としている．
- MRSA の原因菌としての関与がきわめて疑わしい場合は，それぞれの抗MRSA薬を，特性を考慮しながら使用していくことになる．

**7** 医療・介護関連肺炎（NHCAP）の定義と考え方

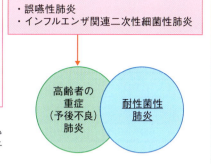

①長期療養型病床群もしくは介護施設に入所している.
②90日以内に病院を退院した.
③介護を必要とする高齢者，身障者.
④通院にて継続的に血管内治療（透析，抗菌薬，化学療法，免疫抑制薬等による治療）を受けている.

・誤嚥性肺炎
・インフルエンザ関連二次性細菌性肺炎

高齢者の重症（予後不良）肺炎

耐性菌性肺炎

介護の基準
PS3：限られた自分の身の回りのことしかできない．日中の50％以上をベッドか椅子で過ごす，以上を目安とする.
①には精神病床も含む.

予防や感染制御の重要性とCure（治療）からTotal Care（チームでの取り組み）へのシフトを示した！

## 医療・介護関連肺炎[3)]

### 疫学とガイドラインの歴史

● 医療・介護関連肺炎（NHCAP）とは，欧米でHCAP（医療ケア関連肺炎）として公式には初めて紹介された疾患概念である[3)].　わが国では医療・介護関連肺炎という名称で，定義もわが国の現状に則した形に修正されて2011年に『医療・介護関連肺炎（NHCAP）診療ガイドライン』[3)]が発表された（**7**）.　その概念は，従来のCAPとHAPの2分法では当てはまらない，その中間に位置する肺炎群とした[3)]（**1 7**）.

### 検査—治療区分と抗菌薬選択

● NHCAP患者の具体的な分類とその治療に関しては，ガイドライン2011中でアルゴリズムとして提案された（**8**）[3)].

● NHCAPでは，A-DROPシステム（CAP）[7)]やI-ROADシステム（HAP）[8)]のような明確な重症度・予後予測因子を見出せなかったこともあり，「治療区分」という言葉で紹介された．NHCAP肺炎の患者群が，きわめて多様なためであるが，一定の重症の目安として人工呼吸管理とICU管理の必要性を提案しており，これを満たす場合，D群＝最重症としての治療の適応となるが，超高齢者に対する治療をどこまで行うか，倫理面も問われたため，あくまでも「主治医の判断」によるとしているのが，ある意味，先駆的となった.

● 耐性菌の因子に関しては，近々の「抗菌薬投与の既往」と「経管栄養」が重要であることが明らかとなったのは重要なポイントであった．特に経管栄養は行為そのものが直接，耐性菌出現に関連するものではないにせよ，そのような状態の患者では多くが免疫学的にも問題があり，耐性菌を保有する機会が多いためと推測され，これらがガイドライン中に耐性菌リスク因子としては

▶ HCAP：healthcare-associated pneumonia

**ポイント**
耐性菌のリスク因子として経管栄養があげられている

## ⑧ NHCAP ガイドラインでの推奨抗菌薬

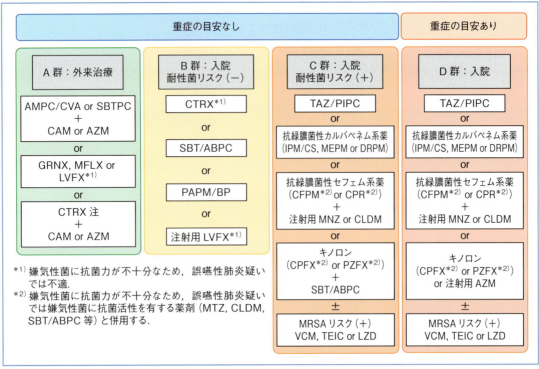

| 重症の目安なし | | | 重症の目安あり |
|---|---|---|---|
| **A 群：外来治療** | **B 群：入院 耐性菌リスク (－)** | **C 群：入院 耐性菌リスク (＋)** | **D 群：入院** |
| AMPC/CVA or SBTPC + CAM or AZM | CTRX*1) | TAZ/PIPC | TAZ/PIPC |
| or | or | or | or |
| GRNX, MFLX or LVFX*1) | SBT/ABPC | 抗緑膿菌性カルバペネム系薬 (IPM/CS, MEPM or DRPM) | 抗緑膿菌性カルバペネム系薬 (IPM/CS, MEPM or DRPM) |
| or | or | or | or |
| CTRX 注 + CAM or AZM | PAPM/BP | 抗緑膿菌性セフェム系薬 (CFPM*2) or CPR*2)) + 注射用 MNZ or CLDM | 抗緑膿菌性セフェム系薬 (CFPM*2) or CPR*2)) + 注射用 MNZ or CLDM |
| | or | or | or |
| | 注射用 LVFX*1) | キノロン (CPFX*2) or PZFX*2)) + SBT/ABPC | キノロン (CPFX*2) or PZFX*2)) or 注射用 AZM |
| | | ± | ± |
| | | MRSA リスク (＋) VCM, TEIC or LZD | MRSA リスク (＋) VCM, TEIC or LZD |

*1) 嫌気性菌に抗菌力が不十分なため，誤嚥性肺炎疑いでは不適.
*2) 嫌気性菌に抗菌力が不十分なため，誤嚥性肺炎疑いでは嫌気性菌に抗菌活性を有する薬剤 (MTZ, CLDM, SBT/ABPC 等) と併用する.

AMPC/CVA：アモキシシリン/クラブラン酸，SBTPC：スルタミシリン，CAM：クラリスロマイシン，AZM：アジスロマイシン，GRNX：ガレノキサシン，MFLX：モキシフロキサシン，LVFX：レボフロキサシン，CTRX：セフトリアキソン，SBT/ABPC：スルバクタム/アンピシリン，PAPM/BP：パニペネム/ベタミプロン，TAZ/PIPC：タゾバクタム/ピペラシリン，IPM/CS：イミペネム/シラスタチン，MEPM：メロペネム，DRPM：ドリペネム，CFPM：セフェピム，CPR：セフピロム，MTZ：メトロニダゾール，CLDM：クリンダマイシン，CPFX：シプロフロキサシン，PZFX：パズフロキサシン，VCM：バンコマイシン，TEIC：テイコプラニン，LZD：リネゾリド.

(医療・介護関連肺炎 (NHCAP) 診療ガイドライン. 日本呼吸器学会；2011[3]. p.23 より)

じめて明記され，その後の「胃瘻」の是非や保険点数改訂にも影響大であったといえよう.

● 2017 ガイドラインでは前述のように，わが国では院内肺炎とひとくくりとして対応することとなり，「個人の意思や QOL を考慮したケア」が明文化された[4].

## 治療

● 具体的な抗菌薬選択は (⑧) にあげられる. 基本的な思想は他の肺炎治療同様，ペニシリン系薬をエンピリック治療の中心としていることである. 切り札ともいえるニューキノロン系薬やカルバペネム系薬はやはり温存すべきである.

● しかし，高齢者が多くを占める NHCAP 患者では，逆に肺に基礎疾患があり，β-ラクタム系薬では若干の心配がある場合は，レスピラトリーキノロンを組織移行の面から積極的に使用すべきである. また，微生物学的見地からは基質特異性拡張型 β-ラクタマーゼ (ESBL) 産生菌などの耐性菌の関与

**ポイント**
レスピラトリーキノロン，ESBL 産生菌に対してはカルバペネム系薬も積極的に使用する

▶ ESBL：
extended spectrum β-lactamase

**9** 「成人肺炎診療ガイドライン2017」フローチャート

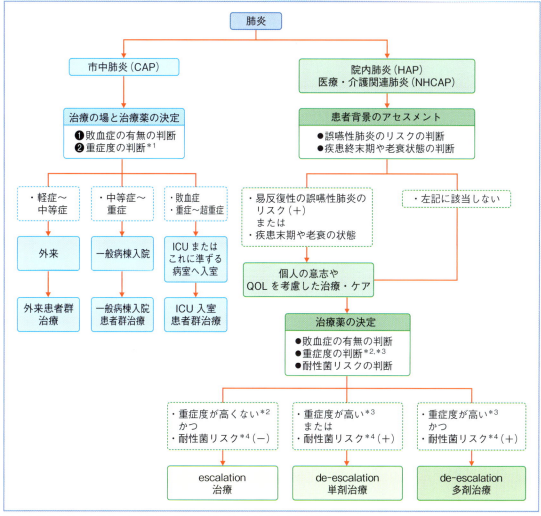

*1 市中肺炎の重症度判定：市中肺炎ではA-DROPにより重症度を判定する．
*2 敗血症の状態ではなく，医療・介護関連肺炎ではA-DROPで中等症以下，院内肺炎ではI-ROADで軽症．
*3 敗血症の状態，または，院内肺炎ではI-ROADで中等症以上，医療・介護関連肺炎ではA-DROPで重症以上．
*4 耐性菌リスクあり：①過去90日以内の経静脈的抗菌薬の使用歴 ②過去90日以内に2日以上の入院歴 ③免疫抑制状態 ④活動性の低下，のうち2項目を満たす．

（成人肺炎診療ガイドライン2017．日本呼吸器学会；2017[4]．p.iii より）

が疑われる場合はカルバペネム系薬の使用がむしろ薦められる，としているのは大きな進歩である．

- 非定型菌（特にクラミドフィラ）の合併と，特に重症肺炎での予後改善を目的としたマクロライド系薬やニューキノロン系薬の併用，誤嚥で特に重要な嫌気性菌への配慮が必要となる点は大きな特徴といえる．

**今後の課題**

- わが国独自の肺炎重症度分類であるA-DROP（5項目から成る）であるが，

Kohnoら[8]によると，人工呼吸管理が必要となる重症肺炎において，挿管の目安として使われた場合，欧米で最も信用度が高いとされるPSI（20項目から成る）よりも，むしろ優れていたことが判明した．特別な検査項目も含まず，一般診療で使用される身体所見と患者背景がいかに大切か，そしてわが国の肺炎診療のレベルを実証したと考えられ，ガイドライン2017にも使用されることとなった．

● わが国では，これまで欧米同様に発症場所による肺炎分類を基本思想としてきたことは前述のとおりであるが，より統一化したガイドラインを目指して，ガイドライン2017が登場した．

● 一番大きな問題は，NHCAPガイドライン以降に顕在化して，抗菌薬治療のみでは必ずしも予後改善に結びつかない超高齢の肺炎患者の扱いであり，ガイドライン2017では，狭域抗菌薬からスタートする"escalation therapy"も推奨された（❾）．今後のわが国の肺炎ガイドラインの方向性，さらにその後の実態調査との整合性が大いに期待される．

（関　雅文）

## 文　献

1）日本呼吸器学会市中肺炎診療ガイドライン作成委員会編．呼吸器感染症に関するガイドライン：成人市中肺炎診療ガイドライン．日本呼吸器学会；2007.

2）日本呼吸器学会呼吸器感染症に関するガイドライン作成委員会編．呼吸器感染症に関するガイドライン：成人院内肺炎診療ガイドライン．日本呼吸器学会；2008.

3）日本呼吸器学会医療・介護関連肺炎（NHCAP）診療ガイドライン作成委員会編．医療・介護関連肺炎（NHCAP）診療ガイドライン．日本呼吸器学会；2011.

4）日本呼吸器学会成人肺炎診療ガイドライン2017作成委員会編．成人肺炎診療ガイドライン2017．日本呼吸器学会；2017.

5）JAID/JSC感染症治療ガイド・ガイドライン作成委員会編．JAID/JSC感染症治療ガイド2014．ライフサイエンス出版；2014.

6）JAID/JSC感染症治療ガイド・ガイドライン作成委員会編．呼吸器感染症治療ガイドライン．日本感染症学会・日本化学療法学会；2014.

7）Kohno S, et al. Evaluation of an assessment system for the JRS 2005：A-DROP for the management of CAP in adults. Intern Med 2011；50：1183-91.

8）Kohno S, et al. Prediction of requirement for mechanical ventilation in community-acquired pneumonia with acute respiratory failure：a multicenter prospective study. Respiration 2013；85：27-35.

## 呼吸器感染症診療の基礎知識

## 呼吸器感染症の関連ガイドラインの概要
# 欧米のガイドライン

## ● 概要

- 欧米では1990年頃から呼吸器感染症領域のガイドライン作成の潮流が生じ，米国や欧州で相次いで診療ガイドラインが策定された．当時はEBMという概念の黎明期であり，ガイドラインの元になるエビデンスも乏しかった．このため，少数の著者の意見をまとめたエキスパートオピニオンのような報告になっていた．

- EBMの普及に伴い，1990年代後半からはエビデンスレベルや推奨度の設定が記載されるようになった．現在では「ガイドライン作成のためのガイドライン」に基づいて作成されるようになり，日本でもMindsガイドラインセンターで公開されている．

- ガイドラインの作成過程は国や学会で多少異なる．たとえば作成委員に目を向けると，メンバー構成にも違いがある．例として市中肺炎ガイドラインの作成委員を比較すると，日本呼吸器学会（2017年）では大学病院・一般病院の医師のみで構成されているが，米国感染症学会/米国胸部学会（IDSA/ATS）（2007年）ではアメリカ疾患予防管理センター（CDC）の職員，英国胸部学会（BTS）（2009年）では診療所医師，薬剤師なども含まれている[1,2]．

- インターネットが発達した現在では，さまざまな学会・団体が作成した診療ガイドラインを手軽に閲覧することができるようになった．欧米の各学会でも，webサイトでガイドラインが公表されている（**1**）．文献検索にはPubMedやScopusがよく用いられているが，海外のガイドラインはNGC★1

▶ **EBM**：
evidence based medicine

▶ **IDSA**：
Infectious Diseases Society of America

▶ **ATS**：
American Thoracic Society

▶ **CDC**：
Centers for Disease Control and Prevention

▶ **BTS**：
British Thoracic Society

★1 **NGC（National Guideline Clearing-house）**
AHRQ（Agency for Health Research and Quality），米国医師会などで設置しているガイドラインのデータベース（https://www.guideline.gov）．

**ポイント**
ガイドラインの作成過程は国や学会で多少異なっている

**1** 欧米の呼吸器関連学会・団体のガイドライン閲覧サイト

| | |
|---|---|
| IDSA | IDSA Practice Guidelines<br>https://www.idsociety.org/IDSA_Practice_Guidelines/ |
| ATS | ATS Official Documents：Statements, Guidelines & Reports<br>https://www.thoracic.org/statements/ |
| BTS | BTS Guidelines<br>https://www.brit-thoracic.org.uk/standards-of-care/guidelines/ |
| NICE | NICE Guidance<br>https://www.nice.org.uk |
| ERS | Guidelines for Respiratory Medicine<br>http://www.ers-education.org/guidelines.aspx |

IDSA：米国感染症学会，ATS：米国胸部学会，BTS：英国胸部学会，NICE：英国国立医療技術評価機構，ERS：欧州呼吸器学会．

（2017年6月に作成）

**2** 主要な肺炎診療ガイドライン・治療ガイド

| | 日本 | | 米国 | 欧州 | |
|---|---|---|---|---|---|
| | JRS | JAID/JSC | IDSA/ATS | BTS | ERS/ESCMID |
| 市中肺炎 | 2017 | 2014 | 2007[*1] | 2009 2014[*2] | 2011 |
| HCAP NHCAP | 2017 | 2014 | 2005[*1] | (2009)[*3] (2014)[*2,3] | (2011)[*3] |
| 院内肺炎 | 2017 | 2014 | 2016 | 2014[*2] | 2011 |
| 文献 | 10, 12, 13, 38 | 3 | 1, 4, 11 | 2, 5 | 8 |

HCAP：医療ケア関連肺炎，NHCAP：医療・介護関連肺炎，JRS：日本呼吸器学会，JAID：日本感染症学会，JSC：日本化学療法学会，IDSA：米国感染症学会，ATS：米国胸部学会，BTS：英国胸部学会，ERS：欧州呼吸器学会，ESCMID：欧州臨床微生物学会．
[*1]2017年夏に発表予定．
[*2]NICE（英国国立医療技術評価機構）作成のガイドライン．
[*3]HCAPに言及はされているが，欧州でのエビデンスがないと記載されている．

やGIN★2のwebサイトでも検索することができる．

- 診療ガイドラインのほかにも，日本感染症学会・日本化学療法学会が発行している『JAID/JSC 感染症治療ガイド2014』[3]や米国の『サンフォード感染症治療ガイド』なども実臨床では有用である．
- 本項では欧米のガイドラインのうち，呼吸器内科医が診療する機会の多い肺炎，インフルエンザ，抗酸菌症，真菌症のガイドラインをピックアップして紹介する．

## 肺炎のガイドライン

### ガイドラインの概要と最近の動向

- 2017年6月時点での日本，米国，欧州における主要な肺炎診療ガイドラインを**2**に示す．
- 米国では2016年にIDSA/ATSの院内肺炎ガイドラインが更新された[4]．市中肺炎のガイドラインは2007年に発表されているが[1]，2017年夏に更新される予定である[*1]．
- 英国ではBTSが2009年に発表した市中肺炎ガイドラインのほか[2]，英国国立医療技術評価機構（NICE）★3が2014年に発表した市中肺炎・院内肺炎ガイドラインも利用できる[5]．両者の整合性や違いについては，BTSから情報が公開されている[6,7]．
- 欧州全体としては，欧州呼吸器学会/欧州臨床微生物学会（ERS/ESCMID）が2011年に市中肺炎・院内肺炎を含む下気道感染症のガイドラインを発表している[8]．
- いずれのガイドラインでも，原因菌不明の場合は重症度やリスク評価に応じた経験的治療，原因菌判明時は標的治療を推奨している．

★2　GIN（Guidelines International Network）
診療ガイドラインの作成，適用，活用のために設立された国際的なネットワーク（http://www.g-i-n.net）．

[*1]https://www.idsociety.org/Organ_System/

★3　NICE（National Institute for Health and Care Excellence）
呼吸器感染症以外にも多岐にわたるガイドラインを公開しており，webサイトで閲覧しやすいように作成されている（https://www.nice.org.uk）．

▶ ERS：
European Respiratory Society

▶ ESCMID：
European Society of Clinical Microbiology and Infectious Diseases

## 3 A DROP と CURB-65

| A-DROP | | CURB-65 | CRB-65 |
|---|---|---|---|
| 男性70歳以上<br>女性75歳以上 | 年齢 | 65歳以上 | 65歳以上 |
| BUN≧21 mg/dL<br>または脱水あり | 脱水BUN | UN>19.6 mg/dL | |
| SpO$_2$≦90%<br>またはPaO$_2$≦60 Torr | 呼吸状態 | 呼吸数≧30** | 呼吸数≧30** |
| 意識障害あり | 意識 | 錯乱 | 錯乱 |
| 適切な輸液をしても収縮期<br>血圧90 mmHg以下* | 血圧 | 収縮期<90 mmHg<br>拡張期≦60 mmHg | 収縮期<90 mmHg<br>拡張期≦60 mmHg |
| 重症度判定 | | | |
| 0<br>(外来) | 軽症 | 0−1<br>(外来) | 0<br>(外来) |
| 1−2<br>(外来または入院) | 中等症 | 2<br>(短期入院または注意<br>深く外来治療) | 1−2<br>(入院を考慮.<br>特に2以上) |
| 3<br>(入院) | 重症 | 3<br>(入院) | 3−4<br>(緊急入院) |
| 4−5<br>(ICU) | 超重症 | 4−5<br>(ICU) | |

*ショックがあれば1項目のみでも超重症.
**呼吸数が40/分を超える場合は，CRB-65 or CURB-65が1点でも入院が望ましい.

（文献2, 5, 14）をもとに作成）

ポイント!
いずれのガイドラインでも
原因菌不明の場合はエンピ
リック治療，判明後は標的
治療

- 日本呼吸器学会（JRS）では2017年4月に新しい成人肺炎診療ガイドラインが発表された[9]．市中肺炎ではまず敗血症の有無，肺炎の重症度を判定し，治療の場を決定する流れになっている．
- IDSA/ATSのガイドラインでは，入院治療の判断にCURB-65やPSIが推奨されている[1]（**3** **4**）．PSIは判定項目が多く救急室では使用しにくいが，肺炎の予後をよく反映している[10]．
- JRSでは細菌性肺炎と非定型肺炎を鑑別したうえでの抗菌薬選択を推奨している[11]．これは日本独自の治療戦略である．背景として，日本では肺炎球菌のマクロライド耐性が85%を超え，またテトラサイクリン耐性も増加しているため，市中肺炎の第一選択としてこれらの薬剤を選択しにくいという事情がある．JRS 2017でも鑑別法について記載しているが，エンピリック治療においては「非定型病原体をカバーする抗菌薬治療を弱く推奨する」とされている[9]．
- IDSA/ATSでは肺炎診断時に細菌性肺炎と非定型肺炎を鑑別するのは困難という理由で，マクロライド，ドキシサイクリン，レスピラトリーキノロンなど非定型病原体をカバーする抗菌薬を推奨している．
- BTSでは市中肺炎では非定型病原体がまれなこと，マイコプラズマは4年ごとに流行するが死亡率が低いうえ主に若年者が感染することを理由に非定型

▶ JRS :
Japanese Respiratory
Society

▶ PSI :
pneumonia severity index

ポイント!
各国で非定型病原体に対す
る考え方がやや異なる

**4** PSI（pneumonia severity index）

| | 特性 | 点数 | | 合計点 | 危険度 | 死亡率 | 治療場所 |
|---|---|---|---|---|---|---|---|
| 背景 | 年齢：男性 | 年齢 | | 点数なし | I* | 0.10% | 外来 |
| | 　　：女性 | 年齢−10 | | ≦70 | II | 0.60% | 外来 |
| | ナーシングホーム居住者 | +10 | | 71-90 | III | 2.80% | 入院（短期） |
| 合併症 | 悪性腫瘍 | +30 | | 91-130 | IV | 8.20% | 入院 |
| | 肝疾患 | +20 | | >130 | V | 29.20% | 入院 |
| | うっ血性心不全 | +10 | | | | | |
| | 脳血管障害 | +10 | | | | | |
| | 腎疾患 | +10 | | | | | |
| 身体所見 | 意識レベルの変化 | +20 | | | | | |
| | 呼吸数30/分以上 | +20 | | | | | |
| | 収縮期血圧90 mmHg未満 | +20 | | | | | |
| | 体温35℃未満または40℃以上 | +15 | | | | | |
| | 脈拍数125/分以上 | +10 | | | | | |
| 検査値 | 動脈血pH 7.35未満 | +30 | | | | | |
| | BUN 30 mg/dL以上 | +20 | | | | | |
| | Na 130 mEq/L未満 | +20 | | | | | |
| | 随時血糖250 mg/dL以上 | +10 | | | | | |
| | Ht 30%未満 | +10 | | | | | |
| | $PaO_2$ 60 Torr未満（$SpO_2$ 90%未満） | +10 | | | | | |
| | 胸水の存在 | +10 | | | | | |

*50歳以下，かつ左項目の合併症，身体所見がない．

（Fine MJ, et al. N Engl J Med 1997；336：243–50[10]をもとに作成）

病原体を常にカバーするのは不適切としている．ERS/ESCMIDでも，軽症例では非定型病原体を常にカバーする必要はないと記載している．

## 医療ケア関連肺炎および医療・介護関連肺炎

- 2005年にIDSA/ATSから発表された院内肺炎ガイドラインで医療ケア関連肺炎（HCAP）の概念が提唱され，多剤耐性菌のリスクが高い群とされてきた[12]．しかし近年，HCAPでは多剤耐性菌のリスクはあまり高くないという報告が増え，院内肺炎や人工呼吸器関連肺炎とは異なるグループと考えられるようになってきた．今後IDSA/ATSでは，HCAPは院内肺炎よりむしろ市中肺炎に近いとして，市中肺炎ガイドラインの中にHCAPを含める予定である[4]．
- 2009年のBTS肺炎ガイドラインでもHCAPに言及しているが，英国では原因菌頻度に差がなかったとして独立して扱われていない．ただし高齢者肺炎は症状が非特異的で合併症が多く，死亡率が高いこと，nursing home居住者では誤嚥が肺炎のリスクになっていることについては言及されている．2014年のNICEガイドラインでも，HCAPについては取り扱わない旨が記載

▶ HCAP：
healthcare-associated pneumonia

ポイント
各国でHCAPに対する捉え方が異なる．日本ではNHCAP

TOPICS

**高齢者の終末期医療**

　日本では終末期の高齢者が人工的水分・栄養補給 (AHN) を受けながら誤嚥性肺炎を繰り返している場合も多い．一方，欧米，豪では終末期にAHNをほとんど行わず，延命治療が行われないため，寝たきり老人や誤嚥性肺炎が少ないとされている[38]．日本の各学会でも，終末期における延命治療について言及したガイドラインや声明が散見されるようになっている．JRS 2017でも，不可逆的な死の過程にある終末期NHCAPおよびHAPの患者に対しては，個人の意思を十分に確認し，医療チームとしてQOLを優先した抗菌薬投与の有無および種類の選択をするように記載された[9]．

されている．

- 2011年のERS/ESCMID下気道感染症ガイドラインでは，欧州におけるエビデンスがないとして，HCAPの概念は採用されていない[8]．抗菌薬の選択にあたっても，分離菌のパターンをnursing homeへの居住の有無で判断するのではなく，個々の症例で評価すべきであると記載されている．
- 日本では，国内の医療制度を反映させた『医療・介護関連肺炎 (NHCAP) 診療ガイドライン』が2011年に発表された[13]．

## 院内肺炎（HAP）

- JRSでは重症度判定にI-ROADシステムが使用されているが，これは日本独自の重症度判定である[14]．欧米のガイドラインでは院内肺炎（HAP）のみに用いる重症度判定はなく，CURB-65やPSIが使用される．
- 2016年のIDSA/ATSガイドラインでは，人工呼吸器関連肺炎（VAP）およびHAPの多剤耐性菌リスク因子が **5** のようにあげられている．経験的治療として，VAPでは「抗MRSA薬＋抗緑膿菌活性をもつ抗菌薬2種類」の3剤併用療法，VAPを除くHAPでは「抗緑膿菌活性をもつ抗菌薬をベースに，リスク因子を考慮して多剤併用療法」が提案されている．VAP，HAPのいずれも，抗菌薬は7日間の短期間投与が推奨されている．
- BTS/NICE 2014では，単剤治療や併用療法のエビデンスを紹介しつつも特定の抗菌薬の推奨はしていない．施設ごとの分離菌の状況や患者背景を考慮して抗菌薬を投与するように推奨されている．

## インフルエンザのガイドライン

- 日本では2014年に厚生労働省から新型インフルエンザの治療ガイドラインが発表されている[15]．
- WHOのwebサイトではインフルエンザの最新情報が閲覧でき，治療や予防を含め随時更新されている*2．
- 米国では，IDSAから2009年に季節性インフルエンザのガイドラインが発表

▶ NHCAP：
nursing and healthcare-associated pneumonia

▶ HAP：
hospital-acquired pneumonia

▶ I-ROADシステム：「日本のガイドライン」 **6** (p.22)参照

▶ VAP：
ventilator-associated pneumonia

*2http://www.who.int/influenza/en/

された[16]．現在改訂作業が進行中で，2018年春に発表予定である．CDCのwebサイトでは，一般市民および医療従事者を対象とした最新情報が公開されている[*3]．またCDCが毎週報告しているMMWRでも，インフルエンザの最新の動向やワクチンの情報などを確認することができる[17]．

● ERSでは2011年の下気道感染症ガイドラインの中に，インフルエンザウイルス感染症が含まれている[8]．BTSのガイドラインは2007年に発表されており[18]，NICEのwebサイトでは2009年に治療に関する情報（TA168）がupdateされている．

## 抗酸菌症のガイドライン

● 日本の結核罹患率は年々低下しているが，欧米の先進国と比較するとまだ高い．非結核性抗酸菌症（NTM）は日本を含めて世界的に増加傾向と報告されており，また難治性で長期にわたる治療が必要となる．いずれも日本では重要な感染症に位置づけられる．

## 結核のガイドライン・治療戦略

● 一般的にはWHOが推奨する標準治療（2HRZE/4HR）[★4]が世界中で使用されている．感受性結核の治療に関しては2010年[19]，耐性結核の治療に関しては2011年に発表されている[20]．日本結核病学会の推奨治療は2014年に更新されており，標準治療（2HRZE(S)/4HR or 2HRE(S)/7HR）[★4]はWHOの推奨に沿っている[21,22]．多剤耐性結核に関しては，独立して発表されたステートメントもある[23]．

● 国際的な研究組織としては，国際結核肺疾患予防連合（The Union, International Union Against Tuberculosis and Lung Disease）[24][*4]，欧州におけるTBnet（Tuberculosis Network Clinical Trialsgroup）[*5]も，結核に関する研究結果や情報を発信している．

● 国や地域で罹患率，医療へのアクセス，患者背景が異なるため，WHOの推奨を基本としつつ，各国の事情にあったガイドラインが必要である．米国ではATS/CDC/IDSA合同[25]，欧州規模ではECDC（欧州疾病予防管理センター）/ERS合同[26]で，結核診療の標準治療を公開している．CDCのwebサイト[*6]でも情報が公開されている．

● ATS/CDC/IDSAの推奨薬は，WHOの標準治療に基づいているものの，週5回投与や週3回投与といった間欠療法も標準的な推奨の中に含まれている[25]．日本結核病学会では，間欠療法は「特に外来で直接服薬確認が必要であると判断される場合」に検討すると記載している．この場合，電話やFAXでの確認は不可である．毎回外来に受診してもらい，医療者の面前で抗結核薬を内服してもらう必要がある．

---

**5　VAPおよびHAPの多剤耐性菌リスク**

**VAPの多剤耐性菌リスク**
● 90日以内の抗菌薬経静脈投与
● 発症時に敗血症性ショック
● ARDSが先行している
● 入院5日以上
● 発症前に腎代替療法を行っている

**HAPの多剤耐性菌リスク**
● 90日以内の抗菌薬経静脈投与

**MRSAのリスク（VAP/HAP）**
● 90日以内の抗菌薬経静脈投与

**多剤耐性緑膿菌のリスク（VAP/HAP）**
● 90日以内の抗菌薬経静脈投与

VAP：人工呼吸器関連肺炎，HAP：院内肺炎．
（Kalil AC, et al. Clin Infect Dis 2016；63：e61-e111[4]をもとに作成）

[*3]http://www.cdc.gov/flu/index.htm

▶ MMWR：Morbidity and Mortality Weekly Report

▶ NTM：nontuberculous mycobacteriosis

★4
H：isoniazid
R：rifampicin
Z：pyrazinamide
E：ethambutol
S：streptomycin

[*4]http://www.theunion.org

[*5]http://www.tb-net.org

▶ ECDC：European Centre for Disease Prevention and Control

[*6]http://www.cdc.gov/tb/

**6** 免疫正常者に対する結核の推奨治療

| | 発表年 | 活動性結核 | | 潜在性結核感染症 | 文献 |
|---|---|---|---|---|---|
| | | 導入 | 維持 | | |
| 日本結核病学会 | 2014 | 2 HRZE (S)<br>2 HRE (S) | 4 HR<br>7 HR | 6 H or 9 H<br>4 R or 6 R | 21, 22, 28 |
| WHO | 2010<br>2015 | 2 HRZE | 4 HR | 6 H or 9 H<br>3 HR, 週1回<br>3～4 HR<br>3～4 R | 19, 29 |
| 米国 ATS/CDC/IDSA | 2016<br>2014 | HRZE, 8週* | HR, 18週<br>HR, 週3回,<br>18週 | 6 H, 連日or週2回<br>9 H, 連日 (HIV, 2～11歳, 妊婦)<br>9 H, 週2回 (妊婦)<br>3 HR, 週1回 (12歳以上)<br>4 R, 連日 | 25<br>CDC** |
| 欧州 TBnet | 2009 | | | 12 H or 9 H<br>3 HR or 4 R | 27 |
| 欧州 ECDC/ERS | 2012 | 2 HRZE | 4 HR | 免疫正常者に言及なし<br>6～9 H, 連日 (HIV) | 26 |
| 欧州 BTS/NICE | 2016 | 2 HRZE | 4 HR | 6 H<br>3 HR | 30<br>NICE*** |

感受性結核の治療のみ記載している．特に表記のないものは毎日内服．薬剤名の前の数字は治療月数を表す．
*週7日投与，週5日投与，週3日投与などが記載されている．
**http://www.cdc.gov/tb/
***https://www.nice.org.uk/guidance/ng33
H：イソニアジド，R：リファンピシン，Z：ピラジナミド，E：エタンブトール，S：ストレプトマイシン．

- 潜在性結核感染症（LTBI）に関しては，6Hや9Hを基本としている国が多い[27-30]．活動性結核に比べ，各ガイドラインにより推奨されている治療期間が多少異なる．

- 免疫正常の感受性結核に対する推奨治療を **6** に示す．活動性結核，LTBIともに，合併症や免疫状態・結核菌の感受性により治療内容・治療期間が異なるため，各病態にあわせて治療を決定する必要がある．

▶LTBI：
latent tuberculosis infection

## 非結核性抗酸菌症のガイドライン

- 欧米ではATS/IDSA 2007のガイドラインが広く用いられている[31]．BTSは2016年11月にガイドラインを公開予定である．日本のガイドラインはATS/IDSA 2007を参考に改訂されており，治療に使用できる抗菌薬が少ないこともあって日米で大きな差はない．

## 真菌症のガイドライン

- 呼吸器真菌感染症のうち，呼吸器内科医が遭遇する機会が多い疾患として，慢性肺アスペルギルス症と肺クリプトコックス症のガイドラインを紹介する．

## 慢性肺アスペルギルス症のガイドライン

- 日本では，真菌症フォーラムが2014年に深在性真菌症のガイドライン[32]を，日本医真菌学会が2015年にアスペルギルス症のガイドラインを発表した[33].

- 欧米ではATS/IDSAが2016年にアスペルギルス症全般の[34]，ESCMID/ERSが2016年に慢性肺アスペルギルス症のガイドラインを発表している[35].

- 慢性肺アスペルギルス症（CPA）の病型は，経過や病理学的所見を背景に，単純性肺アスペルギローマ，慢性壊死性肺アスペルギルス症（CNPA），慢性空洞形成性肺アスペルギルス症（CCPA），慢性線維性肺アスペルギルス症（CFPA）といった用語が提唱されてきた.

- 厳密な意味でのCNPAは病理所見を反映した用語であり，新しい欧米のガイドラインではsubacute IPAと記載されている．CNPA，CCPA，CFPAといった病態を臨床的に厳密に区別するのは困難で，かつ治療上はあまり意味がないため，日本のガイドラインでは治療が必要な一連の疾患群として慢性進行性肺アスペルギルス症（CPPA）という概念が採用された．これは他国ガイドラインにはない，日本独自の概念である.

- 慢性肺アスペルギルス症の治療を **7** に示す．米国では単純性アスペルギローマとCCPAを対比させ，また欧州ではCPAの一部として単純性アスペルギローマをあげた形で治療薬が記載されている．欧米ではアゾール耐性アスペルギルス症が問題になりつつあり，ガイドラインでも言及されている.

- 欧米では，ミカファンギンは慢性肺アスペルギルス症に対する保険適用がない．またposaconazole，isavuconazoleは日本で販売されていない（posaconazoleは治験が進行中）．しかし，現在アスペルギルス症に対して使用できる抗真菌薬はポリエン系（アムホテリシンB，リポソーマルアムホテリシンBなど），キャンディン系（ミカファンギン，カスポファンギン），アゾール系（ボリコナゾール，イトラコナゾールなど）しかないため，いずれのガイドラインもおおむね同様の治療薬が推奨されている.

## 肺クリプトコックス症のガイドライン

- 米国では，IDSAが2010年に発表したものが最新版である[36]．日本では，アスペルギルス症とあわせ2014年に更新されている[32]．英国では2011年のHIV日和見感染症に関するガイドラインにアスペルギルス症とクリプトコックス症が含まれている[37].

- 肺クリプトコックス症の治療はフルコナゾールが基本であり，治療期間はIDSAでは6～12か月，日本では3～6か月と異なる（**8**）．日米いずれのガイドラインでも，脳髄膜炎の有無で治療内容が異なるため注意を要する.

## おわりに

- 感染症の診断および治療薬は，国や地域，施設ごとの医療制度，原因菌頻度，耐性菌頻度，宿主となる集団の違いに考慮しなければならない．欧米の

▶ **CPA**：
chronic pulmonary aspergillosis

▶ **CNPA**：
chronic necrotizing pulmonary aspergillosis

▶ **CCPA**：
chronic cavitary pulmonary aspergillosis

▶ **CFPA**：
chronic fibrosing pulmonary aspergillosis

▶ **IPA**：
invasive pulmonary aspergillosis

▶ **CPPA**：
chronic progressive pulmonary aspergillosis

**7 慢性肺アスペルギルス症の治療**

| | 日本 | | 米国 | | 欧州 |
|---|---|---|---|---|---|
| | 真菌症フォーラム，2014<br>医真菌学会，2015 | | ATS/IDSA，2016 | | ESCMID/ERS，2016 |
| | SPA | CPPA | SPA | CCPA | CPA |
| 第一選択 | 外科的切除 | MCFG<br>VRCZ<br>CPFG* | 外科的切除 | VRCZ | ITCZ<br>VRCZ |
| 代替療法 | MCFG<br>CPFG<br>VRCZ<br>ITCZ | L-AMB<br>ITCZ | ITCZ<br>VRCZ | [Primary]<br>L-AMB<br>isavuconazole<br><br>[Salvage]<br>ABLC<br>MCFG<br>CPFG<br>posaconazole<br>ITCZ<br>外科的切除 | [経口]<br>PSCZ<br><br>[点滴]<br>MCFG<br>AMB<br>L-AMB<br>CPFG |
| その他 | | [維持療法]<br>VRCZ<br>ITCZ | | IPAに準じると<br>記載されている | [外科的切除]<br>SPAでは推奨<br>CPPAでは治療抵抗性，アゾール<br>耐性，大量喀血で考慮する |
| 文献 | 32, 33 | | 34 | | 35 |

SPA：単純性肺アスペルギローマ（single/simple pulmonary aspergilloma），CPPA：慢性進行性肺アスペルギルス症，CCPA：慢性空洞形成性肺アスペルギルス症，CPA：慢性肺アウペルギルス症，IPA：invasive pulmonary aspergillosis，MCFG：ミカファンギン，CPFG：カスポファンギン，VRCZ：ボリコナゾール，ITCZ：イトラコナゾール，AMB：アムホテリシンB，L-AMB：リポソーマルアムホテリシンB，ABLC：アムホテリシンB lipid complex.
*文献32）では第二選択.

**8 肺クリプトコックス症の治療**

| | 日本 | 米国 |
|---|---|---|
| | 真菌症フォーラム，2014 | IDSA，2010 |
| 第一選択 | (F-) FLCZ<br>ITCZ | FLCZ |
| 重症／無効例* | 上記に5-FCを併用<br>VRCZ<br>L-AMB | (AMBd，L-AMB，ABLC)±5-FC |
| 治療期間 | 3～6か月 | 6～12か月<br>重症例は12か月 |
| 文献 | 31 | 35 |

非HIV，非臓器移植での推奨薬. 髄膜炎を伴う場合は治療が異なる.
ABLC：アムホテリシンB lipid complex，AmB：アムホテリシンB，AmBd：アムホテリシンB デオキシコール酸.

　ガイドラインの優れた部分を取り入れつつ，エビデンスに基づいた日本独自のガイドラインを深化させていく必要がある.

（井手昇太郎，今村圭文，迎　寛）

## 文　献

1）Mandell LA, et al. Infectious Diseases Society of America/American Thoracic Society consensus guidelines on the management of community-acquired pneumonia in adults. Clin Infect Dis 2007；44：S27-72.

2）Lim WS, et al. BTS guidelines for the management of community acquired pneumonia in adults：update 2009. Thorax 2009；64（Supppl 3）：iii1-55.

3）JAID/JSC感染症ガイド・ガイドライン作成委員会編．JAID/JSC感染症治療ガイド 2014．日本感染症学会・日本化学療法学会；2014.

4）Kalil AC, et al. Management of adults with hospital-acquired and ventilator-associated pneumonia：2016 Clinical Practice Guidelines by the Infectious Diseases Society of America and the American Thoracic Society. Clin Infect Dis. 2016；63：e61-e111.

5）National Clinical Guideline Centre（UK）. Pneumonia：Diagnosis and Management of Community- and Hospital-Acquired Pneumonia in Adults. National Institute for Health and Care Excellence（UK）；2014.

6）CAP Guideline Working Group members. 2015 - Annotated BTS Guideline for the management of CAP in adults（2009）Summary of recommendations［Internet］. 2015 ［cited 2016 Oct 12］. Available from：https://www.brit-thoracic.org.uk/document-library/clinical-information/pneumonia/adult-pneumonia/annotated-bts-cap-guideline-summary-of-recommendations/

7）Lim WS, et al. British Thoracic Society community acquired pneumonia guideline and the NICE pneumonia guideline：how they fit together. Thorax 2015；70：698-700.

8）Woodhead M, et al. Guidelines for the management of adult lower respiratory tract infections--full version. Clin Microbiol Infect 2011；17（Suppl 6）：E1-59.

9）日本呼吸器学会成人肺炎診療ガイドライン2017作成委員会編．成人肺炎診療ガイドライン2017．日本呼吸器学会；2017.

10）Fine MJ, et al. A prediction rule to identify low-risk patients with community-acquired pneumonia. N Engl J Med 1997；336：243-50.

11）日本呼吸器学会呼吸器感染症に関するガイドライン作成委員会編．呼吸器感染症に関するガイドライン：成人市中肺炎診療ガイドライン．日本呼吸器学会；2007.

12）American Thoracic Society, Infectious Diseases Society of America. Guidelines for the management of adults with hospital-acquired, ventilator-associated, and healthcare-associated pneumonia. Am J Respir Crit Care Med 2005；171：388-416.

13）日本呼吸器学会医療介護関連肺炎（NHCAP）診療ガイドライン作成委員会編．医療・介護関連肺炎診療ガイドライン．日本呼吸器学会；2011.

14）日本呼吸器学会呼吸器感染症に関するガイドライン作成委員会編．成人院内肺炎診療ガイドライン．日本呼吸器学会；2008.

15）厚生労働省．成人の新型インフルエンザ治療ガイドライン．2014.

16）Harper SA, et al. Seasonal influenza in adults and children--diagnosis, treatment, chemoprophylaxis, and institutional outbreak management：clinical practice guidelines of the Infectious Diseases Society of America. Clin Infect Dis 2009；48：1003-32.

17）Grohskopf LA, et al. Prevention and Control of Seasonal Influenza with Vaccines. MMWR Recomm Rep 2016；65：1-54.

18）British Infection Society et al. Pandemic flu：clinical management of patients with an influenza-like illness during an influenza pandemic. Provisional guidelines from the British Infection Society, British Thoracic Society, and Health Protection Agency in collaboration with the Department of Health.Thorax 2007；62（Suppl 1）：1-46.

19）World Health Organization. Treatment of Tuberculosis Guidelines. 4th ed. 2010.

20）Falzon D, et al. WHO guidelines for the programmatic management of drug-resistant tuberculosis：2011 update. Eur Respir J 2011；38：516-28.

21）日本結核病学会治療委員会．「結核医療の基準」の見直し―2014年．結核2014；89：683-90.

22) 日本結核病学会. 結核診療ガイドライン, 第3版. 南江堂；2015.

23) Lange C, et al. Management of patients with multidrug-resistant/extensively drug-resistant tuberculosis in Europe：a TBNET consensus statement. Eur Respir J 2014；44：23-63.

24) Aït-Khaled N, et al. Management of Tuberculosis：A Guide to the Essentials of Good Practice, 6th ed. International Union Against Tuberculosis and Lung Disease（The Union）；2010.

25) Nahid P, et al. Official American Thoracic Society/Centers for Disease Control and Prevention/Infectious Diseases Society of America Clinical Practice Guidelines：Treatment of Drug-Susceptible Tuberculosis. Clin Infect Dis 2016；63：e147-95.

26) Migliori GB, et al. European union standards for tuberculosis care. Eur Respir J 2012；39：807-19.

27) Mack U, et al. LTBI：latent tuberculosis infection or lasting immune responses to *M. tuberculosis*？ A TBNET consensus statement. Eur Respir J 2009；33：956-73.

28) 日本結核病学会予防委員会・治療委員会. 潜在性結核感染症治療指針. 結核 2013；88：497-512.

29) World Health Organization. Guidelines on the Management of Latent Tuberculosis Infection, 1st ed. 2015.

30) Hoppe LE, et al. Tuberculosis--diagnosis, management, prevention, and control：summary of updated NICE guidance. BMJ 2016；352：h6747.

31) Griffith DE, et al. An Official ATS/IDSA statement：diagnosis, treatment, and prevention of nontuberculous mycobacterial diseases. Am J Respir Crit Care Med 2007；175：367-416.

32) 深在性真菌症のガイドライン作成委員会. 深在性真菌症の診断・治療ガイドライン 2014. 2014.

33) 日本医真菌学会アスペルギルス症の診断・治療ガイドライン作成委員会. アスペルギルス症の診断・治療ガイドライン 2015. 2015.

34) Patterson TF, et al. Practice Guidelines for the Diagnosis and Management of Aspergillosis：2016 Update by the Infectious Diseases Society of America. Clin Infect Dis 2016；63：e1-e60.

35) Denning DW, et al. Chronic pulmonary aspergillosis：rationale and clinical guidelines for diagnosis and management. Eur Respir J 2016；47：45-68.

36) Perfect JR, et al. Clinical practice guidelines for the management of cryptococcal disease：2010 update by the Infectious Diseases Society of America. Clin Infect Dis 2010；50：291-322.

37) Nelson M, et al. British HIV Association and British Infection Association guidelines for the treatment of opportunistic infection in HIV-seropositive individuals 2011. HIV Med 2011；12（Suppl 2）：1-140.

38) 宮本礼子, 宮本顕二. 高齢者の終末期における肺炎の対処の仕方-国際比較から. Geriatr Med 2014；52：1341-6.

# 呼吸器感染症の
# 診断・検査
## ―確定診断までのアプローチ

# 2章

呼吸器感染症の診断・検査―確定診断までのアプローチ

## 呼吸器感染症の診断ポイント
# 問診のとり方

### はじめに
- 臨床に携わるどの分野の医師にとっても，患者の問題を抽出する過程における問診の重要性は高い．ここでは呼吸器感染症における問診のポイントについてふれる．

## 臨床経過
- 一般に感染症では1週間以内の経過は急性，1週間から1か月以内の経過は亜急性，月単位の経過では慢性と考える．この区別の重要性はそれぞれの経過で鑑別疾患が大きく異なってくることによる（**1**）[1]．
- 臨床症状の経過を把握することで慢性の呼吸器疾患に新しい感染症が加わったのか，一つの呼吸器感染症で説明が可能なのかを判断することができる．

## 呼吸器症状

### ■ 上気道症状
- 鼻閉，鼻汁，くしゃみ，咽頭痛，嗄声などは上気道の症状で，鼻炎，咽頭炎などの何らかのウイルス感染症を示唆する．
- ウイルス性の呼吸器感染症は家族内で伝播することも多く，同居している家族あるいは職場において同様の症状の人がいないかを聞くことも重要である．特に子供や孫の最近の健康状態を確認するのも大切である．

**ポイント**
家族，職場の同僚，特に子供や孫の状態を確認する

### ■ 下気道症状
- 咳嗽（乾性，湿性），血痰，呼吸困難，胸痛などがあげられる．咳嗽が乾性

**1** 経過による感染症の鑑別

| | 臨床経過 | 感染症・病原菌の鑑別 |
|---|---|---|
| 急性 | 1週間以内 | 肺炎連鎖球菌<br>クレブシエラ<br>レジオネラ<br>インフルエンザウイルス<br>誤嚥性 |
| 亜急性 | 1週間から1か月以内 | *Haemophilus influenzae*<br>*Moraxella catarrhalis*<br>マイコプラズマ |
| 慢性 | 1か月以上 | 結核<br>肺膿瘍<br>放線菌症 |

(Kishaba T. J of Respiratory Res 2015；1：1-4[1] より)

**2** 心不全の可能性を考える項目

| | 陽性尤度比 |
|---|---|
| 心不全の既往 | 5.8 |
| 発作性夜間呼吸困難 | 2.6 |
| 心音S3の聴取 | 11 |
| X線での肺うっ血像 | 12 |
| 心電図での心房細動 | 3.8 |

(Wang CS, et al. JAMA 2005；294：1944：56[5]より)

**3** 胸痛のチェック項目

・場所
・発症時間と持続時間
・発症形式
・痛みの特徴
・痛みの強さ
・重大度
・放散痛
・悪化因子
・寛解因子
・関連因子

か湿性かを聞くことは非常に重要である.

● 乾性咳嗽はマイコプラズマ肺炎などに比較的特徴的で, 非定型肺炎を鑑別疾患にあげるのに鍵となる症状である[2].

● 湿性咳嗽は呼吸器感染症の代表的な症状で, 特に喀痰の色が膿性かどうかを確認する. 高齢者においては白内障のために痰の色を常に白いと表現する場合があり, 可能なら家族にも喀痰の色を聞くようにする.

● 喀痰の色において鉄錆色は比較的肺炎球菌に特徴的であり[3], オレンジ色はレジオネラ肺炎[4], 緑色は緑膿菌を示唆する.

### ■ 呼吸困難

● 呼吸困難がある場合には, 感染症においては肺炎を起こしている可能性がある.

● 一般に気管支炎では慢性閉塞性肺疾患（COPD）などの呼吸器系の基礎疾患がなければ呼吸困難は伴わない.

● 肺炎がなく安静時の呼吸困難がある場合には, 気管支喘息が背景にないかを考える.

● 呼吸器感染症では労作時呼吸困難がしばしばみられ, 高齢者においては, 特に心不全との鑑別が重要である（**2**）.

● 起座呼吸は閉塞性肺疾患, 心不全のいずれにおいてもありえるが, 発作性夜間呼吸困難[5], 後傾姿勢をとる, 体重増加などの心不全に比較的特徴的な症状・徴候にも注意を払うと, 鑑別が可能である.

● 発熱の有無の確認はいうまでもない.

### ■ 胸痛

● 一般に胸痛を訴える患者の診察においては, その性状, パターンを十分にとらえて鑑別にあたるべきである[6]（**3**）.

● 肺実質に神経はなく, 肺炎のみでは通常痛みはない. 胸膜近傍に感染症をきたし臓側胸膜から壁側胸膜に波及した場合に胸痛を伴うことがある.

● 特に深呼吸で増強する胸痛（いわゆる胸膜刺激痛）は胸膜に及んだ感染症と, まれには心外膜炎を疑わせる症状である. また, このような胸痛を伴う呼吸器感染症の患者では口腔内の衛生状態が悪いことが多く, 最近のう歯の治療

**ポイント**
咳嗽は乾性か湿性か

▶ COPD
chronic obstructive
pulmonary

**ポイント**
呼吸困難がある感染症は肺炎の可能性があり, 高齢者は心不全との鑑別が重要

**4** 非定型肺炎の肺外症状

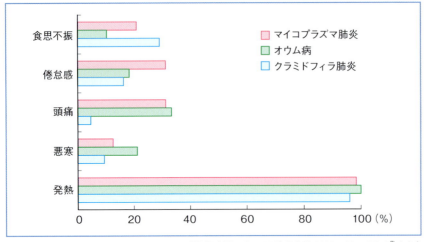

（伊藤功朗ほか．日呼吸会誌2001；39：172-7[7]より）

歴や歯槽膿漏，歯肉炎などの有無もチェックすべきである．
- 胸痛を伴いやすい感染症として，具体的には肺炎球菌，膿胸，肺膿瘍，胸膜炎，敗血症性塞栓（感染性心内膜炎，Lemierre症候群，薬物乱用など）があげられ，起炎菌としては一般細菌が多い．
- 麻薬性鎮痛薬を必要とするような強い胸痛を呈している場合には*Streptococcus milleri* groupによる膿胸を鑑別疾患にあげるべきである．

## 肺外症状

- 呼吸器系の解剖に即した症状に対して，呼吸器系統外または全身的な症状を肺外症状と呼ぶ．たとえば発熱，食思不振，体重減少，夜間盗汗，脱力などは全身症状である（**4**）．
- その他の肺外症状は review of systemsをきちんととることと関連づけると漏れが少なくなる．頭痛，意識障害，腹痛，嘔吐，下痢，関節痛，筋肉痛，皮疹などは重要な問診事項である．一般的にこれらの症状は非定型肺炎[7]，ウイルス感染症，高齢者の肺炎などを頭におく際に聞くべき症状である．

### ■関節，筋肉症状

- これらの症状はインフルエンザを代表とするウイルス感染症の全身症状としてみられることが多く[8]，レジオネラ肺炎でもしばしば認められる症状である．A型インフルエンザでは特に関節・筋肉痛が強く，若い男性でも救急室受診するほどの強い痛みを訴える（**5**）．
- インフルエンザでは肺炎を引き起こすと新しい呼吸困難をきたすことがあり，速やかに胸部画像所見を確認して対応する．
- 横紋筋融解症をきたしやすい病原微生物としてそのほかに肺炎球菌，オウム病などがある[9]．もし，病歴で田畑への素足での出入りがあり下腿の把握痛があればレプトスピラ症も鑑別となる．

**ポイント**
胸痛のある患者は口腔内の衛生状態をチェック

▶ Lemierre症候群：Column「Lemierre症候群」（p.258）参照

MEMO
聴取すべき肺外症状
- 発熱，食思不振，体重減少，夜間盗汗，脱力，頭痛，意識障害，腹痛，嘔吐，下痢，関節痛，筋肉痛，皮疹

MEMO
間接・筋肉症状を呈する疾患
- A型インフルエンザ，レジオネラ肺炎，オウム病，レプトスピラ症

**⑤ インフルエンザの臨床像**

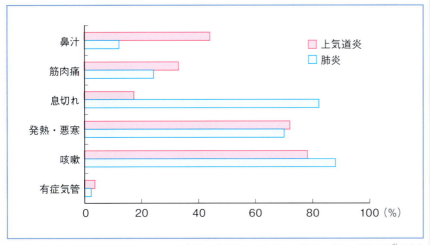

(Oliveria EC, et al. Chest 2001：119：1717-23[8] より)

### ■ 消化器症状

- 呼吸器感染症で下痢がよくみられるのはレジオネラ肺炎で，そのほかにはB型インフルエンザでもみられる．
- 発熱と下痢の患者を診て最近（一般的には約1か月以内）の抗菌薬の投与歴があれば，*Clostridium difficile* による偽膜性腸炎を鑑別に入れるべきである．

### ■ 発熱

- 短期間の微熱は感冒をきたす一般のウイルス感染症を考え，月単位の慢性の経過で微熱が持続し，栄養不良，免疫抑制状態，糖尿病，HIV などのリスクがあれば結核を疑う．
- 2～3週間程度の亜急性の経過での微熱で肺外症状もあればクラミドフィラ肺炎も念頭におく．
- マイコプラズマはクラミドフィラ肺炎よりは潜伏期間は短く高熱であることが多い．
- レジオネラ肺炎は経過も比較的急性で高熱であり，呼吸状態も悪く患者の重篤感が強い．

### ■ 皮疹

- 麻疹や水痘は成人においてまれに重症肺炎を起こすことがあり，特徴的な皮疹や最近の同様な症状の小児との接触やワクチン接種歴を確認する．
- 発熱と皮疹が主訴の場合に膠原病が鑑別となる．膠原病では一般に臨床経過が長く，その他の所見から鑑別は可能と思われる．

## その他の重要な問診事項

- 年齢，性別，基礎疾患とその治療内容，家族構成，職業，ワクチン接種歴，嗜好歴（喫煙，飲酒），ペットの有無，温泉や噴水などの水気の多い所への旅行歴などがあげられる[10]．

**MEMO**
下痢の場合
- レジオネラ肺炎，B型インフルエンザ

**MEMO**
発熱の場合
- 感冒をきたすウイルス感染症，結核，クラミドフィラ肺炎，マイコプラズマ肺炎，レジオネラ肺炎

**MEMO**
皮疹の場合
- 重症肺炎，膠原病

### ■喫煙

● わが国では，若年男性で最近から喫煙を開始した患者で，高熱と呼吸不全，胸部X線にて両側のびまん性陰影を呈する急性好酸球性肺炎の報告がしばしばあり，非定型肺炎やウイルス感染症も鑑別となるが，喫煙歴の聴取は大きなポイントである．

MEMO
念頭におくべき疾患
・急性好酸球性肺炎

### ■動物との接触

● 5〜6月にかけての繁殖期に鳥との接触があり，1〜2週間の潜伏期間で急な発症を示す肺炎ではオウム病も考える．職業の確認が重要である．

● イヌ，ネコや家畜（ウシ，ヒツジ，ヤギなど）の繁殖期である2〜6月に季節はずれのインフルエンザ様症状を示す患者ではQ熱も考える．潜在的な感染源としてはほかにクマ，シカ，キツネ，ウサギ，ネズミ，ハト，カラスなどもあげられる．

MEMO
念頭におくべき疾患
・オウム病
・Q熱

### ■温泉や旅行歴

● 2週間以内の温泉旅行歴，24時間循環型の風呂の使用，噴水・スプリンクラー・ビル冷却塔水などの水系施設への接触は，レジオネラ肺炎を疑わせる情報となる．

● ガーデニングで腐葉土を使用している場合には，*Legionella longbeachae*を鑑別にあげる．

MEMO
念頭におくべき疾患
・レジオネラ肺炎

## 高齢者肺炎

● 高齢者は若年者に比較して一般的に発熱，湿性咳嗽などの典型的な肺炎を示唆する症状に乏しいことがあり，主訴が意識障害，食欲低下，脱力などの非特異的な症状であることがしばしば認められる．

● 喀痰も出ないことが多く，高齢者の全身状態の悪化を説明できるものが明確でない場合には，胸部X線写真を撮影して肺炎を除外することが重要である．

## 重症度の判定

● 日本呼吸器学会のガイドラインにもあるように意識の変容と脱水の有無は重症度を判定するうえで重要な項目であり，問診のなかで最近の食欲の低下や体重減少がないか，意識レベルは日頃と比べて変化がないかを家族に確認することが重要である．

### おわりに

● 臨床医にとって問診は患者の問題を抽出するうえで非常に重要で核となるものである．呼吸器感染症においても患者の主訴と患者背景，臨床経過を統合して鑑別疾患をきちんとあげ，身体所見・検査につなげていくことでアセスメントがしっかりと立ち，患者に最適な医療を提供することが可能となるものと考える．

（喜舎場朝雄）

## 文　献

1）Kishaba T. Integration of clinical findings and physiology in respiratory disease. J of Respiratory Res 2015；1：1-4.

2）石田　直ほか．日本呼吸器学会市中肺炎ガイドラインの検討：細菌性肺炎と非定型肺炎の鑑別について．日呼吸会誌2002；40：929-35.

3）當山真人．視覚と嗅覚を使ってアプローチする呼吸器感染症.肺炎の画像診断と最新の診療．医薬ジャーナル社；2008．p.98-101.

4）Fujita J, et al. Mechanism of formation of the orange-colored sputum in pneumonia caused by *Legionella pneumophila*. Intern Med 2007；46：1931-4.

5）Wang CS, et al. Does this dyspneic patient in the emergency department have congestive heart failure? JAMA 2005；294：1944-56.

6）岸本暢将．米国式症例プレゼンテーションが劇的に上手くなる方法．羊土社；2004．p.18-23.

7）伊藤功朗ほか．*Chlamydia pneumoniae* 肺炎，オウム病，マイコプラズマ肺炎の臨床的比較．日呼吸会誌2001；39：172-7.

8）Oliveira EC, et al. Influenza pneumonia：a descriptive study. Chest 2001；119：1717-23.

9）高柳　昇ほか．横紋筋融解症を合併した市中肺炎．日呼吸会誌2005；43：731-5.

10）二木芳人．ガイドライン実践のための呼吸器感染症に対するアプローチ．日本呼吸器学会教育委員会；2002．p.9-16.

呼吸器感染症の診断・検査—確定診断までのアプローチ

呼吸器感染症の診断ポイント
# 身体所見のとり方

## はじめに

● 呼吸器感染症の身体診察は胸部の聴診にとどまらず，バイタルサイン，意識状態や脱水所見，口腔・咽頭や胸郭の視診，打診など総合的に行うことが重要である．

## バイタルサイン

● 呼吸器感染症，特に肺炎の診断において問診に続いて重要となるのがバイタルサインである．発熱，血圧，心拍数に加え，酸素飽和度はもちろん日常臨床では軽視されがちな呼吸数も必ず測定する．

● 咳や喀痰，呼吸困難などを呈し肺炎が疑われた患者においては，これらのバイタルサインの組み合わせで肺炎の可能性の高さを評価する（**1**）．

● 呼吸器症状を認める患者では，体温が37.8℃を超えると肺炎の可能性が1.4〜4.4倍と報告されている[1]．しかし高齢者においては，肺炎と診断された患者の27〜37%が無熱であったとの報告もあり，注意が必要である[2]．

● 肺炎が疑われる患者で呼吸数が25/分を超えている場合に肺炎を肯定する陽性尤度比（LR＋）は1.5〜3.4になるとされており[1]，心拍数も120を超えると陽性尤度比は1.9と報告されている（**1**）[1]．

● バイタルサインのいずれも異常でない場合（体温<37.8℃，呼吸数<20/分，心拍数<100）に肺炎の診断においての陰性尤度比（LR−）は0.18となるとされている（**1**）[1]．

● 呼吸器感染症においてもバイタルサインは個別に判断するべきでなく，それぞれを合わせて評価するべきで，特に発熱と脈拍は同時に確認することが重要である．

**ポイント**
高齢者では肺炎患者の約3割が無熱

▶ **LR＋**：
positive likelihood ratio

▶ **LR−**：
negative likelihood ratio

**ポイント**
体温と脈拍は同時に確認

**1** バイタルサインによる肺炎の診断

| | 陽性尤度比 | 陰性尤度比 |
| --- | --- | --- |
| 体温≧37.8℃ | 1.4〜4.4 | 0.58〜0.78 |
| 呼吸数>20/分 | 1.2 | 0.66 |
| 　　　>25/分 | 1.5〜3.4 | 0.78〜0.82 |
| 　　　>30/分 | 2.6 | 0.8 |
| 心拍数>100/分 | 1.6〜2.3 | 0.49〜0.73 |
| 　　　>120/分 | 1.9 | 0.89 |
| いずれかのバイタルサイン異常 | 1.2 | 0.18 |

（Metlay JP, et al.JAMA 1997；278：1440-5[1]をもとに作成）

**2** 比較的徐脈の判断基準

**適応基準**
1. 13歳以上の成人
2. 体温≧102°F（38.9℃）
3. 体温と同時に脈拍を測定している

**除外基準**
1. 正常洞調律で，不整脈や2度，3度のブロックやペースメーカーリズムはない
2. βブロッカーの内服はない

| 適切な体温脈拍の関連 | |
|---|---|
| 体温 | 脈拍（回/分） |
| 41.1℃（106°F） | 150 |
| 40.6℃（105°F） | 140 |
| 40.0℃（104°F） | 130 |
| 39.4℃（103°F） | 120 |
| 38.9℃（102°F） | 120 |
| 38.3℃（101°F） | 110 |

（Cunha BA. Clin Microbiol Infect 2000；6：633-4[3)] より）

**3** 肺炎の重症度判定における身体所見

| 肺炎重症度評価 | 身体診察で得られる項目 |
|---|---|
| A-DROP<br>（日本呼吸器学会） | D：脱水<br>R：SpO$_2$≦90%<br>O：意識障害<br>P：収縮期血圧≦90 mmHg |
| CRB-65/CURB-65<br>（英国胸部疾患学会） | C：意識障害<br>R：呼吸数＞30<br>B：収縮期血圧≦90 mmHg |
| PSI<br>（米国胸部疾患学会/米国感染症学会） | 意識障害（＋20）<br>呼吸数≧30（＋20）<br>収縮期血圧≦90 mmHg（＋20）<br>体温＜35℃または≧40℃（＋15）<br>心拍数≧125（＋10） |
| qSOFA | 意識の変容（Glasgow Coma Scale Score≦13）<br>呼吸数≧22<br>血圧≦90 mmHg |

（文献5)～8)をもとに作成）

- 体温上昇と脈拍数増加の乖離がみられる場合には，「比較的徐脈」と呼ばれる．Cunhaら[3)]は比較的徐脈について**2**に示すような定義を示しているが，研究によってさまざまな基準が用いられているため，解釈には注意が必要である[4)]．

- 呼吸器感染症における比較的徐脈はレジオネラ肺炎で認められる傾向があるものの，クラミドフィラ肺炎では相反する報告があり，マイコプラズマ肺炎ではみられないと報告されている[4)]．

- バイタルサインは各国の肺炎ガイドラインの重症度判定においても重要視されており，日本呼吸器学会のA-DROP[5)]では血圧と酸素飽和度が，英国胸部学会のCRB-65/CURB-65[6)]では呼吸数と血圧が，米国胸部学会/米国感染症学会のPSI[7)]では呼吸数，血圧に加え，体温，心拍数が採用されている（**3**）．

- 新しく敗血症の診断に用いられているqSOFA[8)]でも血圧と呼吸数が採用されており，肺炎の予後予測に有用であることも確認されている[9)]．

**ポイント**
比較的徐脈はレジオネラ肺炎で認められることがある

▶ A-DROP，CRB-65/CURB-65，PSI：1章「欧米のガイドライン」**3**（p.29）**4**（p.30）参照

▶ PSI：
pneumonia severity index

▶ qSOFA：
quick sepsis-related organ failure assessment

## 意識レベル

● 上記にあげた肺炎および敗血症の重症度評価において意識レベルの低下の有無も重要で[5-8]，呼吸器感染症患者の診察の際には欠かすことができない（ **3** ）．特に高齢者においては呼吸器症状を伴わずに，意識の変容のみが受診の契機となる場合もある[2]．

## 口腔・咽頭所見

● う歯，歯周囲炎を含めた口腔内衛生環境の不良は，肺炎，膿胸，肺膿瘍などの存在を示唆する★1．逆に肺炎や膿胸患者にておいては口腔内衛生環境を確認し，歯科治療などを含め積極的な口腔ケアを行うことで再発の予防につながる．

● 頬粘膜や軟口蓋の白苔は，免疫抑制状態を背景とした口腔内カンジダを示唆する．呼吸困難や咳嗽を認める症例での口腔内白苔の存在は，HIV感染者などの免疫抑制患者を背景にしたニューモシスチス肺炎など日和見感染症の存在を疑う．

● インフルエンザ感染時には早期より咽頭部に濾胞形成★2をきたすことが知られている[10]．咽頭の濾胞は時間経過に伴い所見が変化し，インフルエンザ感染の後期にもみられる周囲がくびれていて白みがかった濾胞は非特異的で，他のウイルス感染でも認められる．

● 咳嗽を呈する患者で咽頭後壁に敷石状変化を認める場合は，鼻炎や慢性副鼻腔炎からの後鼻漏の存在を示唆する．

## 胸部の所見

● 呼吸器感染症の胸部診察では，聴診以外にも視診，打診に注目する．

### ■ 視診

● 胸郭運動の左右差は，片側の肺炎や胸水，無気肺の存在を示唆する．非対称性の呼吸の存在は肺炎の診断において陽性尤度比が高い（ **4** ）[1]．

### ■ 打診

● 肺炎においては打診上の濁音は感度4〜26％，特異度82〜99％[11]で，陽性尤度比も3.0と有用な所見といえる[1]．

● 膿胸や肺炎随伴性胸水の存在確認においても，打診での濁音が重要な手がかりとなる．

### ■ 聴診

● 呼吸器感染症における聴診においてもクラックル★3，喘鳴，ロンカイ★4などの副雑音に加え，呼吸音の減弱や気管支呼吸音化★5に注意して診察する．

● クラックルが聴取されたときの肺炎の陽性尤度比は1.6〜2.7で，聴取されなかった場合の陰性尤度比が0.6〜0.9程度であるため，クラックルの有無のみでの肺炎の診断や除外は困難である[1]．

● 肺炎症例でクラックルはその時相で細菌性か非定型肺炎かの推測が可能かも

---

★1
口腔内衛生環境の不良と胸痛を伴う場合は特にこれらに注意する．

★2
典型的には孤立した境界明瞭の半球状の濾胞で，米粒様あるいは涙滴様である．濾胞は赤紫色でイクラ状，表面は緊満して光沢があり，半透明である．

★3　クラックル
断続性雑音．細かく高温のファイン・クラックルと，粗く低音のコース・クラックルに分けられる．

★4　ロンカイ
喘鳴より低い連続性雑音．

★5　気管支呼吸音化
肺炎で気管支や肺胞に分泌物が貯留すると本来末梢で聴取される肺胞音が減弱し，気管支音が聴取される「気管支呼吸音化」が確認される．

**ポイント**
クラックルで細菌性か非定型か推測が可能

**4** 胸部診察による肺炎の診断

| | 陽性尤度比 | 陰性尤度比 |
|---|---|---|
| 非対称性呼吸 | ∞ | 0.96 |
| 打診上の濁音 | 2.2〜4.3 | 0.79〜0.93 |
| 呼吸音減弱 | 2.3〜2.5 | 0.64〜0.78 |
| クラックル | 1.6〜2.7 | 0.62〜0.87 |
| 気管支呼吸音 | 3.5 | 0.9 |
| ロンカイ | 1.4〜1.5 | 0.76〜0.85 |
| ヤギ音 | 2.0〜8.6 | 0.76〜0.96 |
| 何らかの胸部所見 | 1.3 | 0.57 |

(Metlay JP, et al. JAMA 1997；278：1440-5[1] をもとに作成)

**5** 細菌性肺炎と非定型肺炎におけるクラックル

| | 感度 | 特異度 | 陽性尤度比 | 陰性尤度比 |
|---|---|---|---|---|
| 全吸気時クラックルによる細菌性肺炎の診断 | 49 (39〜59) | 94 (86〜98) | 8.1 (3.4〜20) | 0.5 (0.5〜0.7) |
| 吸気終末時クラックルによる非定型肺炎の診断 | 66 (55〜76) | 91 (83〜96) | 7.4 (3.9〜14) | 0.4 (0.3〜0.5) |

(Norisue Y, et al. Postgrad Med J 2008；84：432-6[12] より)

しれない．細菌性肺炎では全吸気時クラックルが聴取されることが多く，マイコプラズマ肺炎などの非定型肺炎では吸気終末クラックルが聴取されると報告されている（**5**）[12]．

●肺炎における気管支呼吸音化の感度は14％と低いものの特異度は96％であり[11]，また陽性尤度比は3.0〜3.3と報告されている[1,11]．

## おわりに

●呼吸器感染症の診察は胸部聴診にとどまることなく，バイタルサインや意識障害にはじまり，口腔咽頭から胸部の視診，打診に至るまで，全身を観察することが重要である．

●肺炎の診断においては陰性尤度比が＜0.5となるような単独で肺炎を否定する所見はないとされているため[11]，発熱や肺雑音がみられないからといって安易に呼吸器感染症を除外することなく，問診をもとに丁寧かつ迅速に身体診察を行い，評価するべきである．

(原永修作)

**ポイント**
単独で肺炎を否定できる所見はない

## 文　献

1) Metlay JP, et al. Does this patient have community-acquired pneumonia? Diagnosing pneumonia by history and physical examination. JAMA 1997；278：1440-5.
2) Simonetti AF, et al. Management of community-acquired pneumonia in older adults. Ther Adv Infect Dis 2014；2：3-16.

3）Cunha BA. The diagnostic significance of relative bradycardia in infectious disease. Clin Microbiol Infect 2000；6：633-4.

4）比嘉　太．比較的徐脈の定義とその成因に関して．藤田次郎編．ジェネラリストのための肺炎画像診断のコツと診療の手引き．医薬ジャーナル社；2016．p.94-7.

5）日本呼吸器学会市中肺炎診療ガイドライン作成委員会編．呼吸器感染症に関するガイドライン：成人市中肺炎診療ガイドライン．日本呼吸器学会；2007．p.9-12.

6）Lim WS, et al. BTS guidelines for the management of community acquired pneumonia in adults：update 2009. Thorax 2009；64 Supple 3：iii1-55.

7）Mandell LA, et al. Infectious Diseases Society of America/American Thoracic Society consensus guidelines on the management of community-acquired pneumonia in adults. Clin Infect Dis 2007；44：S27-72.

8）Seymour CW, et al. Assessment of Clinical Criteria for Sepsis：For the Third International Consensus Definitions for Sepsis and Septic Shock（Sepsis-3）. JAMA 2016；315：762-74.

9）Chen YX, et al. Use of CRB-65 and quick Sepsis-related Organ Failure Assessment to predict site of care and mortality in pneumonia patients in the emergency department：a retrospective study. Crit Care 2016；20：167.

10）Miyamoto A, et al. Posterior pharyngeal wall follicles as early diagnostic marker for seasonal and novel influenza. Gen Med 2011；12：51-60.

11）McGees S（柴田寿彦ほか訳）．肺の聴診法．マクギーの身体診断学．診断と治療社；2004．p.242-6.

12）Norisue Y, et al. Phasic characteristics of inspiratory crackles of bacterial and atypical pneumonia. Postgrad Med J 2008；84：432-6.

## 呼吸器感染症を疑った場合に行う検査—手順とポイント
# 喀痰検査

## 喀痰から得られる情報

- 呼吸器疾患では喀痰から多くの情報が得られる．特に感染症においては，色や性状などの肉眼的な所見に加え，起炎菌や生体の反応といった顕微鏡で見られる所見を観察することで，その診断に迫ることができる．

- 肉眼的な所見としては，膿性痰であればその中には白血球が多数存在していることが示唆され，起炎菌が認められる可能性も高い．逆に白色や透明の粘性痰であれば，感染症であったとしても塗抹・培養検査では評価できないウイルス性感染症などが考えられる．褐色の場合は血液が混入していることを示唆し，肺炎球菌など侵襲性の強い細菌による肺炎，気管支拡張症や空洞性病変を基礎にもつ患者の感染，肺癌を合併している肺炎などを考える．

- 顕微鏡では，後述するグラム染色などの各染色法を用いて喀痰の塗抹標本を染色し，細菌や生体の細胞を確認する．白血球を認めるにもかかわらず起炎菌が確認されない場合は，マイコプラズマやクラミドフィラ，レジオネラといった非定型菌による感染症や結核などの抗酸菌感染症，前治療としてすでに抗菌薬が投与されている肺炎，喘息による喀痰（好酸球を多く含む）などを考える．

- 喀痰中に起炎菌が含まれていたとしても，培養を行って菌種や薬剤感受性が判明するまでには数日を要する．そのため，治療開始前に喀痰のグラム染色を行って起炎菌を推定することは，より適切な抗菌薬を選択するために必要不可欠なプロセスである．また，治療開始前だけでなく開始後に喀痰のグラム染色を行うことで，投与している抗菌薬の効果を確認することもできる[★1]．有効な抗菌薬が投与されていれば，早ければ2回目の投与前には菌量の減少や菌体の変形，染色性の変化などを確認することができる．

- 保険収載はされていないが，細菌の16S rRNAの遺伝子解析によって培養困難な細菌（嫌気性菌含む）を検出する方法や，マルチプレックスPCRを用いて非定型菌やウイルスを含む呼吸器感染症の起炎菌をまとめて検出する方法もあり，研究機関などでは活用されている．

## 喀痰検査の実際

- 一般的な喀痰検査は「検体の採取」に始まり，「塗抹検査」「培養・同定検査」「薬剤感受性検査」と進められる．そのおおまかな流れと所要日数を **1** に示す．本項では「検体の採取」と「塗抹検査」について概説する．

**❶ 喀痰細菌検査の流れ**

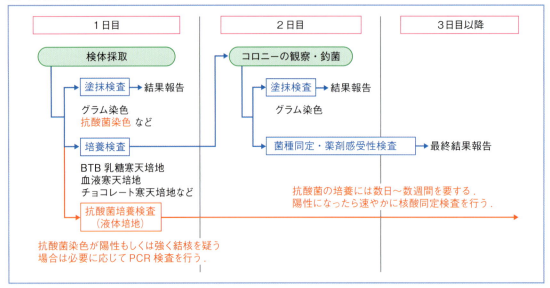

青字は一般細菌検査，赤字は抗酸菌検査の流れ．

## 喀痰の採取と質的評価

- 喀痰は無菌検体でないため，採取にあたってはできるかぎり口腔内常在菌の混入を少なくする必要がある．そのためには，喀痰採取前にうがいをして口腔内をゆすぎ，大きく咳き込んでもらって気管内から出た喀痰を採取するなど，患者の協力を得る．

- 喀出が難しい場合は，3～5％の高張食塩水をネブライザーで吸入してもらうと排痰を誘発することができる．自己喀出が難しい患者では，気管吸引キットや気管支鏡を用いた喀痰採取も検討する．なお2016年4月からは，結核を疑う場合の喀痰誘発にラングフルート®を用いた喀痰誘発法が保険収載（1日につき44点）されており，今後普及していくことが期待される（**TOPICS**参照）．

- 採取した喀痰の質的評価としてはMiller & Jones分類が広く用いられている（**❷**）[1]．これは喀痰の質を5段階で評価するもので，M1であればほぼ唾液成分であり，P3であればほとんどが膿性成分である．膿性部分には好中球や肺炎の起炎菌が含まれる可能性が高いため，できるだけP1以上（少なくともM2以上）の喀痰を採取するように心がける．

## 喀痰染色法

### ■グラム染色

- グラム染色は1884年にデンマークのHans Christian Joachim Gramによって発表された細菌の染色法で[2]，呼吸器感染症に限らず多くの細菌感染症で起炎菌を確認するのに必須の染色法である．特に指示がなければ，細菌検査で

**ポイント**
喀痰の採取にあたっては口腔内常在菌の混入を極力少なくする工夫が必要

**TOPICS**

### ラングフルート®による喀痰誘発

　角柱の縦笛のような構造をもつデバイスに息を吹きこむと，内部のリードが振動し16〜25 Hzの低周波音波が発生する．この音波が気道内に到達すると，気管内の分泌物や線毛が振動して排痰が促される．2回吹き込んで通常の呼吸を2回行うことを1セットとし，20セットを目安に行う．ネブライザーによる高張食塩水吸入より簡便で低侵襲な排痰方法であり，新たな排痰誘発法として普及が期待される．
（参考：アコースティックイノベーションズ　http://acoustic-innov.com）

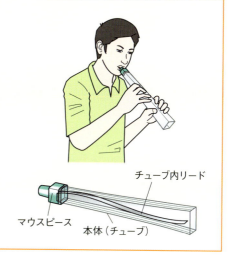

チューブ内リード

マウスピース　　本体（チューブ）

### 2 Miller & Jones分類

| 表記 | 性状 |
|---|---|
| M1 | 唾液，粘性成分のみの痰 |
| M2 | 粘性痰のなかに少量の膿性部分がみられる痰 |
| P1 | 膿性痰が全体の1/3以下の痰 |
| P2 | 膿性痰が全体の1/3〜2/3の痰 |
| P3 | 膿性痰が全体の2/3以上の痰 |

M：mucoid（粘性），P：purulent（膿性）．
（Miller DL. Am Rev Respir Dis 1963；88：473-83[1] より）

### 3 Geckler分類

| 群 | 細胞数／1 視野（100倍） | |
|---|---|---|
| | 好中球数 | 扁平上皮細胞数 |
| 1 | <10 | >25 |
| 2 | <10〜25 | >25 |
| 3 | <25 | >25 |
| 4 | >25 | 10〜25 |
| 5 | >25 | <10 |
| 6 | <25 | <25 |

（Geckler RW, et al. J Clin Microbiol 1977；6：396-9[3] より）

### 4 グラム染色による細菌の分類

| グラム陽性球菌<br>GPC（Gram positive cocci） | グラム陰性球菌<br>GNC（Gram negative cocci） |
|---|---|
| グラム陽性桿菌<br>GPR（Gram positive rods） | グラム陰性桿菌<br>GNR（Gram negative rods） |

ルーチンに行われる染色である．

● 従来はGramの考案した染色法を一部改良したHuckerの変法が用いられてきたが，近年ではより簡便で綺麗に染色できる方法として，西岡の変法（フェイバーＧとして市販）とBartholomew & Mittwer法（バーミーＭとして市販）が普及している．

● グラム染色を行った塗抹標本は，光学顕微鏡を用いて100倍視野と1,000倍

**5** 呼吸器検体から検出される主な細菌のグラム染色像

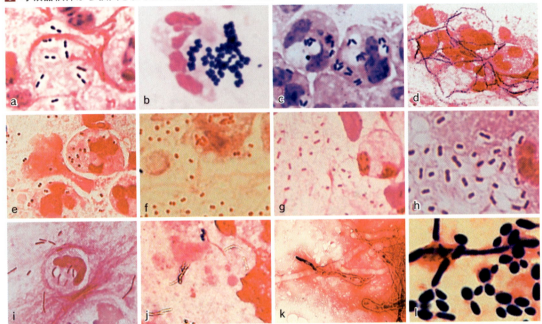

a 肺炎球菌, b 黄色ブドウ球菌, c コリネバクテリウム, d ノカルジア, e モラクセラ, f アシネトバクター, g インフルエンザ菌, h クレブシエラ, i 緑膿菌, j 結核菌*, k アスペルギルス**, l カンジダ**.
　*結核菌は脂質含有の多い特有の細胞壁を有しているため, グラム染色では十分に染色されず, 透明に抜けて見えることがある (ghost mycobacteria).
**アスペルギルスとカンジダは真菌であるが, 喀痰中に検出されることがあり, グラム染色で推定できることから掲載した.

視野で観察する. 100倍視野では評価に適した部位を見つけ出すこと, 好中球や扁平上皮細胞といった細胞の数をカウントすることが目的となる. 1,000倍視野では細菌の染色性や形態, 貪食像などを確認する. 塗抹標本が肺炎という炎症を適切に表現しているかを評価するにはGeckler分類を用いる (**3**)[3]★2.

- グラム染色では, 細菌を色(紫色の陽性菌, 桃色の陰性菌)と形(球菌, 桿菌)で大きく4つのカテゴリーに分類する (**4**). さらに大きさや集簇・配列のパターンなどを組み合わせることで主要な起炎菌を推定することができる. 呼吸器検体から検出される主な細菌のグラム染色像を **5** に示す.

- 単一の細菌が複数の視野で多数認められる場合は起炎菌である可能性が高い. 良質な検体が得られ主要な細菌がグラム染色で確認された場合, 肺炎の診断における特異度は90％以上と高いことが報告されている[4].

- グラム染色では貪食像も参考にするが, 「貪食されている＝起炎菌」とは限らないため, 複数の視野で確認する必要がある.

- 種類の異なる細菌が多数みられる場合はpolymicrobial patternと呼ばれ, 複数の細菌が同時に貪食されている像を認める場合は誤嚥性肺炎を想起する.

## ■抗酸菌染色

- 結核菌に代表される抗酸菌を染色する方法で, チール・ネルゼン染色やキニ

★2　Geckler分類
唾液混入の程度を扁平上皮細胞の数で, 炎症の程度を好中球の数で表すものである. 4群や5群の喀痰が唾液の混入が少なく, より評価に値する標本である.

## ⑥ グラム染色以外の染色法

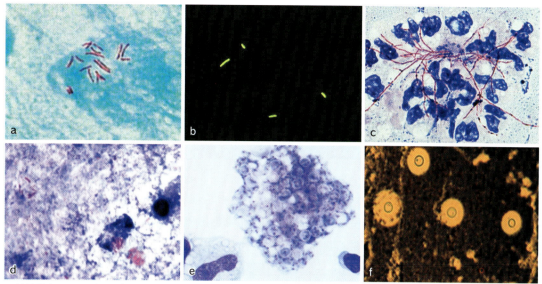

**a** 結核菌（チール・ネルゼン染色），**b** 結核菌（オーラミン染色），**c** ノカルジア（キニヨン染色），**d** レジオネラ（ヒメネス染色），**e** *Pneumocystis jirovecii*（ディフ・クイック染色），**f** *Cryptococcus neoformans*（墨汁法）.

ヨン染色などがある．これらの染色では抗酸菌は赤く染まり，それ以外の細菌や背景は青く染まる（⑥**a**）.

- 検出感度を上げるために，検査室では遠心分離機で集菌したうえでオーラミン染色やアクリジンオレンジ染色といった蛍光染色を行っている．蛍光顕微鏡（通常200倍視野）で観察すると，黒い背景に黄緑色（オーラミン染色）や赤橙色（アクリジンオレンジ染色）に発色する菌体が確認される（⑥**b**）★3.

- ノカルジアのような弱抗酸性をもつ細菌では，抗酸菌染色の脱色で用いる3％塩酸アルコールを1％硫酸アルコールへ変更すると菌体を赤く染めることができる（⑥**c**）．グラム染色でノカルジアと類似の形態（グラム陽性のフィラメント状桿菌）をもつ放線菌には抗酸性がないので，両者の鑑別に有用である.

### ■ヒメネス染色

- レジオネラはグラム陰性桿菌に分類されるものの，特に臨床検体中の菌体は難染性であるため，疑った際にはヒメネス染色を依頼する．青色の背景に菌体が赤く染まる（⑥**d**）.

- レジオネラに特異的な染色ではないため，グラム染色で有意菌が認められず，かつ経過や症状などからレジオネラ症が疑われる際に行う.

### ■ディフ・クイック染色

- 血液塗抹検査で用いられるライト・ギムザ染色の迅速簡易法で，通常は血球の観察や迅速細胞診で用いられる．呼吸器感染症では，主に誘発喀痰や気管支肺胞洗浄液中に含まれる *Pneumocystis jirovecii* を検出するのに用いられる．栄養体は紫色に点状に染色され，嚢子（シスト）は円形に抜けて観察さ

★3
偽陽性であることもあるので陽性と判定する際にはチール・ネルゼン染色での確認と，他者とのダブルチェックを行うようにする.

れる（**6** e）．

## ■ラクトフェノール・コットンブルー染色

● アスペルギルスなどの糸状真菌を染色するのに用いられる．菌体が鮮やかな青色に染まる．

## ■墨汁法

● 喀痰や気管支肺胞洗浄液中に存在するクリプトコックスを検出する方法である．菌体を覆う厚い莢膜が墨汁をはじくことで，菌体周囲に透明体が観察される（**6** f）★4．

（田里大輔）

★4　墨汁法
菌体や莢膜自体が染色されるわけではないので，墨汁染色ではなく墨汁法としている．

## 文　献

1) Miller DL. A study of techniques for the examination of sputum in a field survey of chronic bronchitis. Am Rev Respir Dis 1963；88：473-83.

2) Gram C. Über die isolierte Färbungder Schizomyceten in Schnitt-und Trocken-präparaten. Fortschr Med 1884；2：185-9.

3) Geckler RW, et al. Microscopic and bacteriological comparison of paired sputa and transtracheal aspirates. J Clin Microbiol 1977；6：396-9.

4) Fukuyama H, et al. Validation of sputum Gram stain for treatment of community-acquired pneumonia and healthcare-associated pneumonia：a prospective observational study. BMC Infect Dis 2014；14：534.

呼吸器感染症の診断・検査―確定診断までのアプローチ
呼吸器感染症を疑った場合に行う検査―手順とポイント

# 血液培養検査

## 血液培養検査の意義

- 血液培養検査は，患者から採取した血液を血液培養ボトルに接種し培養を行い，感染の原因となる微生物（細菌，真菌）が患者の血液中に存在しているかどうかを調べる検査である．血液中の微生物の存在を検出できる唯一の検査である．

- 原因微生物を同定することができれば，侵入門戸（感染臓器）の推定や，最適な治療（抗菌薬）選択がより可能となる．

- 呼吸器領域の代表的な感染症である肺炎では，血液培養の陽性率は，市中肺炎では5.7[1]～25%[2]，院内肺炎では15%[3]程度と高くはない．しかし，人工呼吸器関連肺炎（VAP）では菌血症を伴う肺炎は菌血症を伴わない肺炎と比べると死亡率が高い．VAPが疑われ，血液培養陽性となった患者の少なくとも25%は肺外に原因巣が見つかったという報告[3]もある．したがって中等度～重症の市中肺炎や院内肺炎，患者の基礎疾患で免疫不全をきたす要因（脾摘，白血球減少など）がある場合には，治療開始前に血液培養を積極的に行うべきである．

## 検体採取のタイミング

- 血液培養検査は，血液中の微生物を同定することを目的とした検査である．そのため細菌もしくは真菌血症（以下菌血症）を疑ったときに血液培養を施行すべきである．

- 「発熱」は，菌血症を疑うよいタイミングである．悪寒戦慄を伴う発熱時には菌血症の可能性がより高くなるとされ，積極的に採取すべきである．ただし，発熱がないからといって菌血症を否定するものではない．

- 発熱以外に菌血症を疑う徴候として，「低体温」「頻呼吸」「意識レベルの変化」「急な血糖コントロール不良」などがある．

- 頻呼吸や意識レベルの変化は，2016年に改訂された敗血症ガイドライン[4]で用いられているqSOFAスコア★1項目にも含まれており，敗血症の早期徴候として重要な所見である．

- これまで血糖コントロールが比較的落ち着いていた患者で，急に血糖コントロールが不良となった場合には，原因としてなんらかの感染症の存在も考える必要がある．血液培養検査を含む感染症の検査を行うよいタイミングである．

- そのほかに，現在行われている治療を変更するとき（広域抗菌薬に変更する

**ポイント** 血液培養検査は血液中の微生物の存在を直接的に検出できる唯一の検査

▶VAP：ventilator-associated pneumonia

**ポイント** 中等度～重症の肺炎，免疫不全のある場合は血液培養を積極的に行う

**MEMO** 菌血症を疑うタイミング
- 発熱（悪寒戦慄を伴う）
- 低体温
- 頻呼吸
- 意識レベルの変化
- 急な血糖コントロール不良など，患者の状態が急に変化した場合

★1 qSOFA（quick sepsis-related organ failure assessment）
呼吸数≧22/分
意識レベル変化
収縮期血圧≦100 mmHg
非ICU患者に対して，各項目を1点とし，2点を超えれば集中治療が必要だと判断．

**1** 血液培養のセットの累積感度

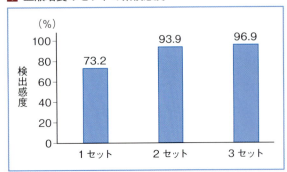

(Lee A, et al. J Clin Microbiol 2007 ; 45 : 3546-8[6]) より)

ときなど) にも血液培養を施行すべきである. 治療経過が思わしくない場合や, 想定していた治療経過と異なるイベントが起きた際には, 菌血症の存在も考え血液培養検査を行うべきである.

## 血液検体の採取部位

- 採血は通常上肢の静脈 (正肘静脈) から行われる. 鼠径からの採取は他の部位と比べてコンタミネーション率が高い.
- ライン確保の際に同時に血液を採取するとコンタミネーションの可能性が増加するため, 可能なかぎり血液培養の際は個別に採取する[5].
- やむをえずラインから血液を採取した場合には, もう1セットは末梢血管から採取する.
- 動脈と静脈で検出率の差はなく, 通常は静脈から採取を行う.

**ポイント**
なるべくラインからの採取は避ける

## 血液検体の採取セット数

- 検体の採取部位 (もしくは採取場所) を変えてそれぞれ1セットずつ, 計2セット採取する. 2セット採取することで1セット採取より血液培養の検出感度が上がる (**1**) ことが報告されている[6]. 菌血症を強く疑う場合には3セット採取を推奨する. なお, 4セット以上採取しても検出感度は変わらないとされる.
- 検体を複数セット採取し培養後陽性となったセット数から, 検出された菌が真の原因菌なのかコンタミネーションなのか判断することができる. たとえば, 皮膚常在菌である *Propionibacterium* spp. や *Corynebacterium* spp. が2セット中1セットのみから分離された場合の多くはコンタミネーションである. しかし2セットそれぞれから分離された場合には, 原因微生物の可能性が高くなる.

## 採取における血液量

- 採血量はある一定量までは菌の検出感度と相関関係があり, 菌が検出されるか否かを左右する大きな要因とされている[7].

**2** 血液培養採取手順

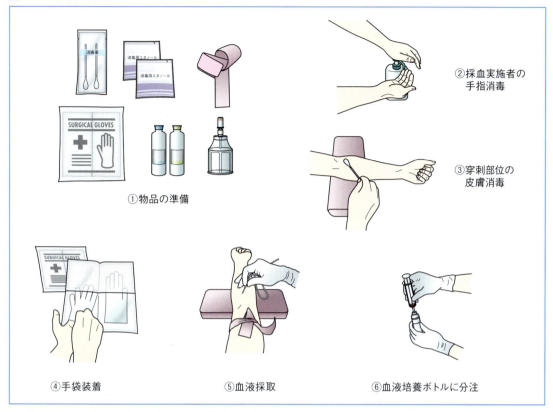

①物品の準備

②採血実施者の
手指消毒

③穿刺部位の
皮膚消毒

④手袋装着　　　　　⑤血液採取　　　　　⑥血液培養ボトルに分注

- 成人では1セットあたり20 mL（血液培養ボトル1本あたり10 mL注入）が推奨されている．小児では体重により推奨採血量が規定されている（通常1〜4 mL）[8]．
- 血液培養ボトルへの最大血液注入量は各メーカーにより規定されている点に留意が必要である★2．自施設で使用している血液培養ボトルにあわせた血液採取量を設定する必要がある．

## 検体の採取方法（**2**）

- 各病院で定められている採取方法・手順を確認する．コンタミネーションをなるべく起こさないために針先が汚染されないように注意を払う．

### ■準備

- 血液培養2セット採取分の物品を準備する．採血実施者は手指衛生を行う．可能であれば患者の採血部位の皮膚を流水と石鹸で洗浄もしくは清拭を行う（付着生菌数を減らすため）．

### ■ボトルの検体刺入部位の消毒

- 血液培養ボトルの検体刺入部位（ゴム栓）は無菌が保証されていない．そのため検体刺入前に消毒用アルコール綿などで消毒を行う．

★2　血液培養ボトル
日本で用いられている血液培養ボトルのうち，バクテック（BD社），バクテアラート（シスメックス社）では，1本あたり最大10 mLの血液が接種可能である．一方，バーサトレックス（コージンバイオ社）ではボトルの種類により5 mL（40 mL用），10 mL（80 mL用）となっている．

**3** 血液培養結果の解釈

| 病原微生物 | 真の原因菌（%） | コンタミネーション（%） | 不明（%） |
|---|---|---|---|
| S. aureus | 87.2 | 6.4 | 6.4 |
| coagulase negative Staphylococcus | 12.4 | 81.9 | 5.8 |
| S. pneumoniae | 100 | 0 | 0 |
| viridans streptococci | 38.0 | 49.3 | 12.7 |
| Enterococcus species | 69.9 | 16.1 | 14.0 |
| Bacillus species | 8.3 | 91.7 | 0 |
| Corynebacterium species | 1.9 | 96.2 | 1.9 |
| Propionibacterium species | 0 | 100 | 0 |
| E. coli | 99.3 | 0 | 0.7 |
| K. pneumoniae, Enterobacter, Serratia など | 100 | 0 | 0 |
| P. aeruginosa | 96.4 | 1.8 | 1.8 |
| Candida albicans | 90 | 0 | 10 |
| other Candida species | 100 | 0 | 0 |

（Weinstein MP, et al Clin Infect Dis 1997；24：584-602[9] より）

### ■採取部位の清拭と皮膚消毒

●皮膚の垢を落とし清潔にするために，穿刺部位とその周囲を消毒用アルコール綿で丁寧に拭き取る．次に0.5〜1%クロルヘキシジングルコン酸塩エタノールもしくは10%ポビドンヨードで穿刺部位から同心円ないし渦巻状に広範囲に塗布し，自然乾燥させる．クロルヘキシジンは15秒前後の乾燥でよいが，ポビドンヨードであれば2分以上の乾燥が必要である．

### ■採血

●採血実施者はアルコール擦式消毒薬で手指消毒後，滅菌手袋を装着する．20〜30 mLのディスポーザブル滅菌注射器を使用し，静脈から20 mL前後の血液を採取する．採血後，注射針が汚染されないように注意を払い，嫌気ボトル，好気ボトルの順番で血液を注入する．針の汚染がなければ注入時に針の交換は不要である．終了後，針刺し防止のため針はリキャップせずに針廃棄ボックスに廃棄する★3．

●次にもう1セットの採血を実施する．手袋をはずし，擦式消毒薬で手指消毒を行う．採血時には新しい滅菌手袋を着用する．

### ■採血後

●ボトルの内容物を静かに混和した後，速やかに検査室に提出する．ボトルを冷蔵庫に保管するのは厳禁である．

## 血液培養結果の解釈方法

●検出された菌の種類や陽性セット数により，真の原因微生物かコンタミネーションかを判断する．

●2セットから同じ菌が検出された場合は，真の原因微生物として対応すべき

★3　採血の注意点
三方活栓からの採血は汚染が起こりやすいため，なるべく避ける．また採血には原則として注射器を使用し，翼状針付きアダプターとホルダーを用いての採血は推奨されない．採血やボトルに分注する際には，針刺しに十分な注意が必要である．特にボトルに血液を分注する際には針刺しのリスクが高く，安全装置付きのシリンジや専用の分注器具を用いることで，注入時の針刺しリスクを減らすことができる．

である．一方2セット中1セットのみで陽性となった菌に対しては，菌の種類（**3**）[9]や患者背景（患者既往，体内の異物の存在の有無，患者の免疫状態など）を含めて判断する必要がある．判断に悩んだ場合には，追加で採取を行うことも考慮する．

- 原則としてグラム陰性菌や*Candida*などの真菌が血液培養から検出された場合は，たとえ1セットのみからの検出でも原因微生物と判断する．

## 血液培養検査の注意点

- *Nocardia*などの放線菌や，HACEKグループ★4などの栄養要求性が厳しいグラム陰性桿菌など，微生物の種類によっては血液培養が陽性になるまで時間を要する．そのような微生物による感染症を疑った場合には，培養期間の延長を細菌検査室に依頼する必要がある．
- *Legionella*や*Chlamydia*（*Chlamydophila*），*Aspergillus*や*Mucor*などは血液培養検査での検出が困難であり，他の検査も組み合わせて行う必要がある．

（仲松正司）

★4 HACEKグループ
*Haemophilus* spp.,
*Actinobacillus* spp.,
*Cardiobacterium* spp.,
*Eikenella* spp., *Kingella* spp.

## 文 献

1）Campbell SG, et al. The contribution of blood cultures to the clinical management of adult patients admitted to the hospital with community-acquired pneumonia：a prospective observational study. Chest 2003；123：1142-50.
2）Lim WS, et al. BTS guidelines for the management of community acquired pneumonia in adults：update 2009. Thorax 2009；64 Suppl 3：iii1-55.
3）Kalil AC, et al. Management of Adults With Hospital-acquired and Ventilator-associated Pneumonia：2016 Clinical Practice Guidelines by the Infectious Diseases Society of America and the American Thoracic Society. Clin Infect Dis 2016；63：e61-e111.
4）Singer M,et al.The Third International Consensus Definitions for Sepsis and Septic Shock（Sepsis-3）. JAMA 2016；315：801-10.
5）Norberg A, et al. Contamination rates of blood cultures obtained by dedicated phlebotomy vs intravenous catheter. JAMA 2003；289：726-9.
6）Lee A, et al. Detection of bloodstream infections in adults：how many blood cultures are needed? J Clin Microbiol 2007；45：3546-8.
7）日本臨床微生物学会編．血液培養検査ガイド．南江堂；2013.
8）Baron EJ（松本哲哉，満田年宏訳）．CUMITECH血液培養検査ガイドライン．医歯薬出版；2007. p.12-32.
9）Weinstein MP, et al. The clinical significance of positive blood cultures in the 1990s：a prospective comprehensive evaluation of the microbiology, epidemiology, and outcome of bacteremia and fungemia in adults. Clin Infect Dis 1997；24：584-602.

呼吸器感染症の診断・検査—確定診断までのアプローチ

呼吸器感染症を疑った場合に行う検査—手順とポイント
# ウイルス学的検査

## ウイルス学的検査の種類

- 多くのウイルスが上気道炎をはじめ呼吸器感染症に関与する.
- ウイルス感染症の診断には，検体からウイルスを分離培養する方法やウイルス遺伝子をPCR法などで検出する直接法と，各種ウイルスに対する抗体を検出しウイルス感染の有無を検査する間接法がある.

▶ PCR：
polymerase chain
reaction

### 直接法
- 主な直接法における利点と欠点を■1に示す.
- 分離培養法や遺伝子検査法ではさまざまなウイルスを検出できる一方で，専用の機器を必要としたり，時間を要するなどの問題がある.
- 分離培養法や遺伝子検査法で検出されたからといって，原因ウイルスとは限らない場合があることに留意する.
- ウイルス性の呼吸器感染症の診断において，直接法で用いられる検体は鼻咽頭拭い液が一般的であるが，気管支洗浄液などの下気道材料が用いられる場合もある.

### 間接法
- 間接法は宿主が産生したウイルスに対する血液中の抗体を測定することでウイルス感染を診断する.
- 安価にいろいろなウイルス感染の診断が可能である一方で，抗体が上昇するまでのあいだは診断ができないという問題点がある.
- 一般には症状発現から1週間以内の急性期と回復期の2回の検査で，抗体価が4倍以上の上昇が認められる場合に診断される.
- 各種抗体検出法の特徴を■2に示す．ここに示す以外にも免疫粘着赤血球凝

■1 ウイルス学的検査の直接法の利点と欠点

|  | 利点 | 欠点 |
|---|---|---|
| 分離培養法 | ・ほぼすべてのウイルスで応用可能 | ・各種ウイルスに適した細胞が必要<br>・クリーンベンチなど専用機器が必要<br>・熟練した技術を要する<br>・培養時間が必要 |
| 遺伝子検査法 | ・ほぼすべてのウイルスで応用可能<br>・数時間で検査可能 | ・ウイルスごとのプライマーが必要<br>・ウイルス活性のない場合も遺伝子を検出する可能性<br>・専用機器が必要 |
| 抗原検出法 | ・イムノクロマト法などではベットサイドで検査可能 | ・分離培養法や遺伝子検査法に比べ感度がやや劣る<br>・キット化されたウイルスが限定されている |

### 2 主な間接法の特徴

#### 補体結合反応（CF）

ウイルスと患者血清および補体を反応させる．血清中に当該ウイルスに対する抗体が存在すると，補体が消費され，その後に加えられる感作赤血球を溶血させることはできない．CF法は非常に簡便な方法で，さまざまなウイルスに用いることができるが，抗体上昇期間の短さなどの問題がある．

#### 中和試験（NT）

患者血清とウイルスを混合し，ウイルスの培養細胞への感染が阻害されるかどうかを判定する．血清中のウイルスに対する中和抗体の存在の有無で判定するため，特異性も高いが培養細胞を用いるため操作が煩雑である．

#### 赤血球凝集抑制試験（HI）

ウイルスの有する赤血球凝集素に対する抗体の有無を検査する．簡便な方法であるが，赤血球凝集素を有するウイルスでしか利用できず，非特異的赤血球凝集阻害物質が存在する場合がある．

#### 間接蛍光抗体法（IFA）

ウイルス感染細胞に患者血清を反応させ，蛍光標識抗ヒト免疫グロブリン抗体を作用させ，蛍光顕微鏡で感染細胞の蛍光発色を検出する．

#### 酵素免疫法（EIA）

ウイルス抗原に患者血清を反応させ，酵素標識した抗ヒト免疫グロブリン抗体を反応させた後，基質を添加し発色をみることで抗体の存在を検出する．特異性も高く，IgGやIgM抗体を区別して検出可能である．

### 3 各種抗体価の推移の一例

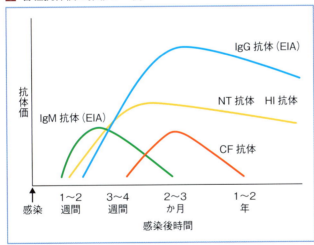

CF：補体結合反応，NT：中和試験，HI：赤血球凝集抑制試験，
EIA：酵素免疫法．

集反応（IAHA）やゼラチン粒子凝集法（PA）などがある．

● 検査法によって検出される抗体が異なり，抗体の出現時期や消失時期が異なることを理解しておく必要がある（ 3 ）．

## 呼吸器感染症に関連するウイルス

● 4 [1] に各種ウイルス感染症の診断に推奨される検査法を示す．

▶ IAHA：
immune adherence
hemagglutination

▶ PA：
particle agglutination

**4** ウイルス性呼吸器感染症に用いられる検査法

| ウイルス | 直接法 | | | 間接法 |
|---|---|---|---|---|
| | ウイルス分離法 | 核酸検出法 | 抗原検出法 | 抗体検出法 |
| 単純ヘルペスウイルス | A | A | A | B |
| 水痘・帯状疱疹ウイルス | A | A | A | B |
| EBウイルス | D | A | B | A |
| サイトメガロウイルス | A | A | B | B |
| アデノウイルス | A | A | A | C |
| ヒトボカウイルス | D | A | D | C |
| インフルエンザウイルス | A | A | A | B |
| パラインフルエンザウイルス | A | A | A | C |
| 麻疹ウイルス | B | C | B | A |
| RSウイルス | A | A | A | C |
| ヒトメタニューモウイルス | B | A | A | D |
| コクサッキーウイルス | A | A | D | D |
| エコーウイルス | A | A | D | D |
| パレコウイルス | A | A | D | D |
| ライノウイルス | A | A | C | D |
| コロナウイルス* | C | A | C | B |

*SARSコロナウイルス，MERSコロナウイルスを含む.
A：診断に最も用いられる検査法
B：一部条件下で用いられる検査法
C：通常の診断ではほとんど用いられない検査法
D：検査室では通常行わない，または検査が確立していない検査法
　　（Landry ML et al. Manual of Clinical Microbiology. ASM press；2015. p.1432-5[1] より）

- 多くのウイルスで分離培養法や遺伝子検査法が有用であるが，呼吸器領域のさまざまなウイルス感染症診断において用いられる直接法は一部でイムノクロマト法なども用いられている（**5**）.

- 近年はマルチプレックスPCR法などにより一回の検査で多くのウイルスを検出する方法がキット化され，さまざまな検討がなされるようになっている.

▶ マルチプレックスPCR
法：本章「遺伝子検査」
の項（p.93）参照

- 各種間接法により検査される主な呼吸器感染症に重要なウイルスと検査法を示す（**6**）.

- 各種検査法の特徴を理解し適切な検査を選択する.

## ウイルス学的検査を行うポイント

- ウイルス感染症は白血球数，CRP値などの上昇は細菌感染症に比べ軽度であることが多く，こうした場合にはウイルス学的検査の実施を考慮する.

- ウイルス性肺炎では胸部X線検査や胸部CT検査ですりガラス影，血管気管支束の肥厚や不鮮明化など間質性の陰影を呈することが多い．一方で，MERSコロナウイルスによる肺炎などでは浸潤影を呈する場合もあり，画像所見でウイルス学的検査を行うかどうかの判断は困難である.

- グラム染色等で有意な病原体を認めず，臨床症状や検査所見，画像所見などからウイルス性の呼吸器感染症が疑われる場合にウイルス学的検査を行う.

**MEMO**
ウイルス学的検査を考慮すべき時
・白血球数，CRP値の上昇は比較的軽度
・グラム染色等で病原体が認められない
・インフルエンザの流行期
・ウイルス感染症流行地への渡航歴あり

**5 呼吸器関連の主なウイルス直接検査法**

| ウイルス | 検査法 |
|---|---|
| 単純ヘルペスウイルス | 分離培養法，遺伝子検査法，蛍光抗体法 |
| 水痘・帯状疱疹ウイルス | 分離培養法，遺伝子検査法，蛍光抗体法 |
| EBウイルス | 遺伝子検査法，免疫組織染色法 |
| サイトメガロウイルス | 分離培養法，遺伝子検査法，抗原血症検査，蛍光抗体法 |
| アデノウイルス | 分離培養法，遺伝子検査法，イムノクロマト法，酵素免疫法 |
| ヒトボカウイルス | 遺伝子検査法 |
| インフルエンザウイルス | 分離培養法，遺伝子検査法，イムノクロマト法 |
| パラインフルエンザウイルス | 分離培養法，遺伝子検査法，蛍光抗体法 |
| 麻疹ウイルス | 分離培養法，遺伝子検査法，蛍光抗体法 |
| RSウイルス | 分離培養法，遺伝子検査法，イムノクロマト法 |
| ヒトメタニューモウイルス | 分離培養法，遺伝子検査法，イムノクロマト法 |
| コクサッキーウイルス | 分離培養法，遺伝子検査法 |
| エコーウイルス | 分離培養法，遺伝子検査法 |
| パレコウイルス | 分離培養法，遺伝子検査法 |
| ライノウイルス | 分離培養法，遺伝子検査法 |
| コロナウイルス* | 分離培養法，遺伝子検査法 |

*SARSコロナウイルス，MERSコロナウイルスを含む.

**6 呼吸器関連の主なウイルス抗体検査法**

| ウイルス | 検査法 |
|---|---|
| 単純ヘルペスウイルス | CF，NT，EIA |
| 水痘・帯状疱疹ウイルス | CF，IFA，IAHA，EIA |
| EBウイルス | IFA，EIA |
| サイトメガロウイルス | CF，EIA |
| アデノウイルス | CF，NT，HI，EIA |
| ヒトボカウイルス | IFA |
| インフルエンザウイルス | CF，NT，HI，EIA |
| パラインフルエンザウイルス | CF，NT，HI，EIA |
| 麻疹ウイルス | NT，HI，PA，EIA |
| RSウイルス | CF，NT，IFA，EIA |
| ヒトメタニューモウイルス | NT，EIA |
| コクサッキーウイルス | CF，NT |
| エコーウイルス | NT，HI |
| パレコウイルス | NT |
| コロナウイルス* | NT，EIA |
| SARSコロナウイルス | NT，EIA |
| MERSコロナウイルス | NT |

CF：補体結合反応，NT：中和試験，EIA：酵素免疫法，
IFA：間接蛍光抗体法，IAHA：免疫粘着赤血球凝集反応，
HI：赤血球凝集抑制試験，PA：ゼラチン粒子凝集法.
*SARSコロナウイルス，MERSコロナウイルスを除く.

**7 呼吸器領域の重要なウイルス**

| 抗ウイルス薬の存在するウイルス |
|---|
| 単純ヘルペスウイルス |
| 水痘・帯状疱疹ウイルス |
| サイトメガロウイルス |
| インフルエンザウイルス |
| RSウイルス* |

| 感染対策上重要なウイルス |
|---|
| 水痘・帯状疱疹ウイルス |
| インフルエンザウイルス |
| 麻疹ウイルス |
| SARSコロナウイルス |
| MERSコロナウイルス |
| ヒトメタニューモウイルス |
| RSウイルス |
| パラインフルエンザウイルス |

*乳幼児に対する治療薬あり

- インフルエンザなどの流行性疾患の場合，流行期に臨床症状が合致すれば検査を行う.
- 旅行者などでMERS[★1]コロナウイルス感染症の流行地への渡航歴などがある場合には検査を行う.
- すべてのウイルス感染症やそれを疑う病態に対してウイルス学的検査を行うことは臨床上意味が薄い.

**★1 MERS（Middle East respiratory syndrome）**
中東呼吸器症候群．MERSコロナウイルスによる感染症で，発熱，咳嗽，呼吸困難などの呼吸器症状を主とする．胸部画像所見ではすりガラス影や浸潤影など様々な所見を認める．▶Mini Lecture「MERSの現状は？」(p.68) 参照

**呼吸器感染症に対するウイルス学的検討の動向**

　近年のPCR法の進歩やその普及に伴い，これまでウイルス学的検討が困難であった呼吸器感染症に対するウイルスの関与について，さまざまな検討が行われている．フィンランドにおける49例の挿管された重症市中肺炎症例における検討では，およそ半数の症例でライノウイルスなどのウイルスが単独または細菌との重複感染をしていた[2]．さらにこうした検討のメタアナリシスが報告されている．この中では市中肺炎症例のおよそ25％でウイルス感染が認められ，細菌感染症とウイルス感染症の重複感染症例では死亡率が高くなっていた[3]．これらの結果は呼吸器領域におけるウイルス感染症の重要性を示している．また，検出されるウイルスとしてはライノウイルス，インフルエンザウイルス，コロナウイルスなどが多い（**表**）[4-6]．こうした検討の多くは鼻咽頭拭い液を用いた検討であり，どの程度まで検出されたウイルスが病態悪化に関与しているのかは明らかではなく，今後のより詳細な研究が待たれる．

**成人市中肺炎における各種ウイルスの検出状況**

|  | Jain et al.[4]<br>（n＝2,247） | Lieberman et al.[5]<br>（n＝183） | Das et al.[6]<br>（n＝254） |
|---|---|---|---|
| ライノウイルス | 8.6% | 4.9% | 8.3% |
| インフルエンザウイルス | 4.0 | 4.4 | 10.6 |
| ヒトメタニューモウイルス | 2.8 | 1.1 | 1.6 |
| RSウイルス | 2.0 | 7.1 | 2.8 |
| パラインフルエンザウイルス | 2.0 | 0 | 1.6 |
| コロナウイルス | 2.4 | 13.1 | 3.5 |
| アデノウイルス | 0.9 | 1.6 | 0.4 |

重複感染を含む．括弧内nは検討症例数．

● 抗ウイルス薬の存在する病原体に対しては治療方針が異なるため，その原因究明は重要である（**7**）．前述した直接法を用いて可能な限り検査を行う．
● 院内感染対策上，重要なインフルエンザ，麻疹，ヒトメタニューモウイルスやMERSコロナウイルスなどは患者の個室管理などが必要となるため，その病原診断は重要となる（**7**）．

（平松和史）

**文　献**

1）Landry ML et al. Algorithms for detection and identification of viruses. In：Jorgensen JH et al. ed. Manual of Clinical Microbiology, ASM Press；2015. pp1432-5.

2）Karhu J, et al. Lower respiratory tract virus findings in mechanically ventilated patients with severe community-acquired pneumonia. Clin Infect Dis 2104；59：62-70.

3）Burk M, et al. Viral infection in community-acquired pneumonia：a systematic review and meta-analysis. Eur Respir Rev 2016；25：178-88.

4）Jain S, et al. Community-acquired pneumonia requiring hospitalization among U.S.

adults. N Engl J Med 2015 ; 373 : 415-27.

5) Lieberman D, et al. Respiratory viruses in adults with community-acquired pneumonia. Chest 2010 ; 138 : 811-6.

6) Das D, et al. Viruses detected by systematic multiplex polymerase chain reaction in adults with suspected community-acquired pneumonia attending emergency departments in France. Clin Microbiol Infect 2015 ; 21 : 608.

## Mini Lecture

# MERSの現状は？

## MERSの新興

中東呼吸器症候群（Middle East respiratory syndrome：MERS）は，その名前のとおりサウジアラビアを中心とする中東地域において，2012年に突如出現した重症な呼吸器ウイルス感染症である．同年9月，サウジアラビア渡航歴のあるカタール人男性が発症し，ロンドンへ移送されたことからその存在が知られることになったが，現在ではその最も古い発症を同年4月にヨルダンの医療機関で発生した謎の呼吸器アウトブレイクにさかのぼることができる[1]．WHOには，2016年12月現在，1,841名の確定例が27か国（サウジアラビア：80.5％，韓国：10.0％，アラブ首長国連邦：4.3％）から報告されている[2]（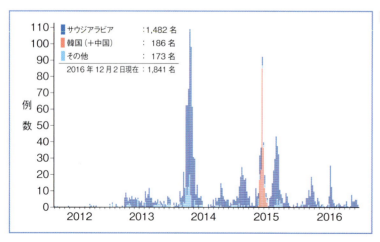1）．

本来のウイルス宿主はコウモリであるが，それによって感染したヒトコブラクダとの直接あるいは間接的な接触が重要な感染経路である．また汚染された環境からの感染，医療施設または家族やコミュニティでのヒト-ヒト感染も知られている（2）．

## 2015年の韓国でのアウトブレイク

2015年5月に韓国で発生したMERSのアウトブレイクは，確定例186名，死亡例36名（症例致死率19.4％）となり，国の政治・経済が一時的に麻痺しかねない状態となった．

発端は，中東へビジネス旅行に行った68歳男性による輸入感染症であった．それがアウトブレイクへと進展したのは，渡航歴が医師に正確に伝えられなかったこと，ドクターショッピングにより複数の医療施設を転々としたことで，見舞い家族，同室患者およびその家族，医療スタッフ，他の入院患者などへと院内感染が発生したためであった．また，韓国国内でも有数の高度医療施設であるサムスン・ソウル病院において院内感染が発生したことは，国民の医療への信頼性低下，同病院での全診療科の制限・制約となり，大きな医療資源の損失となった．韓国政府は，現場での混乱を避けるためにMERS患者を診療した医療機関名を公表しなかったが，そのことが17施設に及ぶ感染拡大の原因ともなった．

**1** 世界でのMERS確定例の発生状況（WHO）
（文献2）をもとに作成）

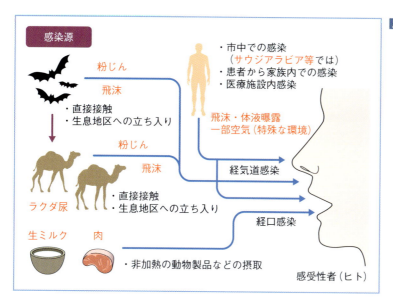

**2** MERSの感染様式

## 2015～2016年のサウジアラビアでのアウトブレイク

　2015年7月から8月にかけて，サウジアラビア首都リャドに位置する国家警備隊病院（National Guard Hospital）において，確定例112名（死亡例38名）のアウトブレイクが発生した[3]. いずれもMERSと診断がつく前の段階で接触があった入院患者，その家族，医療従事者での発症であり，患者隔離や強化感染対策が実施される前の救急処置室での感染である.

　同年10月にはリャドにおいて，女性外国人コミュニティで8名のクラスターが報告された. これは約800人居住する過密な宿舎において発生したものであり，患者に対応した女性医療スタッフ2名も後に感染が確認された. いずれも生存している.

　そのほか各地において小さなアウトブレイクが発生しているが，いずれも強化感染対策によってただちに沈静化している.

　2016年には，リャド，ブライダ，アル・カルジ，ナジュラン，フフーフなどで3名以上の確定例が確認されている[4]（**3**）. 7月にはリャドの医療施設のアウトブレイクが発生したが，多くが無症候性者であった. これは，接触者への調査とすべての医療従事者と家族を対象としたウイルス検査により感染者が確認されたためである[3].

## わが国での対応

　日本は，韓国での教訓を踏まえてMERS対応策の見直しを行った. 主に国内への輸入対策，リスクコミュニケーションによる一般市民の行動変容，医療現場での対応である.

　MERSの輸入に関しては，入国前の検疫時に有症状者に対する検査（検疫感染症に規定）とともに，潜伏期後の発症に備えて無症状者に対しては検疫所による健康監視を行い，症状が確認された段階でただちに保健所と連携し，各自治体の地方衛生研究所で検査を行えるように整備された. これらの対応には，旅行者・一般市民の深い理解と協力が必要である.

　万が一国内発生が確認された場合には，渡航歴よりもMERS患者を診療した医療機関への受診歴が有力な手がかりとなる. そのため保健当局と一体となった重症急性呼吸器感染症（SARI）サーベイランスに加えて，「いつもと何か違う」という事態をとらえるイベント・ベース・サーベイランスの導入も有用である. 医療施設では，患者動線の交差を防ぐ工夫や，平素からの標準予防策に加え，経験的感染予防

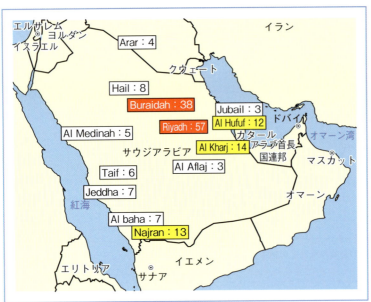

**3** 2016年に3例以上確認され
たMERS症例
（文献4）をもとに作成）

策（empiric precaution）の導入が必要となるで
あろう.

（加來浩器）

### 文献

1) Lucey DR. Editorial commentary：Still learning from
the earliest known MERS outbreak, Zarqa, Jordan,
April 2012. Clin Infect Dis 2014；59：1234-6.
2) WHO. WHO MERS-CoV Global Summary and risk as-
sessment, 5 Dec.2016.

http://www.who.int/emergencies/mers-cov/mers-
summary-2016.pdf?ua=1
3) WHO. WHO mission on Middle East respiratory syn-
drome coronavirus（MERS-CoV）in Saudi Arabia. Sur-
veillance, forecasting and response.
http://www.emro.who.int/surveillance-forecasting-
response/surveillance-news/who-mission-on-middle-
east-respiratory-syndrome-coronavirus-merscov-in-
saudi-arabia.html
4) Ministry of Health, Saudi Arabia：Statistics, MERS.
http://www.moh.gov.sa/en/CCC/PressReleases/Pages/
default.aspx

呼吸器感染症の診断・検査—確定診断までのアプローチ

## 呼吸器感染症を疑った場合に行う検査—手順とポイント
# 胸部単純Ｘ線撮影

## 撮像のための基本的事項

### ■胸部単純Ｘ線撮影の位置づけ

● ある疾患を疑い，効率のよい検査体系を考える場合，最初に行われるべきは，簡便であり，危険性が少なく，かつ情報量がある程度担保されるものとなる．呼吸器診療にこれを当てはめた場合，胸部単純Ｘ線撮影はこのほとんどの条件を満たす有益なスクリーニング法と考えられる．

● 胸部単純Ｘ線写真は，規模にかかわらずほとんどの医療機関で撮影可能であること，方法は簡便であり，その時間も短いこと，被曝量が非常に低いことなどの利点により，呼吸器診療に限らず，あらゆる診療の最初に行われる画像検査となっている．

● その二次元画像から十分な量の情報を引き出すためには，読影に関する知識や読影方法の習得，そして豊富な経験が必要となる．しかし，CT全盛の日本の医療の現場において，胸部単純Ｘ線写真の読影あるいはその教育については非常に軽んじられているといわざるをえない．

● 高額で被曝量の多いCTを，すべての患者の呼吸器診療の入り口に位置づけることは本来正しくはない．胸部単純Ｘ線写真を正しく読影して，CT検査の適応を決めたあとオーダーを出す本来の流れを忘れてはならない．

**ポイント**
CT検査は胸部Ｘ線写真を読影後に適応を判断しオーダーする

### ■読影する前に[1,2]

● 正確な読影には，良好な撮像条件が必須である．その写真が正しく撮影されているのかを判断するチェック項目を**1**にまとめた．

### ■正常解剖のチェック[1,2]

● 胸部単純Ｘ線写真の果たすべき機能の多くは，「正常を正常と診断すること」である．そのタスクを正確にこなすことができるようになれば，異常陰影の

**1** 良好な撮像を得るための必須項目

| 体位などに関するもの |
| --- |
| ● 上部胸椎レベルで棘突起が椎弓間の正中に投影されているか？ |
| ● 鎖骨は第4後肋骨に重なっているか？ |
| ● 肩甲骨は肺野に被さっていないか？ |
| ● 右横隔膜は第10後肋間に投影されているか？ |

| 条件に関するもの |
| --- |
| ● 胸椎中下部の椎間の透亮像が確認できるか？ |
| ● 心陰影，横隔膜に重なった肺血管を追跡できるか？ |
| ● 肺門レベル外側の肺野中間層の血管が明瞭か？ |

**2** 読影に必要な解剖学的知識の要点

- 肺門陰影を形成する肺動脈陰影の高さは左が右よりも高い．これが逆転していた場合，右上肺あるいは左下肺の容積減少を疑う．
- 心陰影の左部分の内部には下行大動脈の左縁が描出され，下端は横隔膜内側に連続する．この辺縁が不明瞭な場合，左下葉内側の陰影の存在を疑う．
- 奇静脈弓から椎体正中を下行する線が奇静脈食道陥凹であり，この線が不明瞭な場合には右肺内側の陰影の存在を疑う．
- 横隔膜は右が第10後肋骨の直下に確認され，左は2cmほど低くなる．肝臓に重なって右肺底部下縁の弧状の線が確認できる．肺底部の病変ではこれらの辺縁が不明瞭となる．

**3** APで撮影された場合のPA像との違い

- 心陰影が拡大される．
- 奇静脈が拡張する．
- 肺野の血管陰影の太さは上下肺で等しくなる．
- 横隔膜が高位となる．
- 鎖骨が肺尖に重なる．
- 肩甲骨が肺野に入り込む．

**4** 側面像が有用な症例（20歳台男性，肺炎）

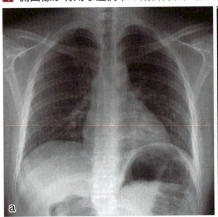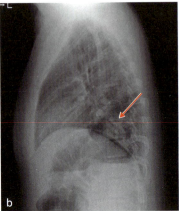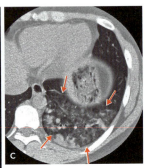

a 胸部単純X線写真正面像：肺炎疑いで撮影されたが異常陰影の指摘は容易ではない．
b 胸部単純X線写真側面像：左横隔膜面がシルエットアウトし浸潤影が存在することがわかる（→）．
c 胸部単純CT肺野条件：左下葉に浸潤影，不均一なすりガラス影を認める（→）．

発見はそれほど難しいものではない．そのためには，正常構造の解剖学的知識が不可欠である．肺野病変を読影する際に必要な解剖の要点を**2**にまとめた．

### ■臥位ポータブル写真の留意点[3]

- 立位の胸部単純X線写真がPAで撮影されているのに対して，臥位の病室撮影ではAPで撮影されるために**3**のようなPA像との相違点がある．

### ■読影の順番

- 読影方法は，疑っている疾患によらず，常に同じ方法と姿勢で臨むことが重要である．すなわち，常に同じ順番で胸部の解剖学的構造をチェックしていくことがsystematic readingの基本である．ただし，特に肺炎が疑われる場合には，左右の肺野の比較に時間をかける必要がある．
- 初回の検査時には，側面像を追加することが望ましい（**4**）．これは肺底部背側の浸潤影などが正面像では不明瞭で，側面像で明らかになることがあるためである．また，少量の胸水の存在は側面像のほうが明瞭である．

▶ PA：
posterior-anterior view

▶ AP：
anterior-posterior view

**ポイント**
常に同じ順番で解剖学的構造をチェック

**5** 胸部単純X線写真とCTの所見の乖離（40歳台女性，肺炎）

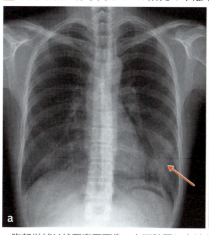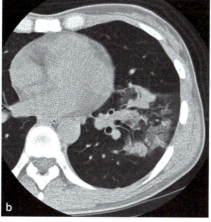

a 胸部単純X線写真正面像：左下肺野にすりガラス影が認められる（→）．
b 胸部単純CT肺野条件：左下葉S$^8$，S$^9$領域にconsolidationとやや濃い網状影を伴ったすりガラス影（crazy-paving）を認める．陰影自体の吸収値は高いが，前後の幅が少なく，陰影の前後には正常の肺野が存在し，胸部単純X線写真ではすりガラス影として認識されたものと考える．

## 読影のtips

### ■ 市中肺炎が疑われる場合

#### 陰影の透過性低下の程度

● 肺炎がすべてconsolidation★1として描出されるわけではない．周囲の正常肺との比較で透過性の低下を評価する場合，その程度はX線の入射方向にどれだけ含気の低下した物質が長い距離で存在するかによる．したがって，陰影の前後径が短い場合には，典型的なconsolidationとして把握できないことがある（**5**）．

● 胸部単純X線写真の陰影とCT像では所見に乖離があることを知っておく必要がある．胸部単純X線写真では淡い陰影に見えても，CTでは完全な肺胞性陰影であることも多い．ただし，air bronchogram★2の存在は，肺胞性陰影の可能性が高くなる（**6**）．

#### 胸膜の縁取りを意識する

● 陰影の存在については，隠れている肺野も丁寧に確認する必要がある．これには，肺の胸郭内の広がりを意識し，その肺野の辺縁（縁取り）を丁寧に確認することが重要である．

● 具体的には，前述の下行大動脈左縁，奇静脈食道線，左右の横隔膜の上縁および肺底部の弧状の線がすべて明瞭に描出されているのかをチェックする．肺炎陰影がこれらに接して存在する場合には，シルエットサインが陽性となり，これらの構造が不明瞭となる．

#### 陰影の広がりに固執する必要はない

● 肺炎の病理形態には，大葉性肺炎，気管支肺炎の2種類が知られている[4]．

★1 consolidation
滲出液などで肺胞腔内の空気が置換された状態で，均一な透過性低下を示し，血管や気道の辺縁が不明瞭となる所見．

★2 air bronchogram
consolidationの存在によって，同部を走行する気道が相対的に透過性が亢進して描出されること．

**⑥ air bronchogram（60歳台男性）**

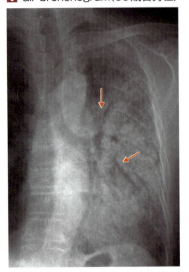

胸部単純X線写真：左肺に広範に認められる浸潤影の中にair bronchogramが認められる.

**⑦ 大葉性肺炎（60歳台男性）**

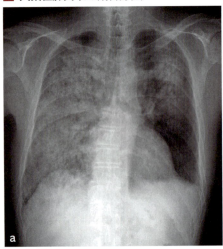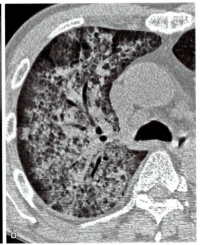

a 胸部単純X線写真正面像：右肺主体にびまん性に浸潤影を認める.
b 胸部単純CT肺野条件：右肺にびまん性にconsolidationを認める. 胸壁との間にスペアされた肺野を認める. 陰影の最初が気管支肺炎であったのか, あるいは胸膜下の浸出液が呼吸運動などによるリンパ流の賦活化によって吸収されたなどの可能性が考えられる. このように肺胞性肺炎と気管支肺炎の画像はクリアに分けられないことが多い. consolidation内部の不均一性は肺気腫による.

- 大葉性肺炎はレジオネラ肺炎や肺炎球菌性肺炎でみられ, 肺葉の広がりに一致したconsolidationを呈する（**⑦**）. レジオネラ肺炎では, 肺炎の過大な炎症反応により罹患肺葉が膨隆するbulging fissure signが有名である.
- 気管支肺炎では炎症の起点が細気管支であることにより, 陰影は胸膜からや

## 8 気管支肺炎（10歳台男性）

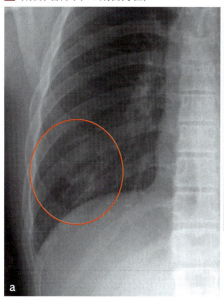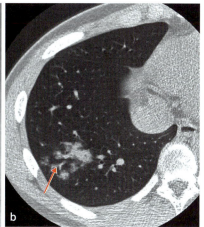

a 胸部単純X線写真正面像：右下肺野に淡い斑状影が認められる（○）．横隔膜はシルエット
アウトしていない．
b 胸部単純CT肺野条件：右肺下葉に小葉中心性の斑状影が集簇している（→は肺動脈）．気
管支肺炎の主体は細気管支周囲であり，胸膜から距離を有し，単純写真でも横隔膜面の胸
膜はシルエットアウトしない．

や離れた斑状陰影を形成するとされる（**8**）．

- 実際の読影にあたっては，これらに拘泥する必要性はあまり高くない．多く
  の肺炎ではこれら大葉性肺炎，気管支肺炎二つの形態が混在し，大葉性肺炎
  の代表といわれた肺炎球菌性肺炎でも，最近は気管支肺炎の陰影を呈するこ
  とも多いことがわかっている．

- 従来大葉性肺炎は非区域性，気管支肺炎は区域性の分布を呈するといわれて
  いるが，さまざまな方向を有する気管支が肺内を走行している以上，胸部単
  純X線写真にて陰影の広がりを正確に鑑別することは不可能と考えたほう
  がよい．

- 気管支肺炎は大葉性肺炎に比べ罹患容積が減少することが多いとされるが，
  健常時のコントロール画像がないかぎり，初診の患者における正確な評価は
  必ずしも容易ではない．

### 臨床的にマイコプラズマ肺炎の可能性があれば気管支壁もチェック

- マイコプラズマ肺炎は，市中肺炎の中で唯一CTなどの画像診断が有益な情
  報を提供してくれる病原体である[5]．

- マイコプラズマ肺炎は気管支肺炎が基本であるが，広範な線毛細胞上皮の障
  害を合併していることが多く，気管支壁の平滑な肥厚を伴っていることが多
  い（**9**）．

### 既存肺野病変による陰影の修飾に注意

- 肺気腫や蜂巣肺などが既存する肺野に浸潤影が出現した場合，陰影は典型的

**ポイント**
小児のマイコプラズマ肺炎
では気管支肺炎ではなく肺
胞性の浸潤影を呈すること
が多い

**9** マイコプラズマ肺炎における気道壁肥厚（10歳台男性）

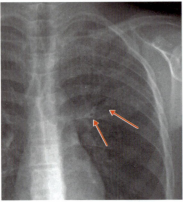

**10** 肺気腫を背景とした肺炎（60歳台男性）

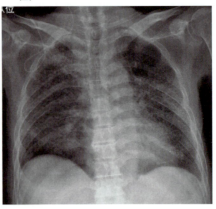

胸部単純X線写真：左上肺野に区域性に広がる粒状影および軽度の浸潤影を認める．罹患区域の気管支は平滑に肥厚している（→）．

胸部単純X線写真（臥位）：両側肺野にびまん性に網状の陰影を認めるが，これは肺気腫を背景とした肺炎像であり，Swiss-cheese appearanceと呼ばれる．

**11** 肺結核（20歳台女性）

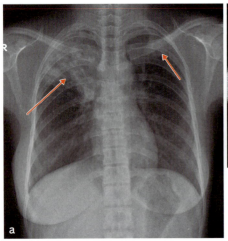

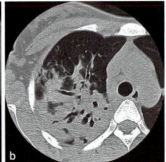

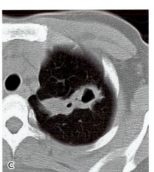

a 胸部単純X線写真：右上葉には区域性に浸潤影を認め，内部に気道の透亮像を認める．陰影は通常の細菌性肺炎，気管支肺炎と比較し，透過性低下の程度が高く，内部によりコントラストの高い不整な陰影を含む（右肺→）．左肺尖には空洞性陰影を認める．

b, c 胸部単純CT：右上葉に内部に不整な拡張気道を伴ったコントラストの高い浸潤影を認める．左肺尖には壁が厚い空洞性陰影を認める．

（東近江医療センター　井上修平先生のご厚意による）

な均一なconsolidationを形成しないことがある．肺気腫における肺炎の典型像はSwiss-cheese appearance★3である（**10**）．

● ブラ様肺気腫を背景にした肺炎が限局性の場合には，陰影が不整な辺縁を有し，スピキュラを伴っているような一見肺癌様の陰影を呈することもあり，注意が必要である．

★3　Swiss-cheese appearance
背景に気胞が存在する場合，同部に生じたconsolidation内部に多数の円形透亮像が見える．スイスチーズの形状に似ている．

**12** 高齢者の肺結核（70歳台男性）

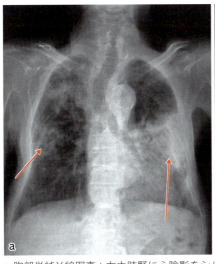
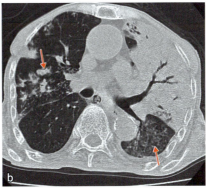

a 胸部単純X線写真：左中肺野に心陰影をシルエットアウトさせる濃厚な浸潤影を認める
（左肺→）．右上肺野および中肺野（右肺→）にも浸潤影を認める．
b 胸部単純CT：左舌区に濃厚な浸潤影を認める．同側S⁶および右肺中葉には小葉中心性粒
状影，結節影が多発している（→）．

（東近江医療センター 井上修平先生のご厚意による）

**13** 非結核性抗酸菌症（50歳台男性）

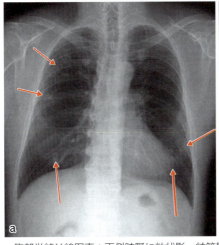
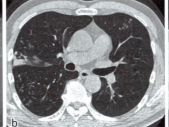
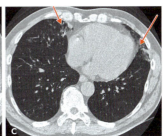

a 胸部単純X線写真：両側肺野に粒状影，結節影，浸潤影など多彩な陰影が多発している（→）．舌区の陰影によって心
辺縁は不明瞭となっている（→）．
b, c 胸部単純CT：両側肺野に浸潤影，小葉中心性粒状影が多発している．右中葉，左舌区にも陰影が認められる（→）．


## ■ 肉芽腫性感染症が疑われる場合
### 肺結核の典型像と非典型像⁶⁾

- 肺結核の中で日常臨床において遭遇する病態は二次結核である．初感染以
  降，肺内に潜在していた結核菌が活性化され肺内病変を形成する．
- 病変分布は特徴的であり，肺の上方・背側に陰影が好発する．すなわち，右

S$^1$, S$^2$, 左S$^{1+2}$, 両側S$^6$である．陰影は病期と宿主の免疫状態によって多彩であるが，浸潤影，結節，空洞を呈する（**11**）．特徴的な所見は，乾酪壊死物質を背景とした高いコントラストであり，小さな陰影でも辺縁が明瞭で高吸収となる．ただし，高齢者や糖尿病患者では陰影は必ずしもこれらの分布を呈さず，中肺野や下肺野にも出現することがある（**12**）．

- 粟粒結核は，肺内にびまん性に2mm以下の粒状影を認める．注意すべきは，これら粟粒陰影が画像上明らかになるまで胸部単純X線写真では正常である時期が存在することであり，不明熱として診断されてしまう可能性があること，また粟粒陰影は時間が経つと結核菌にとって繁殖しやすい肺尖部で陰影が強くなる傾向がある点である．

## 呼吸器症状が乏しい高齢女性の肺野多発不整形陰影は非結核性抗酸菌症を疑う

- 中葉舌区型の非結核性抗酸菌症の患者は，比較的呼吸器症状に乏しい高齢女性に多い．
- 胸部単純X線写真上は，肺内に多発する浸潤影，結節陰影，不整形陰影がみられ，中葉・舌区の容積減少を伴う（**13**）．中葉・舌区病変は側面像にて把握しやすい．空洞病変がみられることもあるが，その壁は薄いことが多い．陰影は慢性経過の中で徐々に増悪を示す．

（髙橋雅士）

> **ポイント**
> 肺結核陰影の高いコントラストは気腔を充填する乾酪壊死物質によるところが大きい

## 文　献

1) 髙橋雅士．胸部単純X線写真：読影を楽しむために必要な基本的なこと．髙橋雅士編．新胸部画像診断の勘ドコロ．メジカルビュー社；2014．p.14-39．
2) 髙橋雅士．胸部単純X線写真．宮城征四郎，藤田次郎編．研修医・指導医のための呼吸器疾患診断Clinical Pearls．南江堂；2015．p.104-39．
3) de Lacey G, et al（栗原泰之訳）．胸部単純X線写真：基本中の基本．シェーマでわかる胸部単純X線写真パーフェクトガイド（The Chest X-Ray A Survival Guide）．メディカルサイエンスインターナショナル；2012．p.1-13．
4) 田中伸幸．肺胞性肺炎と気管支肺炎の違いは何ですか？髙橋雅士編．胸部画像診断Q&Aアプローチ．秀潤社；2016．p.108-9．
5) 田中伸幸．マイコプラズマ肺炎の画像上の特徴は何ですか？髙橋雅士編．胸部画像診断Q&Aアプローチ．秀潤社；2016．p.110-1．
6) 狩野麻実ほか．肺感染症のすべて―臨床，病理，画像を学ぶ：肺結核症．画像診断2016；36：279-88．

呼吸器感染症を疑った場合に行う検査—手順とポイント
# 肺炎のCT診断

## 肺炎の画像診断について

- 日常診療において，呼吸器疾患で最も多く経験するのは感染症であり，感染症に対しての画像診断の活用法は，日本呼吸器学会が作成したガイドラインに掲載されている．

- 肺感染症の診断は，起炎菌の同定によって最終的になされるが，感染症を示唆する呼吸器症状や炎症所見，および胸部単純X線写真にて新たな異常所見（肺胞性・区域性の病変）の出現が認められれば診断は比較的容易であり，CTは必要ではない．しかしながら，抗菌薬治療に反応が乏しい場合，非典型的な画像所見を呈する場合，悪性腫瘍の存在，合併症の把握などが必要な場合などにおいては，胸部単純X線写真に引き続き，胸部CTが施行されることがある．

- さらに臨床所見，各迅速検査（喀痰，抗原など）の結果に加えて，画像所見を参考にすることにより微生物を推定する精度が高まる．

- わが国には，世界のCT装置の1/3以上が設置されており，容易に保険医療を受けられ，日常臨床において「肺炎が疑われるため胸部CTをお願いします」という場面が少なくない．

- 欧米においては，「肺炎における胸部CTの検討」という内容の論文を投稿した際に，「感染症でなぜCTを撮像するのか」というreviewerの意見も以前はしばしば認めれられていた．そういった背景もあり，呼吸器感染症（特に細菌性肺炎）に対して，高分解能CT（HRCT）を用いた研究がわが国から多く報告され，起炎微生物によって引き起こされる肺炎の数々の特徴的な画像所見が報告された[1]．

- 感染症と鑑別すべき病態として，薬剤（健康食品を含めて）による肺障害，基礎疾患の増悪[2]，骨髄移植後の合併症などさまざまな疾患があげられる．これらは，使用薬剤の中止や抗癌薬・免疫抑制薬の使用などが必要となり，感染症と治療戦略がまったく異なってくる．両者間の鑑別にはいくつかの重要なkey findingsが存在する．

- 通常の肺炎のCT診断には造影の必要はない．合併症としての膿瘍や膿胸の評価，ノカルジアなどの特殊な感染症，悪性腫瘍の存在，結核性リンパ節炎などが疑われる場合には，病変の造影効果が診断に有用となることがある．

- 本項では，わが国のガイドラインに少しふれながら，感染症と非感染症との鑑別，および各微生物による肺炎のHRCT所見の特徴について簡単に解説を行う．

---

**ポイント**
CT検査を必要とする場合
- 抗菌薬治療に反応が乏しい
- 非典型的な画像所見を呈する
- 悪性腫瘍の存在，合併症の把握を要する

▶ CT：
computed tomography

▶ HRCT：
high-resolution CT

★1
さらに胸部HRCTを用いた起炎微生物の推定方法について，わが国から世界に発信されている．抗菌薬の開発，感染症治療とともに胸部CT所見による肺炎の解析についてもわが国は世界をリードしていると考える．

★2
間質性肺炎の急性増悪，癌や血液悪性疾患などの再発・増悪など．

**ポイント**
造影が必要となるのは，
- 膿瘍や膿胸
- ノカルジアなどの結節を主所見とする感染症
- 悪性腫瘍
- 結核性リンパ節炎
などが疑われる場合

## 『画像診断ガイドライン2016年版』[1]による記述

- 日本医学放射線学会および日本放射線科専門医会・医会より，2016年に画像診断ガイドラインが改訂された[1]．2013年に初版が出版されたが，感染症関連については大きな変更はない．市中肺炎に関連するClinical Questionは以下の2つである．

CQ1.「成人市中肺炎と非感染性疾患の鑑別にCTは有用か？」
推奨グレードC1「CTが有効であるという十分な科学的根拠はないが，感染症および非感染性疾患に比較的特徴的なHRCT所見が存在し，ある程度の鑑別が可能である」[1]

- 後に解説する小葉中心性結節（粒状影・分岐状構造）および気管支を中心とした区域性consolidationは感染性疾患に特徴的で非感染性疾患には通常認められない．一方，感染症では通常認められないCT所見（小葉間隔壁肥厚，牽引性気管支拡張，境界不明瞭な小葉中心性粒状影など）もある．

CQ2.「細菌性肺炎と非定型肺炎との鑑別にCTは有用か？」
推奨グレードC1「肺炎球菌とマイコプラズマ肺炎の鑑別にCTは有用であるが，その他の起炎微生物においては有用性のエビデンスは限られる」[1]

- 成人において細菌性肺炎と非定型肺炎の鑑別のためにCTが有用か否か検討された7件の報告（1985年1月～2012年1月）がある．改訂版では9件（1985年1月～2015年3月）ある．それらをまとめると，マイコプラズマ肺炎では，気管支壁肥厚および小葉中心性粒状影を高頻度で認め，肺炎球菌性肺炎と区別される．

- Onoら[2]は季節性インフルエンザウイルス肺炎と肺炎球菌性肺炎のHRCT所見を比較検討している．インフルエンザウイルス肺炎ではすりガラス影と網状影を高頻度で認め，肺炎球菌性肺炎ではconsolidationと粘液栓および小葉中心性粒状影を高頻度で認め，それぞれに有意差が認められ，両者の鑑別に有用であると報告している．

- この粘液栓は，腫瘍に伴う閉塞性細気管支病変や浸潤性粘液性腺癌の経気道転移などを除外すると感染症に特徴的な所見であるとともに，ウイルス性肺炎と細菌性肺炎，さらには気管支肺炎の患者において，肺炎球菌などとの混合感染の有無についても重要な所見である．

## 感染症と非感染症との鑑別

- 両者の鑑別には次の所見が重要である．
  - 区域性病変と非区域性病変（segmental distribution vs. non-segmental distribution）
  - 境界明瞭な小葉中心性分岐状粒状影と淡く境界不明瞭な小葉中心性粒状影（centrilobular nodules with tree-in-bud appearance vs. ill-defined centrilobular nodules）
  - 小葉間隔壁肥厚（interlobular septal thickening）

**1** 浸潤性粘液性腺癌（70歳台女性）

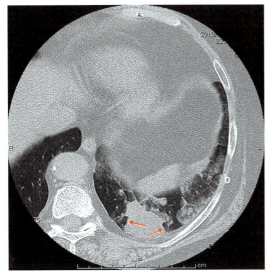

微熱と咳嗽を認め，近医にて肺炎と診断された．抗菌薬点滴治療を受けるも効果がなかったため，次いで器質化肺炎と診断されステロイド治療が行われた．しかしながら，胸部単純X線写真で浸潤影の増悪を認め，精査加療目的にて当院紹介となった．

左肺底部HRCT：左肺底部にconsolidationおよびGGOを認める．正常領域との境界は小葉間隔壁で明瞭である（→）．なお，細気管支病変を疑う小葉中心性粒状影は認めない．典型的な浸潤性粘液性腺癌の所見である．経過観察で施行されたCTにて，経気道散布（転移）を示唆する小葉中心性粒状影と拡張した気腔形成が両肺に認められた（未掲載）．

- ・粘液栓（mucoid impaction）
- ・空洞形成（cavity formation）

## ■区域性病変と非区域性病変

### 区域性病変

- ●区域性のすりガラス影（GGO）およびconsolidationが認められた場合，まずは感染症を疑う．

- ●気管支肺炎の起炎微生物はもちろんであるが，肺胞性肺炎の起炎微生物においてもその発症初期には区域性分布を呈する．前者の場合には次に述べる境界明瞭な小葉中心性分岐状粒状影を高頻度で伴うことから，その診断および他の疾患との鑑別は容易である．

- ●区域性分布を呈するその他の疾患としては肺梗塞があげられるが，境界明瞭な小葉中心性分岐状粒状影は伴わず，臨床的にも区別可能と思われる．またconsolidation内部に低吸収域あるいは造影不良域を伴うことで区別される．

### 非区域性病変

- ●非区域性病変を認めた場合，肺炎球菌性肺炎やクレブシエラ肺炎などの肺胞性肺炎のほか，器質化肺炎，急性および慢性好酸球性肺炎，悪性リンパ腫，浸潤性粘液性腺癌，肺挫傷，ウイルス性肺炎，肺水腫，肺出血など多彩な疾患で認められる．ゆえに，下に示すようなその他の付随所見から（もちろん臨床所見を含めて）鑑別を行うことが必要となる．

- ●CT上，しばしば鑑別が重要となる疾患として，浸潤性粘液性腺癌（invasive mucinous adenocarcinoma）があげられる（**1**）．浸潤性粘液性腺癌では，病変部と正常部がしばしば小葉間隔壁で境界され，経過中に拡張した気腔形成が生じる．これらの所見は，両者の鑑別にとても重要である．

- ●放射線肺臓炎では放射線照射部位に一致した（領域性）consolidationを認め，

▶GGO：
ground-glass opacity

肺胞性肺水腫や急性好酸球性肺炎などでは末梢が保たれた（末梢がspareされた）consolidationを呈する．この末梢が保たれたconsolidationあるいはGGOを呈する疾患として，肺胞性肺水腫，肺出血，急性好酸球性肺炎などがある．感染症としては円形肺炎（round pneumonia）以外に唯一，*Pneumocystis jirovecii*肺炎がある．

### ■境界明瞭な小葉中心性分岐状粒状影と淡く境界不明瞭な小葉中心性粒状影

● 胸部HRCTで両肺にびまん性粒状影を認めた場合，さまざまな疾患が鑑別としてあげられる．しかしながら，鑑別を行う際重要なことは粒状影の病変の分布であり，大きく次の3つに分類される．
①リンパ路に沿った分布（気管支血管束周囲＋小葉辺縁）
②ランダム分布
③小葉（細葉）中心分布
これらの鑑別は非常に重要であり，感染性疾患，肉芽腫性疾患，あるいは腫瘍性疾患などを鑑別することが可能となる．

● これらの上記3パターンの鑑別点（読影方法）は，粒状影（粒）が胸膜（特に葉間胸膜が見つけやすい）に存在するか否かを判断することから始まる．①と②は胸膜に病変を認めるが，③は認められない（胸膜から2〜2.5mm離れているはずである）．

● 肺内に散見される病変（粒状影・粒）が胸膜にも認められた場合，その粒状影（粒）が気管支血管束優位か，肺構造に無関係か否かによって，①と②は区別されうる★3．本項では③の小葉中心性粒状影についてのみ簡単に解説を行う．

● 小葉中心性粒状影は形態的に，境界明瞭な分岐状粒状影と淡く境界不明瞭な粒状影に分類できる[3]．境界明瞭な小葉中心性分岐状粒状影はtree-in-bud appearanceを呈し，感染症を疑う重要な所見であることはいうまでもない．特に，*Haemophilus influenzae*，*Staphylococcus aureus*，*Moraxella catarrhalis*などの気管支炎をきたす微生物による肺炎のCTで高頻度に認められる（56.3〜90.5%）[3-12]．

● 淡く境界不明瞭な小葉中心性粒状影は，非感染症を疑うべき重要な所見である．急性・亜急性過敏性肺臓炎，リポイド肺炎，溶接工肺，喫煙関連細気管支病変，肺出血，inhalationあるいはdepositionなどによって認められる．腫瘍性病変としては血管内リンパ腫か浸潤性粘液性腺癌の経気道散布病変で認められる．

### ■小葉間隔壁肥厚

● 小葉間隔壁はMillerの小葉を境する構造で，途中で不完全になったり，消失したりする．その大きさは1〜3cmとさまざまである．正常の胸部HRCTではほとんど認められない．小葉間隔壁の内部には静脈およびリンパ管が走行しており，それらが拡張するような病態において小葉間隔壁が肥厚し，HRCTで認められるようになる．小葉間隔壁肥厚は，感染症と非感染症と

★3
簡単にいえば，気管支周囲や葉間胸膜に優位に粒状影（粒）が多く認められれば①と診断して間違いない．②はまったく病変の優位性がない．さらに，①の分布を呈する疾患は，上・中肺野優位の分布を呈することが多い．

**ポイント**
淡く境界不明瞭な小葉中心性粒状影は非感染症の重要な所見

**ポイント**
小葉間隔壁内部の静脈，リンパ管が拡張することにより肥厚する

## 2 EGPA（30歳台女性）

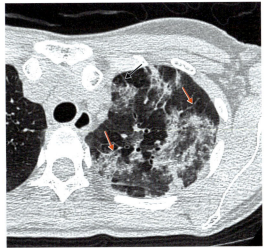

約1年前から喘鳴あり，近医にて気管支喘息として治療を受けていた．発熱やしびれなどの症状が出現したため，精査加療目的にて当院紹介となる．
左上葉レベルHRCT：左上葉にconsolidationおよびGGOが非区域性に広がっている．小葉間隔壁肥厚が目立ち（→），気管支壁も軽度肥厚しているが，細気管支病変はみられない．感染症では説明できない所見である．

の鑑別に重要な所見である[13]．

- marginal zone B-cell lymphoma of the mucosa-associated lymphoid tissue type（MALTリンパ腫），diffuse large B-cell lymphoma（びまん性大細胞型B細胞性リンパ腫），lymphomatoid granulomatosis（リンパ腫様肉芽腫症）などの肺原発悪性リンパ腫はもちろんのこと，続発性，移植関連，HIV関連のリンパ腫などを含めたリンパ増殖性疾患では，胸部HRCTでconsolidationやGGO内部あるいはその辺縁に小葉間隔壁肥厚が高頻度で認められる．
- その他，好酸球増多疾患，肺うっ血，慢性EBウイルス感染症などで認められる（2はEGPA）．

▶EGPA：
eosinophilic granulomatosis with polyangiitis

- 肺炎症例においては，ほとんど認めることはない．
- Okadaら[4-13]の749人の胸部CT報告では，小葉間隔壁肥厚を認める頻度は2.9〜15%（平均9.5%）と低く，さらに決してそれが主所見とはなりえず，小葉間隔壁肥厚が認められた場合，積極的にリンパ増殖性疾患や好酸球増多疾患，うっ血などの非感染性疾患を疑うことができる．

### ■粘液栓

- consolidationとともに粘液栓が認められた場合，抗酸菌症を含め，細菌性肺炎や肺真菌症（侵襲性肺アスペルギルス症やアレルギー性気管支肺アスペルギルス症など）を疑う．
- ウイルス性肺炎や，DADを呈する疾患，リンパ増殖性疾患などの非感染性疾患では，感染の合併がないかぎり認められない[2]．

▶DAD：
diffuse alveolar damage

- 腫瘍による閉塞性病変では認められるが，CTや臨床所見から鑑別に苦慮することはないと思われる．ただし，気管内腫瘍の場合は慎重を要する．気管支の中枢側にfollow-up CTで増大する結節状構造を認めた場合には疑う必要がある．

■ 空洞形成

● consolidation内に空洞形成を認める疾患として最も頻度が高いのは，肺膿瘍である．そのほか，乾酪性肺炎や浸潤性粘液性癌などでも認められる．

● 経時的変化を含めた臨床所見から，肺膿瘍あるいは乾酪性肺炎と浸潤性粘液性腺癌の鑑別は可能と考える．さらに，浸潤性粘液性腺癌では，胸部CTで汎小葉性の形態を呈する部分を認めることが多く，両者の鑑別に重要な所見である．肺膿瘍をきたしうる起炎微生物については次の項で解説を行う．

## 起炎微生物の推定

● 国内および国外においても，市中肺炎および院内肺炎それぞれの主要起炎微生物の頻度はほぼ共通である．

● 前述したように，肺炎球菌性肺炎とマイコプラズマ肺炎についての胸部HRCT所見に関する研究は多数認められ，それぞれの微生物の特徴的な所見が報告されており，CTによる両者の鑑別が可能である．

● しかしながら，その他の微生物による画像所見の報告は少なく，また，*Streptococcus milleri* group[10]を除いて特徴的な所見は比較的乏しい．以下に胸部HRCTを用いた起炎微生物の推定に役立つ重要な所見について概説する．

■ 気管支肺炎と肺胞性肺炎

● 気管支肺炎（小葉性肺炎）と肺胞性肺炎（大葉性肺炎）を区別することは，起炎微生物の推定において非常に重要である．しかしながら，病期の初期においては，肺胞性肺炎の起炎菌が気管支肺炎のような区域性のconsolidationを呈することがある．また，抗菌薬の開発や発症早期からの抗菌薬投与により，大葉性のパターンを呈することは従来と比して少なくなっている．

● ただ現在においても，起炎微生物を推定する際に重要な所見であり，後述するように，気管支肺炎を起こす起炎菌の病変の主座が気管支上皮およびその周囲であるため，CTではその病理所見を反映して，気管支壁肥厚および小葉中心性粒状影を有意差をもって高頻度で認める．これらの点に着目すれば，肺胞性肺炎の起炎菌か気管支肺炎の起炎菌かを推定することが可能となり，さらには肺胞性肺炎と気管支肺炎の両者の混合感染[4,12]か否かを推定することが可能な場合もしばしば経験する．

肺胞性肺炎（大葉性肺炎）**3**

● このパターンを呈する起炎微生物は，混合感染でないかぎり，肺炎球菌（*Streptococcus pneumoniae*），肺炎桿菌（*Klebsiella pneumoniae*），レジオネラ（*Legionella pneumophilia*），肺炎クラミドフィラ（クラミジア）（*Chlamydophila. pneumoniae*）**3**，およびオウム病クラミドフィラ（*C. psittaci*）にほぼ限られる．

● これらの起炎微生物は経気道的に末梢の気腔（肺胞腔）に到達し，炎症性浮腫に引き続いて，細胞成分が乏しい多量の浸出液が産生される．浸出液はKohn孔などの側副換気路や末梢の既存する気道を介して速やかに周囲へと広がっていくため，気管支肺炎のような小葉単位，区域単位に限局するので

**ポイント**
肺胞性肺炎では速やかに非区域性分布を呈する

### ③ 肺炎クラミドフィラ肺炎（80歳台男性）

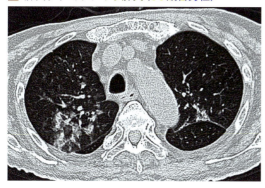

発熱，咳嗽および全身倦怠感を認め，胸部単純X線写真で肺炎と診断された．CT検査の依頼書には「肺炎の患者さんです．尿中抗原は陰性です．一番疑われる起炎菌は？」と記載されていた．

大動脈弓部HRCT：右$S^2$および左$S^{1+2c}$に比較的限局したconsolidationおよびGGOを認め，気管支肺炎パターンのCT所見を呈していた．しかしながら，気管支壁肥厚は認めず，肺胞性肺炎の起炎微生物による初期の肺炎の所見であると診断した．市中肺炎であること，尿中抗原陰性であることなどから，肺炎クラミドフィラ肺炎が最も疑われると報告した．ペア血清から診断された症例である．

はなく，比較的早期より気道区域を越えて広範囲に広がっていく（非区域性分布を呈する）．

- 炎症性浸出液が大量に貯留すると葉間胸膜が圧排進展され，いわゆるbulging fissure signを呈するようになる．浸潤影の内部に開存した気管支はair bronchogramとして認められる．

## 気管支肺炎（小葉性肺炎）④

- インフルエンザ桿菌（*Haemophilus influenzae*），マイコプラズマ（*Mycoplasma pneumoniae*），*Moraxella catarrhalis*，緑膿菌（*Pseudomonas aeruginosa*），黄色ブドウ球菌（*Staphylococcus aureus*）などのほとんどの菌は，気管支肺炎のパターンを呈する．

- これらの起炎菌では，終末細気管支や呼吸細気管支などの末梢気道粘膜が障害される．好中球など多くの炎症細胞浸潤が認められるが浸出液は少なく，終末細気管支や呼吸細気管支周囲に病変は限局し，区域性の分布を呈することになる．

- 終末および呼吸細気管支やその周囲に広がる病変を反映して，胸部単純X線写真では辺縁不明瞭な小葉中心性結節影を呈し，二次小葉に及べば小葉性のconsolidationを呈する．

- 結核や非結核性抗酸菌症などの気道上皮を病変の主座とする起炎菌なども同様に区域性の分布を呈する．

- 高齢者に認められる肺炎の多くは口腔内分泌物の吸引による誤嚥性肺炎であり，やはり気管支肺炎のパターンを呈する．

- 誤嚥性肺炎の特徴として，物理学的に肺の背側部位（$S^6$，$S^{10}$）に好発し，気管支壁肥厚や細気管支病変である小葉中心性粒状影を高頻度で伴う．繰り返されると構造改変を伴ってくる．

## ■ 気管支壁肥厚と小葉中心性粒状影 ②

- 肺胞性肺炎をきたす起炎菌において，HRCTを用いた報告では，気管支壁肥厚は約25～42％で認められる．一方，気管支肺炎をきたす上位4菌種では，気管支壁肥厚は約75～88％と有意な差をもって高頻度で認められ，両者の鑑別に有用であると思われる（③④）．

**4** インフルエンザ桿菌肺炎（70歳台女性）

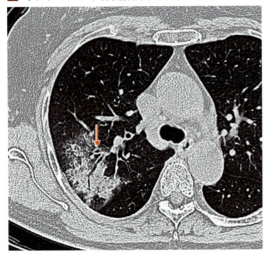

2日前より発熱，咳嗽，全身倦怠感が出現し，近医を受診した．胸部単純X線写真にて，右肺にconsolidationを認め肺炎と診断された．起炎微生物検索目的にて胸部CTが施行された．
気管分岐部レベルHRCT：右$S^2$に区域性に広がるconsolidationを認める．$B^2$壁肥厚が目立ち（→），わずかではあるが小葉中心性粒状影も認められる．典型的な気管支肺炎の所見である．混合感染を示唆する粘液栓の所見はみられない．年齢を考慮し，*Haemophilus influenzae* が最も考えられると報告した．喀痰から確定診断に至った症例である．

- 小葉中心性粒状影を認める頻度も肺胞性肺炎の起炎菌では，4〜19.8％であるのに対し，気管支肺炎をきたす起炎菌では65〜91％と有意に高頻度で認められる．

- もし，HRCTで肺胞性肺炎を認め，さらに気管支壁肥厚や小葉中心性粒状影が認められれば，気管支肺炎の起炎菌が混合感染していることを疑う．また，気管支壁肥厚や小葉中心性粒状影に粘液栓の所見が加わった場合も混合感染を疑う．以上の鑑別点・所見から，気管支肺炎の起炎微生物かあるいは肺胞性肺炎の起炎微生物かを鑑別することは可能と思われる．

- しかしながら，肺胞性肺炎を引き起こす微生物同士，および気管支肺炎を引き起こす微生物同士の鑑別は，HRCT所見のみでは困難と思われる．やはり，画像所見とともに，年齢，性別，統計学的な頻度，微生物の特徴，臨床所見，各迅速検査（喀痰，抗原など）を参考にしながら推定する必要がある．

## 起炎微生物の特徴

- いろいろな起炎微生物による肺炎の胸部CT所見の多くはわが国からの報告である．紙面の都合上，肺炎球菌，インフルエンザ桿菌，マイコプラズマについてのみその特徴的所見を概説する．

### 肺炎球菌（*Streptococcus pneumoniae*）★4

- 胸部CTでは，高頻度にconsolidationを認め，多肺葉にわたって認められることが多く，約20％の症例で胸水を認める[2,4,14]．

- 肺炎球菌単独感染による肺膿瘍の合併はまれである．膿瘍形成をきたし，肺炎球菌が分離同定された症例のほとんどは嫌気性菌の混合感染である．言い換えれば，臨床的に肺炎球菌性肺炎と診断された症例において，そのHRCTで膿瘍形成の所見が認められた場合には嫌気性菌との混合感染を積極的に疑う必要がある[4]．

★4　肺炎球菌
肺炎の原因として最も頻度の高い起炎微生物であり，特に市中肺炎では20〜40％を占める．肺炎球菌性肺炎は，尿中抗原迅速キットの臨床導入により飛躍的に診断される機会が多くなった．最近の報告によると，市中肺炎における混合感染のうち，肺炎球菌がその起炎微生物である頻度は約50〜60％で，さらに肺炎球菌自体，その30〜66％に複数病原体感染が認められる．その主な病原体はインフルエンザウイルス，インフルエンザ桿菌やマイコプラズマなどである．特に，インフルエンザウイルスなどのウイルス感染と肺炎球菌との混合感染が臨床的に重要である．混合感染の有無，および両者の鑑別は前述したとおりである．

- 比較的特徴的な所見はないものの市中肺炎において最も頻度が高く（20〜40％），背景に糖尿病やCOPDなどの基礎疾患を有する場合を含めて，胸部CTで肺胞性肺炎のパターンを認めた場合にはまず疑うべき起炎微生物といえる．

### ■ インフルエンザ桿菌（*Haemophilus influenzae*）（**4**）★5

- 画像報告はほとんどないが，最近の報告[4,7]によると，気管支壁肥厚や小葉中心性粒状影などの気管支肺炎に特徴的な所見の頻度が高く，肺膿瘍や空洞の合併はまれである．「比較的高齢者（60歳以上）で，特に閉塞性肺疾患を基礎疾患に有する肺炎患者において，胸部CTで気管支肺炎を認めた場合，第一に考えるべき起炎微生物である」ということができる．

### ■ マイコプラズマ（*Mycoplasma pneumoniae*）★6

- 画像所見は，区域性に広がるconsolidationや小葉中心性粒状影を認め，典型的な気管支肺炎のパターンを呈する．特にHRCTでは，気管支血管周囲間質へのリンパ球を主体とした炎症細胞浸潤を反映して，系統的な気管支壁肥厚をほぼ全例に認めることが特徴である[11,14-16]．

- 間接障害を反映してすりガラス影や浸潤影，小葉中心性粒状影および分岐状影を認める．その小葉中心性粒状影は，びまん性汎細気管支炎や抗酸菌症などで認められるような境界明瞭で粘液栓を有する形態を呈さず，境界がやや不明瞭で（必ずしも分岐状を呈さない），急性感染であるため気管支内腔の拡張は伴わない[3]．

- また，細気管支および細気管支内腔病変を伴っているため末梢の容積減少を伴いやすい（肺胞性肺炎の起炎微生物では容積増加する）．時に，肺胞性肺炎のような広範囲に広がるconsolidationや器質化肺炎と思われる網状影を認めることがあるが，病変の軽微な部位に着目することにより，上記のような特徴的な所見を見つけ出すことが診断に重要である．

- 通常，気管支内粘液貯留の所見は認めないため，HRCTで認められた場合には肺炎球菌などの肺胞性肺炎の起炎菌との混合感染を考える．

- 小児の発症例では，成人の画像所見とまったく異なり，consolidationをほぼ全例に認め，高頻度で胸水や腫大リンパ節の所見を認めることを知っておくことは重要である[17]．

（岡田文人，安藤ゆみ子，大内恵理）

**▶ COPD：**
chronic obstructive pulmonary disease

**★5　インフルエンザ桿菌**
ヘモフィルス属のグラム陰性桿菌であり，基礎疾患として気管支拡張症，びまん性汎細気管支炎などの慢性疾患やHIV感染が感染の危険因子とされる．市中肺炎で肺炎球菌に次いで2番目に頻度が高い起炎微生物であるが，院内肺炎としても重要である．また，COPD患者において高頻度で認められる起炎微生物であるばかりでなく，肺炎球菌および*Moraxella catarrhalis*とともにCOPD急性増悪の原因となる重要な微生物である．

**★6　マイコプラズマ**
*Mycoplasma pneumoniae*は非定型肺炎のなかで最も頻度が高い起炎微生物である．病変形成は気道線毛上皮への直接障害と宿主細胞免疫反応（間接反応）による．直接障害は，増殖の際に産生される活性酸素などによる上皮の線毛運動障害や上皮細胞を破壊し，咳受容体の刺激により咳嗽を引き起こす．

## 文　献

1) 日本医学放射線学会編. 画像診断ガイドライン2016年版. 金原出版；2016.

2) Ono A, et al. A comparative study of thin-section CT findings between seasonal influenza virus pneumonia and *Streptococcus pneumoniae* pneumonia. Br J Radiol 2014；87：20140051.

3) Okada F, et al. Clinical/pathological correlation in 553 patients with primary centrilobular findings on high-resolution scan of the thorax. Chest 2007；132：1939-48.

4) Okada F, et al. Thin-section CT findings of patients with acute *Streptococcus pneumoniae* pneumonia with and without concurrent infection. Br J Radiol 2012；85：e357-64.

5) Morikawa K, et al. Methicillin-resistant *Staphylococcus aureus* and methicillin-susceptible *S. aureus* pneumonia : comparison of clinical and thin-section CT findings. Br J Radiol 2012 ; 85 : e168-75.

6) Okada F, et al. Pulmonary thin-section CT findings in acute *Moraxella catarrhalis* pulmonary infection. Br J Radiol 2011 ; 84 : 1109-14.

7) Okada F, et al. Radiological findings in acute *Haemophilus influenzae* pulmonary infection. Br J Radiol 2012 ; 85 : 121-6.

8) Okada F, et al. Thin-section CT findings in *Pseudomonas aeruginosa* pulmonary infection. Br J Radiol 2012 ; 85 : 1533-8.

9) Omeri AK, et al. Comparison of high-resolution computed tomography findings between *Pseudomonas aeruginosa* pneumonia and Cytomegalovirus pneumonia. Eur Radiol 2014 ; 24 : 3251-9.

10) Okada F, et al. High-resolution CT findings in *Streptococcus milleri* pulmonary infection. Clin Radiol 2013 ; 68 : e331-7.

11) Okada F, et al. *Chlamydia pneumoniae* pneumonia and *Mycoplasma pneumoniae* pneumonia : comparison of clinical findings and CT findings. J Comput Assist Tomogr 2005 ; 29 : 626-32.

12) Okada F, et al. Acute *Klebsiella pneumoniae* pneumonia alone and with concurrent infection : comparison of clinical and thin-section CT findings. Br J Radiol 2010 ; 83 : 854-60.

13) Okada F, et al. Chest HRCT findings in acute transformation of adult T-cell lymphoma/leukemia. Eur Radiol 2015 ; 25 : 1607-13.

14) Nambu A, et al. *Chlamydia pneumoniae* : comparison with findings of *Mycoplasma pneumoniae* and *Streptococcus pneumoniae* at thin-section CT. Radiology 2006 ; 238 : 330-8.

15) Nei T, et al. *Mycoplasma pneumoniae* pneumonia : differential diagnosis by computerized tomography. Intern Med 2007 ; 46 : 1083-7.

16) Reittner P, at al. *Mycoplasma pneumoniae* pneumonia : radiographic and high-resolution CT features in 28 patients. AJR Am J Roentogenol 2000 ; 174 : 37-41.

17) Lee I, et al. *Mycoplasma pneumoniae* pneumonia : CT features in 16 patients. Eur Radiol 2006 ; 16 : 719-25.

# 呼吸器感染症を疑った場合に行う検査─手順とポイント
# 迅速診断法の特徴と使い方

## 病原体抗原検出法の進歩と限界

- 病原体特異抗原を呼吸器検体，血液，あるいは尿から検出する方法が開発されている．

- 血中の真菌抗原としてアスペルギルス，クリプトコックス，カンジダを対象とした検査法が，また細胞内に存在するサイトメガロウイルス抗原を検出する診断法が利用可能となっている．

- 今日，レジオネラおよび肺炎球菌感染症に対する尿中抗原検出キットが広く応用されその臨床的有用性が確認されているが，いずれも免疫クロマトグラフィー法を用いた検出キットで，約15分で尿中抗原を検出することができる．

- 呼吸器検体を用いた検査では，常に口腔内常在菌による汚染の可能性を考えなければならないのに対し，血中あるいは尿中抗原の場合には病原体特異抗原が検出された場合にはこれを起炎病原体と（少なくとも病原体抗原の血中への侵入と）判断することが可能である．特に，尿中抗原検査法は成人では偽陽性がほとんどみられない優れた検査法であり，その他の肺炎原因病原体への応用が期待されている．

### ■尿中抗原検査による肺炎球菌性肺炎の診断

- 肺炎球菌は肺炎の原因として最も頻度の高い細菌であり，欧米における疫学調査では市中肺炎の20～40％が肺炎球菌性肺炎であることが報告されている．

- 肺炎球菌性肺炎の診断法としては，培養検査法が一般的であるが，本菌は口腔内の常在菌の1つでもあることから，呼吸器検体を対象とした検査の場合には常に感染起炎菌か汚染菌かの鑑別が問題となる．

- 米国Binax社が肺炎球菌感染症の診断を目的に，免疫クロマトグラフィー法を用いた尿中抗原検出キットを開発した．Dominguezら[1]が2001年に報告した成績では，本キットの感度は80.4％（41/51），特異度は97.2％（69/71）であったことを報告している．この成績からもわかるように本法の特異性はきわめて高く，71症例中わずかに2例（レジオネラ肺炎，バクテロイデス敗血症）のみが偽陽性を示したことが報告されている．

### 問題点

- 肺炎球菌の尿中抗原検査においてはいくつかの改善点も指摘されている．その1つが，小児における偽陽性の問題である．特に鼻咽頭に本菌を保菌している小児においては50％以上で偽陽性を示したことが報告されており，小

**MEMO**
血液から検出可能な微生物抗原：
- アスペルギルス，クリプトコックス，カンジダ，サイトメガロウイルス

尿から検出可能な微生物抗原：
- レジオネラ，肺炎球菌

児症例に対して本検査法を実施する場合には注意する必要がある[2,3].

● 2番目の問題点として，肺炎球菌の尿中抗原はいったん陽性になると数週間にわたって陽性が持続することが知られている★1.

● 3番目の問題点としては，基本的に本キットでは23種類の限定された莢膜抗原を有する肺炎球菌感染症しか診断することができないことである★2.

### ■尿中抗原検査によるレジオネラ肺炎の診断

● レジオネラ肺炎の原因菌としては*Legionella pneumophila*血清群1★3によるものが最も頻度が高く重要であるが，そのほかに*L. pneumophila*血清群2-9，*L. bozemanii*，*L. micdadei*など40以上の菌種がヒトに対して病原性を示すことが報告されている．レジオネラ肺炎の診断は今日においても困難であり，欧米においては90％以上の症例が見逃されているのではないかと考えられているほどである．

● そのような状況の中で，レジオネラ肺炎を正確に，しかも迅速に診断することができる尿中抗原検出キットが開発され臨床応用されており，現在，ELISA法および免疫クロマトグラフィー法の2種類が利用可能となっている．

● これらの検査法は基本的に*L. pneumophila*血清群1を対象とした検査法であるが，本菌がレジオネラ肺炎の原因の40～50％を占めていること，またその迅速性，高感度・高特異度の点からも尿中抗原検出キットの有用性はきわめて高い★4.

### ■呼吸器検体からの肺炎球菌抗原の検出

● 免疫クロマトグラフィー法を用いて喀痰からこれまでとは異なる肺炎球菌抗原を検出するキットが開発され，臨床応用されている（ラピラン®肺炎球菌HS：大塚製薬）[5,6].　従来の肺炎球菌尿中抗原検査は，莢膜抗原を検出するものであり，前述したように，莢膜型の種類によっては偽陰性となる可能性が指摘されていた．これに対して新しく開発された検査法では，肺炎球菌が共通して保有する細胞壁抗原を検出することが特徴であり，理論的にはすべての肺炎球菌感染症を診断することができることになる★5.

● 肺炎球菌は口腔内に常在する細菌であり，喀痰などの呼吸器検体を用いた場合には偽陽性を示す症例の増加が懸念されたが，この細胞壁を検出する方法では良好な成績が得られている．今後，小児など肺炎球菌を高率に保菌する宿主を対象とした研究も実施していく必要があるであろう．

### ■免疫クロマトグラフィー法によるマイコプラズマ感染症診断

● 2013年にマイコプラズマ感染症の新しい診断法としてリボテスト®マイコプラズマ（旭化成ファーマ）が利用可能となった．これまで肺炎球菌やレジオネラ感染症の尿中抗原診断においては病原体の多糖体抗原を検出する系が用いられていたのに対し，リボテスト®マイコプラズマは，病原体のリボゾーム蛋白L7/L12を検出する診断法として開発された．

● リボゾーム蛋白L7/L12は菌体中に多量に存在する蛋白であり，これを特異性の高いモノクローナル抗体の組み合わせで検出することにより診断する．リボゾーム蛋白L7/L12はすべての病原体が保有する蛋白であり，マイコプ

★1
実際の症例において長期間にわたって肺炎球菌の尿中抗原の排出を観察した成績によると，尿中抗原の半減期は2～3週間で推移することが報告されている．

★2
肺炎球菌には90種類以上の莢膜型が知られており，尿中抗原検査ではその中で頻度の高い莢膜型を検出することができるが，本検査法で陰性であったからといって完全に肺炎球菌感染症を否定できるものではない．

★3　レジオネラの血清群
細菌の外膜に存在するリポポリサッカライドの抗原型．*L. pneumophila*では10以上の血清型が知られている．

▶ELISA：
enzyme-linked immuno sorbent assay

★4
Shimadaら[4]は過去に報告されたレジオネラ尿中抗原に関する論文のメタ解析により，その感度が74％，特異度が99％であったことを報告している．

★5
Izumikawaら[6]はこの検査法と従来の尿中抗原検査を比較し，わが国のこの検査法の感度・特異度（90.0％／95.7％）が従来法（62.0％／96.7％）に比べて優れていることを報告している．

TOPICS

**注目される次世代遺伝子診断法・機器—自動化・単純化・短時間化の方向性**

　これまでに感染症領域の次世代遺伝子検査の方向性を示す診断法・機器がいくつか開発されている．今日においても最も重要な耐性菌であるMRSAのスクリーニング法を例にとると，日本ベクトンディッキンソン社，ロッシュ・ダイアグノスティック社，ビオメリュー社がそれぞれBDマックス，LightCycler，EasyQを開発販売している．いずれもMRSAのSCC*mec*領域を増幅することによりその存在を確認する検査法であり，検査時間としては2〜3時間が必要である．

　BDマックスにおいては，オンデマンド形式での検体の挿入が可能であり，また検体を挿入したのちほぼ全自動で検査が進行することが特徴である．感度・特異度に関しては，いずれの検査法においても90％以上と報告されている．

　最近になって，米国セフィエド社がXpert SA Nasal Completeという製品を開発し注目されている．これは手のひらサイズのカセットに検体を挿入して機器にセットすれば，約1時間でMRSAの存在を推定できるという検査法である．すでに結核，*Clostridium difficile*などを対象としたカセットが利用されており，さらに将来的にはカルバペネム耐性菌の検出用カセットなども開発中である．

　WHOがセフィエド社のXpert検査を発展途上国における結核診断法として推奨したことは，特記されるべき事実である[8,9]．

ラズマ感染症以外の感染症への本系の応用が期待されている[★6]．

●マイコプラズマ感染症における2つの免疫クロマトグラフィー法の有用性を比較した成績は現在までのところ発表されていない．今後，臨床症例の中でそれぞれの検査法の特徴と有用性を評価していくことが必要である．

## 迅速遺伝子診断法の進歩

●PCR法などの遺伝子増幅法を応用することにより，感度・特異度の高い遺伝子検出系が可能となる．しかしこれまでの遺伝子検査法では検査開始から結果の報告まで少なくとも3〜6時間が必要であり，抗菌薬投与前の診断法としては時間がかかりすぎるという問題があった．

●このような状況の中で，特異なプライマーにより鎖置換反応を一定温度かつ高い増幅効率で実現する方法（LAMP法），さらには手のひらサイズのカセットに検体を接種したのち約1時間で原因菌の推定ができる方法などが開発され注目されている．

### ■次世代の高感度迅速遺伝子増幅系—LAMP法とその応用

●LAMP法は栄研化学が発明した次世代遺伝子増幅系で，感染症領域を含め多領域での応用が期待される検査技術の1つである．本法では，標的遺伝子の6つの領域に対して4種類のプライマーを設定し，鎖置換反応を利用して一定温度で反応させることが特徴である．

●具体的には，サンプルとなる遺伝子，プライマー，鎖置換型DNA合成酵

[★6]
実際に，肺炎球菌感染モデルを用いた検討で，リボソーム蛋白L7/L12を標的とする検出系で感染とコロニゼーションを鑑別できること，また小児における偽陽性がみられにくい可能性が示されている[7]．

▶PCR：
polymerase chain reaction

▶LAMP：
loop-mediated isothermal amplification

素，基質等を混合し，一定温度（65℃付近）で保温することによって反応が進み，検出までの工程を1ステップで行うことができる★7．

- 現在のところ，体外診断用医薬品として感染症領域のLAMP法診断キットとして製品化されているのはレジオネラ，マイコプラズマ，結核，SARSコロナウイルス，インフルエンザウイルス（A型，2009 pdm，H5亜系）による感染症であるが，その他多くの病原体・感染症への応用が可能である．
- 本法の増幅効率はきわめて高く，目的とするDNAを15分〜1時間で$10^9$〜$10^{10}$倍に増幅し，その高い増幅性から増幅産物の有無を肉眼で確認することができるほどである．
- 現在，結核とインフルエンザに関しては目視判定が可能なLAMP法検査が確立しており，今後さまざまな感染症診断への応用が期待されている．

（舘田一博）

★7
これまでのPCR反応の場合にはサーマルサイクラーを用いた反応温度のサイクリングが必要であったが（例：93℃1分—55℃30秒—70℃1分を30サイクルなど），LAMP法では65℃の恒温槽1つで反応を進めることも可能である．

▶SARS：
severe acute respiratory syndrome

## 文献

1) Dominguez J. et al. Detection of *Streptococcus pneumoniae* antigen by a rapid immunochromatographic assay in urine samples. Chest 2001；119：243-9.
2) Adegbola RA, et al. Evaluation of Binax now *Streptococcus pneumoniae* urinary antigen test in children in a community with a high carriage rate of pneumococcus. Pediatr Infect Dis J 2001；20：718-9.
3) Hamer DH, et al. Assessment of the Binax NOW *Streptococcus pneumoniae* urinary antigen test in children with nasopharyngeal pneumococcal carriage. Clin Infect Dis 2002；34：1025-8.
4) Shimada T, et al. Systematic review and metaanalysis：urinary antigen tests for Legionellosis. Chest 2009；136：1576-85.
5) Ehara N, et al. A novel method for rapid detection of *Streptococcus pneumoniae* antigen in sputum and its application in adult respiratory tract infections. J Med Microbiol 2008；57：820-6.
6) Izumikawa K, et al. Evaluation of a rapid immunochromatographic ODK0501 assay for detecting *Streptococcus pneumoniae* antigen in sputum samples from patients with lower respiratory tract infection. Clin Vaccine Immunol 2009；16：672-8.
7) Sawa T, et al. Diagnostic usefulness of ribosomal protein l7/l12 for pneumococcal pneumonia in a mouse model. J Clin Microbiol 2013；51：70-6.
8) Nicol MP, et al. Accuracy of the Xpert MTB/RIF test for the diagnosis of pulmonary tuberculosis in children admitted to hospital in Cape Town, South Africa：a descriptive study. Lancet Infect Dis 2011；11：819-24.
9) Boehme CC, et al. Rapid molecular detection of tuberculosis and rifampin resistance. N Engl J Med 2010；363：1005-15.

呼吸器感染症の診断・検査―確定診断までのアプローチ

## 呼吸器感染症を疑った場合に行う検査― 手順とポイント
# 遺伝子検査

## 遺伝子検査の種類（**1**）

- 以下に述べる方法は，すでに日常診療で広く実施されているものから，臨床現場で使用されつつあるもの，および主に研究段階で実施されているものなどを含んでいる．

- 遺伝子検査には，PCR法やLAMP法[★1]などの核酸増幅法が広く利用されており，日常的には結核や非結核性抗酸菌症，マイコプラズマ，クラミドフィラ，百日咳菌，ニューモシスチス，サイトメガロウイルス，インフルエンザウイルスなどで実施されている．

- ハイブリダイゼーションを利用したものとしては，マイクロアレイ法や蛍光 *in situ* ハイブリダイゼーション（FISH）などがある[1,2]．

- 最近ではマルチプレックスPCR法[★2]により，呼吸器感染症の原因微生物を網羅的に検出する方法が開発されている．

- 16S rRNA[★3]などの細菌に共通した核酸を増幅し，その塩基配列を決定する（シークエンス）ことで微生物を同定する方法や，クローンライブラリーを用いて網羅的な遺伝子解析を実施する方法が報告されている[3,4]．

## 遺伝子検査の特徴―他の検査法との比較（**2**）

- 微生物の検出法には，検鏡・培養検査，抗原検査，遺伝子検査などがあり，それぞれに長所と短所がある．

- グラム染色を中心とする検鏡は，顕微鏡と染色液があれば簡便・迅速・低コストで実施できるため，特に初期治療を決定する際の有用性が高い．しかし，正確な菌名や薬剤感受性の情報が得られない，生菌か死菌かの区別がつかないことが欠点である．

- ゴールドスタンダードである培養検査は，幅広い菌の検出が可能で，薬剤感受性結果も得られるが，検査に時間を要するのが欠点である．

▶PCR：
polymerase chain reaction

[★1] LAMP法
loop-mediated isothermal amplification
核酸増幅反応が等温・短時間で実施でき，1つの病原体に対して複数のプライマーを用いるため特異性が高い検査である．
▶本章「迅速診断法の特徴と使い方」のp.91を参照

▶FISH：
fluorescence *in situ* hybridization

[★2] マルチプレックスPCR法
複数の病原体に対するプライマーを用いて1回の測定で同時に多項目の遺伝子を検出できる検査法である．

[★3] 16S rRNA
塩基配列がよく保存された領域であり，細菌の分類に用いられる．

---

**1** 遺伝子検査の種類

- 遺伝子増幅法（PCR法，LAMP法）
- ハイブリダイゼーション法（マイクロアレイ法，*in situ*ハイブリダイゼーション法）
- 16S rRNAなど微生物に共通する領域の遺伝子増幅とシークエンス
-                  〃                  と細菌叢解析

すでに日常診療で実施されているものから，臨床現場で使用されつつあるもの，主に研究レベルで実施されているものなどを含んでいる．

**2** 遺伝子検査の特徴

| 長所 | 感度が高い<br>培養が困難な微生物も検出できる<br>薬剤耐性遺伝子の検出ができる |
|---|---|
| 短所 | 手間・時間・特殊な機器を要する<br>目的とする微生物のみしか検出できない<br>費用が高い<br>死菌も検出する（微生物のviabilityには言及できない） |

遺伝子検査には多くの方法やシステムがあり，それぞれに特徴がある．遺伝子検査の短所を補うものとして，マルチプレックス法で必要な微生物を網羅的に検査したり，全自動により手間なく迅速に検査が実施できるものも開発されている．費用については検査自体の実費に加え，その結果が与える影響も含めた判断が必要である．

- 抗原検査は，キット化されている製品を用いれば迅速・簡便で，検査室のみならず外来やベッドサイドで実施できるメリットがあるが，感度が十分でない場合がある．
- 遺伝子検査の長所はその検出能力の高さであるが，一部を除いて特殊な機器や技術が必要で費用がかかるのが欠点である．
- 抗原検査と遺伝子検査（特に特異的な塩基配列をターゲットとしている検査）の共通の欠点としては，目的としている微生物があらかじめ決まっているため，それ以外の微生物については言及できない点があげられる．遺伝子検査ではその欠点を補うため，上述のマルチプレックス法を用いて各感染巣における主要な病原微生物を1回の測定で検出する方法が開発されている．
- 抗原検査と遺伝子検査に共通の利点は，培養が困難もしくは培養に時間を要する微生物も検出ができる点である．
- 遺伝子検査による病原体の検出・同定の欠点として，薬剤感受性の予測が困難であることがあげられる．それを補うものとして薬剤耐性遺伝子の検出があり，早期に判明すれば治療や感染対策に有用である[5]．しかし，最終的には薬剤感受性検査と照らし合わせて判断する必要がある．
- 遺伝子検査では微生物のviability（生死の状態）には言及できない．たとえば，有効な治療が実施されている排菌結核患者において抗酸菌塗抹検査が陽性の場合に，培養が陰性であるにもかかわらずPCR検査が陽性の場合は，死菌を検出している可能性がある．
- 遺伝子検査の他の欠点として，検査の各ステップ（核酸の抽出，遺伝子増幅反応，解析など）を手動で実施する場合，時間と手間を要する点があげられる．最近はこれらのステップが自動化され，操作時間が数分で終了するものも開発されている[1,6]．ただ，特殊な機器を必要とするため，その費用対効果や対象とする患者については今後の検討が必要である．

# 遺伝子検査の有用性

## ■ 検出能力の高さ

● 遺伝子検査の有用性は，主にその検出能力の高さによるものである．たとえば，日常診療で広く使用されている従来からのインフルエンザ抗原キットは，その感度の低さが問題である．当院[★4]で実施された抗原検査とPCR法を比較した基礎的検討では，PCRによる遺伝子の検出の感度が抗原検査より高いことが示されている[7]．

★4
長崎大学病院

● さらに臨床的な影響を調査した検討では，PCR検査により実際にはインフルエンザと考えられる場合でも迅速抗原検査で陰性となった場合は，抗ウイルス薬の適切な投与がなされずに重症化する割合が高いこと，抗菌薬の不適切な投与が増加することが示されている[8]．感度の高い遺伝子検査を用いることで適切な診断・治療に貢献できる可能性が示されている．

## ■ マルチプレックス法によるウイルスの検出

● マルチプレックス法を用いて1回の検査で複数のウイルスを検出することにより，単一項目の検査では見逃しやすい重複感染を高い割合で検出できたと報告されている[9]．さらにデータが蓄積されることによって，ウイルスの重複感染が病態へどのような影響を与えるか，また，新たな疫学の解明につながる可能性がある．

● 慢性閉塞性肺疾患（COPD）では経過中に感染を契機とする急性増悪をしばしば経験するが，最も高頻度に検出されるのはライノウイルスと報告されている．遺伝子検査によって急性増悪の原因ウイルスが特定され，かつ細菌性の可能性が高くなければ，今後，抗菌薬投与の是非を含めて，最適な治療を考えるうえで有用な情報となりうる[9]．

▶ COPD：
chronic obstructive
pulmonary disease

● 血液悪性腫瘍患者や移植患者においてはウイルス性呼吸器感染症が重要とされており，免疫が高度に低下した患者においては肺炎に進展する割合や死亡率が高い．これらの患者においてもマルチプレックス法を用いたウイルスの遺伝子検査は，アウトブレイクの予防や患者の治療における有用性が期待される[9]．

## ■ 結核菌検出における有用性

● 遺伝子検査は抗酸菌検査においても重要である．通常，症状や画像より結核が疑われ，喀痰の抗酸菌塗抹検査が陽性であれば，排菌結核患者の疑いで隔離の対象となる．結核菌は培養に時間を要するため，喀痰の遺伝子検査により結核菌・非結核性抗酸菌の検出が速やかになされることは，早期の適切な治療開始と隔離・空気予防策の継続・中止を判断するうえにおいてきわめて有用である．また，喀痰の抗酸菌塗抹検査が陰性でも喀痰や胃液の遺伝子検査で結核菌が陽性となり，診断に結びつく場合がある．

ポイント 🖉
結核菌の検出が速やかになされることによって適切な治療および感染対策の実施に貢献できる

● 結核の治療においては，イソニアジド，リファンピシンの2剤を中心とする多剤併用療法が行われる．その2剤に耐性である多剤耐性結核では治療が困難となり，他の抗結核薬を併用したレジメンによる長期の投薬が必要とな

**③ 結核菌の耐性遺伝子と耐性菌の頻度**

| 薬剤 | 耐性遺伝子 | 説明可能な耐性菌の頻度 (%) |
|---|---|---|
| イソニアジド（INH） | *katG*<br>*inhA*<br>*ahpC* | 60―70<br>＜10<br>―20 |
| リファンピシン（RFP） | *rpoB* | ＞95 |
| ストレプトマイシン（SM） | *rpsL*<br>*rrs* | 60<br>＜10 |
| エタンブトール（EB） | *embCAB* | 69 |
| ピラジナミド（PZA） | *pncA* | 70―100 |
| ニューキノロン薬 | *gyrA* | ＞90 |

結核の耐性遺伝子変異とそれにより説明可能な耐性菌の割合を示す．結核の薬剤感受性検査には時間を要するため，遺伝子検査により早期に耐性が予測できれば，治療や感染対策の方針決定に有用である．
（薬剤耐性結核の医療に関する提言．結核2011：86：524[10] より）

る．また，発育が遅い結核菌では，薬剤感受性結果までに少なくとも3〜4週間を要するため，その間に薬剤感受性に関する情報があれば早期に抗菌薬選択を最適化するのに役立つ．結核においても薬剤耐性遺伝子の検出が可能であり，リファンピシンの*rpoB*遺伝子，イソニアジドの*katG*遺伝子に変異がある場合，その変異によって耐性の原因を説明できるのはそれぞれ95％以上，60〜70％である（③）[10]．特にリファンピシンに関しては*rpoB*遺伝子変異があればほぼ耐性であると考えられるため，その検出は治療レジメンの決定に直結する有用な情報となる．

- 耐性遺伝子の検出は，分離菌・喀痰のいずれからも検出が可能である[10]．結核菌の存在とリファンピシン耐性遺伝子を同時に1回の測定で検出できるシステムが開発されている．最初の検体処理後は遺伝子の抽出から結果判定までが自動で実施されるため，検査室の負担が少ないメリットがある．

■ **その他の有用性および注意点**
- 検査室においては，特に自動化された機器を用いることで，熟練度の違いが検査結果に与える影響を解消したり，操作時間やturnaround timeの短縮効果などが期待される．
- 遺伝子検査には費用がかかるが，正確に診断されることにより，在院日数の短縮，他の検査や抗菌薬投与の削減などによる費用対効果が得られることが期待される．しかし，一様に結論することは困難であるため，個々の施設や対象とする患者に合わせた検討が必要である[9]．

## おわりに
- 遺伝子検査には，遺伝子増幅法をはじめとするさまざまな手法があり，検出能力が高い検査である．正確かつ迅速に診断できることにより，適切な治療や感染対策におおいに貢献できる．また，マルチプレックス法や網羅的な検出システムにより，疫学的あるいは病態解明において新たな知見が得られる

**ポイント**
結核においても薬剤耐性遺伝子の検出が可能

可能性がある.

● 一方で欠点もあるため従来の顕鏡,培養・同定,薬剤感受性検査に取って代わるものではない.そのため,従来の検査法とうまく組み合わせて実施していく必要がある.従来法に追加して実施される場合には,遺伝子検査自体の費用は増加するが,それを使用することにより他の医療費をどのように削減できるのかも含めた費用対効果の検討が必要である.

● 今後も呼吸器感染症に関するさまざまな遺伝子検査法の開発が期待される.遺伝子検査の長所や短所などの特徴や従来法との違いを十分理解したうえで,各施設の規模や対象とする患者によってどのように使い分けていくべきかについて検証が必要である.

(小佐井康介,柳原克紀)

## 文　献

1) Nakao A, et al. The clinical utility of a near patient care rapid microarray-based diagnostic test for influenza and respiratory syncytial virus infections in the pediatric setting. Diagn Microbiol Infect Dis 2014；78：363-7.

2) Koncan R, et al. Direct identification of major Gram-negative pathogens in respiratory specimens by respiFISH® HAP Gram (-) Panel, a beacon-based FISH methodology. Eur J Clin Microbiol Infect Dis 2015；34：2097-102.

3) Johnson EJ, et al. Molecular Identification of *Staphylococcus aureus* in Airway Samples from Children with Cystic Fibrosis. PLoS One 2016；11：e0147643.

4) Yamasaki K, et al. Significance of anaerobes and oral bacteria in community-acquired pneumonia. PLoS One 2013；8：e63103.

5) Helb D, et al. Rapid detection of *Mycobacterium tuberculosis* and rifampin resistance by use of on-demand, near-patient technology. J Clin Microbiol 2010；48：229-37.

6) Babady NE. The FilmArray® respiratory panel：an automated, broadly multiplexed molecular test for the rapid and accurate detection of respiratory pathogens. Expert Rev Mol Diagn 2013；13：779-88.

7) Tsushima Y, et al. Quantitative RT-PCR evaluation of a rapid influenza antigen test for efficient diagnosis of influenza virus infection. J Virol Methods 2015；212：76-9.

8) González-Del Vecchio M, et al. An algorithm to diagnose influenza infection：evaluating the clinical importance and impact on hospital costs of screening with rapid antigen detection tests. Eur J Clin Microbiol Infect Dis 2015；34：1081-5.

9) Vallières E, Renaud C. Clinical and economical impact of multiplex respiratory virus assays. Diagn Microbiol Infect Dis 2013；76：255-61.

10) 日本結核病学会治療委員会・社会保険委員会・抗酸菌検査法検討委員会. 薬剤耐性結核の医療に関する提言. 結核 2011；86：523-8.

呼吸器感染症の診断・検査—確定診断までのアプローチ

呼吸器感染症を疑った場合に行う検査—手順とポイント
# 血清学的検査

## はじめに

- 呼吸器感染症の原因となる微生物は多い．細菌感染症では肺の病巣から直接，無菌的に採取した検体で原因菌を分離・同定することで診断が確定する．これに対し，血清学的検査は原因微生物の検出ではなく，微生物の構成成分である抗原や，微生物に対する宿主の反応として生成される抗体を，血清学的手法を用いて検出するものである．

- リムルステストを応用する $(1\rightarrow3)$-$\beta$-D-グルカン（$\beta$-D-グルカン）測定は血清学的手法を用いた検査ではないが，便宜的に本項に含める．

- 本項では呼吸器感染症の検査法として重要な肺炎球菌抗原，レジオネラ抗原，インフルエンザ抗原，マイコプラズマ抗原，アスペルギルス抗原，抗アスペルギルス沈降抗体，クリプトコックス抗原，$\beta$-D-グルカンについて概説する．

- 本項で紹介する呼吸器感染症の血清学的検査の多くは迅速診断法としての側面を有しており，早期臨床診断や初期治療薬の選択に有用である．しかし，確定診断を得ることはできず，微生物学検査の代替検査法とはなりえないので注意を要する．

> **ポイント**
> 血清学的検査は早期臨床診断や初期治療薬の選択に有用

## 肺炎球菌抗原

- 肺炎球菌の莢膜多糖抗原を尿中に検出する方法と，細胞壁多糖抗原を主として喀痰中に検出する方法がある．いずれもポリクローナル抗体を用いて免疫クロマトグラフィー法で検出する．

- 尿中肺炎球菌莢膜抗原検出法の欧米の成人における感度は70〜80％，特異度は90％以上とされる．ただし，肺炎球菌性肺炎の治癒後にも1〜3か月程度陽性が持続することや，小児では保菌状態でも陽性を示すことが知られている[1]ので，得られた結果の評価は慎重に行う．

- 喀痰中肺炎球菌細胞壁抗原検出法は感度89.1％，特異度95.3％との報告[2]がある．本法でも小児での保菌状態で陽性を示すことがあるので注意を要する．また，得られた喀痰の性状を評価し，良質の喀痰で検査を実施することが大切である．

## レジオネラ抗原

- *Legionella pneumophila* 血清群1のリポ多糖抗原を尿中に検出する．4種のキットが使用可能であるが，いずれも免疫クロマトグラフィー法を用い抗原を検出する．

- 一般に60～80％程度の感度でレジオネラ肺炎の早期臨床診断が可能とされる.
- レジオネラ肺炎の40～70％は *L. pneumophila* 血清群1によって惹起され, 残りは血清群1以外の菌株が原因となる. いずれのキットも血清群1以外の菌株では反応性が劣るため, 尿中レジオネラ抗原陰性はレジオネラ感染症の否定にはならない.
- レジオネラ抗原は肺炎の治癒後, 発症後数週間ののちにも陽性結果が得られることが知られているので, 治療終了の目安として使用することはできない.
- 本検査法はあくまでも補助診断に用いるべきものであり, 喀痰のヒメネス染色やBCYE-α培地を用いた培養検査を怠るべきではない. また, 抗レジオネラ抗体の上昇をペア血清で確認することも診断上重要である.

**ポイント**
あくまでも原因菌検出の補助診断法として用いる

## インフルエンザ抗原

- 迅速診断法としてインフルエンザウイルスの核蛋白に対する抗体を用いて, 免疫クロマトグラフィー法で抗原を検出する. 複数のキットが商品化されており$10^3$～$10^5$ pfu/mL以上のウイルス量があればA型, B型ともに迅速に検出可能である[3].
- 感染後ごく早期のウイルス量が少ない時期には陽性率が低いことが知られているが, 発症後半日～1日後でおおむね陽性となる.
- 一般に鼻腔拭い液や鼻腔吸引を検体として検査を行う. 咽頭拭い液や鼻かみ液を検体とした場合は, 鼻腔拭い液や鼻腔吸引と比して陽性率が落ちるとされる.
- インフルエンザ抗原検出キットは簡便な迅速診断法であり, POCT[★1]の一つとして臨床現場で頻用されている. 本抗原の検出により, 一定の科学的根拠をもってインフルエンザを診断することが可能となった. ただし, あくまでも補助診断法であり, 確定診断を得るための検査ではない.
- 本検査の結果の評価は, 近隣のインフルエンザ流行状況, 患者の症状や所見などをあわせて総合的に判断することが重要である.

▶ pfu:
plaque forming unit
（ウイルス定量法の1つ）

**★1 POCT (point of care testing)**
日本臨床検査自動化学会のPOCTガイドラインでは, 「被検者の傍らで医療従事者が行う検査であり, 検査時間の短縮および被検者が検査を身近に感ずるという利点を活かし, 迅速かつ適切な診療・看護・疾患の予防, 健康増進等に寄与し, ひいては医療の質を, 被験者のQOL (quality of life) に資する検査」[9]と定義されている. 大掛かりな測定機器を用いず, ベッドサイドで簡便に測定できる検査法で, 急性感染症診療では迅速診断の観点から有用性が高い.

## マイコプラズマ抗原

- *Mycoplasma pneumoniae* のリボソーム蛋白L7/L12を, モノクローナル抗体を用いて検出するキットが市販化されている.
- 鼻咽頭の擦過検体で検査可能で, 簡便な免疫クロマトグラフィー法で検出する. POCTの1つとしてベッドサイドで迅速に結果を得ることが可能である.
- リアルタイムPCR法および *M. pneumoniae* 抗体PA法と本法の比較では, PCR法を標準とした場合, 陽性一致率74.1％, 陰性一致率81.1％, PA法[★2]ペア血清を標準とした場合には各々60.9％, 85.7％との報告[4]がある.
- 従来, 酵素抗体法を応用した *M. pneumoniae* 特異的IgM抗体迅速検出キットがマイコプラズマ肺炎の迅速臨床診断に使用されたが, 感度・特異度に少なからず問題が指摘されていた. 新しい *M. pneumoniae* L7/L12抗原検出

**★2 PA法**
particle agglutination method. 抗体や抗原を検出する方法の一つ. 抗原抗体反応を粒子の凝集で確認する.

**1 ガラクトマンナン（GM）およびβ-D-グルカン測定における偽陽性の要因**

**GM偽陽性を呈し得る状態**
- 綿素材による検体汚染
- 遠心分離用チューブの段ボールによる汚染
- 大豆蛋白を含んだ経腸栄養
- *Bifidobacterium* spp.の腸管内コロニゼーション
- *C. neoformans*のガラクトキシロマンナン産生
- クラブラン酸／アモキシシリン投与
- 誤嚥性肺炎患者
  新生児，乳児

**β-D-グルカン偽陽性を呈し得る状態**
- セルロース系透析膜による血液透析を施行中の患者
- アルブミン製剤，グロブリン製剤使用
- レンチナン，シゾフィランなどのβ-D-グルカン製剤使用
- 外科系処置におけるガーゼ使用
  *Alcaligenes faecalis*敗血症患者
  測定中の振動（ワコー法）
  高度溶血検体，高グロブリン検体で生じる非特異反応
- 環境中のβ-D-グルカンによる汚染

（アスペルギルス症の診断・治療ガイドライン．2015[6]．p.12-4 より）

キットは臨床現場での早期臨床診断に有用性が高いと考えられる．

## アスペルギルス抗原

● アスペルギルスのガラクトマンナン抗原をELISA法で血中に検出する．侵襲性アスペルギルス症（IA）の臨床診断に用いられ，感度89%，特異度71%程度[5]と高い信頼性が期待できる．ただし，侵襲性の低い慢性進行性肺アスペルギルス症（CPPA）では基準値内にとどまる症例も多い．またアスペルギローマでは原則として上昇しない．呼吸器領域の慢性肺アスペルギルス症では臨床的意義は少ない．

● 造血幹細胞移植後や好中球減少状態が長期間続くIA発症の高リスク宿主においては，週に1，2回程度の頻度でアスペルギルス抗原をモニタリングすることで本症の早期臨床診断につながるとされる[6]．

● 近年では気管支肺胞洗浄液（BALF）中に本抗原を検出する試みが行われている．血液内科領域やICUに入室中の患者において良好な成績が示されており，一定の有用性が期待できる[7]．

● BALF中アスペルギルス抗原検出の試みは慢性肺アスペルギルス症についても報告があるが，特異度に問題があるとするものもあり，呼吸器領域での積極的な応用は慎重であるべきであろう．

● アスペルギルス抗原ではいくつかの偽陽性要因が知られているので 1 に示す．

## 抗アスペルギルス沈降抗体

● 抗アスペルギルス沈降抗体は血液検体を用いてオクタロニー法★3で検出される．

▶ IA：invasive aspergillosis

▶ CPPA：chronic progressive pulmonary aspergillosis

▶ BALF：bronchialalveolar lavage fluid

★3　オクタロニー法＝二重免疫拡散法
寒天ゲルに孔を開け，それぞれの孔に抗体と抗原を入れ，ゲル内を拡散させる．両者が出会ったところに沈降線が出現するのを確認する．

- 寒天ゲル上に形成される沈降線を目視で確認するため，ごく微量の抗体を検出する場合には評価者により判定結果が左右される可能性もある．
- 肺アスペルギローマやCPPAの診断に有用である．
- 肺アスペルギローマでは特徴的画像所見と本抗体の確認で臨床診断可能である[6]．ただし，CPPAでは本抗体陰性の場合もあるので注意を要する．本法はIAの診断には用いられない．
- アスペルギローマの確定診断例において経過中病状に変化がなくとも，検体によって判定結果にばらつきを生じることがある．臨床的にアスペルギローマやCPPAを強く疑う症例で本抗体を検出しようとする場合，陰性結果が得られても繰り返し検査を実施することで正診率は高まると考えられる．

ポイント

肺アスペルギローマ，CPPAの診断に有用で，繰り返し検査することで正診率が高まる

- 沈降抗体は血中に長期間持続するため病勢を反映せず，その推移を治療効果判定に用いることはできない．
- 本抗体検出は保険診療が適応されないので注意を要する．

## クリプトコックス抗原

- クリプトコックスの細胞壁構成成分であるグルクロノキシロマンナン(GXM)抗原を，ラテックス凝集法を用いて血中に検出する．

▶GXM：

glucuronoxylomannan

- 肺の陰影の長径が2cm以上であれば大部分の症例でGXM抗原が陽性となる[8]．感度・特異度は90%以上とされ，GXM抗原を血中に証明することは肺クリプトコックス症の臨床診断上きわめて有用である．
- 肺クリプトコックス症では髄膜炎を合併しやすいので髄液でもGXM抗原を検査し，中枢神経系への進展の有無を確認する．

ポイント

肺クリプトコックス症では髄液での検査も行う

- 肺クリプトコックス症ではGXM抗原の陽性所見が遷延する．したがってGXM抗原は治療効果の判定や治療終了の指標として使用することはできない．
- *Trichosporon* spp.とは交差反応を示すため注意が必要である．

## $\beta$-D-グルカン

- $\beta$-D-グルカンは*Mucor*属を除いた多くの病原真菌細胞壁の主要な構成成分である．このため属特異性はないが，侵襲性真菌感染症の有無をスクリーニングするのに適した検査法である．リムルステストを応用し，カブトガニの血液凝固反応カスケードを$\beta$-D-グルカンが活性化する原理を用いて測定する．

ポイント

侵襲性真菌症のスクリーニング検査として有用

- 国内では現在，ファンギテックGテストMKII「ニッスイ」(MKII)，および$\beta$-グルカンテストワコー(ワコー法)の2種類のキットが臨床現場で使用可能であるが，検体前処理法，実際の測定方法，直接測定対象物質，標準$\beta$-グルカンなどが異なっており(**2**)，MKII法は20pg/mL，ワコー法は11pg/mLの基準値が設定されている
- カンジダ血症などの侵襲性カンジダ症，IA，ムーコル症，ニューモシスチス肺炎など侵襲性真菌症で陽性となる．ハイリスクの患者では定期的に$\beta$-D-グルカン値をモニタリングすることで早期診断の一助となる．

**② 国内のβ-D-グルカン測定キットの仕様**

| | MKII法 | ワコー法 |
|---|---|---|
| 承認国 | 日本 | 日本 |
| 承認年 | 2012年 | 1996年 |
| 測定原理 | カイネティック比色法 | カイネティック比濁法 |
| 検体 | 血漿・血清 | 血漿・血清 |
| 検体前処理 | アルカリ法 | 希釈加熱法 |
| 標準品 | パキマン | カードラン |
| 主剤原料 | *Limulus polyphemus* | *Limulus polyphemus* |
| カットオフ値 | 20 pg/mL | 11 pg/mL |
| 測定範囲 | 3.9 pg/mL | 6 pg/mL |

- 口腔カンジダ症，咽頭・食道カンジダ症やアスペルギローマ，CPPA などの非侵襲性真菌症では原則として陰性を示す．
- β-D-グルカン値測定はさまざまな要因で偽陽性を生じうる（**①**）．得られた数値が臨床所見や経過と合致しない場合には，採血手技，検体移送，宿主の状態や基礎疾患，使用薬剤などを見直し，偽陽性の可能性について考慮する．

（吉田耕一郎）

## 文　献

1) 栁原克紀．「肺炎球菌細胞壁抗原検査」に関して：rapid immunochromatographic assay for detecting *Streptococcus pneumoniae* antigen in sputum．モダンメディア 2011；57：207-10.
2) Izumikawa K, et al. Evaluation of a rapid immunochromatographic ODK0501 assay for detecting *Streptococcus pneumoniae* antigen in sputum samples from patients with lower respiratory tract infection. Clin Vaccine Immunol 2009；16：672-8.
3) 羽田敦子ほか．インフルエンザウイルス抗原迅速診断検査利用法―最適な検査時期についての1考案．感染症誌 2004；78：846-52.
4) 山崎　勉ほか．肺炎マイコプラズマ感染症の診断におけるリボソームタンパク L7/L12 抗原検出試薬の検討．感染症誌 2015；89：394-9.
5) Pfeiffer CD, et al. Diagnosis of invasive aspergillosis using a galactomannan assay：a meta-analysis. Clin Infect Dis 2006；42：1417-27.
6) 日本医真菌学会アスペルギルス症の診断・治療ガイドライン作成委員会編．アスペルギルス症の診断・治療ガイドライン．2015．p.12-4.
7) 吉田耕一郎．侵襲性アスペルギルス症の診断．Med Mycol J 2013；54：323-7.
8) 深在性真菌症のガイドライン作成委員会編．深在性真菌症の診断・治療ガイドライン 2014．2014．p.14-5.
9) 日本臨床検査自動化学会．POCT ガイドライン第3版．2013.

# 呼吸器感染症の
# 診断と治療

# 3章

呼吸器感染症の診断と治療

# かぜ症候群

## 症状の特徴

- かぜ症候群とは，病原微生物が感染することによって引き起こされる上気道の急性炎症を本態とする症候群であり，その原因となる病原微生物はほとんどがウイルスである．インフルエンザウイルスによる上気道炎も広い意味ではかぜ症候群に含まれるが，その感染力と全身症状の強さから，区別されて扱われる場合が多い．

- 鼻汁，鼻閉，くしゃみ，咽頭痛，咳嗽などの局所症状，悪寒，発熱，頭痛，倦怠感などの全身症状を認めるが，いずれも非特異的な症状であり，多くは1週間～10日以内に自然治癒する．

- 鼻汁は透明であることがほとんどである．黄緑色の鼻汁はかぜ症候群の回復期に認められることが多く，この色調の変化のみで抗菌薬の使用を決めるべきではない[1]．膿性の鼻汁は細菌性の鼻副鼻腔炎の合併を疑わせる．

- 症状の多くは，ウイルスによる上気道の直接的な傷害によってではなくウイルスに対する免疫反応によって惹起されるものと考えられている．

- 多くのウイルスの潜伏期間は1～3日とされる[2]．

- 米国における疫学調査では，平均的に就学前児童で年間5～7回，成人で年間2～3回，かぜ症候群に罹患することが報告されている[3]．

- 季節性流行を示すウイルスの存在が知られており，ライノウイルスやパラインフルエンザウイルスは春と秋，RSウイルスやコロナウイルス，インフルエンザウイルスは冬に流行する傾向がみられる[2,4]．

## 原因微生物と感染経路

- かぜ症候群の原因となる病原微生物はほとんどがウイルスである．200種類を超えるウイルスの関与が知られているが，代表的なものとしてはライノウイルス，コロナウイルス，アデノウイルス，RSウイルスなどがあげられる（**1**）[2]．

- PCRやDNAマイクロアレイ法を用いて，かぜ症候群の原因ウイルスとして新たにヒトメタニューモウイルスやヒトボカウイルスなどが同定されてきている．今後も過去には知られていなかったかぜ症候群を惹起するウイルスが見出される可能性がある．

- ウイルス以外では，百日咳菌，肺炎マイコプラズマ，肺炎クラミドフィラ（肺炎クラミジア）などがかぜ症候群をきたすことが知られている．

- 感染経路としては，手指を介した接触感染，飛沫感染，空気（飛沫核）感染

**ポイント**
症状は多くの場合1週間から10日以内に自然消退する

**ポイント**
症状の多くはウイルスに対する免疫反応によって惹起される

▶ RS：
respiratory syncytial

**ポイント**
接触感染が最も主要な感染経路である

▶ PCR：
polymerase chain reaction

**1 かぜ症候群の原因ウイルス**

| ウイルス | 原因となる頻度 |
| --- | --- |
| ライノウイルス | 30〜50% |
| コロナウイルス | 10〜15% |
| インフルエンザウイルス | 5〜15% |
| RSウイルス | 5% |
| パラインフルエンザウイルス | 5% |
| アデノウイルス | <5% |
| エンテロウイルス | <5% |
| メタニューモウイルス | 不明 |
| 不明 | 20〜30% |

(Heikkinen T, Järvinen A. Lancet 2003；361：51-9[2]) をもとに作成)

の3つの経路があげられる[5]が，空気（飛沫核）感染が関与する頻度は非常に低いと考えられている．

● かぜ症候群を引き起こす多くのウイルスの感染経路として，接触感染経路が最も重要であると考えられている[6]★1．

● インフルエンザウイルスやRSウイルスの感染経路としては，飛沫感染が最も重要である[2]．

● かぜ症候群に罹患した患者の唾液中にはウイルスは認められない[4]ことから，唾液を介したウイルスの伝播はほぼないものと考えられる．

## 検査手順と鑑別診断

● かぜ症候群の診断の決め手となる検査法はなく，症状と徴候から臨床的に診断がなされているのが現状である．

● 下気道感染症の合併を疑わせる所見がないかぎり，胸部画像検査を実施する必要はない．

● 一般的にはかぜ症候群をきたす病原微生物の同定検査は行われない．海外では，呼吸器疾患を引き起こす複数のウイルスを一度にスクリーニングできるマルチプレックスPCR検査が日常臨床でも使用されつつあるようであるが，わが国ではまだ研究目的での利用にとどまっている．

● 上気道に特定の病原微生物が存在するのかを検証する検査法は，実際の臨床現場でも利用できるようになってきている．検体としては咽頭拭い液（場合によっては鼻腔洗浄液）を用い，LAMP法によってマイコプラズマ特有の核酸を増幅・検出する検査，免疫クロマトグラフィー法によってマイコプラズマ，インフルエンザウイルス，RSウイルス，アデノウイルス，ヒトメタニューモウイルスのそれぞれの特異的抗原を検出する検査が保険適用を受けている★2．

● 鑑別すべき疾患として，アレルギー性鼻炎，細菌性の扁桃炎や咽頭喉頭炎，急性細菌性鼻副鼻腔炎，インフルエンザ，百日咳などがあげられる．

★1
多くのウイルスはヒトの皮膚に付着したあとにも1〜2時間は生存し続けるとされており，接触によってヒトからヒトへウイルスが伝播する経路の重要性を支持するものである．

▶ LAMP：
loop-mediated isothermal amplification

★2
ただし，それぞれの検査に対して，保険適用できる対象患者や条件にいろいろな制限が加えられているので，実施する際にはその条件についての確認が必要である．

## 治療の実際

- かぜ症候群の原因微生物はほとんどがウイルスであり，それらに対する特異的治療法がないことから，安静，保温，保湿，水分補給を基本として，症状に応じた対症療法が中心となる．

- かぜ症状全般に対しては，解熱鎮痛作用をもつサリチルアミドおよびアセトアミノフェン，抗ヒスタミン薬であるメチレンジサリチル酸プロメタジン，中枢神経興奮作用をもつ無水カフェインの配合薬であるPL配合顆粒®が使用される場合が多い．

- 発熱はウイルス増殖抑制に効果を示す生体防御反応であることから，薬剤は患者の苦痛が強い場合にのみ，頓用で使用する．作用の緩やかなアセトアミノフェンの使用が推奨されるが，症状の強い場合にはロキソプロフェンナトリウムなどの非ステロイド系抗炎症薬の使用が考慮される．

- 鼻汁や鼻閉に対しては，欧米では，抗コリン薬（イプラトロピウムブロミド）の点鼻が推奨されているが，わが国には同薬の点鼻製剤はないため，抗コリン作用を有する古典的抗ヒスタミン薬が使用されることが多い．激しい鼻閉症状に対しては，古典的抗ヒスタミン薬に併用して点鼻で鼻充血緩和薬（トラマゾリン）が使用される場合もある．

- 咽頭痛に対しては，抗プラスミン薬であるトラネキサム酸が抗炎症作用に期待して使用されることが多い．

- 不眠や体力の消耗をきたすような強い乾性咳嗽に対しては，中枢性鎮咳薬の使用が考慮される．喀痰を伴う湿性咳嗽の場合には，L-カルボシステインなどの去痰薬の処方が優先される．

## 私の治療のコツと工夫

- かぜ症候群に伴う何らかの症状を訴えて来院した患者に対しては，①ほとんどがウイルスによる上気道炎であり，特異的な治療薬は存在せず抗菌薬も効果がないこと，②世間で喧伝される「かぜ薬」は原因療法ではなく対症療法にすぎないこと，③多くの場合は安静のみで1週間以内に自然治癒すること，を説明し，かぜ症候群とその治療方針についての理解が得られるように努める．

- 来院する患者はほぼ必ずといってよいほど治療薬を求めてくるので，その際には対症療法に用いる薬剤の有用性と危険性についての十分な説明を行ったうえで治療法を考慮する．

- 鑑別すべき疾患の存在を絶えず念頭において，かぜ症候群と簡単に診断しないように心がけている．また咳嗽の強い患者に対しては，胸部X線写真の撮影を行う．

- 急激に全身状態の悪化がみられる場合や，1週間を過ぎても症状の改善が認められない場合には再診するよう助言する．

**ポイント**
原因療法はなく，対症療法が主体となる

**ポイント**
鑑別すべき疾患は絶えず念頭においておくべきである

## 重症化した場合の対応

- 重症なかぜ症候群はインフルエンザである可能性があるので，咽頭拭い液からのインフルエンザウイルスの検出を試み，場合によっては抗インフルエンザウイルス薬の使用も考慮する．

- かぜ症候群自体はほぼ自然治癒する疾患であるが，3日以上の高熱，膿性痰や膿性鼻汁，扁桃腫大や白苔付着，中耳炎や副鼻腔炎合併を認めるような場合には抗菌薬の投与を考慮する．

- かぜ症候群は気管支喘息発作や慢性閉塞性肺疾患（COPD）の急性増悪の最大の誘発因子であり，これらを合併した場合にはステロイド薬の全身投与も考慮する．

▶ COPD：
chronic obstructive
pulmonary disease

## 生活指導

- かぜ症候群の罹患者には，他者への飛沫伝播を軽減させる目的でマスクの着用を勧めるとともに不要不急の外出を避けるよう指導する．免疫力の低下を防ぐ意味でも，安静，保温，栄養補給に心がけることも指導する．

- 精神的ストレスを抱える人[7]や睡眠時間が短いあるいは睡眠障害をもつ人[8]はかぜ症候群に罹患しやすく，適度の運動を行っている人は罹患しにくいこと[9]が報告されており，これらに対しての対策を行うことで，かぜ症候群への罹患リスクを減らすことができる可能性がある．

- かぜ症候群の予防についてはいろいろな試みがなされてきている．効果的な手洗いは手指を介してのウイルスの伝播を抑制する効果があることが証明されており[10]，かぜ症候群の予防にもつながるものと予想される．

- ヨード液によるうがい[11]やマスクの装着[12]については，かぜ症候群の発症を減らせるという証明がなされておらず，予防効果は限定的である可能性がある．

- うがいに関しては，水のみでのうがいにはかぜ症候群の発症を減じる効果があったことが示され[11]，予防対策として推奨してよいであろう★3．

- マスクに関しても，飛沫程度の大きさの粒子であれば捕捉することが可能であり，また上気道の保湿と保温に寄与してウイルスの感染力を低下させる可能性があり，予防対策としてまったく無効というわけではないと考える．

（服部　登）

★3
わが国の18の地域において，冬季に387名のボランティアを「水うがい群」「ヨード液うがい群」「うがいなし群」に割り付け，かぜ症候群の発症頻度を2か月間追跡した．その結果，水うがいをした群ではうがいなし群に比して約40%，統計学的有意差をもって発症確率を減じることが明らかとなった．ヨード液うがい群でも約12%の発症確率の低下が認められたが，統計学的には意味のある抑制効果ではなかった．

### 文　献

1) Mainous AG 3rd, et al. Colour of respiratory discharge and antibiotic use. Lancet 1997；350：1077.

2) Heikkinen T, Järvinen A. The common cold. Lancet 2003；361：51-9.

3) Monto AS. Studies of the community and family：acute respiratory illness and infection. Epidemiol Rev1994；16：351-73.

4) Kirkpatrick GL. The common cold. Prim Care 1996；23：657-75.

5) Turner RB. Epidemiology, pathogenesis, and treatment of the common cold. Ann Aller-

gy Asthma Immunol 1997 ; 78 : 531-9.

6) Turner RB, Hendley JO. Virucidal hand treatments for prevention of rhinovirus infection. J Antimicrob Chemother 2005 ; 56 : 805-7.

7) Cohen S, et al. Psychological stress and susceptibility to the common cold. N Engl J Med 1991 ; 325 : 606-12.

8) Cohen S, et al. Sleep habits and susceptibility to the common cold. Arch Intern Med 2009 ; 169 : 62-7.

9) Nieman DC. Exercise, upper respiratory tract infection, and the immune system. Med Sci Sports Exerc 1994 ; 26 : 128-39.

10) Jefferson T, et al. Physical interventions to interrupt or reduce the spread of respiratory viruses. Cochrane Database Syst Rev 2010 ; CD006207.

11) Satomura K, et al. Prevention of upper respiratory tract infections by gargling : a randomized trial. Am J Prev Med 2005 ; 29 : 302-7.

12) Jacobs JL, et al. Use of surgical face masks to reduce the incidence of the common cold among health care workers in Japan : a randomized controlled trial. Am J Infect Control 2009 ; 37 : 417-9.

呼吸器感染症の診断と治療

# インフルエンザ

## 症状の特徴

● インフルエンザの特徴は臨床経過の中で1～2日の短い期間のうちにさまざまな症状が出現することである．発熱，咽頭痛，咳，鼻汁，くしゃみ，頭痛，関節痛，筋肉痛，倦怠感，吐き気，嘔吐，下痢，腹痛など多彩であり，個体差が大きい．

● 他の原因による呼吸器感染症と比較すると，高熱や全身倦怠感，関節痛，筋肉痛などの全体的な重篤感が特徴である．高熱と咳は高頻度にみられ，インフルエンザに特異度の高い症状である．

**ポイント**
咳と高熱がインフルエンザに特異度が高い

● 患者の年齢やウイルスの型により症状は若干異なる．発熱に関しては，A型では0～6歳の小児で75％の症例に39℃以上の高熱がみられ，7～12歳の小児でも39℃以上の頻度は高いが，65歳以上の患者では小児や成人に比較して最高体温が低い症例が多い（**1**）[1]．

● B型インフルエンザでは，A型と同様に0～6歳で39℃以上の高熱となることが60％以上と高率であるが，65歳以上の高齢者では最高体温が37.5℃以下の場合が23.1％にみられ，最高体温が低いのが特徴である（**2**）[1]．

● 発熱以外の症状にも年齢の影響がみられる（**3**）[2]．A型とB型で年齢別に症状の出現率を比較した場合，咳はどの年齢層においても高頻度にみられる．

● 鼻汁は0～6歳では高頻度にみられるが，年齢が高くなるとその率は低下傾向を示し，65歳以上ではA型で61.4％，B型で53.8％となっている．

● 嘔吐，下痢は，0～6歳で3割前後にみられるが，それ以上の年齢層ではその率は低くなっている．

## 原因微生物と感染経路

● インフルエンザウイルスはオルソミクソウイルス属に分類されるRNAウイルスで，ヒトではA型，B型，C型の感染がみられる．

● A型には亜型が存在し，近年ヒトで流行がみられているのはH1N1型とH3N2型である．

● B型には亜型はないがビクトリア系統と山形系統の2系統に分類されている．

● C型は軽症で，臨床的にはあまり注目されていない．

● ウイルス表面には2つの主要な蛋白である赤血球凝集素（HA）とノイラミニダーゼ（NA）が存在し，抗原性によりその型が分類されている．

▶ HA：
hemagglutinin

▶ NA：
neuraminidase

● ウイルスの亜型やHAの抗原性がそれまでと著しく異なるウイルスのヒトでの大きな流行がみられた場合を抗原不連続変異（antigenic shift）とよび，そ

**1** A型患者における最高体温の年齢別分布

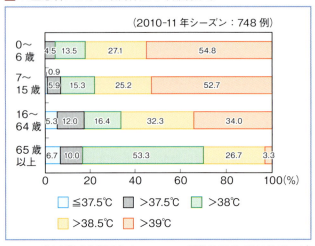

（日本臨床内科医会インフルエンザ研究 2010-2011年データ）

**2** B型患者における最高体温の年齢別分布

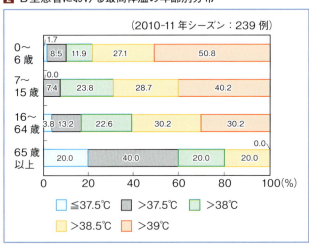

（日本臨床内科医会インフルエンザ研究 2010-2011年データ）

**3** 症状のウイルス型別・年齢別出現頻度

| 年齢群 | A型インフルエンザ | | | B型インフルエンザ | | |
|---|---|---|---|---|---|---|
| | 咳 | 鼻汁 | 消化器症状 | 咳 | 鼻汁 | 消化器症状 |
| 0～6歳 | 88.5% | 82.5% | 40.9% | 84.1% | 85.4% | 33.6% |
| 7～15歳 | 89.2% | 73.7% | 24.8% | 87.4% | 73.7% | 33.8% |
| 16～64歳 | 83.5% | 65.6% | 16.5% | 82.1% | 70.2% | 20.7% |
| 65歳以上 | 83.0% | 61.4% | 15.9% | 84.6% | 53.8% | 23.1% |

（河合直樹ほか. 感染症誌 2004；78：681-9[2]）をもとに作成）

のウイルスは新型インフルエンザといわれる．A（H1N1）ウイルスであるA（H1N1）pdm09は，2009年に出現し，その流行が拡大し，WHOがパンデミックを宣言した．このウイルスは現在季節性インフルエンザとして流行し

**4** 発症から検査までの時間別の迅速診断キットの感度

(日本臨床内科医会インフルエンザ研究 2009-2010年データ)

ている.

● 流行するウイルスの抗原性の著しい変化がみられないときも，HAは毎年少しずつ変化しており，その変化は抗原連続変異（antigenic drift）と呼ばれている．A（H3N2）ウイルスではHAの変化がワクチンの効果を低下させることが知られている.

● インフルエンザウイルスは上気道を中心として感染を起こす．ヒト‐ヒト感染が主たる感染ルートであり，咳やくしゃみにより生じる飛沫を介して感染が広がる．飛沫核感染や接触感染もあると考えられている.

## 検査手順と鑑別診断

### 迅速診断キット

● 流行状況および臨床症状から診断はある程度可能であるが，免疫クロマトグラフィーを利用したインフルエンザ抗原検出キット，いわゆる迅速診断キットが有用である.

● 検体としては咽頭拭い液，鼻腔拭い液，鼻腔吸引液，鼻かみ鼻汁液[1]が用いられる．検体採取の手技により感度は大きく左右されるため，それぞれの患者に最適な方法で確実に検体を採取することが重要である.

● 迅速診断キットの感度に大きな影響を与えるのが発症からの経過時間である．発症からの時間が短い場合，ウイルスの増殖がまだ少なく迅速診断キットでは診断できない場合がある．日本臨床内科医会インフルエンザ研究班における検討では，発症から18時間以上経過した症例では迅速診断キットの感度は90％以上であるが，発症から6時間以内ではその感度が80％程度に低下した成績が得られている（**4**）.

● 小児においては早期，特に6時間以内の超早期に受診する傾向がみられるため，迅速診断キットの結果の解釈には発症から検査までの時間も考慮する必要がある.

★1 **鼻かみ鼻汁液**
検体として鼻かみ鼻汁液は，検体採取の際の患者への負荷や医療従事者の検体採取時の感染の抑制のために有用な検体採取方法と考えられる.

**ポイント**
迅速診断キットでよい感度を得るには検体が大切.

### ■確定診断

- インフルエンザの確定診断はウイルス分離が基本であるが，ウイルス遺伝子の検出や急性期と回復期に得られたペア血清でのHI抗体価の4倍以上の上昇によっても診断される．

- 遺伝子検出の方法としてはRT-PCRが多く用いられている．ウイルス分離と比較して早く結果が得られ，また感度が非常に高いため，確定診断に用いられることもある★2．

- ウイルス分離には，インフルエンザウイルスが増殖しやすい細胞として一般的にMDCK細胞★3が使用されている．しかし，MDCK細胞で増殖が不良なA（H3N2）ウイルスが近年増加している．そのためRT-PCR法を用いた遺伝子検出が確定診断に用いられることがある．

- 急性期と回復期に得られたペア血清でHI抗体価の4倍以上の上昇がみられた場合に感染と診断される．時に測定に用いられる抗原（一般にウイルス株）と感染したウイルスの抗原性の差異のために抗体価の上昇がみられない場合があることや，H3N2ウイルスには近年赤血球の凝集反応が著しく低下しているウイルスがあることを考慮しなければならない．

### ■鑑別診断

- 鑑別すべき疾患としては，急性上気道炎を起こす他のウイルスやその他の病原体がある．頻度は少ないが重複感染がみられることもあり，小児ではその頻度は成人より高い．

- ライノウイルスとコロナウイルスによる普通感冒が多い．これらは鼻炎症状が主で，発熱や倦怠感などの全身症状は少なく，2～4日程度で改善する．

- 幼児ではパラインフルエンザウイルス感染症も多くみられ，発熱，咳嗽，咽頭痛などの急性上気道炎症状で発症することが多く，初感染例では気管支炎や肺炎を併発することがあり，クループの原因となる．

- RSウイルスは，乳幼児における下気道感染症の主要な原因ウイルスでインフルエンザと同様に冬季に流行する．生後6か月以下の乳児においては細気管支炎や肺炎などの下気道感染症を引き起こす．早産児や基礎疾患をもつ小児においては，重篤な経過をたどることがある．免疫抑制状態の患者や高齢者などでも重症化しやすいことが知られている．診断のための迅速診断キットも市販されている．

- アデノウイルスは，気道感染症として咽頭炎，急性気道感染症，肺炎などを起こす．小児に多くみられ，扁桃に所見がみられることが多い．診断のための迅速診断キットも市販されている．

## 治療の実際

### ■抗インフルエンザ薬

- インフルエンザと診断された場合，抗インフルエンザ薬による治療が一般的である．日本で使用可能な抗インフルエンザ薬は，アマンタジン（シンメトレル®など）とノイラミニダーゼ（NA）阻害薬が4剤ある．

▶HI：
hemagglutination
inhibition

▶RT-PCR：
reverse transcription
polymerase chain
reaction

★2
ただし，検出のために既知のウイルスの遺伝子配列の一部をプライマーとして用いるが，ウイルスのその部位に変異が生じていると感度が低下してしまうことに注意が必要である．

★3　MDCK細胞
Madin-Darby canine kidney cell. イヌの腎臓尿細管上皮由来の細胞でインフルエンザウイルスの分離率が高い．

MEMO
鑑別すべきウイルス
- ライノウイルス，コロナウイルス
- パラインフルエンザウイルス
- RSウイルス
- アデノウイルス

▶RSウイルス：
respiratory syncytial virus

**5** ノイラミニダーゼ（NA）阻害薬

| 一般名 | ザナミビル水和物 | オセルタミビルリン酸塩 | ペラミビル水和物 | ラニナミビルオクタン酸エステル水和物 |
|---|---|---|---|---|
| 商品名 | リレンザ | タミフル | ラピアクタ | イナビル |
| 投与経路 | 吸入 | 内服（プロドラッグ） | 点滴静注 | 吸入（プロドラッグ） |
| 用法・用量 | 1日2回<br>5日間 | 1日2回<br>5日間 | 単回点滴<br>（複数回可） | 単回吸入 |
|  | 1回10 mg<br>（2ブリスター） | 1回75 mg（1 Cap）<br>小児　ドライシロップ<br>1回2 mg/kg<br>（75 mgまで） | 300 mg<br>小児10 mg/kg<br>（600 mgまで<br>増量可能） | 40 mg（2容器）<br>10歳未満<br>20 mg（1容器） |
| 予防<br>（保険適用外） | 1日1回10 mg<br>10日間 | （成人）1日1回75 mg<br>（小児）2 mg/kg（75 mgまで）<br>7～10日間 | 未承認 | （10歳以上）<br>40 mgを1回あるいは<br>1日1回20 mg，2日間<br>（10歳未満）<br>20 mgを1回 |

- アマンタジンは，耐性ウイルスの点から，現時点では治療に推奨されない.
- NA阻害薬としては，ザナミビル水和物（リレンザ®，以下ザナミビル），オセルタミビルリン酸塩（タミフル®，以下オセルタミビル），ペラミビル水和物（ラピアクタ®，以下ペラミビル），ラニナミビルオクタン酸エステル水和物（イナビル®，以下ラニナミビル）の4剤が使用可能である（**5**）.
- 発症から48時間以内に投与を開始することが基本となっている．治療開始から解熱までの時間は，30時間前後であることが多く，3日目には半数以上の患者が解熱している[★4].
- NA阻害薬の使用が一般的になることによって，耐性ウイルスの出現が心配されているが，現時点でNA阻害薬で治療された患者で耐性ウイルスが出現し，その耐性ウイルスが周囲に感染を拡大させたという報告はない.

### ■副作用—異常行動

- 副作用として，オセルタミビルを服用した小児において飛び降りなどの異常行動の出現が報告され，日本では10歳台でのオセルタミビル使用に注意が出されている．ザナミビル使用例やNA阻害薬を使用していない例においても異常行動が報告されているが，異常行動はインフルエンザ自体の影響ではないかと考えられている.
- 異常行動は発症から48時間以内に出現することが多く，小児においては抗インフルエンザ薬の投与に関係なく発症から48時間以内は注意深く見守ることが必要とされている.

### ■対症療法

- 高熱に対しては，アセトアミノフェンなどの解熱薬を使用する．アスピリン使用は禁忌とされており，一部の解熱薬も小児の脳症との関連が疑われている.
- 発熱や消化器症状のために脱水傾向となることがあるため，充分な水分補給

**ポイント**
日本では4つのNA阻害薬が使用可能で，症例に応じた選択が可能である

**ポイント**
発症から48時間以内の投与が基本

**★4**
ウイルスの型や亜型により効果は若干異なる．B型での解熱時間はA型より長い[3].

**ポイント**
異常行動は発症から48時間以内の出現が多い

▶ Mini Lecture「鳥インフ
ルエンザの現状は？」
(p.116) 参照

> **COLUMN**
>
> **鳥インフルエンザ**
>
> 　流行するA型ウイルスの抗原性はわずかに変化していくが，抗原性を大きく変
> 化させたウイルスのヒトでの大きな流行がみられた場合を新型インフルエンザの
> 出現と呼ぶ．2009年に出現したA (H1N1) pdm09は，新型インフルエンザと
> された．一方，鳥インフルエンザウイルスのヒトへの感染が報告され，新型イン
> フルエンザへと変貌することが懸念されていた．
>
> 　H5N1型鳥インフルエンザウイルスのヒトへの感染が1997年香港にて発生
> し，確認された感染者は18人で，6人が死亡した．その後，アジアのみならず
> 世界各地で発生し，高い死亡率が報告された．主たる感染経路が病鳥あるいは死
> 亡した鳥との濃厚接触と考えられている．現時点ではヒト-ヒト感染による流行
> は確認されていない．
>
> 　またA (H7N9) のヒトでの流行が2013年中国から報告されている．鳥の市場
> での鳥からの感染が感染経路と考えられ，ヒト-ヒト感染が存在した可能性も疑
> われているが，持続的なヒト-ヒト感染は確認されていない．
>
> 　どちらの鳥インフルエンザウイルスも現時点では報告は少ないが，新型への変
> 貌に対する懸念は払拭されていない．

を行う．特に小児や高齢者では必要に応じて輸液により脱水を予防する．
- 鎮咳薬，去痰薬は咳がひどくて眠れないなど，日常生活への影響が大きいと
  きに適宜使用する．

## 予防

- 予防法として現在最も有効と考えられるのがワクチンである．しかし，現行
  のHAワクチン接種者でも罹患することは少なくない．NA阻害薬による感
  染の予防やウイルスへの曝露後の発症予防が可能であるが，その効果は薬剤
  を使用している期間に限られる．
- NA阻害薬による予防は院内感染や高齢者施設におけるインフルエンザ対策
  に有用であり，事前にその対象範囲や投与期間について各施設で検討を行っ
  ておくことが必要である．

## 重症化した場合の対応

- 経過中に細菌感染を合併することがある．小児では中耳炎や副鼻腔炎がみら
  れることがある．細菌感染合併の徴候がみられる場合は速やかに適切な抗菌
  薬による治療を開始する．特に高齢者では二次性細菌性肺炎が多いので注意
  が必要である．
- 呼吸困難やSpO$_2$低下がみられる重症例は呼吸管理のできる施設に紹介する．
- 小児で痙攣や意識障害，せん妄など神経精神症状がみられる症例は専門医療
  機関に紹介する．インフルエンザ脳症などの急性脳症は急死することもあり
  早期からの対応が重要である．
- 基礎疾患の悪化がみられる場合はそれぞれの専門医に紹介する．

**ポイント**
高齢者ではインフルエンザ
肺炎として二次性細菌性肺
炎がみられることがあり，
注意が必要

**TOPICS**

### オセルタミビル耐性ウイルス

　2007年よりA（H1N1）ウイルスで，NA領域にアミノ酸変異であるH274Y変異をもつウイルスが出現し，2008〜2009年の流行期に日本で分離されたA（H1N1）は，ほぼ100％がこの変異をもっていた．この感染者ではオセルタミビルで治療された場合，初回内服から解熱までの時間が有意に延長していたことが観察されている[4]．このH274Y変異による薬剤感受性の低下は，同様の構造をもつペラミビルにもみられている．ザナミビルやラニナミビルは構造が異なり，薬剤感受性の低下はみられていない．A（H1N1）pdm09ウイルスでは，一部にH274Y変異がみられ[5,6]，オセルタミビルへの臨床効果への影響が懸念される．

## 生活指導

- インフルエンザの感染は患者からの飛沫によるものが主体であるため，患者はマスクの着用を行う（咳エチケット）．
- 病院，施設では，発症した場合は患者の隔離が原則である．また接触者での発症について注意深い観察を行う．
- 家庭では，隔離が困難な場合も，患者がほかの家族との接触機会が最少となるように，生活に配慮する．
- うがい，手洗いによるインフルエンザ予防効果は確立されていないが，冬季の体調管理には有用と考えられる．

（池松秀之）

### 文　献

1) 日本臨床内科医会インフルエンザ研究班編. インフルエンザ診療マニュアル2011-2012年版, 第6版. 日本臨床内科医会会誌2011；26（臨時付録）.
2) 河合直樹ほか. 2002/2003年のインフルエンザ流行時における臨床症状の検討. 感染症誌2004；78：681-9.
3) Kawai N, et al. A comparison of the effectiveness of oseltamivir for the treatment of influenza A and influenza B：a Japanese multicenter study of the 2003-2004 and 2004-2005 influenza seasons. Clin Infect Dis 2006；43：439-44.
4) Kawai N, et al. Clinical effectiveness of oseltamivir and zanamivir for treatment of influenza A virus subtype H1N1 with the H274Y mutation：a Japanese, multicenter study of the 2007-2008 and 2008-2009 influenza seasons. Clin Infect Dis 2009；49：1828-35.
5) Ikematsu H. et al. In vitro neuraminidase inhibitory activities of four neuraminidase inhibitors against influenza viruses isolated in the 2010-2011 season in Japan. J Infect Chemother 2012；18：529-33.
6) Ikematsu H, et al. In vitro neuraminidase inhibitory activity of four neuraminidase inhibitors against clinical isolates of the influenza virus circulating in the Japanese 2013-2014 season. J Infect Chemother 2015；21：634-8.

## *Mini Lecture*

# 鳥インフルエンザの現状は？

### 鳥インフルエンザA（H5N1）

　鳥インフルエンザA（H5N1）は1996年に中国広東省の鳥から初めて分離され，ヒト感染症としては，1997年の香港での事例を発端に，2003年から2016年11月21日までに，世界16か国からA（H5N1）の確定症例が計856例，うち死亡450例（致命率53％）が世界保健機関（WHO）に報告されている[1]．2015年には145例（うちエジプトで136例）が報告されたが，2016年の報告はエジプトからの10例にとどまっている．いまだ継続的なヒト-ヒト感染伝播は認められていない．

### 鳥インフルエンザA（H7N9）

　2013年3月31日に中国政府からWHOに対して，世界で初めて鳥インフルエンザA（H7N9）ウイルスのヒトへの感染事例が報告された．なお，本ウイルスは鳥に対しては低病原性である．これまでに中国本土を中心に2013年2～5月（第一波），2013/14年冬期（第二波），2014/15年冬期（第三波），2015/16年冬期（第四波），2016/17年冬期（第五波）のヒトにおける流行が認められている[1,2]．結果的に2017年2月23日までに，A（H7N9）の確定患者数は1,220例，うち死亡は494例（致命率40％）がWHOに報告されている．第五波では，流行は早期に始まり，これまでの流行に比べてより地方に拡散し，症例数は447例と多数に及んだ．しかしながら，入院患者の重症度はこれまでの流行と不変であった．また広州では，3例の高病原性H7N9ウイルスへのヒト感染例が発生している[3]．

　Xiangら[4]によれば，2013～15年の3波における生きた鳥あるいは生鳥市場への曝露歴は約90％に認められている．上記の期間に，21のヒト-ヒト感染のクラスターが確認され，うち

2クラスターは院内感染であり，そのほかは家族間での感染とされている．これらの所見から，著者らは継続的なヒト-ヒト感染は発生していないと結論している．また，Zhouら[5]は，生鳥市場の1μm以上の粒子ににおける鳥インフルエンザウイルスの遺伝子が検出できることを報告しており，生鳥市場における空気感染の可能性を示唆している．著者らは，この所見から生鳥市場を訪問したが，直接的な鳥への曝露のないヒト症例での感染様式を説明できるかもしれないとしている．

　一方，ウイルス学的な解析から，ヒト由来の鳥インフルエンザA（H7N9）ウイルスは，ヒト型レセプター（シアル酸2,6α）への結合が鳥型レセプター（シアル酸2,3α）より優位になっていること，フェレットにおける気道伝播モデル実験から，ヒト由来A（H7N9）ウイルスが鳥由来A（H7N9）ウイルスより，ヒトに対する適応を高めていることが示唆されている[6]．

　しかしながら，疫学的・ウイルス学的所見を総合的に判断するとH7N9ウイルスは，ヒト-ヒト間で容易に感染伝播するような能力は獲得しておらず，容易に感染が拡大する可能性は低く，また持続的なヒト-ヒト感染の可能性は低いと考えられる[7]．

### 鳥インフルエンザA（H5N6）

　低病原性鳥インフルエンザA（H5N6）ウイルスは1975年以降，広い地域で検出されていたが，2014年に中国において家禽での高病原性鳥インフルエンザA（H5N6）が報告された．2016年1月から同年12月までの期間に鳥での高病原性A（H5N6）のアウトブレイクが韓国，ベトナム，中国，日本などで複数報告されている．本ウイルスは，H5N1ウイルスとH9N2ウイルスの再集

感染症の診断と治療

# 性気管支炎

## ）特徴

▶ 1章「呼吸器感染症の分類と特徴」**1** (p.9) 参照

吸器学会の「成人気道感染症診療の考え方」[1)]では，気道感染症を解剖　上気道感染症と下気道感染症に分類している★1.

管支炎では咳嗽が主症状であり，1～3週間程度持続することが多い　は自然に治癒していく．また，細菌感染を合併すると膿性痰を伴う　る．

プラズマでは乾性咳嗽が特徴的であり，百日咳では咳嗽が長期間持続　み後に嘔吐を伴うことがある．

★1
米国では発症病態の面から分類されており，非特異的上気道炎に加え合併症のない急性気管支炎は「かぜ症候群」と呼ばれている．日米の定義に違いがあることを理解しておく必要がある．

## 生物と感染経路

物としては約90％がウイルスといわれており，飛沫感染が主であ　的にはインフルエンザウイルス，ライノウイルス，アデノウイル　メタニューモウイルス，パラインフルエンザウイルス，RSウイル　あげられる．

以外では百日咳菌，マイコプラズマ，クラミドフィラなどがあげら

▶ RSウイルス：
respiratory syncytial virus

や合併症を有しない場合は一般細菌が原因となることは少ない．

## 順と鑑別診断

てまずは，ウイルス性の気道感染症と他疾患とをしっかり区別する　要である．ウイルス感染と細菌感染の鑑別を**1**に示す．

支炎では胸部X線やCT画像上異常所見は認められない．

接検出する検査として，喀痰などを用いた塗抹・培養検査がある．　の分離・培養検査は困難な場合が多い．そのため間接的に検出する　て抗原検査と抗体検査がある．

は，鼻腔・咽頭拭い液など呼吸器検体を用いる方法と尿を用いる方　る．前者ではインフルエンザウイルス，RSウイルス，アデノウイ　トメタニューモウイルスを，後者では肺炎球菌，レジオネラを検出　トが使用可能である．

検査では，クラミドフィラ，マイコプラズマ，レジオネラ，各種ウ　検出可能である．急性期と回復期（約2～4週後）のペア血清で4倍　体価の上昇を有意として診断する．

査としては，マイコプラズマ，レジオネラに対するLAMP法が

▶ LAMP：
loop-mediated isothermal amplification

合体形成によって発生したと考えられている.

一方，2014年5月以降，2017年4月までに中国においてヒトにおける鳥インフルエンザA（H5N6）ウイルス感染症が16例（うち死亡10例）報告されている[8].年齢中央値は40歳（11～65歳）であり，16例中13例に鳥との接触が認められており，現時点で継続的なヒト-ヒト感染の報告はない.中国で分離された鳥インフルエンザA（H5N6）ウイルスのウイルス学的性状の解析では，これらのウイルスがヒト型レセプター（シアル酸2,6α）への結合性を高めているとする報告もあるが[9]，ヒトへの感受性に関与するとされるウイルスのレセプター結合ポケットの変異や，ポリメラーゼの温度感受性部位の変異などは見つかっていない.

## 新型インフルエンザの発生は予測可能か？

このような，鳥などの動物由来のインフルエンザウイルスのヒト感染事例からは，次に出現する新型インフルエンザの発生を予測することはきわめて困難と考えられる.米国疾病予防管理センター（CDC）は，専門家の意見を体系的に統合する枠組みとしてInfluenza Risk Assessment Tool（IRAT）を開発した[10].IRATでは個々のウイルスの評価とその優先順位の設定に焦点をおいて解析している.IRATによっても次の新型インフルエンザ発生を予測することはできないが，新型インフルエンザ対策の方向性に根拠を与えることができるとされている.

IRATには，持続的なヒト-ヒト感染の可能性（emergence）とヒト-ヒト感染が持続した際の社会へのインパクト（public health impact）という2つの評価分野が設定され，それぞれのリスク評価が行われている.2013年の4月中旬における鳥インフルエンザA（H7N9）の継続的なヒト-ヒト感染伝播を起こすリスクスコアは6.2（中等度リスク）と評価され，2013年4月における予備評価のときより高い値を示した.一方，継続的なヒト-ヒト感染を起こした場合に社会的インパクトを起こすリスクスコアは7.0（中等度リスクの上限以下）であった.すなわち，鳥インフルエ
ト-ヒト感染伝播を
的インパクトを起こ
中等度と評価され
結果は，新しい疫
追加されるたびに
ことを示唆してい

## 文献

1) WHO. Influenza a
mary and assessm
2016.
http://www.who.i
Influenza_Summa
pdf?ua＝1
2) Wang X, et al. E
virus in human b
land China, 2013–
ratory-confirmed
Jun 2. pii : S1473–
3) World Health Org
February 2017.
4) Xiang N, et al. C
avian influenza A
land of the Peopl
2016 ; 16 : 734.
5) Zhou J, et al. Isol
influenza A virus
kets in China, 20
（35）.
6) Watanabe T, et
A viruses isolate
551–5.
7) 国立感染症研究所
スによる感染事例
（2017年3月27日
https://www.nii
flu2013h7n9/a-h7
8) 国立感染症研究所
況（2017年5月10
https://www.nii
ta/vird-flu/7251–
9) Sun H, et al. Hi
viruses exhibit e
acid receptor an
rets. J Virol 2016
10) Trock SC, et al.
ing influenza vi
2015 ; 21 : 1372–

**1** ウイルス感染と細菌感染の鑑別

| | | ウイルス感染 | | 細菌感染 |
|---|---|---|---|---|
| | | 普通感冒 | インフルエンザ | |
| 臨床症状 | 発症<br>症状分布<br>発熱 | 緩徐<br>局所的<br>通常は微熱 | 急激<br>全身的<br>高熱 | 通常は緩徐<br>全身的〜局所的<br>微熱〜高熱 |
| | せき<br>痰<br>咽頭痛 | 軽度〜高度<br>白色・粘液性<br>多い | 通常は軽度<br>白色・粘液性<br>少ない | 軽度〜高度<br>黄色・膿性<br>少ない |
| | 悪寒<br>倦怠感<br>筋肉痛 | 少ない<br>少ない<br>少ない | 高度<br>高度<br>あり | あり<br>あり<br>少ない |
| 臨床検査 | 白血球数<br>好中球数<br>リンパ球 | 正常〜減少<br>正常〜減少<br>相対的増加 | 正常〜減少<br>正常〜減少<br>相対的増加 | 増加<br>増加（桿状核球）<br>相対的減少 |
| | CRP | 陰性〜軽度上昇 | 陰性〜軽度上昇 | 中等度〜高度上昇 |

（呼吸器感染症に関するガイドライン：成人気道感染症診療の基本的考え方．日本呼吸器学会：2003[1] より）

キット化され，臨床現場で使用されている．

## 治療の実際

● 急性気管支炎の原因微生物はウイルスが主であり，基礎疾患や合併症を有しない患者には基本的に抗菌薬の適応はない．しかしながら，わが国において急性気道感染症の約60％に抗菌薬が処方されている[2]．

● わが国における15歳から64歳までの基礎疾患を有しない急性気道感染症における抗菌薬使用に関する観察的前向きコホート研究[3] では，米国内科学会提案のガイドラインを遵守した診療を行うことにより，インフルエンザを除く691例において抗菌薬使用率はわずか7％のみであったと報告されている．結論としてガイドライン遵守により抗菌薬使用を大幅に制限でき，かつ患者満足度も高かったとしている．

● 日本呼吸器学会の「成人気道感染症診療の考え方」[1] では，急性気道感染症における抗菌薬の適応を，①高熱の持続（3日間以上），②膿性の喀痰，鼻汁，③扁桃肥大と膿栓・白苔付着，④中耳炎・副鼻腔炎の合併，⑤強い炎症反応（白血球増多，CRP陽性，赤沈値の亢進），⑥ハイリスクの患者★2，としている．

● これらをエビデンスとして確立させるため全国規模の検証試験[4] が行われた．その結果，基礎疾患や合併症をもたない急性気道感染症に対して抗菌薬投与は勧められないが，上記6項目中3項目以上該当すれば，抗菌薬治療を考慮すべき症例が存在すると考えられた．

**ポイント**
抗菌薬の使用は限られた場合をのぞき，推奨されない

**★2　ハイリスクの患者**
65歳以上の高齢者，慢性呼吸器病変など感染症に影響を及ぼす基礎疾患や合併症を有する場合などと考えてよい．

**2** わが国における経口抗菌薬の服薬遵守率

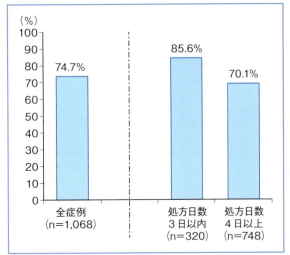

(Yamamoto Y, et al. Scand J Infect Dis 2012；44：93-9[5]）より）

## 私の治療のコツと工夫

### ■抗菌薬を投与する場合

- 基礎疾患や合併症を有しない急性気管支炎に対しては，基本的に抗菌薬を投与せず対症療法を行う．
- 百日咳，マイコプラズマ，クラミドフィラが疑われる場合には，第一選択薬としてマクロライド系抗菌薬を投与する．インフルエンザウイルス感染症の場合には，抗インフルエンザ薬の投与を行う．
- 一般細菌感染症が疑われる場合には，ペニシリン系抗菌薬を投与する．

### ■服薬コンプライアンス

- 経口抗菌薬を処方する場合は服薬コンプライアンスにも気を配る必要がある．わが国における経口抗菌薬の服薬実態と服薬非遵守に関する多施設共同前向き研究[5]によると，呼吸器感染症に対して処方された経口抗菌薬を完全に内服した患者は74.7％であり，特に処方日数に関して3日以内と4日以上で明らかな違いがあった（**2**）．
- その他の服薬非遵守に影響した因子は，若年者，咽喉頭炎患者，一日服薬回数の多さなどであった．抗菌薬を投与する場合は，抗菌薬の十分量を短期間（3日間）投与し，初期臨床効果を判断したうえで，抗菌薬の継続，変更，中止を決定するべきである★3．

## 重症化した場合の対応

- 重症化した場合には，急性気管支炎の診断が適切かをもう一度検索する必要がある．肺炎の合併や感染症以外の疾患も含めて鑑別を進める．

**ポイント**
呼吸器感染症患者の4分の1は服薬非遵守である

**★3　処方例**
①アモキシシリン
　500 mg/回，経口投与，
　1日3回
②クラリスロマイシン
　200 mg/回，経口投与，
　1日2回
③レボフロキサシン
　500 mg/回，経口投与，
　1日1回

## 生活指導

● 日頃からの予防としてうがい，手洗いを指導し，インフルエンザワクチンや65歳以上の高齢者においては肺炎球菌ワクチンの接種を推奨する．

● 咳嗽がある患者には咳エチケットを指導する．

（山本善裕）

**文　献**

1) 日本呼吸器学会呼吸器感染症に関するガイドライン作成委員会編．「呼吸器感染症に関するガイドライン」成人気道感染症診療の基本的考え方．日本呼吸器学会；2003.

2) Higashi T, Fukuhara S. Antibiotic prescriptions for upper respiratory tract infection in Japan. Intern Med 2009；48：1369-75.

3) Tomii K, et al. Minimal use of antibiotics for acute respiratory tract infections：validity and patient satisfaction. Intern Med 2007；46：267-72.

4) Yamamoto Y, et al. A study on the management of acute respiratory tract infection in adults. Jpn J Antibiot 2014；67：223-32.

5) Yamamoto Y, et al. Compliance with oral antibiotic regimens and associated factors in Japan：compliance survey of multiple oral antibiotics (COSMOS). Scand J Infect Dis 2012；44：93-9.

呼吸器感染症の診断と治療

# 百日咳

## 症状の特徴

### ■ 典型的な症状と経過

- 百日咳の症状は，罹患月齢・年齢，百日咳含有ワクチン[★1]接種歴や罹患歴，移行抗体の有無，曝露の程度，抗菌薬の種類・開始時期・期間，宿主の感受性の違いなど，多くの因子の影響で多彩な症状を呈する．

- 典型的な症状の経過を示す．感冒症状で始まり，痙咳期には特有な発作性の5～10回以上途切れなく続く連続的な咳込み（発作性咳嗽 paroxysmal cough/staccato）で苦しくなり，大きな努力性吸気の際，狭くなった声門を吸気が通過するときに，吸気性笛声（whoop）が聞かれる．

- 咳込みによる嘔吐も多い．

- 発作性の咳込みは，昼夜を問わず起こるため，患児は疲弊してくる．無呼吸・息がつまる，チアノーゼ，顔面紅潮・眼瞼浮腫（百日咳顔貌），結膜充血などもみられることがあるが，咳がないときは病的所見は認められない．

- 回復期では特有な咳き込み[★2]が減少してくるが，上気道感染などで再び特有な咳が聞かれることがある．

- これらの典型的な咳は，パラ百日咳菌感染などでも認められる．

### ■ 臨床症状の報告例

#### 小児例

- 培養やLAMP法など病原体診断で確定した百日咳患者（57例）の臨床症状が報告された[1]．平均年齢は3.5歳（1か月〜14.5歳）で，全例がLAMP法で診断された（菌分離60％）．百日咳ワクチン未接種児の症状は，2週間以上の咳94％，発作性咳嗽89％，吸気性笛声44％，夜間の咳56％，咳き込みによる嘔吐56％，無呼吸39％であった（**1**）．

#### 家族内感染例

- 家族内感染で認められた成人（両親）および同胞の経過例を **2** に示す．初発は百日咳含有ワクチン未接種の生後1か月児で，典型的な症状を呈した．感染源と推測された母親や児から感染を受けた父親・兄，感染を受けなかった姉の症状からは，百日咳の家族内感染を疑って検査をしなければ確定できない．

#### 死亡・重症例

- 死亡や重症例は，新生児や乳児期早期に多い．米国での28,187例の報告では，入院率63.1％，肺炎11.8％，痙攣1.4％，脳症0.2％，死亡0.8％であった[2]．死亡例の90.2％が生後3か月未満であった（**3**）．

★1　**百日咳含有ワクチン**
ジフテリア・破傷風・百日咳・不活化ポリオ四種混合ワクチン（DTaP-IPV），ジフテリア・破傷風・百日咳三種混合ワクチン（DTaP）．

★2　**百日咳に特有な咳**
発作性咳嗽，吸気性笛声，咳き込み後の嘔吐，無呼吸．

▶ LAMP：
loop-mediated isothermal amplification

**1** DTaPワクチン接種歴別の百日咳患者の臨床症状（平均年齢3.5歳：1か月〜14.5歳）

| 臨床症状 | 合計 (n＝57) | ワクチン未接種 (n＝18) | 1回以上の ワクチン接種 (n＝33) | ワクチン歴不明 (n＝6) |
|---|---|---|---|---|
| 14日以上の咳 | 55 (96) | 17 (94) | 33 (100) | 5 (83) |
| 発作性の咳嗽 | 49 (86) | 16 (89) | 29 (89) | 4 (67) |
| 夜間の咳 | 33 (58) | 10 (56) | 20 (61) | 3 (50) |
| 咳き込み後の嘔吐 | 19 (33) | 10 (56) | 7 (21) | 2 (33) |
| 吸気性笛声 | 14 (25) | 8 (44) | 6 (18) | 0 |
| 37.5℃以上の発熱 | 12 (21) | 6 (33) | 4 (12) | 2 (33) |
| 無呼吸 | 7 (12) | 7 (39)* | 0 | 0 |
| 肺炎 | 3 (5) | 2 (11) | 1 (3) | 0 |
| 入院 | 14 (25) | 11 (61)* | 3 (9) | 0 |

*1回以上のワクチン接種群と有意差あり（*p*＜0.01）. 　　　　　　　　（　）内：％

(Horiba K, et al. Jpn J Infect Dis 2014；67：345-8[1] より)

**2** 典型的な症状を呈した乳児の家族内感染で認められた成人（両親），同胞の経過

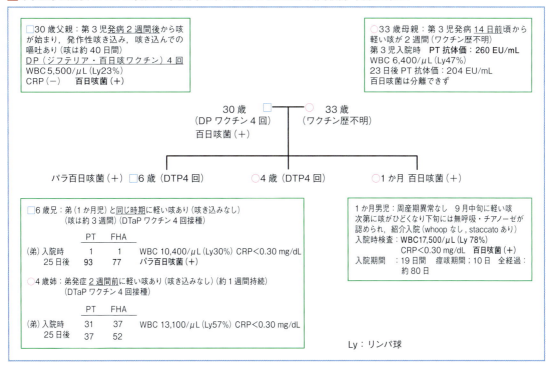

□30歳父親：第3児発病2週間後から咳が始まり，発作性咳き込み，咳き込んでの嘔吐あり（咳は約40日間）
DP（ジフテリア・百日咳ワクチン）4回
WBC 5,500/μL (Ly23%)
CRP (−) 　百日咳菌 (＋)

○33歳母親：第3児発病14日前頃から軽い咳が2週間（ワクチン歴不明）
第3児入院時　PT抗体価：260 EU/mL
WBC 6,400/μL (Ly47%)
23日後 PT抗体価：204 EU/mL
百日咳菌は分離できず

30歳 □ ── ○ 33歳
（DPワクチン4回）　（ワクチン歴不明）
百日咳菌 (＋)

パラ百日咳菌 (＋)□6歳 (DTP4回)　　○4歳 (DTP4回)　　○1か月 百日咳菌 (＋)

□6歳兄：弟（1か月児）と同じ時期に軽い咳あり（咳き込みなし）
　　（咳は約3週間）(DTaPワクチン4回接種)

|  | PT | FHA | |
|---|---|---|---|
| (弟)入院時 | 1 | 1 | WBC 10,400/μL (Ly30%) CRP<0.30 mg/dL |
| 25日後 | 93 | 77 | パラ百日咳菌 (＋) |

○4歳姉：弟発症2週間前に軽い咳あり（咳き込みなし）(約1週間持続)
　　(DTaPワクチン4回接種)

|  | PT | FHA | |
|---|---|---|---|
| (弟)入院時 | 31 | 37 | WBC 13,100/μL (Ly57%) CRP<0.30 mg/dL |
| 25日後 | 37 | 52 | |

1か月男児：周産期異常なし　9月中旬に軽い咳
次第に咳がひどくなり下旬には無呼吸・チアノーゼが認められ，紹介入院 (whoop なし, staccato あり)
入院時検査：WBC 17,500/μL (Ly 78%)
　　　　　　CRP<0.30 mg/dL　百日咳菌 (＋)
入院期間　：19日間　痙咳期間：10日 全経過：約80日

Ly：リンパ球

## 小児の感染源

● 小児の感染源としては，家族が多い．Bisgardら[3]の報告では感染源は母親が多く，次いで兄弟，父親，祖父母となっていた．家族内の咳に関する詳細な問診が大切となる．

## 成人例

● 成人は，過去の罹患歴and/or予防接種歴などで臨床症状は多彩である．検

**ポイント**
小児の患者では家族の咳の様子を必ず聴取

**3** 米国における年齢群別百日咳に関連した死亡数（1980～2009年）

| 年齢群 | 1980～1989年[*1] | 1990～1999年[*1] | 2000～2009年[*2] |
|---|---|---|---|
| 0～1か月 | 38 | 68 | 152 |
| 2～3か月 | 11 | 16 | 23 |
| 4～5か月 | 5 | 5 | 2 |
| 6～11か月 | 7 | 4 | 1 |
| 1～4歳 | 13 | 2 | 2 |
| 5～10歳 | 1 | 6 | 3 |
| 11～18歳 | 0 | 0 | 3 |
| 18歳以上 | 1 | 2 | 8 |
| 計 | 77* | 103 | 194 |

*includes one case with unknown age.
[*1]Vitek CR, et al. Pediatr Infect Dis J 2003 ; 22 : 628-34.
[*2]National Notifiable Diseases Surveillance System (CDC). 2009.
（ACIP Meeting, February 2011）

**4** 大学病院における百日咳集団感染での学生および職員の咳症状（後方視的アンケート調査）

| 咳の性状 | 学生（%）<br>（n＝81） | 職員（%）<br>（n＝110） | 全体（%）<br>（n＝191） |
|---|---|---|---|
| 2週間以上 | 50.6 | 52.8 | 51.8 |
| 発作性の咳 | 91.4 | 88.2 | 89.5 |
| 咳き込み後嘔吐 | 33.4 | 36.4 | 35.1 |
| 吸気性笛声 | 13.6 | 13.6 | 13.6 |

査で確定された米国の31の大学の学生の症状がまとめられている[4]．医療機関で評価されるまで咳持続期間は平均21日，94％の学生は1時間に1回以上の咳，90％の学生は百日咳に特徴的とされる発作性連続性咳嗽が認められた．これらの咳があったにもかかわらず，百日咳は疑われず，初期の診断は上気道感染症（39％），気管支炎（48％），その他（16％）であった．

●国内では，K大学医学部および附属病院における百日咳集団発生において，後方視的に症状のアンケート調査がなされた．PCRで確定した有症者の咳症状を **4** に示す．百日咳に特徴的な咳をしていた学生や職員は多かったが，なかなか探知できなかった．一方で，PCR陽性者のうち60％の学生・職員は無症状であったことは，百日咳の感染管理の難しさを反映している．

●国内外の報告からは，成人で咳の患者を診療する際に，百日咳も鑑別診断の1つとして念頭におき，問診で特徴的な咳があったかどうかを聞くことが必要と考えられる．

## 原因微生物と感染経路

●百日咳菌（*Bordetella pertussis*）は1906年Bordet & Gengouが初めて分離し

**ポイント**
成人で咳のある患者は百日咳も考慮しておくことが必要

**5** 百日咳診断基準 (2017)

(1) 1歳未満
臨床診断例：咳があり（期間は限定なし），かつ以下の特徴的な咳，あるいは症状を1つ以上呈した症例
- 発作性の咳嗽
- 吸気性笛声
- 咳嗽後の嘔吐
- 無呼吸発作（チアノーゼの有無は問わない）

確定例：
- 臨床診断例の定義を満たし，かつ検査診断陽性
- 臨床診断例の定義を満たし，かつ検査確定例と接触があった例

(2) 1歳以上の患者（成人を含む）
臨床診断例：1週間以上の咳を有し，かつ以下の特徴的な咳，あるいは症状を1つ以上呈した症例
- 発作性の咳嗽
- 吸気性笛声
- 咳嗽後の嘔吐
- 無呼吸発作（チアノーゼの有無は問わない）

確定例：
- 臨床診断例の定義を満たし，かつ検査診断陽性
- 臨床診断例の定義を満たし，かつ検査確定例と接触があった例

検査での確定
- 咳発症後からの期間を問わず，百日咳菌の分離あるいはLAMPまたはPCR陽性
- 血清診断：百日咳菌-IgM/IgA抗体およびPT-IgG抗体価

（平成26年度 新興・再興感染症に対する革新的医薬品等開発推進研究事業『百日咳の発生実態の解明及び新たな百日咳ワクチンの開発に資する研究』班報告書[5]および小児呼吸器感染症診療ガイドライン2017. 協和企画；2016[6]より）

た．ボルデテラ属には，百日咳菌以外に *B. parapertussis*（パラ百日咳菌），*B. bronchiseptica*（気管支敗血症菌），*B. avium*，*B. hinzii*，*B. holmesii*，*B. trematum*，*B. petrii* の7菌種があり，同様の咳症状を起こす．
- 感染経路は飛沫感染．

## 新しい診断基準と新しい検査手順

- 従来の診断基準では確定できない症例もあったため，研究班★3で新しい診断基準（**5**）と診断のフローチャート（**6**）を検討した[5,6]．新しい診断基準では，年齢区分や咳の期間，特徴的な咳を4症状とした（**5**で更新部分に下線）．臨床的百日咳と診断した場合は，検査での確定および重症化を予測した管理が望ましい．
- 新しい検査法については**TOPICS**参照．

## 治療の実際

- 国内ではマクロライド系薬に対する耐性菌の報告はないが，抗菌薬適正使用の観点から，早期に確定診断を行い，周囲への感染性を減らすためにもマクロライド系薬で治療を行う★4．

★3
『百日咳の発生実態の解明及び新たな百日咳ワクチンの開発に資する研究』班

★4 処方例
体重10kg 1歳：クラリスロマイシンDS 150 mg/日，分3，5日間

TOPICS

**新しい検査法が保険適用となった（LAMP法およびIgA/IgM抗体）**
　確定診断のための検査法は国内外とも統一されていない．研究班[5]では確定には，①咳発症後からの期間を問わず，百日咳菌の分離あるいはLAMPまたはPCR陽性，②血清診断としては，百日咳菌-IgM/IgA抗体およびPT-IgG抗体価測定，をあげている．2016年秋から新しい検査法が保険適用となった（LAMP法およびIgA/IgM抗体）．LAMP法および新しい血清診断法は，培養と合わせて，総合的に百日咳を早期に確実に診断する有用な検査と考えられる．

**❻ 百日咳 臨床診断例の検査での確定フローチャート**

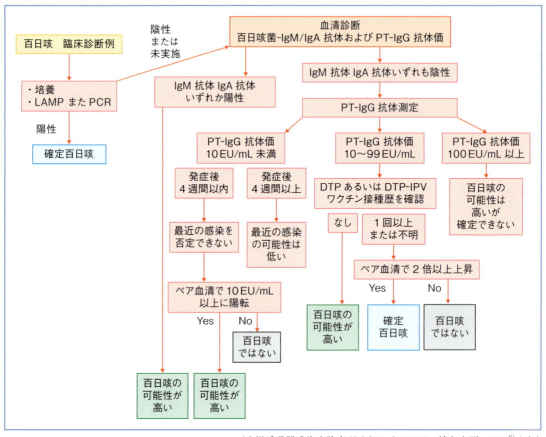

（小児呼吸器感染症診療ガイドライン2017．協和企画；2016[6]より）

## 私の治療のコツと工夫

●「咳」の患者には，百日咳も鑑別診断の1つと考え，早期診断・早期治療に努める．

## 重症化した場合の対応

●重症化が懸念される①ワクチン未接種の生後3か月未満児，②末梢血白血球

数の著増例，③肺炎の合併や低酸素血症などが認められる場合は，早急に小児集中治療が行える施設への紹介が必要となる．

## 生活指導

● 生後3か月になれば，できるだけ早く百日咳含有ワクチン接種を行うよう，保護者に説明する．
● 家族内にワクチン未接種の乳児がいる場合，家族に百日咳に特徴的な咳が認められた場合，早めにかかりつけ医への受診を勧める．

（岡田賢司）

**文　献**

1) Horiba K, et al. Clinical manifestation of children with microbiologically confirmed pertussis infection and antimicrobial susceptibility of isolated strains in a regional hospital in Japan, 2008-2012. Jpn J Infect Dis 2014；67：345-8.
2) Centers for Disease Control and Prevention（CDC）. Pertussis-United States, 1997-2000. MMWR Morb Mortal Wkly Rep 2002；51：73-6.
3) Bisgard KM, et al. Infant pertussis；Who was the source? Pediatr Infect Dis J 2004；23：985-9.
4) Mink CM, et al. A search for *Bordetella pertussis* infection in university students. Clin Infect Dis 1992；14：464-71.
5) 岡田賢司. 百日咳の発生実態の解明及び新たな百日咳ワクチンの開発に資する研究. 平成26年度厚生労働科学研究委託費（厚生労働科学研究委託事業）研究総括報告書.
6) 小児呼吸器感染症診療ガイドライン作成委員会. 小児呼吸器感染症診療ガイドライン2017. 協和企画；2016.

# ウイルス性肺炎

## 症状の特徴

- ウイルス性肺炎を大別すると，呼吸器を標的とする呼吸器系ウイルスによる肺炎と，全身臓器を標的とする系統的ウイルスによる全身感染症の合併症としてみられる肺炎に分けられる．
- 前者には，インフルエンザウイルス，アデノウイルス，RSウイルス，パラインフルエンザウイルス，SARSウイルスなどが含まれ，後者には，サイトメガロウイルス，水痘・帯状疱疹ウイルス，単純ヘルペスウイルス，麻疹ウイルスなどがある．
- 市中肺炎の原因としてのウイルスの頻度は明らかでないが，最近の米国の報告によると，全体の23％でウイルスのみが検出され，ライノウイルス，インフルエンザウイルスが多かった[1]．また，マルチプレックスPCR法を用いて市中肺炎の原因微生物を検討した別の報告[2]によると，ウイルスは全体の30.3％で検出され，そのうち81.6％は細菌も同時に検出された．ウイルスの内訳は**1**に示した通りで，ライノウイルスが最も多く，インフルエンザウイルス，パラインフルエンザウイルスが続いた．

### インフルエンザ肺炎

- インフルエンザウイルス肺炎では，突然の高熱と頭痛，咽頭痛，関節痛，筋肉痛などの全身症状とともに，呼吸困難，低酸素血症がみられる．細菌性肺炎の合併がないかぎり，膿性痰の喀出はみられない．胸部Ｘ線所見では，肺水腫に類似した両側肺門から広がるpatchyな浸潤影が古典的である[3]が，片側性や局所的な陰影もしばしば認められる．CTでは片側性もしくは両側

▶RSウイルス：
respiratory syncytial virus

▶SARSウイルス：
severe acute respiratory syndrome virus

**ポイント**
ウイルスと細菌の混合感染が多い

**1** 市中肺炎患者より検出されたウイルス

| ウイルス | ％ |
| --- | --- |
| ライノウイルス | 12.7 |
| インフルエンザウイルス | 7.1 |
| A | 5.0 |
| B | 2.1 |
| パラインフルエンザウイルス | 3.4 |
| コロナウイルス | 2.8 |
| アデノウイルス | 2.2 |
| RSウイルス | 1.2 |
| ヒトメタニューモウイルス | 0.9 |

(Gadsby NJ, et al. Clin Infect Dis 2016；62：817-23[2] より)

性のすりガラス様陰影や，単状あるいは多発性の浸潤影が認められる[4]（**2**）．

## 麻疹肺炎

- 麻疹に合併する肺炎の頻度は3〜4%とされているが，成人では高くなる傾向にある．麻疹肺炎では，上気道カタル症状，発熱，発疹といった典型的な麻疹症状とともに，呼吸困難，低酸素血症が認められる．若年成人のHRCT所見の解析では，気管支壁肥厚，すりガラス様陰影中の小葉中心性の結節，間質性変化およびリンパ節腫大が認められる[5]（**3**）．細胞性免疫の低下した場合には，肺野で麻疹ウイルスが持続感染し，予後不良な巨細胞性肺炎となる．

▶ HRCT：
high-resolution CT

## サイトメガロウイルス肺炎

- サイトメガロウイルス（CMV）肺炎は，臓器移植後，悪性腫瘍の化学療法中，先天性免疫不全症，HIV感染症などの免疫不全患者において，日和見感染症として生じる．胸部X線，CT所見は両肺野に広がるすりガラス様陰影である（**4**）．発熱，呼吸困難，乾性咳嗽をきたし呼吸不全に至る．

▶ CMV：
cytomegalovirus

## 単純ヘルペス肺炎

- 急性呼吸促迫症候群（ARDS）を起こしてICU入室中の患者において，単純ヘルペス肺炎がみられることがある．

▶ ARDS：
acute respiratory distress syndrome

# 原因微生物と感染経路

## ■ 主なウイルス

### インフルエンザウイルス

- インフルエンザウイルスはオルソミクソウイルス科に分類される．分節状のマイナス鎖の1本鎖RNAウイルスである．ウイルス粒子内の核蛋白複合体の抗原性の違いから，A・B・Cの3型に分けられ，このうち流行的な広がりをみせるのはA型とB型である．A型ウイルス粒子表面には赤血球凝集素（HA）とノイラミニダーゼ（NA）という糖蛋白があり，HAには16の亜型が，NAには9つの亜型がある．

▶ 本章「インフルエンザ」の項（p.109）参照

- ウイルスの表面にあるHAとNAは，同一の亜型内で抗原性を毎年のように変化させる（連続抗原変異antigenic drift）ため，A型インフルエンザは毎年冬季に流行し続ける．さらにA型は数年から数10年単位で，突然別の亜型に取って代わることがある（不連続抗原変異antigenic shift）．これが新型インフルエンザウイルスの出現であり，多くの人は，インフルエンザウイルスに対する抗体がないため，感染は拡大し世界的大流行（パンデミック）となる．

▶ HA：
hemagglutinin

▶ NA：
neuraminidase

### アデノウイルス

- アデノウイルスは，二重鎖直鎖状のDNAウイルスであり，ライノウイルスとともに「かぜ症候群」を起こす主要なウイルスであるが，肺炎は乳幼児においてみられることが多い．

### RSウイルス

- RSウイルスは，パラミクソウイルス科に属するRNAウイルスである．乳幼

**2 インフルエンザウイルス肺炎の胸部CT写真**

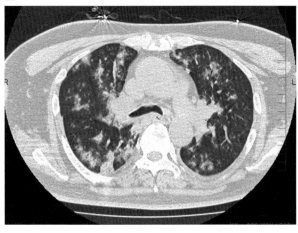

インフルエンザ罹患後に純ウイルス性肺炎と思われる肺炎を発症した1例であり，両肺野に多発性斑状の浸潤影がみられる．ペラミビル投与により改善した．

**3 麻疹肺炎の胸部CT写真**

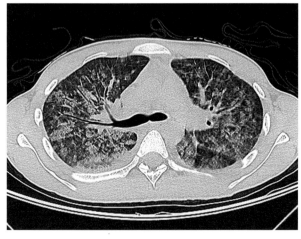

10台男性で今まで麻疹罹患歴なし．発熱と呼吸困難で来院し，呼吸不全を認めICU入院となった．特徴的な皮疹より麻疹肺炎と診断した．人工呼吸管理と対症療法により改善した．

**4 サイトメガロウイルス肺炎の胸部CT写真**

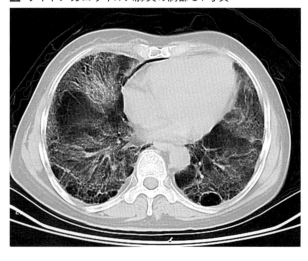

皮膚筋炎でステロイド治療中に認められた間質影であり，気管支肺胞洗浄液（BALF）によるシェルバイアル法とアンチゲネミア陽性でCMV肺炎と診断した．ガンシクロビルと免疫グロブリン投与により改善した．

児の肺炎の主な原因微生物であり，成人でも免疫不全を有するものや高齢者では肺炎を発症する．

## サイトメガロウイルス

● サイトメガロウイルスは，ヘルペスウイルス科に属する2本鎖DNAウイルスである．通常幼小児期に不顕性感染の形で感染し，生涯その宿主に潜伏感染する．

## 水痘・帯状疱疹ウイルス

● 水痘・帯状疱疹ウイルスは，ヘルペスウイルス科に属するDNAウイルスである．初感染時に水痘を引き起こすが，治癒後の非活動期は神経細胞節に潜伏しており，何らかの原因で免疫力が低下するとウイルスが再び活性化し，帯状疱疹を引き起こす．成人になって初感染すると肺炎を合併する頻度が高くなる．

## 麻疹ウイルス

● 麻疹ウイルスは，パラミクソウイルス科に属する1本鎖のRNAウイルスである．感染性は非常に高く，感受性のある人（免疫抗体をもたない人）が曝露を受けると90％以上が感染する．

### ■ ウイルスの伝播経路

● 呼吸器系ウイルスの伝播経路は，飛沫感染が多くインフルエンザはその代表である．飛沫（droplet）は，中に病原体を含み周囲が水分の径5 $\mu$m以上の粒子であり，落下速度が速いため1 m以上は飛ぶことができず，患者の咳嗽やくしゃみあるいは気道の吸引により飛散する．この飛沫粒子を吸入し，これが気道粘膜に付着することにより感染が成立する．

● 麻疹および水痘ウイルスの伝播経路は空気感染（飛沫核感染）が主であり，飛沫核周囲の水分が乾燥して径5 $\mu$m未満の粒子となる．これは落下速度が遅いので単体で長時間浮遊し，これを吸い込むことにより感染する．

● アデノウイルスでは飛沫感染に加えて糞口感染が起こることもある．

● サイトメガロウイルス肺炎の発症は，初感染後の潜伏感染の状態からのウイルスの再活性化である．

## 検査手順と鑑別診断

● ウイルス感染症のゴールドスタンダードは，臨床検体からのウイルスの分離検出であるが，日常的に検査可能な一般医療施設は少ない．

● 咽頭拭い液，喀痰，気管支肺胞洗浄液（BALF）などの臨床検体を用いて，PCR法やLAMP法等の遺伝子診断が行われている．2009年のA（H1N1）インフルエンザのパンデミック時に，迅速診断キットが陰性で，BALFのPCR法により診断された症例が報告されている[6]．

● 血清診断は，病初期と回復期のペア血清で抗体価の上昇をみることが必要であり，迅速性がなく治療開始時に診断できることはまれである．

● 抗原検査は，近年種々の迅速診断キットが開発されたこともあり，臨床で広く行われるようになってきた．鼻腔吸引液，鼻腔拭い液，咽頭拭い液などの

**ポイント**
ウイルスの感染経路の多くは飛沫感染

▶ BALF：
bronchoalveolar lavage fluid

▶ PCR：
polymerase chain reaction

▶ LAMP：
loop-mediated isothermal amplification

気道検体を用いるインフルエンザウイルス，アデノウイルス，RSウイルスなどの診断キットが市販されている．ただ，これらによりウイルスの急性感染が認められても，肺炎の原因であるかどうかの証明は困難である．

- サイトメガロウイルス肺炎の診断は，血液検体でのアンチゲネミア法やBALFを用いたシェルバイアル法★1によるCMV抗原陽性細胞の検出，肺組織診や細胞診での特徴的な核内封入体をもつ巨細胞の検出などにより行われる．
- ウイルス性肺炎は，白血球数の増加がみられないことやリンパ球比率の増加，異型リンパ球が時に出現すること，膿性痰の欠如などの特徴がみられれば細菌性肺炎との鑑別は可能であるが，実際には困難な例も多い．細菌性肺炎の合併や続発も多く，この場合はウイルス性肺炎の存在を証明することは困難である．
- 麻疹肺炎，水痘肺炎は，その特徴的な皮疹により，診断は比較的容易である．サイトメガロウイルス肺炎は免疫不全者に発症すること，間質性陰影をとることより，しばしばニューモシスチス肺炎との鑑別が問題となる．

## 治療の実際

- 多くのウイルス性肺炎は，特異的な治療がなく，対症療法が基本となる．合併する細菌性肺炎に対して抗菌薬治療が必要となることがある．
- インフルエンザに対しては，ノイラミニダーゼ阻害薬が使用される．肺炎の場合，吸入薬（ザナミビル，ラニナミビル）は，肺局所からの吸収が低下すると考えられるため使用は避け，内服薬（オセルタミビル）または注射薬であるペラミビルを使用する．ノイラミニダーゼ阻害薬の投与は発症より48時間以内に行うほうが予後良好とされる[8]．
- ファビピラビルはRNAポリメラーゼを阻害することにより抗ウイルス作用を示し，ノイラミニダーゼ阻害薬耐性ウイルスに有効と考えられるが，その副作用，特に胎児毒性のために製造，使用が厳しく規制されている．
- 水痘肺炎に対しては，アシクロビルまたはバラシクロビルが使用される．
- サイトメガロウイルス肺炎に対しては，ガンシクロビルまたはホスカルネット★2が治療薬となる．これらの抗CMV薬に免疫グロブリンの併用が行われることがある

## 私の治療のコツと工夫

- ウイルス感染に関係する肺炎には，純粋にウイルスのみによるウイルス性肺炎（純ウイルス性肺炎）と，細菌性肺炎を同時に合併したもの，あるいはウイルス感染が軽快したあとに細菌性肺炎を続発したものがあり，しばしば鑑別は困難である．
- 膿性痰が存在する場合には，喀痰のグラム染色や培養検査を行う．血清プロカルシトニン値は，細菌感染で上昇し，ウイルス感染ではあまり上昇がみられないため，鑑別に有用である[9]．

★1
アンチゲネミア法はサイトメガロウイルスの活性化をみているにすぎず，直接肺炎の存在を証明するものではない．また，HIV陽性患者のBALF中には，肺炎に罹患していないにもかかわらずウイルス抗原が検出されることがしばしばあり，注意が必要である[7]．

▶ HIV：
human immunodeficiency virus

ポイント
ノイラミニダーゼ阻害薬は可及的早期に投与する

★2　ホスカルネット
CMVポリメラーゼのピロリン酸結合部位を阻害しDNA合成を阻害することにより抗CMV活性を示す薬剤で，ガンシクロビル耐性ウイルスにも有効性が期待できる．最大の副作用は腎障害であり，腎機能低下患者では，クレアチニンクリアランスに基づく減量が必要である．

**5** 季節性インフルエンザのハイリスクグループ

- 6〜59か月の幼児
- 50歳以上
- 慢性呼吸器疾患（喘息含む）
- 心血管疾患（高血圧単独を除く）
- 慢性腎，肝，血液，神経，代謝（糖尿病など）疾患
- 免疫抑制状態（HIV感染や，薬物によるものを含む）
- 妊婦
- アスピリンの長期投与を受けている18歳以下の者
- 長期療養施設の入所者
- アメリカおよびアラスカ原住民
- 著しい肥満（BMI≧40）

（米国CDCのAdvisory Committee on Immunization Practices：ACIPによる）

- インフルエンザ罹患後の細菌性肺炎の原因菌としては，肺炎球菌，インフルエンザ菌，黄色ブドウ球菌，*Moraxella catarrhalis*が多く[10,11]，これらをターゲットとした抗菌薬の投与を要する．
- ガンシクロビル使用で最も問題となる副作用は骨髄抑制であり，好中球減少に留意する．

## 重症化した場合の対応

### ■呼吸管理

- インフルエンザウイルス肺炎は，時に重症化してARDSを呈する場合がある．ARDS患者では陽圧換気を行わないと酸素化を維持できないことが多く，気管挿管下での人工呼吸療法が呼吸管理の基本である．
- 非侵襲的陽圧換気（NPPV）は挿管に伴う合併症を回避できるなど長所も多いが，インフルエンザ感染後の急性呼吸不全に対しては，重症例で失敗率が高く，軽症例を除いては推奨されない[12]．

▶ NPPV：
non-invasive positive
pressure ventilation

- 酸素投与でも酸素飽和度が90％以上に保てない場合や呼吸努力が強く，呼吸筋の疲労がみられる場合，意識レベルの低下がみられる場合には，人工呼吸管理を開始する．
- 体外式膜型人工肺（ECMO）は重症呼吸不全に対して有効な治療法で，人工呼吸療法で酸素化を維持できない場合に考慮される．ただしECMOについては，経験が豊富な施設での管理が求められる．

▶ ECMO：
extra corporeal
membrane oxygenation

### ■ステロイド

- ウイルス性肺炎を合併したA（H1N1）pdm09感染症における多施設共同後向き観察研究では，発症から72時間以内にステロイド薬を投与された群は，72時間以降に投与された群および非投与群に比して，むしろ重症化しやすかったと報告されており[13]，現時点においてインフルエンザウイルス肺炎に対するステロイドの有用性は明らかではない．

**ポイント**
ステロイドの有用性は明らかでない

▶ Mini Lecture「鳥インフルエンザの現状は？」(p.116) 参照

> **TOPICS**
>
> **鳥インフルエンザ A (H7N9) ウイルスの院内感染事例**[15]
>
> 　中国浙江省で，49歳の男性が発熱，咳嗽，咽頭痛を訴えて A 病院に入院したが，抗菌薬不応の両側性肺炎を呈して B 病院へ転院した．リアルタイム PCR 法で A (H7N9) 感染が確認されオセルタミビルを投与されたが，呼吸不全にて死亡した．この男性は，7日前に家禽市場でニワトリを購入していた．その後，A 病院で上記患者と5日間同室であった鳥曝露のない慢性閉塞性肺疾患 (COPD) を有する57歳の男性が，退院後発熱と咳嗽を呈した．リアルタイム PCR 法で A (H7N9) 感染が確認されたが，呼吸不全で死亡した．両患者のウイルスと家禽市場で得られたウイルスのゲノム解析はほぼ同一であった．A (H7N9) がヒト-ヒト感染を起こしうる可能性が示唆される．

## ● 生活指導

- インフルエンザウイルス患者に対しては，飛沫感染予防策をとり，個室収容もしくはコホーティングを行う．室外へ出るときはマスクを着用させる．
- 麻疹，水痘については空気感染対策をとり，陰圧個室に収容する．対応する医療従事者についてはあらかじめ抗体測定を行い，陰性の者は担当からはずすようにする．
- インフルエンザに罹患すると重症化しやすいリスクグループは米国 CDC によると **5** に示すような人たちである[14]．これらのグループについては，シーズン前にインフルエンザワクチン接種を強く推奨する．また高齢者では，加えて肺炎球菌ワクチンも薦める．

▶ CDC：
Centers for Disease
Control and Prevention

（石田　直）

## 文　献

1) Jain S, et al. Community-acquired pneumonia requiring hospitalization among U.S. adults. N Engl J Med 2015；373：415-27.
2) Gadsby NJ, et al. Comprehensive molecular testing for respiratory pathogens in community-acquired pneumonia. Clin Infect Dis 2016；62：817-23.
3) Soto PJ, et al. Asian influenzal pneumonitis：A structural and virologic analysis. Am J Med 1959；27：18-25.
4) Agarwal PP, et al. Chest radiographic and CT findings in novel swine-origin influenza A (H1N1) virus (S-OIV) infection. AJR Am J Roentgenol 2009；193：1488-93.
5) 中西正教ほか．成人麻疹肺炎4例の HRCT 像の検討．日呼吸会誌2001；39, 466-70.
6) 石黒　卓ほか．迅速抗原検査が陰性で，間質性肺炎と診断された新型インフルエンザウイルス肺炎の2例．日呼吸会誌2010；48：687-95.
7) Miles PR, et al. Cytomegalovirus in the bronchoalveolar lavage fluid of patients with AIDS. Chest 1990；97：1072-6.
8) Muthuri SG, et al. Effectiveness of neuraminidase inhibitors in reducing mortality in patients admitted to hospital with influenza A H1N1pdm09 virus infection：a meta-analysis of individual participant data. Lancet Respir Med 2014；2：395-404.

9) Krüger S, et al. Inflammatory parameters predict etiologic patterns but do not allow for individual prediction of etiology in patients with CAP : results from the German competence network CAPNETZ. Respir Res 2009 ; 10 : 65.

10) Martín-Loeches I, et al. Community-acquired respiratory coinfection in critically ill patients with pandemic 2009 influenza A (H1N1) virus. Chest 2011 ; 139 : 555-62.

11) Centers for Disease Control and Prevention (CDC). Bacterial coinfections in lung tissue specimens from fatal cases of 2009 pandemic influenza A (H1N1)- United States, May-August 2009. MMWR 2009 ; 58 : 1071-4.

12) Masclans JR, et al. Early non-invasive ventilation treatment for severe influenza pneumonia. Clin Microbiol Infect 2013 ; 19 : 249-56.

13) Han K, et al. Early use of glucocorticoids was a risk factor for critical disease and death from pH1N1 infection. Clin Infect Dis 2011 ; 53 : 326-33.

14) Grohskopf LA, et al. Prevention and Control of Seasonal Influenza with Vaccines : Recommendations of the Advisory Committee on Immunization Practices—United States, 2016-17 Influenza Season. MMWR Recomm Rep 2016 ; 65 : 1-54.

15) Fang CF, et al. Nosocomial transmission of avian influenza A (H7N9) virus in China : epidemiological investigation. BMJ 2015 ; 351 : h5765.

## Mini Lecture

# SARSの行方は？

### コロナウイルスによる感染症

　重症急性呼吸器症候群 (severe acute respiratory syndrome：SARS) は，SARSコロナウイルス (CoV) によって起こる感染症である[1].

　コロナウイルス科のウイルスは，直径70〜120 nmのエンベロープを有するプラス鎖・1本鎖RNAウイルスである．ゲノムは20〜30 kbの大きさでRNAウイルス中最大のヌクレオカプシドに囲まれ，エンベロープから20 nmほどの大きな棍棒状のスパイクが突出している形が冠に似ていることからコロナウイルスと命名された．

　コロナウイルス科には，哺乳類や鳥，コウモリなどに感染症を起こす多くのウイルスが含まれる．同科にはトロウイルス亜科とコロナウイルス亜科とが存在する．トロウイルス亜科のウイルスは，ウシ，ウマ，ブタなどに感染症を起こす．コロナウイルス亜科のウイルスは，$\alpha$，$\beta$，$\gamma$コロナウイルスに分類される．$\alpha$コロナウイルスの229EとNL63，$\beta$コロナウイルスのOC43，HKU1，MERSならびにSARSがヒトに病原性を示す．$\gamma$コロナウイルスでヒトに病原性を示すものは知られていない．

### SARSの出現とその経過

　2002年11月頃，中国広東省で発生した重症肺炎がSARSの最初の症例と考えられている．翌2003年2月，同省における305人 (うち5人死亡) の患者発生がWHOに報告された．その同じ月，広東省でSARSに感染した男性が香港のホテルに宿泊した際，他の宿泊者らに感染させたことからベトナム，シンガポール，カナダなどにウイルスが拡散した．同年3月12日，WHOは世界に対し緊急警報を発し，流行地域への不要不急の渡航延期勧告を含む対策を開始した．その後流行は制御され，約4か月後の同年7月5日には終息宣言が出されたが，この間20数か国で8,096名の感染者と776名の死亡が報告された[2].

　SARS-CoVは，コウモリのコロナウイルスがヒトの世界に侵入したもの[3]と考えられているが，ジャコウネコ科のハクビシンやタヌキの介在も指摘されている．

### 新型コロナウイルスの出現

　現在SARSの流行は終息しており，本稿執筆時点 (2017年6月時点) で，世界でSARS感染者の報告はない．SARS流行は再び起こるかもしれないが，その蓋然性は不明である．しかし，コロナウイルスの多様性ならびにこれまでの同ウイルスとヒトとの関わり合いを振り返ると，今後SARSに限らず病原性の高い新型コロナウイルスが出現する可能性は十分ありうる[4].

　ヒトコロナウイルス (human CoV：HCoV) の中で最初に発見されたのは1965年のHCoV-229Eであり，続いて1967年にHCoV-OC43が発見されている．この2つはいずれもヒトに対して普通感冒を引き起こす病原体である．しかしそれから36年後の2003年に出現したSARS-CoVは先述のとおりヒトに強い病原性をもち重篤な呼吸器感染症を起こすウイルスであった．翌2004年にはHCoV-HKU1が，さらに2005年にはHCoV-NL63が発見されているが，この2つのウイルスは上気道炎から下気道感染 (クループ，細気管支炎，肺炎など) まで多彩な疾患を起こす病原体であった．最近では，2012年に重症肺炎や腎不全を発症する中東呼吸器症候群 (Middle East respiratory syndrome：MERS)[5,6] の病原

体，MERS-CoVが発見されたことは記憶に新しい．MERS-CoVもコウモリ由来のコロナウイルスであり，ラクダを介してヒトに感染する．

地球上には非常に多くのコウモリが存在する．また，コウモリに感染するコロナウイルスの種類も多く，近年これまで知られていなかった多くのコウモリコロナウイルス（bat-CoV）が続々と発見されている．SARS-CoVやMERS-CoV以外に，HCoV-229EやHCoV-NL63もコウモリ由来であるとする報告もある．また，コウモリの世界で亜目間でのウイルスの交雑も起こり新たなウイルスが出現しうる．このようにコウモリ（をはじめとする種々の野生動物）の世界に膨大な数のコロナウイルスが存在することは，ヒトにとって未知のコロナウイルスの巨大な「リザーバー」が自然界に存在する[7]ともいえ，SARSやMERSはその中から偶然ヒトの世界に入り込んだウイルスとみることもできる．

## SARSはどこから再燃するか

SARSは現在ヒトの世界からは消えているが，再び流行が始まる可能性はありうる．そのシナリオとしては次の例があげられよう．

### ◆ 実験室から

実際，2003年7月のWHOによるSARS終息宣言の後，SARS CoVの実験室内感染が3件報告されている．最初の例は，2003年9月，シンガポールの研究室で研究者が感染し発病した例[8]である．幸い二次感染は報告されず終息した．次いで同年12月，台湾の研究所で研究者が感染し発病した[9]．この例も二次感染はなかった．3つ目の事例は，翌2004年4月，中国の国立研究所で発生した．この事例では，同施設の研究生に端を発し，計8名が感染するという事態に発展した．このようにSARS-CoVを保存する施設からウイルスが漏洩し，流行が再燃する可能性はありうる．

### ◆ バイオテロから

本ウイルスが世界の各地で保存されている以上，悪意をもつものがテロリズムに使用する可能性も否定はできない．

### ◆ 動物から

SARSの人獣共通感染症としての側面について先に言及したが，動物界に自然宿主がいるということは，再び動物からヒト社会にウイルスが入ってくる可能性があるということである．

## おわりに

コウモリをはじめとする動物の世界は，巨大なコロナウイルスのリザーバーであり，そこから今後も未知の新型コロナウイルスがヒトの世界に入ってくることは十分ありえるし，SARSやMERSはその実例といえる．「SARSの行方は？」と問われれば，「今は巨大なリザーバーの中に潜伏している」というのが答だろう．

（川名明彦）

### 文献

1) Ksiazek TG, et al. A novel coronavirus associated with severe acute respiratory syndrome. N Engl J Med 2003；348：1953-66.

2) World Health Organization（WHO）. Cumulative number of reported probable cases of severe acute respiratory syndrome（SARS）. 21 April 2004.
http://www.who.int/csr/sars/country/table2004_04_21/en/index.html

3) Li W, et al. Bats are natural reservoirs of SARS-like coronaviruses. Science 2005；310：676-9.

4) Hilgenfeld R, Peiris M. From SARS to MERS：10 years of research on highly pathogenic human coronaviruses. Antiviral Res 2013；100：286-95.

5) Wise J. Patient with new strain of coronavirus is treated in intensive care at London hospital. BMJ 2012；345：e6455.

6) Zaki AM, et al. Isolation of a novel coronavirus from a man with pneumonia in Saudi Arabia. N Engl J Med 2012；367：1814-20.

7) Graham RL, et al. A decade after SARS：strategies for controlling emerging coronaviruses. Nat Rev Microbiol 2013；11：836-48.

8) Lim PL, et al. Laboratory-acquired severe acute respiratory syndrome. N Engl J Med 2004；350：1740-5.

9) Orellana C. Laboratory-acquired SARS raises worries on biosafety. Lancet Infect Dis 2004；4：64.

呼吸器感染症の診断と治療

# ヒトメタニューモウイルス呼吸器感染症

## 症状の特徴

- ヒトメタニューモウイルス（hMPV）は，健常人において上気道炎の原因となる呼吸器ウイルスの一つであるが，小児や高齢者，また血液悪性疾患患者などの免疫低下宿主においては，上気道炎にとどまらず下気道感染症を起こすことが知られている．

- 小児hMPV感染症の臨床症状を調査したこれまでの主要な論文[1-4]をもとに，小児における各種症状の出現頻度を **1** にまとめた．これらの研究結果をみると，どの研究においても喘鳴が約半数に認められている．

- 生後1か月から13歳までの小児を対象とした本邦からの報告[4]によれば，外来と入院患児から採取された鼻咽腔スワブ637検体のうち，PCR法でhMPVが検出されたのは57検体（9％）であった．hMPV陽性者はすべて生後6か月から6歳までの患児であり，生後6か月未満および10歳以上の患児からはhMPVは検出されていない．

- 臨床症状は頻度の高い順に38℃以上の発熱（97％），咳嗽（97％），鼻汁（91％），咽頭痛（33％），呼吸苦（26％）であるが，身体所見上，呼吸異常音が65％の患児で認められ，47％の患児で呼気の喘鳴が聴取されている[4]．

- 臨床診断は喘息様気管支炎が37％と最も多く，次いで上気道炎（26％），気管支炎（23％），肺炎（14％）であった．気管支喘息の急性増悪は9％の患児で認められている[4]．

▶ hMPV：
human metapneumovirus

ポイント
小児hMPV陽性者の半数で
喘鳴がみられる

### **1** 小児hMPV感染症の臨床症状

| 症状 | Williams JV, et al.[1]<br>(USA, n＝49) | Esper F, et al.[2]<br>(USA, n＝54) | Døllner H, et al.[3]<br>(Norway, n＝50) | Ebihara T, et al.[4]<br>(Japan, n＝57) |
|---|---|---|---|---|
| 咳嗽 | 90% | 68% | 90% | 97% |
| 鼻汁 | 88% | 64% | 44% | 91% |
| 咽頭痛 | NC | NC | NC | 33% |
| 発熱 | 52% | 77% | 86% | 97% |
| 呼吸苦 | NC | 77% | 80% | 26% |
| 喘鳴 | 52%* | 51% | 56% | 47%* |
| 嘔吐 | 10% | NC | 36% | 9% |
| 下痢 | 17% | NC | NC | 7% |

NC：not checked，*聴診所見としての喘鳴．

（文献1）～4）をもとに作成）

## ② 小児細気管支炎の原因ウイルス

| 呼吸器ウイルス | 検出頻度 |
|---|---|
| RSウイルス | 50〜80% |
| ライノウイルス | 5〜25% |
| パラインフルエンザウイルス | 5〜25% |
| ヒトメタニューモウイルス | 5〜10% |
| コロナウイルス | 5〜10% |
| アデノウイルス | 5〜10% |
| インフルエンザウイルス | 1〜 5% |
| エンテロウイルス | 1〜 5% |

（Meissner HC. N Eng J Med 2016；374：62-72[5]）
をもとに作成）

## ③ 成人hMPV感染症の臨床症状

| 症状・所見 | 健常な高齢者<br>（n＝13） | 若年成人<br>（n＝11） | 入院患者<br>（n＝91） |
|---|---|---|---|
| 咳嗽 | 100% | 91% | 94% |
| 鼻汁 | 85% | 73% | 9% |
| 咽頭痛 | 58% | 64% | 27% |
| 嗄声 | 38% | 91% | 29% |
| 呼吸苦 | 31% | 18% | 98% |
| 喘鳴 | 15% | 0% | 82% |
| 平均体温（℃） | 36.4 | 36.7 | 37.8 |

（Walsh EE, et al. Arch Intern Med 2008；168：2489-96[6]）
をもとに作成）

- 後述するように，hMPVはRSウイルスと遺伝子学的に近縁なウイルスであり，臨床症状もRSウイルスと同様，喘息様気管支炎，細気管支炎を起こすが，小児の細気管支炎の原因ウイルスは圧倒的にRSウイルスが多く，hMPVは原因ウイルスの5〜10%程度を占めると考えられている（②）[5]．

- 小児科領域に比べると成人hMPV感染症の臨床症状を調べた研究は少ない．Walshら[6]がまとめた成人hMPV感染症の総説によれば，成人でも小児と同様にかぜ症状が全般的に認められるが，若年成人では約9割で嗄声があり，また入院となった患者では約8割で喘鳴が認められている（③）．

- hMPVとインフルエンザウイルス，RSウイルスの3つでその臨床症状を比較すると，hMPV陽性患者はインフルエンザウイルス陽性患者と比べると有意に喘鳴が多かった．また50歳以上の入院患者を対象とした同様の研究では，hMPV陽性患者はインフルエンザ陽性患者と比べて有意に発熱と筋肉痛が少なかったと報告されている[7]．

▶RSウイルス：
respiratory syncytial virus

**ポイント**
入院を要する成人hMPV感染症では，咳嗽，呼吸苦，喘鳴が多い

## 原因微生物と感染経路

- hMPVは2001年，RSウイルスと同様の症状を呈する小児の呼吸器感染症患者28人の鼻咽腔より分離同定された[8]．1958年に採取された72人（8〜99歳）の保存血清すべてからhMPVに対する抗体が検出されており，少なくとも50年以上前からヒトのあいだで流行していたことがわかっている．

- hMPVはメタニューモウイルス属に属する一本鎖のRNAウイルスであり，RSウイルスと同じニューモウイルス亜科に分類される．したがって，ヒトに感染するウイルスのなかではRSウイルスが最も近縁なウイルスであり，臨床症状もRSウイルス感染症と類似している．

- 感染経路は飛沫感染や手指を介した接触感染であり，気道の線毛上皮に感染後4〜6日の潜伏期を経て発症し，ウイルス排泄期間は7〜14日と報告されている[4]．

- わが国における流行時期は3〜6月であり，筆者らが2012年，2013年に経験

した沖縄県内の3つの長期療養施設におけるhMPV感染症のアウトブレイクもすべてこの期間内に発生している.

## 検査手順と鑑別診断

- ウイルス感染症診断のゴールドスタンダードは培養細胞株を用いたウイルスの分離である. しかし限られた施設でしか行うことができず, また検査に時間を要し感度も高くないことから, 日常診療の中でウイルス培養検査を行うことは一般的ではない.

- ウイルスの培養検査に代わり, 近年, PCR法を用いたウイルス核酸の増幅・検出がウイルス感染症診断に用いられるようになってきた. これはhMPV診断においても然りで, hMPVは増殖が遅く細胞変性効果も低いため培養細胞株を用いたウイルス検出は困難とされており, その診断にはPCR法が有用である.

▶ PCR：
polymerase chain reaction

- 鑑別診断としてRSウイルスをはじめとする種々の呼吸器ウイルス感染症があげられるため, 海外では複数の呼吸器ウイルスを一度にスクリーニングできるPCR検査(マルチプレックスPCR)が日常診療のなかで利用されてきているが, わが国では研究目的の利用が主となっているのが現状である.

- PCR法よりも簡便で利便性の高い診断方法として免疫クロマトグラフィーがある. これまで, イムノクロマト法による迅速診断キットが利用できた呼吸器ウイルスは, インフルエンザウイルス, RSウイルス, アデノウイルスの3つであったが, わが国では2012年からhMPVの迅速抗原検出キットが発売され, 利用できるようになった.

- かぜ症状を有する小児を対象に行われたわが国の研究では, 鼻咽腔拭い液224検体をリアルタイムPCR法と迅速抗原検出キットの両者で検査し, その診断能比較を行っている[9]. これによれば, リアルタイムPCR法を診断のゴールドスタンダードとした場合の迅速診断キットの感度は82.3%, 特異度は93.8%と報告されている. また, 発熱出現から鼻咽腔拭い液採取までの日数別に迅速抗原検出キットの陽性率を比較してみると, 4日以内であれば80%以上であるが5日以上経過すると50%に落ちることが示されている.

### ADVICE

#### 迅速抗原検出キット

現在, 市販されているhMPVの迅速抗原検出キットは「チェックhMPV」や「プロラストhMPV」があり, 「ヒトメタニューモウイルス抗原定性」として保険点数150点で保険収載されているが, 注意しなくてはならないのは「hMPV感染症が疑われる6歳未満の患者で, 画像診断で肺炎が強く疑われる場合」にのみ算定できる点である. 今後は, 高齢者や免疫抑制状態にある患者など, 乳幼児以外のハイリスク患者への適応拡大が望まれる.

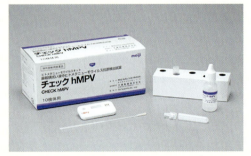

チェックhMPV (Meiji Seikaファルマ)

## 治療の実際

● 現在，hMPVに対する特異的な治療はなく，対症療法を行うのが基本となる．重症例に対して抗ウイルス薬であるリバビリン★1，あるいは免疫グロブリンを投与し有効であったという症例報告があるが，その有効性を実証する比較対照試験は行われておらず，あくまで承認適応外使用となる．

## 私の治療のコツと工夫

● 上述したようにhMPVに対する抗ウイルス薬は開発されていないが，細菌感染の合併が疑われる症例に対しては，適切な抗菌薬を投与することが重要である．細菌感染合併の判断には喀痰のグラム染色や培養検査などに加え，血中のプロカルシトニン値が参考になることがある．

## 重症化した場合の対応

● hMPV感染症が重症化した場合には，十分なエビデンスはないがリバビリンや免疫グロブリンの投与を検討する．どのような患者が重症化しやすいかを知っておくことが重要であるが，hMPV感染症が重症化しやすい患者背景として，妊娠37週未満の早産児，2歳未満の乳幼児，65歳以上の高齢者，免疫抑制状態にある患者などがあげられる（**4**）[10,11]．

● 上述したように高齢者はhMPVに感染すると喘鳴や呼吸苦を呈することが多く，急性気管支炎や慢性閉塞性肺疾患の増悪，肺炎や心不全で入院となることが多い[6,12]．また高齢者の長期療養施設におけるhMPV感染症のアウトブレイクが世界各国から報告されている★2．

● 病院や長期療養施設内で多数のhMPV感染患者が発生した場合には，標準予防策に加え，飛沫・接触感染予防策，そして状況によっては集団隔離やコホーティング★3などを行う．

## 生活指導

● hMPV以外の呼吸器ウイルスも同じであるが，感染患者にはマスク着用を勧め，人混みへの無用な外出は避けるよう指導する．また乳幼児や高齢者などのハイリスク者との接触はできるだけ避けたほうが望ましい．

● 一方，ケアにあたる医療従事者は，基本的なことではあるが手洗いやうがい，手袋やマスク着用を遵守することが感染拡大を防ぐうえで重要である．

（金城武士，藤田次郎）

★1 リバビリン
リバビリンは本邦ではC型慢性肝炎に適応のある抗ウイルス薬で，ウイルスの核酸合成を抑制してウイルスの複製を阻害すると同時に，ウイルスゲノムの突然変異を誘発し抗ウイルス作用を発揮すると考えられている．なお，リバビリンは比較的高価であり，溶血性貧血をはじめ種々の副作用があることが知られている．

★2
2006年にカナダのケベック市にある高齢者長期療養施設において発生したhMPVのアウトブレイクでは，364人の入所者のうち96人（27％）が急性の気道感染症状を呈し，鼻咽腔ぬぐい液を採取することのできた13人中，6人からPCR法でhMPVが検出された[13]．最も感染者が多かった病棟における感染率は72％（43人中，31人）であり，hMPV感染の疑い例も含めると9人が死亡している．

★3 コホーティング
感染患者をグループ化して同じ病室や区域にまとめ，担当する看護スタッフも固定化すること

**4** hMPV感染症が重症化しやすい患者背景

- 妊娠37週未満の早産児
- 2歳未満の乳幼児
- 65歳以上の高齢者
- 慢性心疾患
- 慢性肺疾患
- 神経筋疾患
- ダウン症候群
- 免疫抑制状態にある者

## 文　献

1) Williams JV, et al. Human metapneumovirus and lower respiratory tract disease in otherwise healthy infants and children. N Engl J Med 2004；350：443-50.

2) Esper F, et al. A 1-year experience with human metapneumovirus in children aged ＜ 5 years. J Infect Dis 2004；189：1388-96.

3) Døllner H, et al. Outbreak of human metapneumovirus infection in Norwegian children. Pediatr Infect Dis J 2004；23：436-40.

4) Ebihara T, et al. Human metapneumovirus infection in Japanese children. J Clin Microbiol 2004；42：126-32.

5) Meissner HC. Viral bronchiolitis in children. N Engl J Med 2016；374：62-72.

6) Walsh EE, et al. Human metapneumovirus infections in adults：Another piece of the puzzle. Arch Intern Med 2008；168：2489-96.

7) Widmer K, et al. Rates of hospitalizations for respiratory syncytial virus, human metapneumovirus, and influenza virus in older adults. J Infect Dis 2012；206：56-62.

8) Van den Hoogen BG, et al. A newly discovered human pneumovirus isolated from young children with respiratory tract disease. Nat Med 2001；7：719-24.

9) Matsuzaki Y, et al. Evaluation of a new rapid antigen test using immunochromatography for detection of human metapneumovirus in comparison with real-time PCR assay. J Clin Microbiol 2009；47：2981-4.

10) Principi N, Espasito S. Paediatric human metapneumovirus infection：Epidemiology, prevention and therapy. J Clin Virol 2014；59：141-7.

11) Schildgen V, et al. Human metapneumovirus：Lessons learned over the first decade. Clin Microbiol Rev 2011；24：734-54.

12) Falsey AR, et al. Human metapneumovirus infections in young and elderly adults. J Infect Dis 2003；187：785-90.

13) Boivin G, et al. An outbreak of severe respiratory tract infection due to human metapneumovirus in a long-term care facility. Clin Infect Dis 2007；44：1152-8.

## 呼吸器感染症の診断と治療

# 細菌性肺炎

## 症状の特徴

- 肺炎は，わが国にける死亡原因の第3位を占める重要な疾患であり，若年齢層での死亡率は低いものの，65歳以上となると急速に死亡率は増加する．

- 症状は，発熱，咳嗽，喀痰，呼吸困難と多彩である．また，一般細菌による肺炎であれば，湿性咳嗽および膿性痰（時に血痰）を伴うことが多いが，非定型肺炎の場合は，乾性咳嗽が主体である場合が多い．典型例であれば，鉄錆色（肺炎球菌），緑色痰（緑膿菌），悪臭を伴う（嫌気性菌）など膿性痰の性状で原因菌を推定できることもある．

- 胸膜炎（肺炎随伴性胸水）を合併する場合は，深吸気で増強する胸痛（胸膜痛）を伴うこともあり，時に側腹部痛が主訴となることもある．

- 高齢者においては発熱や呼吸器症状は認められず，倦怠感や食欲低下のみの場合があるため，特に注意を要する．

## 原因微生物と感染経路

- 原因微生物は，発症した場所やリスク因子（**1**）の保有の有無により異なる．

- 市中で発症した肺炎でリスク因子のないものを市中肺炎（CAP）[1]，リスク因子を有するものを医療・介護関連肺炎（NHCAP）[2]，入院後48時間以降に発症した肺炎を院内肺炎（HAP）[3]と分類され，それぞれの肺炎において原因菌の頻度は異なる．

- CAPの原因菌（**2**）は，肺炎球菌（24.6〜53.5％），インフルエンザ菌（8.3〜18.5％），マイコプラズマ（5.2〜15.5％）が主であり，そのほかはレジオネラ属菌（1.7〜3.9％）などがみられる[4-6]．また，市中肺炎の原因菌として，結核菌も必ず念頭におくことが重要である．

▶ CAP：
community-acquired pneumonia

▶ NHCAP：
nursing and healthcare-associated pneumonia

▶ HAP：
hospital-acquired pneumonia

**1** リスク因子

1. 長期療養型病床群もしくは介護施設に入所している（精神病棟を含む）．
2. 90日以内に病院を退院した．
3. 介護（PS 3以上）を必要とする高齢者，身障者
4. 通院にて継続的に血管内治療（透析，抗菌薬，化学療法，免疫抑制薬等による治療）を受けている．

介護の基準：performance status（PS）3（限られた自分の身の回りのことしかできない．日中の50％以上をベッドか椅子で過ごす）以上をめやすとする．

（医療・介護関連肺炎（NHCAP）診療ガイドライン「NHCAPの定義」[3]より作成）

**2** 入院を要する市中肺炎の原因菌調査

| | Saito A, et al[4]<br>n＝232 | Miyashita N,<br>et al[5]<br>n＝372 | Ishida T, et al[6]<br>n＝350 |
|---|---|---|---|
| 肺炎球菌 | 24.6% | 30.1% | 53.5% |
| インフルエンザ菌 | 18.5 | 16.7 | 8.3 |
| マイコプラズマ | 5.2 | 12.4 | 15.4 |
| *Chlamydophila pneumoniae* | 6.5 | 9.0 | 4.7 |
| レジオネラ | 3.9 | 1.7 | 2.0 |
| 黄色ブドウ球菌 | 3.4 | 4.3 | 2.0 |
| *Chlamydophila psittaci* | 2.2 | 1.3 | 0.4 |
| モラクセラ | 2.2 | 4.7 | 2.4 |
| クレブシエラ | 1.3 | 2.7 | 2.0 |
| *Streptococcus milleri*群 | 1.3 | 2.0 | 1.6 |
| 嫌気性菌 | 2.5 | 7.4 | 1.6 |
| コクシエラ | 0.9 | 0.7 | — |
| 緑膿菌 | 0.4 | 2.7 | 1.6 |
| 真菌 | 0.4 | — | 0.4 |
| ウイルス | 22.4 | 3.3 | 2.4 |
| その他 | 2.8 | 1.0 | 3.5 |
| 原因微生物不明 | 23.7 | 33.6 | 33.1 |

（文献4）-6）をもとに作成）

- HAPの原因菌[2] は，緑膿菌，MRSAを含めた黄色ブドウ球菌，基質特異性拡張型$\beta$-ラクタマーゼ（ESBL）産生腸内細菌科（大腸菌やクレブシエラ属）などが代表的な原因菌で，これらに加えてアシネトバクター属や*Stenotrophomonas maltophilia*などを含めて潜在性耐性菌（PDR pathogens）と称され，注意を要する．

- NHCAPの原因菌（**3**）[7,8] は，CAPおよびHAPの原因菌の中間的な要素が含まれる．ただし，NHCAPは背景因子から誤嚥性肺炎が多く含まれるものと思われ，口腔細菌や嫌気性菌を原因菌として念頭におく必要がある．

▶ **MRSA** :
methicillin-resistant
*Staphylococcus aureus*

▶ **ESBL** :
extended spectrum $\beta$-lactamase

▶ **PDR pathogens** :
potentially drug-resistant pathogens

## 検査手順と鑑別診断

- 院外で発症したCAPおよびNHCAPにおいては，まず重症度判定を行い治療の場所（外来，入院，ICUなど）を決定する．CAPにおいては日本呼吸器学会が策定した『成人市中肺炎診療ガイドライン』[1] で用いられるA-DROPシステム（**4**）は有用であるが，NHCAPにおいての有用性は確立されていない．

- 非定型肺炎（主にマイコプラズマ肺炎の鑑別）が疑われる場合は，**5** に示す鑑別方法が有用であり，年齢層によっても異なるが，全体として6項目中4項目（白血球数を除いた5項目中3項目）を陽性とした場合，感度83.9%（77.9%），特異度87.0%（93.0%）であった[1]．

**3** 入院を要する医療ケア関連肺炎の原因菌調査

|  | Oshitani, Y et al[7]<br>n＝477 | Ishida T, et al[8]<br>n＝442 |
| --- | --- | --- |
| 肺炎球菌 | 76（15.9） | 55（12.4） |
| 黄色ブドウ球菌 | 61（12.8） | 33（7.5） |
| 肺炎球菌以外の連鎖球菌 | 10（2.1） | 17（3.8） |
| 緑膿菌 | 27（5.7） | 23（5.2） |
| クレブシエラ | 34（7.1） | 20（4.5） |
| インフルエンザ菌 | 16（3.4） | 16（3.6） |
| エンテロバクター | 9（1.9） | ― |
| 大腸菌 | 16（3.4） | 12（2.7） |
| セラチア | 3（0.6） | ― |
| ステノトロフォモナス | 0（0.0） | ― |
| アシネトバクター | 1（0.2） | ― |
| シトロバクター | 2（0.4） | ― |
| *Moraxella catarrhalis* | 6（1.3） | 12（2.7） |
| プロテウス | 3（0.6） | ― |
| 嫌気性菌 | 0（0.0） | 5（1.1） |
| マイコプラズマ | 0（0.0） | 1（0.2） |
| 肺炎クラミドフィラ | 0（0.0） | 9（2.0） |
| レジオネラ | 0（0.0） | 0（0.0） |
| その他の病原体 | ― | 7（1.6） |
| 原因微生物不明 | 280（58.7） | 269（60.9） |
| （耐性菌） | 60（12.6） | NR |

（　）内：%.

（文献7）-8）をもとに作成）

**4** A-DROPシステムを用いた重症度評価

| A（age） | 男性70歳以上，女性75歳以上 |
| --- | --- |
| D（dehydration） | BUN 21 mg/mL以上または脱水あり |
| R（respiration） | $SpO_2$ 90%以下（$PaO_2$ 60 Torr以下） |
| O（orientation） | 意識障害あり |
| P（pressure） | 血圧（収縮期）90 mmHg以下 |

軽症（該当なし）：外来
中等症（1-2項目該当）：外来もしくは入院
重症（3項目該当）：入院
超重症（4項目以上もしくはショックあり）：ICU管理
（呼吸器感染症に関するガイドライン：成人市中肺炎診療ガイドライン．日本呼吸器学会；2007[1] より作成）

● グラム染色は，簡便で迅速性に優れており，その染色性（陽性・陰性）および菌の形態・配列から菌種の推定が可能であり，特に原因菌（起炎性）を確認するうえで白血球の貪食像が重要な手がかりとなる．しかしながら，診断

**5　市中肺炎における細菌性肺炎と非定型肺炎の鑑別**

（1）年齢60歳未満
（2）基礎疾患がない，あるいは軽微
（3）頑固な咳がある．
（4）胸部聴診上所見が乏しい．
（5）喀痰がない，あるいは迅速診断法で原因菌らしきものが証明されない．

（6）末梢血白血球数が 10,000/μL 未満である．

非定型肺炎285例，細菌性肺炎515例に対して，上記項目で6項目中4項目以上（（6）以外の5項目で3項目以上）が該当すれば，感度83.9％（77.9％），特異度87.0％（93.0％）であった．
（呼吸器感染症に関するガイドライン：成人市中肺炎診療ガイドライン．日本呼吸器学会；2007[1]より作成）

　　精度は実施者の経験に大きく左右されるため，慎重な判断を要する．また，喀痰は唾液が混入をするため，Miller-Jones分類やGecklerの分類を用いた喀痰の品質評価を行う必要がある．

● 肺炎球菌においては尿中抗原検査，喀痰抗原検査があり，尿中抗原は莢膜抗原を標的とし，喀痰喀出困難な症例においても簡便に検査を行うことができ，有用である．一方で経時的に測定した報告[9]では6か月後にも抗原が検出された症例がみられ，慎重に対応する必要がある．

● 喀痰抗原検査は細胞壁抗原をターゲットとし，肺炎球菌喀痰培養陽性例に対して尿中抗原の感度62.3％と比較して喀痰抗原では88.7％と有意に高いとの報告[10]がある．

● レジオネラについては尿中抗原検査が用いられるが，*L. pneumophila* 血清群1のみが検出可能であり，注意を要する．WUHスコア[11]を用いるとよい．

● マイコプラズマの迅速診断は，マイコプラズマIgM抗体，マイコプラズマ抗原キットなどがあるが，十分に満足いくものではない．日本マイコプラズマ学会では『肺炎マイコプラズマ肺炎に対する治療指針』[12]において，LAMP法が推奨されている．

● 抗菌薬投与前に原因菌評価のため，喀痰（可能であれば，下気道検体）培養が重要である．また入院を要する肺炎の場合は，血液培養を2セット採取することも原因菌を把握するうえで有用である．

▶ **WUH**：
Winthrop University
Hospital

▶ **LAMP**：
loop-mediated isothermal
amplification

---

**ADVICE**

**細菌叢解析法を用いる**

　CAPにおいてもNHCAPにおいても，原因菌不明が30〜50％程度みられる．これは，培養を中心とした従来法による原因菌調査の限界の可能性が考えられる．筆者らは培養に依存せずに網羅的に細菌を検出し，その検出比率を評価できる細菌叢解析法を用いて検討したところ，培養困難であった多くの症例で，口腔連鎖球菌や嫌気性菌が検出され，原因不明症例においてこれらの細菌が関与している可能性を明らかにした[13, 14]．

## 治療の実際

- 外来治療においては，可能なかぎりキノロン系薬を温存する必要があり，基礎疾患・リスク因子がない場合は，高用量$\beta$-ラクタマーゼ阻害薬配合ペニシリンが推奨される．

- 肺炎球菌など原因菌が判明し耐性菌が疑われない場合は，アモキシシリン1.5〜2.0 g を考慮する．

- 非定型肺炎が疑われる場合は，マクロライド系薬（クラリス®400 mg，分2）が推奨される．

- 慢性呼吸器疾患の合併があれば，キノロン系薬（ジェニナック®400 mg，分1もしくはグレースビット®200 mg，分2）を考慮する．クラビット®はこれまで汎用され安全性は十分に確立されているが，PK/PD理論に基づいて前述の2剤と比較した場合にやや投与量が低い可能性が示唆されている．点滴治療を行う場合は，セフトリアキソン（ロセフィン®1〜2 g，1回）が有用である．

- 誤嚥性肺炎が考慮される場合は，$\beta$-ラクタマーゼ阻害薬配合ペニシリンもしくは抗嫌気性菌活性を有するキノロン系薬を選択する．

- 入院治療においては，前述の耐性菌リスクを考慮し，リスクがない場合は，セフトリアキソン（前述の通り），$\beta$-ラクタマーゼ阻害薬配合ペニシリン（ユナシン®-S 1回3 g，3〜4回），注射用キノロン系薬（クラビット®500 mg，1回）などが推奨される．

- リスク因子を有する場合は，抗緑膿菌活性を有する$\beta$-ラクタマーゼ阻害薬配合ペニシリン（ゾシン®4.5 g，3〜4回），注射用キノロン系薬（パシル®500 mg，1日2回）やカルバペネム系薬（メロペン®0.5〜1 g，2〜3回）を選択する．

- 過去にMRSAが検出されていれば，抗MRSA薬（バンコマイシン，テイコプラニン，リネゾリド）の併用を検討する．

## 私の治療のコツと工夫

- 新規抗菌薬の開発が大きく見込めない現状として，経口キノロン系薬（特に第4世代★1）やカルバペネム系抗菌薬は大事に使う必要がある．一方で，初期抗菌薬治療の失敗は予後に関わるために，このような広域抗菌薬を使用する場合は，（可能なかぎり）高用量使用し短期間で治療を終了するように心がけている．

## 重症化した場合の対応

- 肺炎治療におけるステロイドの役割として，①解熱および全身状態の改善，②ガス交換能改善，③線維化抑制，④抗ショック作用，⑤過剰なサイトカイン反応の抑制，などが期待される．

- 重症例におけるステロイドの有用性については，これまでにも多く議論され

**ポイント**
基本は高用量$\beta$-ラクタマーゼ阻害薬配合ペニシリンが第一選択

**★1　第4世代キノロン系薬**
第4世代キノロン系薬とは，従来の肺炎球菌を含めたグラム陽性菌に強い活性を有するレスピラトリーキノロン（レボフロキサシンなど）に抗嫌気性菌活性が追加されたもので，ガレノキサシン，シタフロキサシン，モキシフロキサシンなどが含まれる．

ている．最新の9つのランダム化比較試験，6つのコホートスタディーのメタ解析[15]では，CAPに対して平均でメチルプレドニゾロン30 mg/日，7日間が投与された結果，CAP全体（RR 0.72［95% CI 0.43-1.21］）および重症例（RR 0.72［95% CI 0.43-1.21］）においても死亡率に有意差はみられなかったが，急性呼吸促迫症候群（ARDS）への進展阻止，ICU入室期間の減少には関連性がみられた．

▶ ARDS：<br>acute respiratory distress syndrome

- 敗血症を合併したARDSについては，急性期に少量のステロイド（プレドニゾロン換算で1〜2 mg/kg/日）の短期間（7〜14日間）投与が推奨される．
- 敗血症の診断には，qSOFA（呼吸数22回/分以上，収縮期血圧100 mmHg未満，意識変容の2項目以上該当）がスクリーニングとして有用であり，該当症例に対してSOFAスコアを用いるとよい．

▶ qSOFA：<br>quic SOFA<br><br>▶ SOFA：<br>sequential organ failure assessment

## 生活指導

- 肺炎の予防が重要である．予防においては，ワクチンによる予防，栄養管理と摂食への配慮，口腔ケアが重要である．

ポイント<br>肺炎の予防には，ワクチン接種と，栄養管理，口腔ケアが重要

- ワクチンによる予防として，65歳以上の高齢者，65歳未満でも慢性基礎疾患を有するものは，インフルエンザワクチン接種が必要とされる．上記対象者に加えて，脾摘（もしくは脾機能不全）患者，個人施設や長期療養施設などの入所者，易感染症患者には，肺炎球菌ワクチンの接種が推奨される．また併用することにより，肺炎の予後を改善し，医療経済への負担軽減につながることも報告されている．
- 国内で使用できる肺炎球菌ワクチンは23価莢膜多糖体ワクチン（ニューモバックス®NP：PPV23）と13価結合型ワクチン（プレベナー13®：PCV13）とがあり，PPV23は幅広い血清型のカバー率（60〜80%）が特徴で，65歳以上の高齢者は5歳おきに定期接種の対象となっている．PCV13は，多糖体にキャリアタンパクを結合させることにより，PPV23と比較してカバー率は低いものの，強い免疫原性および免疫記憶が得られるとされている．また，2014年から米国予防接種諮問委員会（ACIP）により両者の併用が推奨されている．ただし，2つのワクチンを接種する間隔は1年以上空けることに留意する．

▶ PPV：<br>pneumococcal polysaccharide vaccine<br><br>▶ PCV：<br>pneumococcal conjugate vaccine<br><br>▶ ACIP：<br>The Advisory Committee on Immunization Practices

- 近年，小児のみの適応の7価肺炎球菌結合型ワクチンが2010年から発売されて以降，侵襲性肺炎球菌感染症の罹患率は大幅な低下がみられる[16]．一方で，IPD分離株の血清型を調査するとワクチンカバー率が低下し，非カバー株や血清型分類不能型（nontypable）が相対的に増加する現象（セロタイプリプレイスメント）がみられており，その効果は成人におけるIPD，肺炎球菌性肺炎にも及んでいることが明らかとなり[17]，注意を要する．

▶ IPD：<br>invasive pneumococcal diseases

- 肺炎防止には，栄養管理と口腔ケアが重要であり，質の高い口腔ケアは，口腔内細菌数を減少させることにより，発熱日数の減少，肺炎の発症の抑制，肺炎死亡率を減少させるとの報告もある[18]．

（川波敏則）

## 文　献

1) 日本呼吸器学会呼吸器感染症に関するガイドライン作成委員会編．呼吸器感染症に関するガイドライン：成人市中肺炎診療ガイドライン．日本呼吸器学会；2007.

2) 日本呼吸器学会呼吸器感染症に関するガイドライン作成委員会編．呼吸器感染症に関するガイドライン：成人院内肺炎診療ガイドライン．日本呼吸器学会；2008.

3) 日本呼吸器学会医療・介護関連肺炎（NHCAP）ガイドライン作成委員会編．医療・介護関連肺炎（NHCAP）診療ガイドライン．日本呼吸器学会；2011.

4) Saito A, et al. Prospective multicenter study of the causative organisms of community-acquired pneumonia in adults in Japan. J Infect Chemother 2006；12：63-9.

5) Miyashita N, et al. Community-acquired pneumonia in Japan：a prospective ambulatory and hospitalized patient study. J Med Microbiol 2005；54：395-400.

6) Ishida T, et al. A 3-year prospective study of a urinary antigen-detection test for *Streptococcus pneumoniae* in community-acquired pneumonia：utility and clinical impact on the reported etiology. J Infect Chemother 2004；10：359-63.

7) Oshitani Y, et al. Reevaluation of the Japanese guideline for healthcare-associated pneumonia in a medium-sized community hospital in Japan. J Infect Chemother 2013；19：579-87.

8) Ishida T, et al. Clinical characteristics of nursing and healthcare-associated pneumonia：a Japanese variant of healthcare-associated pneumonia. Intern Med 2012；51：2537-44.

9) Mukae H, et al. Evaluation of a rapid immunochromatographic ODK0501 assay for detecting *Streptococcus pneumoniae* antigens in the sputum of pneumonia patients with positive *S. pneumoniae* urinary antigens. J Infect Chemother 2015；21：176-81.

10) 福島喜代康ほか．喀痰中肺炎球菌抗原検出キットの有用性—尿中抗原検出キット・グラム染色との比較．日呼吸誌2013；2：343-8.

11) Cunha BA. The atypical pneumonias：clinical diagnosis and importance. Clin Microbiol Infect 2006；12（Suppl 3）：12-24.

12) 日本マイコプラズマ学会．肺炎マイコプラズマ肺炎に対する治療指針．日本マイコプラズマ学会；2014.

13) Yamasaki K, et al. Significance of anaerobes and oral bacteria in community-acquired pneumonia. PLoS One 2013；8：e63103.

14) Noguchi S, et al. Bacteriological assessment of healthcare-associated pneumonia using a clone library analysis. PLoS One 2015；10：e0124697.

15) Wan YD, et al. Efficacy and safety of corticosteroids for community-acquired pneumonia：A systematic review and meta-analysis. Chest 2016；149：209-19.

16) Whitney CG, et al. Decline in invasive pneumococcal disease after the introduction of protein-polysaccharide conjugate vaccine. N Engl J Med 2003；348：1737-46.

17) Akata K, et al. Distribution and annual changes in *Streptococcus pneumoniae* serotypes in adult Japanese patients with pneumonia. J Infect Chemother 2015；21：723-8.

18) Yoneyama T, et al. Oral care and pneumonia. Lancet 1999；354：515.

## *Debate*

# 重症肺炎におけるステロイド投与の意義は？

### ■肺炎に対するステロイド投与

　肺炎の病態は，病原体による直接的な肺の炎症であると同時に宿主本人の免疫による炎症であると考えられており，時にその炎症は病原体の死滅後も継続し，生体にダメージをもたらすと考えられている．

　肺炎の治療の中心は適切な抗菌薬投与であるが，重症例では，局所の炎症から急性呼吸促迫症候群 acute respiratory distress syndrome（ARDS）に至る場合がある．特に重症の市中肺炎の死亡率は高く，入院患者では 13.6%，ICU に入室した場合には 36.5% と報告されている[1]．

　このため，生体反応に伴う炎症を抑える目的から，肺炎に対するステロイド投与の有用性に関して，RCT を含む多くの研究で検討されてきた．しかし，その結果は相反するものであり，複数の RCT を検討した systematic review でも，ステロイドの有益性を確定するには至らなかった[2,3]．そして，米国，日本，ヨーロッパ，英国の市中肺炎のガイドラインにおいても，ステロイドの全身投与の併用は，ルーチンには推奨しないとされている．

　大規模な RCT によるステロイドの市中肺炎に対する有用性の検討が待たれてきたが，2015年に 785 名の入院した市中肺炎の患者を対象とした STEP trial[4] と，120 名の重症市中肺炎の患者を対象とした Torres ら[5] の研究が報告された．前者ではステロイド投与群での病態の安定までの時間が短くなるという結果であり，後者では病院での死亡率には差がなかったが，ステロイド投与群での治療失敗率が有意に少なかった．

　2015年の Siemieniuk[6] らの systematic review では，これら 2 つの RCT を含む検討を行っている．入院を要する市中肺炎でのステロイド使用は，死亡率の低下，人工呼吸器の回避，ARDS の発生率の減少について中等度のエビデンスを示し，臨床的に安定するまでの期間の短縮（約 1 日），入院期間の 1 日の短縮に関して高いエビデンスを認めたと報告している．また副作用に関しては高血糖の出現が有意に多かったとしている．重症群を対象としたサブグループ解析では，全体の解析では死亡率の低下は統計学的には有意な結果ではなかったが，重症の肺炎では有意な低下（RR 0.39［95% CI 0.20-0.77］）が認められ，中等症から軽症の集団では死亡率の低下は認められなかったことが付け加えられている．

　近年，他の systematic review でもステロイドの市中肺炎への有効性が検討されており，病状の安定までの時間，入院期間，ICU 入室期間，ARDS 発生率，抗菌薬投与期間の短縮などにステロイドの有用性を認める報告がなされている[7,8]．また，死亡率は重症例での減少を認める報告がある[8,9]．

### ■すべての市中肺炎でステロイドの有用性が検討されたのか？

　注意しないといけないことは，systematic review で吟味された多くの研究ですでに免疫不全患者，妊婦，最近の消化管出血を起こした患者，糖尿病患者，ステロイド投与で精神作用を生じる可能性のある患者などは，除外されていたということである．よって，これらの集団に発生した市中肺炎に対するステロイド投与の有効性は不明である．

　同様にこれらの検討は，院内肺炎に対しては行われていないため，院内の重症肺炎に対するステロイドの投与の有用性に関しても不明である．

# 重症の市中肺炎に対するステロイドの意義は？

ここから本題であるが，市中肺炎に対するステロイドの投与に対する検討の中で特に重症肺炎に対する有効性が検討されてきた．ステロイドが生体の過剰な免疫反応を抑えるという機序から考えると，よりサイトカインが上昇すると考えられる[10]重症肺炎でステロイドの効果は高いと期待される．

前述の2つのRCT[4,5]以前のsystematic reviewでも，同じようにステロイド投与が重症の市中肺炎に対して有用である可能性が指摘されている[11]．死亡率に関しては，重症例で低下する可能性を示唆するsystematic review[6,8,9]とそうではないもの[7,11]があり，今後さらなる検討が必要と思われる．

## ◆重症肺炎の定義について

重症肺炎に対するステロイド投与の有用性を検討した研究では，重症肺炎の定義が各研究で異なっており，どの定義が適切か議論が残るところである．

重症肺炎でIL-6やIL-10などのサイトカインが高かったという報告や[10]，早期の炎症マーカーの高値が治療失敗に関与するという報告から[12]，2015年のTorres[5]らの研究では重症の市中肺炎に限定した研究を行い，市中肺炎の症例定義に，ATSの重症肺炎の定義に加えて，入院時のCRP 150 mg/L以上という条件を用いている．肺の炎症を抑えARDSへの進行を抑えることで，肺炎の予後を改善させるという目的からは，炎症マーカーを用いてステロイドがより有効と推定される集団を抽出することも一つの方法であると考えられる．具体的には，ステロイド投与を検討する重症肺炎に関して，人工呼吸器または昇圧薬の投与を要するような重症患者で，高い炎症所見（入院時のCRP 150 mg/L）を示す場合をあげる専門家もいる[13]．

## ◆病原体に関して

重症の市中肺炎でのステロイドの有用性を考える際に，病原体についても検討されるべきである[11]．市中肺炎の病原体は多岐にわたり，その中にはステロイド投与が好ましくない病原体が含まれている可能性がある．インフルエンザ肺炎に対するステロイドの有用性に関しては，RCTは行われていないものの，観察研究を対象としたsystematic reviewで，死亡率を上昇させる可能性があるとして投与を推奨していない[15]．また，市中肺炎とはいえないかもしれないが，アスペルギルスに関してステロイド投与は有害であるとされている[13]．

## ◆投与量および投与期間は？

最適な剤形，投与量，投与方法，期間に関しては決まったものはない．前述のBlumらの研究ではプレドニゾロン50 mgを7日間，Torresらの研究ではメチルプレドニゾロンの0.5 mg/kgを12時間おきにボーラスで静脈内に投与している[4,5]．現在ステロイドの長期投与の死亡率への影響を検討するESCAPe studyが進行中であり（Clinical Trials. gov Identifier：NCT01283009），今後も投与期間，投与量に対する検討が必要と思われる．

## ◆抗菌薬の選択

重症肺炎ではすみやかな抗菌薬の投与が不可欠である．Wunderink[14]が懸念として，Torresの研究では重症市中肺炎では推奨されているマクロライド系の併用が20％程度しか行われていなかったことをあげているが，ステロイド併用は十分な抗菌薬投与および病原体の精査が行われたうえで検討されるべきである．また，ステロイドとマクロライド系抗菌薬の相互作用の点からステロイドの重症肺炎への投与を検討する場合は，抗菌薬，ステロイドの剤形ともに慎重に選択されるべきである[16]．

## ◆publication bias

Siemieniukら[17]は考察の中で，死亡率は低下させるが，人工呼吸器の装着の回避はより軽症の肺炎でみられるといった矛盾もあることから，重症肺炎での死亡率の低下に関しては，研究ごとの違いによる部分が大きいのではないかと推察しており，実際の効果に関しては懐疑的

である．加えて，publication biasの存在も無視できないと述べている．多くのsystematic reviewでもステロイドの併用には有用性を認めているが，注意深く結果を解釈する必要があるだろう．

## まとめ

　重症市中肺炎に対してのステロイド投与の意義であるが，敗血症に対する治療の必要な症例や並存する疾患に対して投与が必要な症例に関しては，既存のガイドラインにもあるように投与は行われるべきである．

　ステロイドの肺炎への効果が期待される機序からも，より高い炎症が認められるような重症例で使用は検討されるべきであり，ICU入室例，人工呼吸器使用や昇圧薬の投与，高い炎症所見（入院時のCRP 150 mg/L）の存在も，一つの目安となる可能性がある．ただし，合併症や起因菌に対してステロイドが副作用を起こさないような症例を選んで慎重に投与するべきである．

　基本であるが，肺炎に対するステロイド投与は，原因菌の検索および適切な抗菌薬が投与された後に検討されるべきadjunctive therapyであり，その患者におけるリスクとベネフィットを検討したうえで投与が行われるべきである．

　生体の反応は病原体に対して一律ではなく，ステロイドが有効な病原体，より有効な病態があると推定される．今後，ステロイドの投与が適切と考えられる集団を抽出できるような前向き研究の結果を待ちたい．

（横田恭子）

### 文献

1) Fine MJ, et al. Prognosis and outcomes of patients with community-acquired pneumonia. A meta-analysis. JAMA 1996；275：134-41.
2) Yang JW, et al. Corticosteroids for the treatment of human infection with influenza virus：a systematic review and meta-analysis. Clin Microbiol Infect 2015；21：956-63.
3) Shafiq M, et al. Adjuvant steroid therapy in community-acquired pneumonia：a systematic review and meta-analysis. J Hosp Med 2013；8：68-75.
4) Blum CA, et al. Adjunct prednisone therapy for patients with community-acquired pneumonia：a multicentre, double-blind, randomised, placebo-controlled trial. Lancet 2015；385：1511-8.
5) Torres A, et al. Effect of corticosteroids on treatment failure among hospitalized patients with severe community-acquired pneumonia and high inflammatory response：a randomized clinical trial. JAMA 2015；313：677-86.
6) Siemieniuk R, et al. Corticosteroid Therapy for Patients Hospitalized With Community-Acquired Pneumonia：A Systematic Review and Meta-analysis. Ann Intern Med 2015；163：519-28.
7) Wan YD, et al. Efficacy and Safety of Corticosteroids for Community-Acquired Pneumonia：A Systematic Review and Meta-Analysis. Chest 2016；149：209-19.
8) Marti C, et al. Adjunctive Corticotherapy for Community Acquired Pneumonia：A Systematic Review and Meta-Analysis. PLoS One 2015；10：e0144032.
9) Horita N, et al. Adjunctive Systemic Corticosteroids for Hospitalized Community-Acquired Pneumonia：Systematic Review and Meta-Analysis 2015 Update. Sci Rep 2015；5：14061.
10) Martinez R, et al. Factors associated with inflammatory cytokine patterns in community-acquired pneumonia. Eur Respir J 2011；37：393-9.
11) Cheng M, et al. Corticosteroid therapy for severe community-acquired pneumonia：a meta-analysis. Respir Care 2014；59：557-63.
12) Menéndez R, et al. Markers of treatment failure in hospitalised community acquired pneumonia. Thorax 2008；63：447-52.
13) Parody R, et al. Predicting survival in adults with invasive aspergillosis during therapy for hematological malignancies or after hematopoietic stem cell transplantation：Single-center analysis and validation of the Seattle, French, and Strasbourg prognostic indexes. Am J Hematol 2009；84：571-8.
14) Wunderink RG. Corticosteroids for severe community-acquired pneumonia：not for everyone. JAMA 2015；313：673-4.
15) Rodrigo C, et al. Corticosteroids as adjunctive therapy in the treatment of influenza. Cochrane Database Syst Rev 2016；3：CD010406.
16) Feldman C, Anderson R. Corticosteroids in the adjunctive therapy of community-acquired pneumonia：an appraisal of recent meta-analyses of clinical trials. J Thorac Dis 2016；8：E162-71.
17) Siemieniuk RA, Guyatt GH. Corticosteroids in the treatment of community-acquired pneumonia：an evidence summary. Pol Arch Med Wewn 2015；125：570-5.

# 肺炎球菌ワクチンの使い分けは？

現在，高齢者に使用できる肺炎球菌ワクチンには，23価肺炎球菌莢膜多糖体ワクチン（pneumococcal polysaccharide vaccine 23：PPSV23）と13価肺炎球菌結合型ワクチン（pneumococcal conjugate vaccine 13：PCV13）がある．両者の使い分けについては議論がある．

## PPSV23

PPSV23には23種類の精製された肺炎球菌莢膜多糖体抗原（血清型1，2，3，4，5，6B，7F，8，9N，9V，10A，11A，12F，14，15B，17F，18C，19A，19F，20，22F，23F，33F）が含まれている．適応は2歳以上で肺炎球菌による重篤疾患に罹患する危険が高い者であり，65歳以上の高齢者も含まれている．PPSV23はT細胞非依存性の抗原であり，免疫原性が低いので2歳未満の乳幼児では効果は期待できず，メモリーB細胞は誘導されない[1]．

PPSV23は侵襲性肺炎球菌感染症（invasive pneumococcal disease：IPD）についての有効性は広く認められている．しかし，菌血症を伴わない肺炎球菌性肺炎に対するPPSV23の予防効果については，意見の分かれるところである．一方，PPSV23はインフルエンザワクチンとの併用効果について有効性を示す多数の論文があり，臨床的有効性については明らかである．日本におけるPPSV23の高齢者における医療費削減効果については，5,000億円を超えるという試算があり，経済的インパクトの大きさが示された．

以上のことなどから，2014年10月1日，高齢者の肺炎球菌感染症は定期の予防接種を行うB類疾病として定められ，PPSV23の接種を進めることとなった．

## PCV13

PCV13は莢膜多糖体抗原（1，3，4，5，6A，6B，7F，9V，14，18C，19A，19F，23F）にキャリア蛋白（非病原性ジフテリア蛋白：CRM197）を結合させたワクチンである．適応は2か月齢〜6歳未満および65歳以上の高齢者である．T細胞依存性抗原であり，乳幼児にも免疫原性があるほか，追加接種によるブースター効果および免疫学的記憶が期待されている[1]．PCV13の成人に対する免疫原性についてはPPSV23と同等かそれ以上といわれている．

PCV13の65歳以上の高齢者に対する臨床的有効性についてはオランダで大規模な無作為二重盲検比較試験が行われ[2]，良好な結果であった．このオランダの試験結果をもとに米国予防接種諮問委員会は，65歳以上の高齢者についてはPCV13を先に接種し，1年後にPPSV23を接種することを推奨した[3]．

わが国では小児においては先行して導入された7価肺炎球菌結合型ワクチン（PCV7）が2013年4月に定期接種となり，2013年11月にはPCV7に替わってPCV13が定期接種となった．PCV13は2014年6月に65歳以上の成人に適応が拡大されたが，定期接種には使用できない．

### 血清型置換と間接効果

PCV7を小児に接種することにより，小児におけるPCV7血清型のIPDは激減したが，非ワクチン含有血清型によるIPDが増加した（血清型置換）[4]．ワクチンを接種していない65歳以上の成人においてもPCV7含有血清型のIPDが減少し，間接効果が認められた．これはPCV13の小児接種においても認められている．高齢者において非ワクチン含有血清型による

**1** 65歳以上の成人に対する肺炎球菌ワクチン接種の考え方（2015年1月）

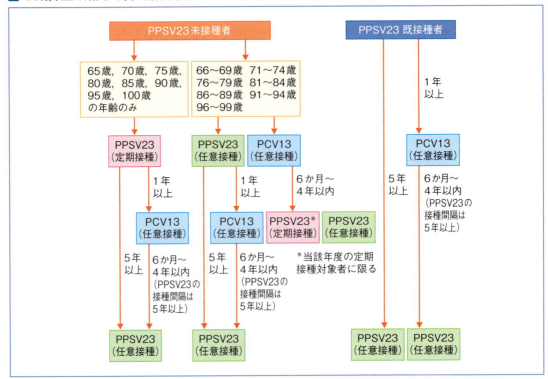

（日本呼吸器学会呼吸器ワクチン検討WG 委員会／日本感染症学会ワクチン委員会・合同委員会．65歳以上の成人に対する肺炎球菌ワクチン接種に関する考え方（アップデート版2015-9-5）[6]より）

IPDが増加し，血清型置換が起こることが指摘されている．

## PPSV23とPCV13の使い分けは？

　65歳未満の免疫機能低下例についてはPCV13を接種して，8週後にPPSV23を接種するという方針[5]は，米国，英国，ドイツ，フランス，オーストラリア，カナダなどでは以前より推奨されている．しかし，わが国ではPCV13は6歳以上65歳未満の人に対する適応がないため，この年齢の免疫機能低下例に対して接種できない．この点についてはまさにワクチンギャップがあるといわざるをえない．

　しかし，高齢者については英国，ドイツ，オーストラリア，カナダは，米国のPCV13-PPSV23の連続接種という指針が出たあとでも，依然としてPPSV23の単独接種を推奨して

おり，米国に追随していない．各国とも定期接種としてのワクチン接種については，免疫原性，安全性，有効性，費用対効果等を評価し，各国の状況（患者数，血清型の分布，薬価など）により独自の方針を決めている．日本感染症学会と日本呼吸器学会の合同委員会では両者の使用法について検討したが，PCV13のわが国でのデータが十分でないので，両者の接種方法についての「考え方」を示すに留まった（**1**）[6]．

　65歳以上の高齢者に対しては，現時点では定期接種であるPPSV23を積極的に進めることが重要であるが，その中でも免疫機能低下例については米国の推奨するPCV13-PPSV23の連続接種を考慮すべきであろう．

　今後，血清型置換が進めば，両ワクチンの血清型カバー率が低下し，それぞれのワクチンの臨床効果が減弱する可能性が高く，血清型の

サーベイランスがきわめて重要といえる．上記の「考え方」も3年後に見直すことになっている．

（永井英明）

**文献**

1) Pollard AJ, et al. Maintaining protection against invasive bacteria with protein-polysaccharide conjugate vaccines. Nat Rev Immunol 2009；9：213-20.
2) Bonten MJ, et al. Polysaccharide conjugate vaccine against pneumococcal pneumonia in adults. N Engl J Med 2015；372：1114-25.
3) Tomczyk S, et al. Use of 13-valent pneumococcal conjugate vaccine and 23-valent pneumococcal polysaccharide vaccine among adults aged ≥65 years：recommendations of the Advisory Committee on Immunization Practices（ACIP）. MMWR 2014；63：822-5.
4) Pilishvili T, et al. Sustained reductions in invasive pneumococcal disease in the era of conjugate vaccine. J Infect Dis 2010；201：32-41.
5) Bennett NM, et al. Use of 13-Valent Pneumococcal Conjugate Vaccine and 23-Valent Pneumococcal Polysaccharide Vaccine for Adults with Immunocompromising Conditions：Recommendations of the Advisory Committee on Immunization Practices（ACIP）. MMWR Morb Mortal Wkly Rep 2012；61：816-9.
6) 日本呼吸器学会呼吸器ワクチン検討WG委員会／日本感染症学会ワクチン委員会・合同委員会．65歳以上の成人に対する肺炎球菌ワクチン接種に関する考え方（アップデート版2015-9-5）．
http://www.kansensho.or.jp/guidelines/pdf/o65haienV_150905.pdf

呼吸器感染症の診断と治療

# 誤嚥性肺炎，
# びまん性嚥下性細気管支炎

## 症状の特徴

- 誤嚥性肺炎（aspiration pneumonia）は，耳鼻科の喉頭摘出手術などに代表される手術後の併存症としての肺炎と，フレイル（虚弱）高齢者の不顕性誤嚥による肺炎とに大別される．
- 前者は年齢を問わず発症するのに対し，後者は主に高齢者に発症する．
- 症状は，前者の場合は誤嚥に伴う呼吸困難，窒息様症状，発熱を認める．後者では，原因となる誤嚥から発症まで時間を要するため，元気がない，食欲がないなどの全身状態悪化の所見が先行し，咳・痰などの気道病変所見，発熱がみられる．高齢者では初夏や，低酸素血症などに伴って意識障害，痙攣，尿失禁などが肺炎の症状としてみられる場合がある[1,2]．
- びまん性嚥下性細気管支炎（DAB）は，食事などに際し誤嚥を繰り返すことで生ずる細気管支炎である．したがって，食後の喘鳴，咳，痰の増加がみられることが多い．むせなどの誤嚥症状も認められる．食後の喘鳴に伴って呼吸困難，喘息様の発作を生ずることがあるが，誤嚥に伴う気道症状であるため，気管支拡張薬は奏効しない（**1**）[3]．

▶ DAB：
diffuse aspiration
bronchiolitis

**1** びまん性嚥下性細気管支炎と誤嚥性肺炎との比較

|  | びまん性嚥下性細気管支炎（DAB） | 誤嚥性肺炎 |
|---|---|---|
| 発症年齢 | 70歳以上が多い（ただし，アカラシアなど食道関連疾患では年齢は関係ない） | 70歳以上が多い（ただし，喉頭関連の手術症例では，年齢は関係ない） |
| 遺伝的背景 | なし | なし |
| 微量誤嚥の関与 | 強い | 強い |
| 食事の誤嚥の関与 | 強い | あまり強くない |
| 胃液の大量誤嚥 | なし | あり得る（Mendelson症候群） |
| 症状 | 呼吸困難や喘鳴を伴う急性症状，反復性（食事後が多い） | 元気がない，食欲がない，持続する咳，痰，微熱，呼吸困難，痙攣，意識障害，尿失禁など多彩 |
| 胸部X線所見 | 肺野の小粒状影，小結節影の散布浸潤影は軽度 | 気管支肺炎，肺胞浸潤影 |
| 胸部CT検査 | びまん性の小葉中心性の粒状影 | 両肺底部に病変がみられることが多い（ただし，肺葉の部位には規定されない） |
| 炎症の部位（炎症の主座） | 細気管支領域（肺胞と気道の中間領域） | 肺胞領域 |
| 病理像 | 肉眼所見はDPBに類似のびまん性の黄色小結節，異物巨細胞，肺炎はごく軽度 | 肺炎像 |

DPB：diffuse panbronchiolitis（びまん性嚥下性汎細気管支炎）．

# 原因微生物と感染経路

- 誤嚥性肺炎の原因微生物は，近年の医療・介護関連肺炎（NHCAP）の臨床研究によって，市中肺炎と類似することが明らかにされており，肺炎球菌，インフルエンザ桿菌，黄色ブドウ球菌などが多い．

- 耐性菌頻度は増加するが，耐性菌が原因菌となる症例が多いわけではない[4]．

- 細菌叢の網羅的解析により，嫌気性菌や歯周病菌などの混合感染頻度が約3割以上で認められることが明らかにされている[5]．

- 嫌気性菌は弱毒菌であり，発病の初期から主要な病原菌ではないが，初期治療後は嫌気性菌による肺炎に変換する可能性があり，治療をより確実にする際に考慮しておく必要がある．

- DABは，厳密には感染症ではないため，原因菌はない．しかし，DABの亜系とも考えられる胃切除後誤嚥性肺炎では，肺炎球菌，肺炎桿菌，腸管由来グラム陰性桿菌などが検出されると報告されている[6]．したがって，これらの菌の誤嚥によって気道定着菌が存在する可能性はある．

# 検査手順と鑑別診断

## ■ 誤嚥性肺炎の診断

- 誤嚥性肺炎は，誤嚥によって生ずるため，嚥下障害（dysphagia）を診断する必要がある．この際重要なのは，耳鼻科的に問題となる誤嚥が食事に比較的限定されるのに対し，肺炎の誤嚥は，食事時のみならず夜間就寝時の唾液の微量誤嚥も原因となる点である．したがって，誤嚥性肺炎の嚥下障害の診断は，嚥下機構の詳しい解析が求められるのではなく，夜間も嚥下は十分できているか，あるいは夜間の誤嚥は不可避かの鑑別が最も重要である．

- 嚥下機能が非常に優れている場合を除いて高齢者はすべて誤嚥が生ずると考えられ，スーパーノーマルのみを除外すればよい．言い換えると超高齢者の高齢者肺炎はそのまま誤嚥性肺炎と診断してよい[6,7]．

- 肺炎の画像診断は必須である．肺炎の気道症状が明らかでない場合でも，胸部に異常影が確認される．画像検査としては胸部X線検査，可能であれば胸部CT検査を行う．胸部X線検査の場合，肺底部，下肺の出現頻度が高いので側面像の検査も行う．

- 要介護者などで立位困難があり，CT室への移動も困難な場合は，超音波検査を行って肺炎像を肺内水分病変として検出できる．厳密な鑑別ができるわけではないが，患者のADLが低下していても検査可能である．

- 採血にて，末梢血白血球数，CRPの測定を行う．末梢血白血球数増加および核の左方移動を評価し，CRPの増加を評価する．

- 原因微生物の同定に喀痰培養を行う．重症例では血液培養も行っておく．適切な喀痰が採取できない場合もあるが，高齢者は結核などの抗酸菌症の可能性もあり，必ず検査しておくことが望ましい．真菌症，間質性肺炎などの

▶ NHCAP：
nursing and healthcare-associated pneumonia

MEMO
誤嚥性肺炎の原因菌
・肺炎球菌
・インフルエンザ桿菌
・黄色ブドウ球菌
・嫌気性菌
・歯周病菌
など

ポイント
夜間の誤嚥の有無が鑑別には重要

ポイント
超高齢者の肺炎は誤嚥性肺炎と診断してよい

**2** DABの年齢分布

| 年齢 | 10歳代 | 40歳代 | 50歳代 | 60歳代 | 70歳代 | 80歳代 | 90歳代 | 合計 |
|---|---|---|---|---|---|---|---|---|
| A病院 | 0 | 2 | 1 | 4 | 6 | 0 | 0 | 13 |
| B病院 | 0 | 0 | 0 | 0 | 10 | 10 | 2 | 22 |
| その他 | 3 | 0 | 2 | 1 | 1 | 4 | 1 | 12 |
| 合計 | 3(6.7%) | 2(4.3%) | 3(6.7%) | 5(10.6%) | 17(36.2%) | 14(29.8%) | 3(6.7%) | 47(100%) |

A病院：東京大学医学部付属病院老人科のデータ，B病院：東京都老人医療センターのデータ，その他：6つの他の大学病院のデータ．

(Matsuse T, et al. Chest 1996；110：1289-93[6]をもとに作成)

鑑別検査も，状況によって行う．

### ■DABの検査

- DABに特異的な検査はない．基礎疾患，病歴の把握が最も大切である．喘鳴が生ずる場合，できれば肺機能検査を行って有意な閉塞性換気障害がないことを確認する．気管支拡張薬使用前後の肺機能の改善を確認してもよい．原因として嚥下障害があるため嚥下機能検査を行い，嚥下機能の低下を確認する．

- 従来，嚥下障害が原因であるため，高齢者や神経疾患患者に多いと考えられてきたが，アカラシアなどの消化器疾患でもみられ，年齢分布は幅広いことに留意する（**2**）．

ポイント
アカラシアなどの消化器疾患でもみられる

## 治療の実際

### ■誤嚥性肺炎の治療

- 誤嚥性肺炎では，抗菌薬による肺炎治療を行う．ただし，治療の成否は患者のフレイルの程度に依存するため，抗菌薬で治療成果が変わるわけではない．

- 市中肺炎と同様，肺炎球菌をはじめとする主要下気道感染症の菌を原因菌として嫌気性菌の混合感染もありうるので，β-ラクタマーゼに安定化されたペニシリン系薬剤で約80％は奏効する．

- 病院での入院治療と在宅での治療，外来での治療の可能性があり，それぞれの状況にふさわしい薬剤を選ぶ．在宅などでは，アジスロマイシン2g1回投与という方法もありうる．

- 抗菌薬選択を工夫しても誤嚥性肺炎の予後は改善しない．これはフレイル高齢者の背景因子によるものであり，肺炎そのものが原因ではない．したがって，絶食のまま安静放置するのではなく，なるべく早く経口摂取を試みたり，座位や上半身挙上などによって全身筋力を低下させない努力が必須である．

- 治療中も誤嚥を繰り返すため，嚥下リハビリテーション，口腔ケアは必須である．

ポイント
β-ラクタマーゼ阻害薬配合ペニシリンが基本．在宅ではアジスロマイシン2g1回投与も選択肢．嚥下リハビリテーション，口腔ケアは必須

## ■DABの治療

- DABの基本的治療戦略は，誤嚥の予防と気道感染のコントロールである．誤嚥の予防は，必ずしも容易ではないが，神経疾患などの原疾患の治療を行いながら，臨床的に嚥下機能を評価して，その病態に応じて対策をたてる[5]．

- 嚥下障害が軽度の場合，摂食時の体位・姿勢保持，頭位挙上を維持することと，半固形食やうらごし食など誤嚥しにくい食物による食事指導が有効である．

- 食事摂取の意識づけや，就寝前や意識状態が悪いときの経口摂取を避ける．

- 食道アカラシアや上部消化管狭窄症例では原病の手術治療が必要になる．

- 意識障害が高度で誤嚥管理が困難な症例では，絶食による誤嚥予防が必要となるため，短期的には中心静脈栄養，長期的には経皮的胃瘻造設術（PEG）を考慮する必要がある．

- ただし，誤嚥した場合でも大事に至ることはまれなので，その後の対処を教育しておけばよい．

▶ PEG：
percutaneous
endoscopic gastrostomy

### 🟢 私の治療のコツと工夫

- 誤嚥性肺炎の予後改善は，いかに早期に栄養療法を行えるかにかかっている．経静脈的栄養で，臥床状態の継続では弱っていくだけである．経管栄養，経腸栄養によって栄養を腸管吸収させないと，一時的に肺炎は改善しても完治しない．可能であればリスクを把握しながら早期に経口摂取を試みる．

- 肺炎治療中も可能なかぎり食べさせる．また，可能であればなるべく体位変換を行って，排痰の体位ドレナージが働く努力を行う．

- 患者本人や家族とのコミュニケーションがとりわけ大切である．肺炎が亡くなる可能性のある疾病であること，加齢とともに少量の誤嚥は不可避であることなどを十分説明し，治療可能な範囲を説明する．その上で，回復が望めないこともありうることを事前に説明しておくことが大切である．

- DABは，これ自体，重篤な疾患ではないが，どうして咳が続くのかなどで悩んでいる人は少なくない．適切な説明を行い予防法を伝えることが大切である．

### 🟢 重症化した場合の対応

- 誤嚥性肺炎の重症例の治療は，重症肺炎の治療と同様である．しばしば人工呼吸管理を要する．Mendelson症候群[★1]では，急性呼吸促迫症候群（ARDS）の治療対応が必要な場合がある．

- DABでは，原則，重症化はない．

★1 Mendelson症候群
大量の胃内容物誤嚥による非心原性肺水腫が主体．

▶ ARDS：
acute respiratory distress
syndrome

### 🟢 生活指導

- 誤嚥性肺炎は，誤嚥で生ずるので，誤嚥しないような工夫が大切である．嚥下指導，嚥下リハビリテーションを行う．

- もうひとつのアプローチは，誤嚥しても肺炎になりにくい方法を検討する．

**3** 誤嚥症候群と分類されうる疾患群

> 急性呼吸促迫症候群（ARDS）（Mendelson症候群）
> 気管支喘息
> 細菌性肺炎と膿胸
> 気管支拡張症
> 気管支漏
> カフェコロナリー（cafe coronary）
> （飲食店などにおいて食物による窒息のため突然死を生じること）
> 慢性間質性肺炎
> びまん性嚥下性細気管支炎（DAB）
> COPDの急性増悪（しばしば繰り返す場合）
> 外因性リポイド肺炎
> 異物の誤嚥
> 非結核性抗酸菌（*Mycobacterium fortuitum* または *M. chelonae*）肺炎
> 反復性肺炎

（Irwin RS. Aspiration. In：Intensive care medicine. 4th ed. 1999, p.685–92[8]）をもとに作成）

第一に，口腔ケアである．歯周，口腔内，舌などを衛生的にすることによって上気道定着菌の減少が可能であり，肺炎の可能性を減少させる．ただしこのケアは継続が必要であり，週2，3回は行う必要がある．

● 誤嚥して肺内で閉塞性肺炎を生じ，それを悪化させないためには，咳反射を保ち，体位変換などで線毛輸送系の機能を維持し，末梢気道閉塞を解除する試みが大切である．大きな深呼吸や，胸壁のタッピングも有効である．痰が出る症例は，喀痰の排泄を促すような指導も必要である．

● 治療可能な気道疾患をきちんと治療しておくことが大切であり，特に慢性閉塞性肺疾患（COPD）の適切な治療が望まれる．

● DABは，食事の対応や，夜間の就寝姿勢が大切である．夜間に逆流性誤嚥を生じている可能性があり，少しでよいので頭部挙上することが大切である．また，夕食から就寝まで2時間以上の時間をとることが大切である．

▶ COPD：
chronic obstructive
pulmonary disease

## おわりに

● 誤嚥性肺炎もDABも日本で定義され発展している概念といって過言ではない．世界的には，誤嚥症候群と分類されうる疾患群については，**3**のような解釈のほうが一般的であり[8]，超高齢社会での呼吸器感染症の特殊性と考えられる．

（寺本信嗣）

**文　献**

1）Teramoto S, et al. Update on the pathogenesis and management of pneumonia in the elderly-roles of aspiration pneumonia. Respir Investig 2015；53：178–84.

2）Teramoto S, et al. High incidence of aspiration pneumonia in community- and hospital-acquired pneumonia in hospitalized patients：a multicenter, prospective study in Japan. J Am Geriatr Soc 2008；56：577–9.

3）Teramoto S. Clinical significance of aspiration pneumonia and diffuse aspiration bronchiolitis in the elderly. J Gerontol Geriat Res 2014；3：142.

4）Ishida T, et al. Clinical characteristics of nursing and healthcare-associated pneumo-
nia：a Japanese variant of healthcare-associated pneumonia. Intern Med 2012；51：
2537-44.

5）Noguchi S, et al. Bacteriological assessment of healthcare-associated pneumonia using
a clone library analysis. PLoS One 2015；10：e0124697.

6）Matsuse T, et al. Importance of diffuse aspiration bronchiolitis caused by chronic occult
aspiration in the elderly. Chest 1996；110：1289-93.

7）丸茂一義，本間請子．嚥下性肺炎の危険因子に関する研究—胃食道逆流と嚥下時相の意
義．日呼吸会誌 2005；43：333-9.

8）Irwin RS. Aspiration. In：Irwin RS, et al, eds. Intensive care medicine. 4th ed. Lippin-
cott-Raven Publishers；1999. p.685-92.

呼吸器感染症の診断と治療

# マイコプラズマ肺炎

## 症状の特徴

- 1992年まではオリンピックの年に流行していたが，以降はその傾向が消失していた．2011〜2012年の爆発的流行の後，2016年にも大きな流行があり，4年周期の流行パターンが戻りつつある[1]．

- 本肺炎では学童〜若年成人に多く発生し，軽症例が多いことから入院せず外来での治療が多く，"walking pneumonia"とも呼ばれており，家庭内，学校内，職場内での小集団流行が主体である．

- マイコプラズマ呼吸器感染症では，初期は乾性咳嗽が主体の気管支炎・上気道炎であり，肺炎は10％程度といわれている．後期には湿性咳嗽となる．

- 2012年の米国ジョージア州の大学におけるマイコプラズマ流行83例の報告では，咳嗽95％，発熱77％，頭痛43％，鼻症状41％であった[2]．2014年の札幌市内の高校における流行37例（医大前南4条内科受診例）では，咳嗽92％，発熱57％，頭痛43％，鼻症状84％であった[3]．両検討から，本感染による咳嗽出現は92〜95％と高率である（**1**）．

- 小児例では成人と異なり呼吸器以外の病変（肺外病変）が認められる[4]．心臓（不整脈，心筋炎），消化器（肝炎，膵炎），腎臓（糸球体腎炎，IgA腎症），血液（自己免疫性溶血性貧血★1，血液貪食症候群，血小板減少性紫斑病，伝染性単核球症），神経（Guillain-Barré症候群，脳炎，脊髄炎，急性小脳失調症，急性播種性脳脊髄炎），皮膚（蕁麻疹，紅斑，Stevens-Johnson症候群），

**ポイント**
若年成人での咳嗽出現は92〜95％
小児では肺外症状の出現に注意

**★1　自己免疫性溶血性貧血**
マイコプラズマ感染において，赤血球膜のI抗原に対するIgM抗体が産生され，寒冷凝集素症を惹起して溶血性貧血を起こす．

**1** マイコプラズマ呼吸器感染症の症状

| | 米国の大学での流行（2012年） | 札幌の高校での流行（2014年）医大前南4条内科 |
|---|---|---|
| 総数（菌を証明した確実例/疑例） | 83（12/71） | 37（14/23） |
| 男/女 | 60/23 | 1/36 |
| 症状 | | |
| 　咳嗽 | 79（95％） | 34（92％） |
| 　発熱 | 64（77％） | 21（57％） |
| 　鼻症状 | 32（39％） | 31（84％） |
| 　頭痛 | 36（43％） | 16（43％） |
| 　咽頭症状 | 34（41％） | 28（76％） |

（田中裕士．ジェネラリストのための肺炎画像診断のコツと診療の手引き．医療ジャーナル；2016[3]．p.230-42より）

運動器（関節炎，横紋筋融解症）などがあり，菌そのものがその局所に存在する機序の場合や，感染を契機に起こった抗原抗体反応の機序の場合もある．

## 原因微生物と感染経路

- 原因菌である *Mycoplasma pneumoniae* には細胞壁がなく，さまざまな形に変形して気道の線毛上皮細胞に付着し感染が成立する[5]．線毛上皮細胞に付着感染しているので，その線毛上皮細胞の存在する主軸中枢気道，娘気管支（または側枝）から細い気管支までが主な病変の場であり，胸部CT像や病理組織ではそれぞれ，気管支壁の肥厚，気管支肺血管周囲間質への炎症細胞浸潤として描出される[6,7]．

- 菌自体の病原性は主に過酸化水素を産生し，線毛運動障害，線毛の切断，粘膜上皮細胞の剥離を起こすが，その状況をマウスモデルと走査電子顕微鏡で観察した[8]．さらに，気道上皮が脱落すると，粘膜下に分布するC線維を中心とした神経線維が外界に露出し，外界からの刺激で神経から神経ペプチドを放出し，咳受容体を刺激し咳嗽を起こしやすくする．

- 肺病変の主体は菌表面の種々のリポ蛋白を起源とした宿主の免疫反応が主体と考えられる[5]．気道に存在するマクロファージ上のTLR-1,2および6を介した自然免疫反応が病変を形成している．それに連続して起こる獲得免疫反応では，気道線毛上皮細胞からのIL-12，IL-18，IL-8などを介したT-ヘルパー1（Th1）免疫反応や炎症反応を惹起し，CT所見での気管支壁の肥厚像や小葉中心性粒状陰影を呈する[7]．一方，IL-12の反応が弱い肺局所では，IL-4やIL-13を主体としたTh2免疫反応が主体となり，浸潤陰影が主体となるのではないかと考えられる[7]．

**ポイント**
肺病変は菌体表面のリポ蛋白が引き起こす宿主の自然免疫反応が引き金になっている

▶ TLR：
toll-like receptor

▶ IL：
interleukin

- 本肺炎の血中および胸水の中のIL-18の産生が亢進しており，重症度や病変の広がりが大きいほどIL-18産生は亢進する[9,10]．

- マウスの感染実験では，気管支肺動脈周囲間質および細気管支周囲へのリンパ球，マクロファージ浸潤が，細胞性免疫を活性化させるIL-2投与で増強し，細胞性免疫を抑制させるシクロスポリンAまたはステロイド薬投与で減少することを示した[11]．また，IL-2投与で肺胞内の好中球浸潤はほとんどが消失し，シクロスポリンAまたはステロイド薬投与で肺胞内の好中球が著明となった[11]．

- ヒトの本肺炎における宿主の細胞性免疫をツベルクリン反応の陽性・陰性で評価した結果，CT像上での肺病変パターンは宿主の細胞性免疫レベルが高いほど粒状陰影のパターンが多かった[12]．

## 検査手順と鑑別診断

- 胸部X線写真での他の肺炎との鑑別では，マイコプラズマ肺炎に特徴的な所見は乏しく，本検査のみでの鑑別は難しいが，自覚症状のわりにX線写真の陰影が派手に広がっていることが多い．両側粒状陰影や気管支血管陰影のボケ像，含気減少を伴った浸潤陰影がある場合は本肺炎の可能性が高くなる．

- CT像と病理所見の対比では，①気管支壁の肥厚像（気管支肺動脈周囲間質の炎症），②小葉中心性粒状陰影（細気管支病変），③air bronchogramを伴った浸潤陰影やすりガラス様陰影（肺胞内への炎症細胞浸潤），④胸水，⑤縦隔リンパ節の腫脹，などの所見を観察される[7]．しかしこれらの所見はマイコプラズマ肺炎に特異的なものではなく，他の非定形肺炎，インフルエンザウィルス肺炎でも認められることに注意が必要である．

- プライマリ・ケアでの問診と簡易検査での診断は，日本呼吸器学会の『成人市中肺炎ガイドライン』[13]で提唱されている「細菌性肺炎と非定型肺炎の鑑別」が有用である．すなわち①60歳以下，②基礎疾患がないか軽微，③頑固な咳嗽，④胸部聴診上所見が乏しく，⑤痰がないかあるいはグラム染色で原因菌が証明されない，⑥白血球が1万未満，の6項目中4項目を満たすものが70〜80％の感度であるとされている．

- マイコプラズマ感染症の血清診断は，わが国では微粒子凝集（PA）法（IgM，IgG抗体）がまだ主流で，ペア血清で4倍以上の上昇があれば確実である．

- 2013年以降，咽頭拭い液を用いた菌の直接的な検出方法が保険適用となった．LAMP法による遺伝子診断法（栄研化学）は日本マイコプラズマ学会の治療指針でも推奨されているが，検出までに数時間かかる．それに対して免疫クロマトグラフィー法では，目視または自動分析装置を用いて15分で結果の出る抗原検出簡易キットが多数登場してきた★2．この領域は感度上昇と簡易さを求めさらに進化している．

## 治療の実際，私の治療のコツと工夫

- 日本マイコプラズマ学会の治療指針にも示されている通り，迅速診断後に，第一選択はマクロライド系抗菌薬，第二選択ではテトラサイクリン系，高齢者ではキノロン系を選択する★3．

- 中〜重症例，肺外症状のあるときには，有効な抗菌薬投与下でプレドニン®10〜30 mgを1〜2日間併用すると，肺炎・症状の改善が速い．

## マクロライド耐性菌の対応

- マクロライド耐性菌は，23S rRNAのpeptidyl-transferaseドメインV（マクロライド系抗菌薬が結合する部分）の点突然変異であり，2063番目のアデニンがグアニンに置換（A2063G）されたものが最も多い★4．外来性のプラスミドを介した耐性機構ではないことから，周囲の感受性菌に耐性が伝播されることはない．

- 耐性菌は2000年以降から報告され，難治性の小児マイコプラズマ肺炎入院例での株の報告では，2006年には30％台であった耐性菌が，2011年には80％台にまで増加したが，2015年には70％台に低下してきた[14,15]．また，プライマリ・ケアでの2015年の耐性率は，13〜54％と入院症例と比較して低いと学会報告されている．海外の文献では，米国，欧州，豪州では0〜15％と低値で，中国では90％以上と高率に出現している．

ポイント
早期診断は咽頭拭い液で行うLAMP法，免疫クロマトグラフィー法で陽性が出れば診断率はかなり高くなる．血清抗体価は確認のため行う

▶ LAMP：
loop-mediated isothermal amplification

★2
マイコプラズマのほか，インフルエンザウィルス，RSウィルス，アデノウィルス，A群β溶血連鎖球菌のそれぞれの抗原測定カセットを用い，デンシトメトリー分析装置（富士ドライケムIMMUNO AG1）など，15分で自動測定する機器も発売となっている．

ポイント
治療第一選択はマクロライド系抗菌薬

★3　処方例
若年軽症：クラリス®（クラリシッド®）400 mg，分2，7日間
効果不十分の場合：ミノマイシン® 200 mg，分2，7日間
高齢者：ジェニナック® 400 mg，1日1回，5日間

ポイント
マクロライド耐性菌は2015年頃より減少傾向

★4
論文によってはEscherichia coli numbering法でA2058Gと記載されていることがあるが，A2063GとA2058Gは同一のものである．

**ADVICE**

**迅速抗原検出キット**

2016年10月現在，市販されている迅速検出キットには「リボテスト®マイコプラズマ」「プライムチェック®マイコプラズマ」「プロラスト®Myco」「富士ドライケムIMMUNO AGカートリッジMyco」などがあり，保険点数150点で保険収載されているが，同時に血中マイコプラズマ抗体価を測定すると片方が査定される．咽頭スワブ採取時には咳嗽後に口蓋垂の裏に綿棒を入れることがコツである．「リボテスト®マイコプラズマ」は15分で結果が出て，交差反応性の試験では泌尿器科領域の*Mycoplasma genitalium*のみにある．疑陽性もわずかにあり注意が必要である．最近，マクロライド耐性菌を60〜80分で検出できるPCRも使用可能となり，外来での迅速診断も新段階に入ってきている．

リボテスト®マイコプラズマ（旭化成）

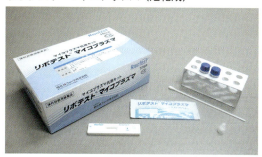

- 成人で耐性菌が強く疑われ，72時間の治療で効果の悪い症例では，マクロライド系抗菌薬からテトラサイクリン系やニューキノロン系へ変更する．耐性菌感染であってもマクロライド系抗菌薬で治癒している症例の存在も確認されており[16]，マクロライド系抗菌薬の抗菌作用よりも免疫修飾作用が関与しているのかもしれない．

## 重症化した場合の対応

- 呼吸不全を伴う重症マイコプラズマ肺炎では，宿主の肺局所での免疫過剰状態が起こっており，日本マイコプラズマ学会の治療指針では，迅速診断での確定後，適切な抗菌薬投与とともにメチルプレドニゾロン500〜1,000 mgを3〜5日間投与することが推奨されている．
- 筆者らの行ったマウスモデルを用いたステロイド薬投与による肺病変，肺外病変への影響を調べた結果，ステロイド薬単独投与では，気道に存在する菌が全身（関節，脳など）に散布されることを示した[17]．つまり，有効な抗菌薬投与下での使用でなければ，菌が全身に散布する危険性がある．ステロイド投与時期は感染後早期のほうがよい．細気管支炎合併例でもステロイド薬は有効と思われる．

## 生活指導

● マイコプラズマ感染症は飛沫感染であり，職場内，学校内，家庭内で小流行するため，マスクを装着する．当院では興研株式会社の空気漏れが少ないN95マスクを，感染者には呼気がフィルタリングされるマスク★5，周囲の非感染者には吸気がフィルタリングされるマスク★6を推奨している．

● 発熱や強い咳嗽がある間は周囲への拡散予防のため登校や出勤を控えるように指導する．

（田中裕士）

★5
.................
「ハイラックスうつさんぞ®」

★6
.................
「ハイラックスかからんぞ®」

## 文　献

1) Yamazaki T, Kenri T. Epidemiology of *Mycoplasma pneumoniae* infection in Japan and Therapeutic strategies for macrolide-resistant *M. pneumoniae*. Front Microbiol 2016；7：693.

2) Centers for Disease Control and Prevention（CDC）. *Mycoplasma pneumonia* outbreak at a university-Georgia, 2012. MMWR 2013；62：603-6.

3) 田中裕士．マイコプラズマ肺炎の臨床・画像診断．藤田次郎編．ジェネラリストのための肺炎画像診断のコツと診療の手引き．医療ジャーナル；2016．p.230-42.

4) Narita M. Classification of extrapulmonary manifestations due to *Mycoplasma pneumoniae* infection on the basis of possible pathogenesis. Front Microbiol 2016；7：23.

5) 田中裕士．ヒトマイコプラズマ感染と免疫応答．日本マイコプラズマ学会編．最新マイコプラズマ学．近代出版；2016．p.35-40.

6) 田中裕士ほか．マイコプラズマ肺病変のCT像．臨床放射線 1985；30：979-86.

7) Tanaka H. Correlation between radiological and pathological findings in patients with *Mycoplasma pneumoniae* pneumonia. Front Microbiol 2016；7：695.

8) Tanaka H, et al. Clarithromycin attenuated the bronchial epithelial damage induced by *Mycoplasma penumoniae* infection. Advances in Microbiol 2014；4：697-703.

9) Narita M, et al. Close association between pulmonary disease manifestation in *Mycoplasma pneumoniae* infection and enhanced local production of interleukin-18 in the lung, independent of gamma interferon. Clin Diagn Lab Immunol 2000；7：909-14.

10) Tanaka H, et al. Role of interleukin-18 and T-helper type 1 cytokines in the development of *Mycoplasma pneumoniae* pneumonia in adults. Chest 2002；121：1493-7.

11) Tanaka H, et al. Effects of interleukin-2 and cyclosporin A on pathologic features in *Mycoplasma pneumonia*. Am J Respir Crit Care Med 1996；154：1908-12.

12) Tanaka H, et al. Relationship between radiological pattern and cell-mediated immune response in *Mycoplasma pnemoniae* pneumonia. Eur Respir J 1996；9：669-72.

13) 日本呼吸器学会呼吸器感染症に関するガイドライン作成委員会編．呼吸器感染症に関するガイドライン：成人市中肺炎診療ガイドライン．日本呼吸器学会；2007.

14) 諸角美由紀ほか．薬剤耐性菌の検出．日本マイコプラズマ学会編．最新マイコプラズマ学．近代出版；2016．p.159-63.

15) Miyashita N, et al. Macrolide-resistant *Mycoplasma pneumoniae* in adolescents and adults：clinical findings, drug susceptibility, and therapeutic efficacy. Antimicrob Agents Chemother 2013；57：5181-5.

16) 河野　茂ほか．成人肺炎マイコプラズマ感染症に対するクラリスロマイシンの有効性の検討．日呼吸誌 2016；5：64-70.

17) 田中裕士ほか．マイコプラズマ肺炎における prednisolone の投与意義—マウス感染モデルを用いて．日胸疾会誌 1994；32：42-7.

呼吸器感染症の診断と治療

# クラミドフィラ・ニューモニエ肺炎

## 症状の特徴

- *Chlamydophila pneumoniae*（以下クラミドフィラ）**★1** は1965年に台湾でのトラコーマワクチン研究の際に，無症状の児童結膜から分離されたTW-183株が原型とされている．無症候者からも分離されるため，感染が成立してもその多くは無症候感染にとどまると推測されていた．

- わが国における抗クラミドフィラ抗体保有率は，4歳までは低く，幼稚園，小・中・高校生時に急激に上昇して健常成人で約60〜70%に至る（**1**）[1]．このように感染機会が多いにもかかわらずそのほとんどが不顕性感染であり，顕性感染であっても感冒様症状にとどまることが多い[2]．

- 肺炎症例はフィンランドでの結核検診の際に偶然発見された．肺炎患者は咳嗽や微熱などの有症状者のみならず無症状者も存在し，肺炎重症度はきわめて軽症であった．すなわち無熱性/微熱性の超軽症肺炎をみた場合にはクラミドフィラ肺炎を疑う[3]．

- 主症状は咳嗽で，動物感染実験で気道過敏性の亢進が確認されている[4,5]．

**★1**
クラミジア科には*Chlamidia*属 と *Chlamidophila*属 があり，ヒトの肺炎や気管支炎の原因となるのは*Chlamidophila*属である．

**ポイント**
クラミドフィラ肺炎は超軽症肺炎である

**1** 年齢別抗*C. pneumoniae*抗体保有率

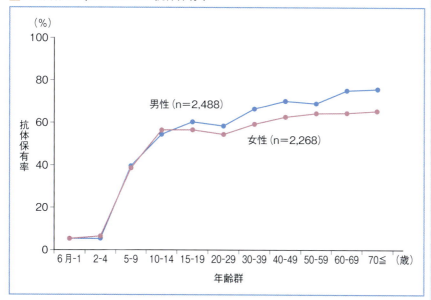

抗*C. pneumoniae*抗体保有率は，4歳までは低く，幼稚園，小・中・高校生時に急激に上昇して，健常成人で約60〜70%に至る．

（Miyashita N, et al. J Clin Pathol 2002：55：115-7[1] より）

■2 クラミドフィラ基本小体の侵入と菌体変換

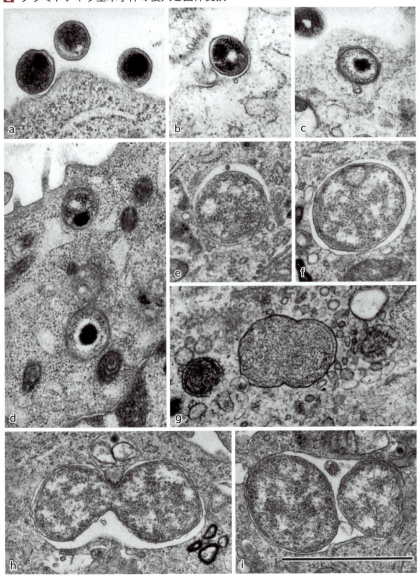

a 感染と吸着, b 貪食, c, d 移行体への変換, e, f 網様体への変換, g, h 増殖, i 分裂.

また筆者らは，気道上皮細胞からのMUC5AC[★2]産生を増加させることを確認している．

## 原因微生物と感染経路

● クラミドフィラ（クラミジア）とは，RNAとDNAを保有するが純培養系では増殖できず，生きた動物細胞内でのみ増殖可能な一群の偏性細胞寄生性細菌の俗名である．宿主である真核細胞の菌体取り込み胞（封入体）内で独特の機能的・形態的変換，すなわち基本小体（EB）の網様体（RB）への変換，RBの二分裂増殖，EBへの成熟変換，宿主細胞外放出という特異なサイクルを通じて増殖する（■2）[6]．

[★2] MUC5AC
気道ムチンを構成する主要な蛋白.

▶ EB:
elementary body

▶ RB:
reticulate body

**3** 超軽症典型的クラミドフィラ・ニューモニエ肺炎の胸部画像（42歳女性）

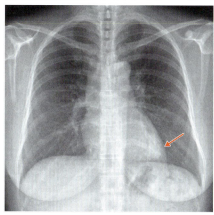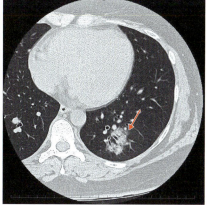

左S$^{10}$に限局した円形浸潤陰影（→）がみられ，胸部CTでは内部にair bronchogram（→）を伴っている．

（Miiyashita N, et al. J Infect Chemother 2015；21：497–501[3] より）

- ヒトに呼吸器感染症を引き起こすクラミドフィラは主に *Chlamydophila pneumoniae* である．ゲノムサイズ，GC含量および遺伝子コード領域はAR-39株で1,229 kbp，40.6％，1,130個である．
- 主にヒトを自然宿主とし飛沫感染によってヒトからヒトへ伝播する．吸入されたクラミドフィラは上気道粘膜に接着し，宿主細胞内に貪食された後増殖する．気道炎症は炎症細胞の活性化や炎症性サイトカイン，ケモカインの放出，上皮細胞からのMUC5AC産生増加や気道過敏性亢進によると考えられている．

**ポイント**
飛沫感染によりヒトからヒトへ伝播する

## 検査手順と鑑別診断

- 非定型病原体（クラミドフィラやマイコプラズマ）は細菌と比較して感染様式や炎症の本体の違いに加え，細胞壁がないことや偏性細胞内寄生菌であることが臨床像の違いとして現れる．これら非定型肺炎の特徴を勘案して，日本呼吸器学会は臨床像から非定型肺炎を抽出する項目を作成し推奨している[7]．
- クラミドフィラ肺炎は小児から高齢者まで全年齢層に平均的にみられることが，マイコプラズマ肺炎と異なる点である[4,7]．また，クラミドフィラ肺炎が高齢者に多いと報告されていた理由は，複数菌肺炎の頻度を反映していると考えられる[7]．臨床症状では病初期には高熱を呈することが少なく，ここがマイコプラズマと異なる点と考えているが症状による鑑別は難しい[4,5,7]．
- 典型的な軽症肺炎の画像所見は，air bronchogramを伴う浸潤影であり，片側性で1葉以内（多くは1区域内）に限局し，中下肺野に好発することが多い（**3**）[3]．したがって，現時点ではクラミドフィラ肺炎に特徴的な陰影はなく，細菌性肺炎と鑑別することは困難と考えている．
- 検査法は，臨床検体中に存在する菌体あるいは菌体構成成分を検出する病原

**ポイント**
画像所見は典型的な軽症肺炎の所見であり，クラミドフィラ肺炎に特徴的な陰影はない

**4** クラミドフィラ・ニューモニエ肺炎症例の血清IgG抗体価の推移

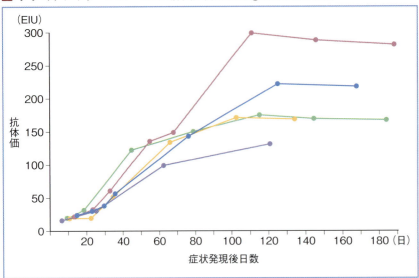

肺炎5症例の継時的IgG抗体価は，4週を過ぎて検出され，3か月を過ぎてピークに到達する

（Miiyashita N, et al. J Infect Chemother 2015；21：497-501[3]より）

体検出法（分離培養法，蛍光抗体法，酵素抗体法，遺伝子検出法）と血清抗体価測定法に大別される．このうち*C. pneumoniae*感染症診断には抗体価測定法が主流となっている[3]．

● 診断上重要なことは，典型的なクラミドフィラ肺炎を診断する場合，分離培養法も遺伝子診断法も陰性になることが多い点にある．すなわち，病原体検出法と血清診断法の結果は一致しないこと，血清抗体価測定法の感度が他法よりまさっていることを知っておく必要がある[3]．

● 抗体検査には原則ペア血清を必要とするが，早期診断にはIgM抗体価の測定が有用である．しかし，わが国で使用可能なヒタザイム法[★3]のIgMは偽陽性が多く，またIgGも世界標準法との一致率が低いことから，その陽性，陰性結果に大きな疑問が生じていた．このため，2014年4月から特異度の高いエルナス法[★3]が導入された[3]．

● IgG抗体をクラミドフィラ感染症診断の指標とした場合，ペア血清採取の間隔は少なくとも4週間以上が必要となり（**4**），しばしば長期間の経過観察が困難である[3]．

● IgM抗体は病初期に検出されることから，初感染例の診断には有用である（**5**）．ただし，症状発現後14日以内では抗体が産生されないことが多く，迅速診断としての有用性は乏しい[3]．さらに再感染ではIgMは上昇せず，小児や若年成人での診断的有用性はあると考えられるが，再感染例の多い高齢者では有用性が低い．

● エルナス法を改良し10分で診断可能な迅速IgM検出法が開発され，2015年8月に発売された[2,7]．簡易検査法では偽陽性例が存在し，感度が劣ることを

★3　ヒタザイム法，エルナス法

ヒタザイム法は使用株や抗原として外膜複合体を使用し，エルナス法はEBを用いている点が異なっている．

**ポイント**

診断には血清抗体価測定法が最も感度がよく，早期はIgM抗体，進行後はIgG抗体のペア血清による検査が有用

170

**5** クラミドフィラ・ニューモニエ肺炎症例の血清IgM抗体価の推移

肺炎5症例の継時的IgM抗体価は，2週を過ぎて検出され，約1か月でピークに到達する．
(Miiyashita N, et al. J Infect Chemother 2015；21：497-501[3] より)

理解しておく必要がある．

## 治療の実際

● 治療に際し重要なことは，抗菌薬が細胞内に十分移行することである．ペニシリン系やセフェム系などの$\beta$-ラクタム系薬は細胞内移行がきわめて低く，その標的とする細胞壁をクラミドフィラは有さないため，抗クラミドフィラ活性をまったく示さない．同様にアミノグリコシド系薬も細胞内移行が低く，抗クラミドフィラ活性を有さない[8]．

● 細胞内移行が良好かつ強いクラミドフィラ増殖抑制を示す薬剤には，テトラサイクリン系薬，マクロライド系薬，ニューキノロン系薬およびケトライド系薬などがある[8]．各種薬剤の最小発育阻止濃度は，クラミジア種間で差はみられず，現在まで*Chlamydia trachomatis*を除いて野生株の耐性化の報告はない（**6**）[8]．

**ポイント**
$\beta$-ラクタム系，アミノグリコシド系は細胞内移行が低く適さない

## 私の治療のコツと工夫

● 呼吸器感染症の病型では上気道炎が最も多く，肺炎を発症する頻度は少ない．したがって治療に難渋する症例が少ないため診断が重要となる．小集団で発生しやすく咳嗽が遷延し，マイコプラズマや百日咳ほど咳嗽が強くない場合に本症を疑い，『咳嗽に関するガイドライン2012』に準じてマクロライド系抗菌薬を開始する．

## 重症化した場合の対応

● クラミドフィラは先行感染菌として他の細菌と複数菌肺炎を起こすことが多

**6** 各種抗菌薬のクラミジア種に対する抗菌活性

| 抗菌薬 | | 最小発育阻止濃度（μg/mL） | | |
|---|---|---|---|---|
| | | *C. pneumoniae* | *C. psittaci* | *Chlamidia trachomatis* |
| テトラサイクリン系薬 | ミノサイクリン | 0.016 | 0.031 | 0.016 |
| | ドキシサイクリン | 0.031 | 0.031 | 0.031 |
| マクロライド系薬 | クラリスロマイシン | 0.016 | 0.031 | 0.016 |
| | ロキシスロマイシン | 0.125 | 0.063 | 0.125 |
| | アジスロマイシン | 0.125 | 0.125 | 0.125 |
| | エリスロマイシン | 0.125 | 0.25 | 0.25 |
| ケトライド系薬 | テリスロマイシン | 0.063 | 0.063 | 0.063 |
| | セスロマイシン | 0.016 | 0.016 | 0.016 |
| ニューキノロン系薬 | シタフロキサシン | 0.063 | 0.031 | 0.063 |
| | ガチフロキサシン | 0.063 | 0.063 | 0.063 |
| | モキシフロキサシン | 0.063 | 0.063 | 0.063 |
| | スパルフロキサシン | 0.063 | 0.063 | 0.063 |
| | トスフロキサシン | 0.125 | 0.125 | 0.125 |
| | レボフロキサシン | 0.25 | 0.5 | 0.5 |
| | オフロキサシン | 0.5 | 1.0 | 1.0 |
| | シプロフロキサシン | 1.0 | 1.0 | 2.0 |
| β-ラクタム系薬, アミノグリコシド系薬 | アンピシリン | >200 | >200 | >200 |
| | セフォペラゾン | >200 | >200 | >200 |
| | ゲンタマイシン | >200 | >200 | >200 |

く, その場合に重症化することはあるが単独で重症化する症例は少ないと考えられる.

● 重症市中肺炎に対してはマクロライド系薬とβ-ラクタム系薬の併用療法群がβ-ラクタム系薬単剤群と比較して, 市中肺炎の予後を改善させる. ただし, 非重症肺炎ではマクロライド系薬とβ-ラクタム系薬の併用療法の有用性が示されなかった. したがってマクロライド系薬の併用意義は, 非定型病原体への効果よりも抗炎症効果である可能性を示唆している.

## 生活指導

● クラミドフィラ感染症は軽症例が多いため抗菌薬が投与されない症例が多く, 小集団内で蔓延することが大きな特徴とされている. 流行事例は家族内や保育園, 幼稚園, 小学校, 中学校, 海外では軍隊などさまざまな施設で報告されており, 飛沫感染対策が基本である.

（宮下修行）

## 文　献

1) Miyashita N, et al. Seroepidemiology of *Chlamydia pneumoniae* in Japan between 1991 and 2000. J Clin Pathol 2002 ; 55 : 115-7.

2) Miyashita N, et al. Prevalence of asymptomatic infection with *Chlamydia pneumoniae* in subjectively healthy adults. Chest 2001 ; 119 : 1416-9.

3) Miiyashita N, et al. Antibody responses of *Chlamydophila pneumoniae* pneumonia : why is the diagnosis of *C. pneumoniae* pneumonia difficult? J Infect Chemother 2015 ; 21 : 497-501.

4) Miyashita N, et al. Clinical presentation of community-acquired *Chlamydia pneumoniae* pneumonia in adults. Chest 2002 ; 121 : 1776-81.

5) Miyashita N, et al. Diagnostic value of symptoms and laboratory data for pertussis in adolescent and adult patients. BMC Infect Dis 2013 ; 13 : 129.

6) Miyashita N, Matsumoto A. Morphology of *Chlamydia pneumoniae*. In : Friedman H, et al. eds. *Chlamydia pneumoniae* infection and disease. Kluwer Academic/Plenum Publishers ; 2004. p.11-28.

7) Miyashita N, et al. Influence of age in the clinical differentiation of atypical pneumonia in adults. Respirology 2012 ; 17 : 1073-9.

8) Miyashita N, et al. *In vitro* and *in vivo* activities of sitafloxacin against *Chlamydia* spp. Antimicrob Agents Chemother 2001 ; 45 : 3270-2.

## Mini Lecture

# 非定型肺炎の行方は？

肺炎の分類の中で広く用いられているのは，原因微生物からみた分類であり，原因微生物の名前を肺炎に記すものである．マイコプラズマ肺炎，肺炎球菌肺炎などと表現する．中でも非定型肺炎は，原因微生物からみた呼吸器感染症の分類として臨床的にも重要である．本項では非定型肺炎の歴史と未来を概説する．

### 異型肺炎，非定型肺炎から，非定型病原体へ

異型肺炎，定型肺炎，および非定型肺炎という用語そのものが歴史的に大きく変化してきたので，まずこれらの用語の定義について解説したい．

異型肺炎または非定型肺炎という用語は，定型肺炎と対比して確立された概念であるため，定型肺炎の定義について若干考察したい．歴史的には定型肺炎は，生命にかかわるような重篤な肺炎であり，かつ広範な浸潤影を呈するものと考えられてきた．すなわち定型肺炎という用語は，その後に出現した概念である異型肺炎と対比される古典的肺炎であり，かつ当時，肺炎球菌肺炎の頻度がきわめて高かったことから，ほぼ肺炎球菌肺炎を表現する用語であるといえる．歴史的にみて，atypical pneumoniaを異型肺炎として訳していた当時の病原体は，*Mycoplasma pneumoniae*，およびアデノウイルスによるものであった．その後，*Chlamydophila pneumoniae*，および*Legionella pneumophila*が発見され，atypical pneumoniaに対して非定型肺炎という訳語が用いられるようになり，その病原体としては，*M. pneumoniae*，*C. pneumoniae*，および*L. pneumophila*の3つを含めることが一般的となった．

なお最近の流れとして，欧米では非定型肺炎，または定型肺炎という分類を用いず，非定型病原体という言葉のみが使用されるようになってきている．UpToDateにおいては，atypical pathogenという用語が主体になっている．またATSのガイドライン，およびATS/IDSA合同で作成された最新のガイドラインでもatypical pneumoniaという言葉は使用されていない．

### わが国における非定型肺炎

一方，わが国の状況は，世界の趨勢とは異なっている．2000年4月に発表された日本呼吸器学会ガイドライン[1]，およびその改訂版[2,3]における細菌性肺炎と非定型肺炎の鑑別は，海外のガイドラインにはない本邦独自の考え方である．海外のガイドラインでは，市中肺炎の原因微生物，特に非定型病原体の頻度が各年齢層において変わらないこと，細菌性肺炎と非定型肺炎は臨床像や胸部X線写真上の鑑別が難しいこと，両者の合併もしばしば認められること，マクロライド系抗菌薬の第一選択薬としての有効性が認められていることなどの理由により，両者の鑑別を行っていない．しかしながら，肺炎球菌肺炎の多くは臨床的には$\beta$-ラクタム薬（ペニシリン系薬）の投与で治療可能なこと，また本邦において，マイコプラズマ肺炎は若年層に多く認められること，肺炎球菌のマクロライド耐性が欧米より高度であること，また臨床現場で専門医は現実には鑑別を行って治療していること，などを考慮して，両者の鑑別を行うことは必要と判断されている[1-3]．

レジオネラ肺炎はブドウ糖非発酵グラム陰性桿菌であるレジオネラ菌により惹起される肺炎であるので細菌性肺炎に属するが，グラム染色

**1** 細菌性肺炎と非定型肺炎の鑑別

| 症状・所見 | 1. 60歳未満である |
| --- | --- |
| | 2. 基礎疾患がない，あるいは軽微 |
| | 3. 肺炎が家庭内，集団内で流行している |
| | 4. 頑固な咳がある |
| | 5. 比較的徐脈がある |
| | 6. 胸部身体所見に乏しい |
| 検査成績 | 7. 末梢血白血球数が正常である |
| | 8. すりガラス様陰影またはskip lesionがある |
| | 9. グラム染色で原因菌らしいものがない |

わが国の市中肺炎ガイドラインにおいては，細菌性肺炎と非定型肺炎を鑑別することが特色となっている．欧米ではこの分類は用いられていない．2000年に出版された『成人市中肺炎診療の基本的考え方』[1]，および2005年に出版された『成人市中肺炎診療ガイドライン』[2]における細菌性肺炎と非定型肺炎の鑑別を示す．下線で示したものは2005年のガイドラインでは削除されている．またレジオネラ肺炎は非定型肺炎に含まれないことに留意する．

で検出されず，$\beta$-ラクタム系抗菌薬が無効であることなどから，臨床的には非定型肺炎の中に含まれてきた．ただし，2005年に発刊された日本呼吸器学会の新ガイドラインではレジオネラ肺炎を細菌性肺炎として取り扱っており[2,3]，非定型肺炎として，頻度の高いマイコプラズマ肺炎，およびクラミドフィラ（クラミジア）肺炎のみを視野に入れ，その診断基準を示している（**1**）[2,3]．またわが国における多施設での検討結果では，**1** に示す条件下で，マイコプラズマ肺炎の感度86.3％，クラミドフィラ（クラミジア）肺炎の感度63.1％，合計した非定型肺炎全体の感度77.9％，特異度93.0％と示されている[3]．

## 非定型肺炎の行方

これまで述べてきたように，わが国では非定型肺炎に含まれるのはマイコプラズマ肺炎とクラミドフィラ肺炎の2つである．マイコプラズマ肺炎の存在は疑いようのないものの，はたしてクラミドフィラ肺炎とはどのようなものであろうか．

筆者らは3年間以上にわたって，multiplex PCRを用いて肺炎の起炎菌解析を実施してきた．その中でクラミドフィラを検出したのは，

わずか2例であり，いずれの症例も細菌との混合感染であった．一方，産業医科大学において，網羅的遺伝子解析を用いて肺炎の起炎菌を解析した成績では，市中肺炎（64症例）[4]においても，ヘルスケア関連肺炎（82症例）[5]においても，いずれも *Chlamydophila pneumoniae* を検出できていない．

このことから，クラミドフィラ肺炎は従来考えられていたよりずっと頻度が少ないと思われる．このため将来的には非定型肺炎は，マイコプラズマ肺炎のみになっていくと予測する．

（藤田次郎）

**文献**

1) 日本呼吸器学会市中肺炎診療ガイドライン作成委員会編．呼吸器感染症に関するガイドライン：成人市中肺炎診療の基本的考え方．日本呼吸器学会；2000.
2) 日本呼吸器学会呼吸器感染症に関するガイドライン作成委員会編．成人市中肺炎診療ガイドライン［ポケット版］．日本呼吸器学会；2005.
3) 日本呼吸器学会呼吸器感染症に関するガイドライン作成委員会編．成人市中肺炎診療ガイドライン［正本版］．日本呼吸器学会；2007.
4) Yamasaki K, et al. Significance of anaerobes and oral bacteria in community-acquired pneumonia. PLoS One. 2013；8：e63103.
5) Noguchi S, et al. Bacteriological assessment of health-care-associated pneumonia using a clone library analysis. PLoS One 2015；10：e0124697.

呼吸器感染症の診断と治療

# オウム病

## 症状の特徴

- オウム病は，オウム病クラミドフィラ（*Chlamydophila psittaci*）の吸入による感染症である．

- 男性では50〜60歳台，女性では30〜40歳台の成人に発症することが多く，30歳未満の感染は比較的少ない[1]．

- 潜伏期間は1〜2週間で，急激な高熱（38℃以上）で発症する例が多く，咳嗽（通常乾性），頭痛，全身倦怠感，筋肉痛，関節痛，比較的徐脈★1，肝障害がみられる[2]．

- 主な病態は呼吸器症状であり，上気道炎や気管支炎程度の軽症例から肺炎までさまざまである．急性呼吸促迫症候群（ARDS）やチアノーゼを認める重症例もあり[3]，初期から呼吸不全，多臓器不全を呈することもある．

- 重症肺炎に至った場合，髄膜炎，多臓器障害，ショック症状を呈し致死的な経過をとることもある．

- 胸部X線像では，すりガラス影を呈するいわゆる非定型肺炎像を示すことが多く，陰影の消失は比較的遅い[4]．進行すると非区域性の大葉性肺炎のパターンをとる．クラミドフィラ・ニューモニエ（*C. pneumoniae*）肺炎に類似するが，これに比べると進行性で，広範囲に広がる傾向にある．

- 感染症法による届出は年間40例程度と，市中肺炎における頻度はそれほど高くないが[1]，実際にはマイコプラズマ肺炎のように，確定診断をされずに非定型肺炎として治療されているものもあると思われる．

- 一般的に，検査所見では白血球数の増加が乏しく，CRPや赤沈は亢進し，中等度の肝機能異常をきたすことが多い．

## 原因微生物と感染経路

- オウム病は*C. psittaci*による人獣共通感染症★2である．

- *C. psittaci*は細菌に属するが，細胞内でのみ増殖する細胞内寄生微生物であり，人工培地では増殖しない．感染した細胞内で封入体を作り，その中で感染性をもつ基本小体と増殖型の網様体，その中間体などの複雑な形態をとりながら分裂を繰り返す．おおよそ48時間後に巨大化した封入体膜と細胞膜が破壊され，クラミジドフィラ粒子が排出され，新しい細胞に再び感染する．

- 本来は鳥の感染症である．鳥は保菌していても一見健常であるが，弱ったときやヒナを育てる期間に排菌しやすい．

- インコやオウムなどの飼育鳥に保菌がみられることがあるほか，野生のハト

★1　**比較的徐脈**
高熱のわりに脈拍が遅いこと．

▶ ARDS：
acute respiratory distress syndrome

**ポイント**
軽症〜中等症の非定型肺炎と原因菌不明の重症肺炎では，オウム病を必ず鑑別に入れる

★2　**人獣共通感染症**
同一の病原体により，ヒトとヒト以外の脊椎動物の双方が罹患する感染症．オウム病のほか，Q熱，エキノコックス症，狂犬病，ペスト，鳥インフルエンザ，日本脳炎，ブルセラ症，ライム病，レプトスピラ症などがある．野生動物，家畜，ペットなどの多様な感染源動物と複雑な伝播経路が関与する．

**1** オウム病の感染源（1999年4月〜2007年第13週）

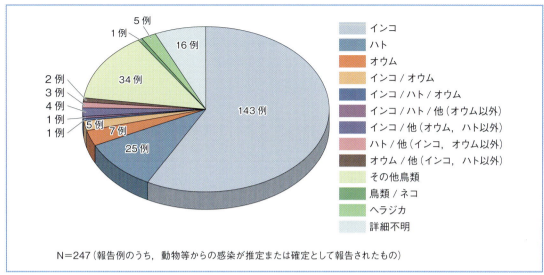

N＝247（報告例のうち，動物等からの感染が推定または確定として報告されたもの）

（国立感染症研究所．感染症発生動向調査週報2007：19：15-9[1]より）

**2** 感染症法によるオウム病の届出基準の検査方法

| 検査方法 | 検査材料 |
|---|---|
| 分離・同定による病原体の検出 | 咽頭拭い液，喀痰，血液 |
| PCR法による病原体の遺伝子の検出 | |
| 間接蛍光抗体法による抗体の検出（単一血清でIgM抗体の検出もしくはIgG抗体256倍以上，またはペア血清による抗体陽転もしくは抗体価の有意の上昇） | 血清 |

（厚生労働省ホームページ「感染症法に基づく医師及び獣医師の届出について」より）

でも保菌率が高く★3，これらがヒトへの感染源になりえる．

● 推定される感染源としては，インコ，ハト，オウムの順で多い（**1**）[1]．

● ヒトへの感染様式は，主に病鳥の排泄物からの *C. psittaci* の吸入であり，口移しの給餌や噛まれて感染することもまれにある．飼育している鳥から感染した孤発例が多いが，家族内発症や，動物園，鳥類飼育施設，ペットショップなどでの集団発生が報告されている★4．

● ペットとしての鳥類飼育や都市部におけるハトの糞害が増加していることより，日常臨床で遭遇する機会も多くなると思われる．

## 検査手順と鑑別診断

● 病原診断には，患者の気道や病鳥からの *C. psittaci* 検出（分離・同定やPCR法），あるいは血清特異抗体の測定で行なわれる（**2**）．

● *C. psittaci* は患者咽頭材料や鳥からは分離・同定，PCR法で検出可能であるが，分離は細胞培養を必要とすることや，実験室内感染のおそれがあるため，特定の施設でのみ行う．

★3
一般的に *C. psittaci* は健康鳥類の2％が保有するとされ[5]，かつてわが国では輸入オウム・インコの約70％，国内のペットショップや一般家庭・動物園などで飼育されているオウム・インコ類の10〜30％から分離されたとの報告がある[6,7]．ドバトの保有率は20％とする報告もある[1]．

**ポイント**
診断には，感染源としての鳥類との接触歴についての問診が重要：飼育している鳥が死んでいる場合は特に疑いが強い．飼育していなくても，ペットショップや公園での鳥との接触歴がある場合が多い．

★4
2009年に鳥類展示施設で67人の従業員のうち4人が肺炎を呈し，19人に発熱や咳などの症状があった[8]．2015年に大量のハトの糞が溜まっていた障害者施設で，直接ハトとの接触がない入所者12人の集団感染があった[9]．

**3** オウム病報告例の診断方法（1999年4月～2007年第13週）

N＝277

| | | 1999年4月～<br>2006年3月 | 2006年4月～<br>2007年第13週 |
|---|---|---|---|
| 病原体検出 | 病原体分離 | 0 | 1 |
| | 病原体遺伝子の検出 | 3* | 0 |
| | 詳細不明 | 2* | 0 |
| | 小計 | 5 | 1 |
| 血清抗体検出 | CF | 173 | 0 |
| | CF＋micro-IF | 5 | 0 |
| | 間接蛍光抗体法（miicro-IF/IF）** | 20 | 22 |
| | FA | 1 | 0 |
| | EIA | 1 | 0 |
| | CF＋EIA | 1 | 0 |
| | CF＋FA | 1 | 0 |
| | その他・詳細不明 | 44 | 0 |
| | 小計 | 246 | 22 |
| 詳細不明 | | 3 | 0 |

*うち各1例は血清抗体検出（CF）もあり.
**micro-IFかIFかの区別ができないため間接蛍光抗体法として一括して計上.

（国立感染症研究所．感染症発生動向調査週報2007：19：15-9[1] より）
2006年4月より，届出基準が変更されCF法が除外された.

- 臨床の現場では血清診断が主体となる．従来オウム病の血清診断に用いられてきた補体結合反応（CF）は，主に属特異抗体を測定するものであり，*C. pneumoniae* など他のクラミドフィラ種の感染でも陽性となるため，感染症法での届出基準から除外されている.

  ▶CF：
  complement fixation test

- 間接蛍光抗体（micro-IF）法★5は，クラミドフィラ属の種の特定ができる抗体検査法であり[10]，原則として，ペア血清で4倍以上の抗体価の上昇を認めた場合に確定診断とする.

  ★5　micro-IF法（micro-immunofluorescence test）
  検査キットになっていない．必要に応じて，地方衛生研究所や国立感染症研究所，また一部の研究機関等に検査依頼できる[1].

- 実際には，診断のための検査方法としては，病原体の検出はわずかで，ほとんどが血清抗体検査により診断されている（**3**）.

- 非定型肺炎をみたときには，クラミドフィラ・ニューモニエ肺炎，マイコプラズマ肺炎との鑑別が必要である．これらの肺炎は発症のピーク年齢に差がある．オウム病はこれら2つの肺炎と比較して，乾性咳嗽が多く，膿性喀痰の出現率が少ない．マイコプラズマ肺炎と比べ，CRPはやや高く，陰影は片側性のことが多い．一方，クラミドフィラ・ニューモニエ肺炎に比べると白血球の増加が少なく，頭痛や咽頭痛が多いと報告されている（**4**）[2].

## 治療の実際

- 血清特異抗体価の結果はすぐにはわからないので，明らかに鳥類との接触歴がある場合は，オウム病を第一に考えてただちに治療を開始する.

  **ポイント**
  治療が遅れると，呼吸不全や多臓器不全など致命的な合併症をきたすことがあるため，問診に加えて，症状，画像，検査所見などを含めて総合的に判断することが重要である.

**4** オウム病と他の非定型肺炎の臨床比較

| | オウム病 | クラミドフィラ・ニューモニエ肺炎 | マイコプラズマ肺炎 |
|---|---|---|---|
| 症例数 | 39 | 46 | 131 |
| 男／女 | 16/23* | 35/11 | 73/58 |
| 年齢（平均） | 47*, ** | 70 | 38 |
| CRP（平均） | 18** | 18 | 11 |
| 白血球数（平均） | 8,300* | 10,900 | 7,600 |
| ASTの上昇 | 43% | 31% | 35% |
| ALTの上昇 | 34% | 20% | 48% |
| 胸部両側性陰影 | 30%** | 33% | 9% |
| 最高体温（平均） | 38.8℃ | 38.6℃ | 39.0℃ |
| 意識レベルの変化 | 8%** | 4% | 0% |
| 頭痛 | 33%* | 4% | 31% |
| 倦怠感 | 18% | 16% | 31% |
| 乾性咳嗽 | 41% | 22% | 31% |
| 湿性咳嗽 | 18%** | 42% | 63% |
| 膿性痰 | 13%*, ** | 44% | 50% |
| 胸痛 | 5% | 2% | 16% |
| 息切れ | 10% | 24% | 7% |
| 咽頭痛 | 13%* | 0% | 28% |
| 嘔気 | 13% | 4% | 8% |
| 下痢 | 3% | 7% | 4% |
| 食欲不振 | 10% | 29% | 21% |

*クラミドフィラ・ニューモニエ肺炎と有意差，**マイコプラズマ肺炎と有意差．
（伊藤功朗．日呼吸会誌2001；39：172-7[2)]をもとに作成）

● テトラサイクリン系薬が第一選択薬である．マクロライド系薬，ニューキノロン系薬がこれに次ぐ[11)]．クラミドフィラに対しては，細胞壁合成阻害薬であるペニシリン系薬やセフェム系薬などの$\beta$-ラクタム系薬は無効である．また，アミノグリコシド系薬も効果はない．クロラムフェニコールやリファンピシンは再発の報告がある．レスピラトリーキノロン薬の効果は期待できるが，まとまった報告は少なく，症例によっては無効であったとする報告もある[9)] ★6．

## 私の治療のコツと工夫

● 投与期間は，一般的な市中感染の細菌性肺炎よりも長く，除菌することを考慮し，約2週間投与する．
● 全身状態の改善が良好であれば，経口薬に切り換える．

★6　処方例
**中等症以上**
● ミノサイクリン（100 mg）1日2回，点滴静注
入院治療を行う．投与期間は10～14日であるが，軽快後は内服に切り替えも可能．
**軽症**：下記のいずれかを用いる．
● ミノサイクリン（100 mg）2錠，分2朝夕
● クラリスロマイシン（200 mg）2錠，分2朝夕
● アジスロマイシン（錠250 mg）2錠，1日1回，3日間
もしくはアジスロマイシンSR成人用ドライシロップ2g® 2 g，水で懸濁し，空腹時に1回経口服用
**幼小児・妊婦**
● テトラサイクリン系薬の歯牙や骨への沈着を考慮してマクロライド系薬の点滴や内服などを行う．

## 重症化した場合の対応

● 全身症状によって補助療法を行う.

● 低酸素血症をきたした場合には, 酸素投与や呼吸管理を行う.

● DICへの対応が必要になることもある.

● 重症化したオウム病に対しステロイド薬は有用であることを明らかにした比較試験はない. 一方, 重症例においてステロイド薬が有効だったとする症例報告も散見される[3]. オウム病の成立にIV型アレルギーによる肺障害が関与しており, ステロイド薬が肺障害の抑制に働いたのではないかと推測されている. 実際に重症化症例に対するステロイド薬の使用は, 個々の症例ごとに慎重な判断を要する.

▶ DIC：
disseminated
intravascular coagulation

## 感染対策・生活指導

● ヒト-ヒト感染の報告は少なく, 感染対策上は標準予防策でよい.

● 感染症法における取り扱いは四類感染症である.

● 集団発生の報告があることより, オウム病を疑った場合, 職業, ペットとして飼育している鳥類の有無, その健康状態, ならびに家族・同居者の症状を確認する必要がある.

● 予防のためには, 鳥の飼育者にオウム病の知識を普及させることが重要である. 過度な濃厚接触を避け, 鳥が弱ったときや排菌が疑われる場合には獣医の診察を受けるよう勧める[1].

● 鳥に限らず動物を飼育する場合には, 人獣共通感染症に関する知識をもち, 予防接種や検査などを実施するとともに, 糞の始末等を行う場合にはマスク, 手袋の使用など基本的な感染対策を講ずる.

● ドバトが集まる場所では, 定期的な清掃を実施する.

● 集団発生の疑いがある場合は, 近隣の医療機関や保健所との連携が重要である.

**ポイント**
診断した医師はただちに最寄りの保健所に届け出る

（時松一成）

### 文　献

1) 国立感染症研究所. オウム病1999〜2007. 感染症発生動向調査週報 2007；19：15-9.

2) 伊藤功朗. *Chlamydia pneumoniae*肺炎, オウム病, マイコプラズマ肺炎の臨床的比較. 日呼吸会誌 2001；39：172-7.

3) 大久保俊之ほか. 移動性浸潤影から急性呼吸窮迫症候群へ進展したオウム病の1例. 日呼吸会誌 2007；45：419-23.

4) Coutts II, et al. Clinical and radiographic features of psittacosis infection. Thorax 1985；40：530-2.

5) Chahota R, et al. Genetic diversity and epizootiology of *Chlamydophila psittaci* prevalent among the captive and feral avian species based on VD2 region of ompA gene. Microbiol Immunol 2006；50：663-78.

6) 宮下修行, 二木芳人. 自然食, ペットブームへの警鐘　オウム病. 小児科 1997；38：1209-16.

7) 副島林造ほか. 感染症の現況と対策：クラミジア感染症―*Chlamydia psittaci* 感染症. 日本医師会雑誌 1993；110：174-6.

8) 飯島義雄ほか. 鳥類展示施設におけるオウム病集団発生事例. 感染症誌 2009：83：500-5.

9) 山口朋禎ほか. 集団発生したオウム病の1例. 日内会誌 2015；104：1639-44.

10) Toyokawa M, et al. Severe *Chlamydophila psittaci* pneumonia rapidly diagnosed by detection of antigen in sputum with an immunochromatography assay. J Infect Chemother 2004；10：245-9.

11) 日本呼吸器学会成人肺炎診療ガイドライン2017作成委員会編. 市中肺炎. 成人肺炎診療ガイドライン2017. 日本呼吸器学会；2017. p.9-33.

呼吸器感染症の診断と治療

# Q熱

## 症状の特徴

### ■病名の由来

● Q熱の病名は，1935年にオーストラリア・ブリスベーンの屠畜場の従業員の間で集団発生した熱性疾患を，原因が不明（Query）で奇妙な発熱を示すとして，Derrick[1]が"Q fever"と報告したことに由来する[★1].

### ■病型と症状

● Q熱には急性型と慢性型とがあり（**1**），急性型が多くを占める.

### 急性Q熱の病態と臨床像

● 急性Q熱は，インフルエンザ様の上気道炎，気管支炎，肺炎，急性肝炎，不明熱など種々の病型を呈するが，呼吸器症状が最も多い.

● 急性Q熱の感染から発症までの潜伏期間は2〜3週間であるが，過半数は不顕性感染で終わる. 発症者の2/3以上がインフルエンザ様の上気道炎など軽症で経過して対症療法等で軽快するが，10〜20％が肺炎や肝炎など比較的重症の病態を示す.

### 慢性Q熱の病態と臨床像

● 慢性Q熱は，心内膜炎，骨髄炎，血管炎，リンパ節炎などの病態を呈し，治療抵抗性かつ予後不良である.

### 回復後症状

● Q熱の回復後に倦怠感，不眠，疲労感などの症状が長期に遷延する例があり，Q熱後慢性疲労症候群といわれる.

## 原因微生物と感染経路

### ■原因微生物

● Q熱は，リケッチア属近縁のコクシエラ属に属する細胞内寄生菌の*Coxiella burnetii*による動物由来感染症であり，感染症法では届け出が必要な四類感染症に分類される. わが国での認識は薄いが，欧米では1930年代に認識されはじめた普遍的な人獣共通感染症である.

● 本症ではヒト-ヒト感染は生じない. インフルエンザのような大流行は起きないが，感染力自体は強く，集団発生が時に起こる[★2].

● 市中肺炎の原因微生物の分布に関して欧米では，*C. burnetii*が全体の数％を占め，Q熱の発症は順位として第3〜6位という報告が多い（**2**）.

● 宮城県内の400例の市中発症呼吸器感染症に関する前向きの筆者ら[6]の検討では，*C. burnetii*に対するペア血清抗体価の有意上昇が認められた例が肺炎

---

[★1]
Derrickは菌の分離や動物感染実験には失敗したが，原因はウイルスと想定した. Derrickから分与された感染組織でマウスの感染実験を行ったBurnet[2]は，脾臓の細胞内に顆粒に満ちた小胞体を多数観察したため，原因病原体をリケッチアと想定し，野生動物に寄生したダニや節足動物から家畜へ，家畜からヒトへ感染する伝播経路を考えた[2]. 現在でもほぼ正しい見方である.

**ポイント**
回復後に出現する症状としてQ熱後慢性疲労症候群がある

**ポイント**
基本的にヒト-ヒト感染は起こらない

[★2]　集団発症の例
1952年の日本国内初の報告は，本菌で実験中の研究員7名の集団発症事例であり[3,4]，2007年から2011年にかけてのオランダでは，2回のアウトブレイクを含めて計4,100名以上の患者が発生した[5].

**1** Q熱の病型

| 急性Q熱 | 一般的な病型 | インフルエンザ様熱性疾患 / 急性上気道炎<br>肺炎<br>急性肝炎<br>不明熱 |
|---|---|---|
| | まれな病型 | 脳炎，髄膜炎，眼神経炎<br>心筋炎，心外膜炎<br>腎障害，急性腎不全<br>甲状腺炎<br>創部感染 |
| 慢性Q熱 | 代表的な病型 | 心内膜炎<br>骨髄炎，関節炎 |
| | 特殊な病型 | リンパ節<br>慢性肝炎<br>慢性腎炎<br>持続性の中枢神経感染<br>壊死性気管支炎，肺線維症<br>inflammatory pseudotumor<br>血管炎，動脈瘤<br>アミロイドーシス |

**2** 国内外の市中肺炎に占めるQ熱症例の頻度と順位

| 報告者 | 報告年 | 症例総数 | Q熱例数 | 頻度（%） | 順位 |
|---|---|---|---|---|---|
| Marrie | 1989 | 588 | 22 | 3.7 | 7 |
| Albornoz | 1991 | 225 | 18 | 8.0 | 4 |
| Torres | 1996 | 124 | 3 | 2.4 | 5 |
| Marrie | 1996 | 149 | 4 | 2.7 | 4 |
| Koulla-Shi | 1996 | 65 | 6 | 9.2 | 2 |
| Zalacain | 1997 | 106 | 19 | 17.9 | 1 |
| Lieberman | 1997 | 346 | 20 | 5.8 | 5 |
| Sopena | 1998 | 173 | 4 | 2.3 | 5 |
| Ruiz | 1999 | 395 | 11 | 2.8 | 9 |
| Bochud | 2001 | 170 | 4 | 2.4 | 10 |
| Saito | 2000 | 232 | 2 | 0.9 | 12 |
| Takahashi | 2004 | 120 | 5 | 4.2 | —* |
| Okimoto | 2004 | 284 | 4 | 1.4 | —* |
| 瀧口 | 2008 | ? | 6 | 約2% | —* |
| Okimoto | 2011 | 94** | 1 | 1.1 | —* |

*Q熱症例以外は検索していないため相対順位は不明である．
**遷延性咳嗽を訴えたが胸部X線写真で肺炎像を認めなかった例．

の4.2%，気管支炎の2.3%，上気道炎の1.3%，総計で2.5%であった．
● Okimotoら[7]の岡山での検討はQ熱肺炎の頻度は市中肺炎の1.4%，瀧口ら[8]による千葉での検討は同じく2%程度と報告している．

**Q熱の原因菌名の由来**

　*Coxiella burnetii* という菌名は，原因病原体の発見と疾患概念の確立に貢献した米国のCoxとオーストラリアのBurnetに由来する[9]．ロッキー山研究所でロッキー山紅斑熱を研究していたDavisら[10]は，モンタナ州のNine Mileでロッキー山紅斑熱とはやや異なる病像を引き起こす病原体を1938年に報告したが，Cox[11]は有精卵を用いてこの病原体の組織培養に成功した．これが，Q熱研究に用いられる標準株のNine Mile strainである．1938年，ロッキー山研究所で起こった実験室内感染を契機に米・豪の共同研究が始まり，別々に分離された2つの病原体がリケッチア類似でまったく同一であることが確認され，2人の名前に因んだ菌名 (*Coxiella burnetii*) が名づけられた．

**3** Q熱コクシエラの保菌動物とヒトへの感染経路

**主な保菌動物**
- 家畜：ウシ，ヒツジ，ヤギなど
- ペット：イヌ，ネコ，ウサギなど
- 野生動物：クマ，シカ，サル，キツネなど
- 鳥類：ハト，カラスなど

**ヒトへの感染経路**
- 保菌動物の分泌物，排泄物等の乾燥エアロゾルの経気道吸入が主
  - 保菌動物はおおむね無症状だが，周囲環境への排菌は長期間持続
  - 保菌動物の出産時には特に曝露の危険性が高い
  - 宿主動物との接触が少なくとも感染は成立しうる
- 肉類，未滅菌乳製品等の摂取による経口感染の確率は低い
- ダニによる咬傷（まれ）
- ヒトからヒトへの感染は基本的に起こらない
　（患者から医療従事者への感染もきわめてまれ）

### ■感染経路

- 自然界における本菌のリザーバー（保菌宿主）は家畜類やペット，各種の野生動物や鳥類など多岐にわたる（**3**）．重要な感染源はウシやヒツジなどの家畜類であり，農村部では保菌動物周囲の集団発症が時に起こる．一方，都市部ではイヌ，ネコなどのペットに由来する散発例が多い．
- 保菌動物の分泌物や排泄物などの乾燥・崩壊で飛散するエアロゾルをヒトが吸入して感染が成立することが多い．また，本菌は胎盤でよく増殖するので，保菌動物の出産時には大量の病原体の曝露が起こる．

## 検査手順と鑑別診断

### ■診断のポイントと鑑別診断

- Q熱の臨床像は非特異的であり，診断はやや困難である．ツツガムシ病などの動物由来感染症で認められる皮疹や刺し口，リンパ節腫大などの特徴的な診断指標はない．
- 典型的なQ熱肺炎は，胸部画像上，多発性の肺野斑状影を呈する（**4**）が，通常の細菌性肺炎との鑑別が困難な例も多い．ただし，細菌性肺炎に比し，

**4** イヌを飼育していた49歳の女性の急性
　　Q熱肺炎例の初診時胸部X線写真

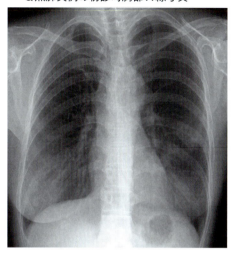

両肺野に多発する淡い斑状影を認め，IgG
抗体価は256倍を示した．

胸部陰影の改善・吸収までの期間はやや長い例が多い．

● 臨床診断では，病歴や直前の治療歴，病態の特徴[★3]が細菌性肺炎との鑑別
のポイントである．

● Q熱では，同じ非定型肺炎群のマイコプラズマ肺炎との鑑別が重要である．
筆者らの経験では，Q熱肺炎はマイコプラズマ肺炎に比し，①平均年齢や基
礎疾患保有率は高め，②肝障害併発率も高い，③逆に呼吸器症状は比較的軽
度，④一方で全身症状はより高度，という傾向を示し，動物との接触歴を把
握できれば両者の鑑別は容易である．

● 急性Q熱診断のポイントを **5** に示す．

■ **確定診断**

● 急性Q熱の標準的な診断法は血清抗体価の測定である．間接蛍光抗体法
（IFA）により，ペア血清を用いて急性Q熱ではコクシエラⅡ相菌[★4]の抗体
価を，慢性Q熱ではⅠ相菌[★4]の抗体価を測定し，IgG抗体価の4倍〜それ以
上の上昇をもって確定診断とする．

● シングル血清では，IgG抗体価が256倍あるいはIgM抗体価が64倍以上で，
急性Q熱の可能性を考える[★5]．

● *C. burnetii* の分離培養にはP3レベルの設備が必要であり，実臨床での実施
は難しい．

● PCR法を用いる気道系の各種検体からのコクシエラ遺伝子の増幅は急性期
の補助診断法として有用である．喀痰や咽頭粘液，BALF，血液，組織標本
などの検体を用いての検索が可能なので，病歴等からQ熱が強く疑われる
症例では，急性期の喀痰などの検体を凍結保存しておき，後日，PCR検索
を行って診断精度の向上がはかれる．

● Q熱抗体価の測定やPCR検査法は現時点では保険適用外である．ただし，
一般の臨床検査会社で抗体価測定を依頼できるところがあり，日本国内のい

[★3]
病歴では，特に動物接触
歴，直前の治療歴では，た
とえば，β-ラクタム系薬
無効でテトラサイクリン系
薬著効など，病態の特徴
は，全身症状が比較的高度
なのに対して白血球数上昇
は軽度，一方で肝障害併発
が多い，など．

▶ IFA：
indirect
immunofluorescence
assay

[★4]　**コクシエラのⅠ相菌
　　　とⅡ相菌**
*C. burnetii* は，相変異とい
う菌体表面の構造変化を起
こし，Ⅰ相菌とⅡ相菌とに
分けられる．Ⅰ相菌は，野
生型の完全なリポ多糖鎖を
有する強毒菌である．Ⅱ相
菌は，リポ多糖鎖が不完全
で，宿主免疫のない状態で
長期間継代することによっ
て出現する弱毒菌である．
なお，リポ多糖鎖は，唯一
明らかになっている *C.
burnetii* の病原性関連因子
である．

[★5]
日本国内で発症する急性Q
熱は抗体価上昇の緩やかな
例が多く，2週間程度では
有意に上昇しない例が多
い．そのため，急性Q熱の
疑いが強い例では，回復期
以降も2〜3か月程度は抗
体価を追跡してようやく有
意に上昇することも多い．

▶ PCR：
polymerase chain reaction

▶ BALF
bronchoalveolar lavage
fluid（気管支肺胞洗浄液）

**5** 急性Q熱を疑うポイント

**臨床的見地から**

1. 動物との接触機会の有無
   ①軽度の接触でも感染が成立しうる点に注意.
   ②動物の出産後には大量曝露の危険性が高い.
   ③家庭内や職場内における集団発生もある.

2. 自覚症状
   ①高熱, 関節痛, 倦怠感など全身症状が強い.
   ②「季節外れ」のインフルエンザ様症状.

3. 投与された抗菌薬への反応性
   ①β-ラクタム系薬は無効(自然軽快はありうる).
   ②テトラサイクリンやマクロライド, キノロンが有効.

**病原診断の面から**

1. コクシエラⅡ相菌抗体価の測定
   ①急性期血清のみでは判断できない場合が多い.
   ②抗体価の上昇には1〜数か月かかることもある.
   ③回復後まで抗体価を追跡することが重要.

2. PCR法によるコクシエラ遺伝子の検出
   ①nested PCRまで必要な場合が多い.
   ②気道系以外のさまざまな検体からも検出が可能.
   ③疑わしい症例では急性期検体を凍結保存しておく.
   ④現時点ではPCR法は補助診断と考えるべき.

3. 最終的には病像や抗体価, PCR成績を総合して判断する.

くつかの医学部や獣医学部, 衛生研究所でも測定を依頼できる施設がある. 最寄りの保健所や都道府県の衛生研究所に問い合わせたい.

## ■発生届の基準

- 感染症法におけるQ熱発生届の基準は, ①分離培養陽性, ②PCR陽性, ③IgM 64倍以上, ④IgG 256倍以上, ⑤ペア血清での有意上昇, であり, 診断したらすぐに都道府県知事宛て保健所に届け出る必要がある.

## 治療の実際

### ■急性Q熱の治療

#### 選択薬剤

- 急性Q熱は予後良好で自然軽快傾向の強い一過性の熱性疾患であるが, 有症状期間がやや長く, 重症例や慢性Q熱に移行する例も時にあるので, 本症の可能性が高い症例では積極的な抗菌薬療法が推奨される.

- 偏性細胞内寄生体である本菌には, 細胞内移行の不良な薬剤(β-ラクタム系薬やアミノグリコシド系薬)は無効である.

- 急性Q熱に対する第一選択はテトラサイクリン系薬であり, 臨床効果は最も確実である. マクロライド系薬が第二選択となるが, 重症例で効果が不十分という報告もある. ニューキノロン系薬, リファンピシン, リネゾリドなども比較的優れた抗菌力を示す.

- 適切な抗菌薬が投与されれば, 全身状態や熱型, 検査所見は速やかに改善す

**ポイント**
第一選択薬はテトラサイクリン系, 第二選択薬はマクロライド系で, β-ラクタム系, アミノグリコシド系は無効

るが，1週間程度の治療では再燃する例もあり，2週間程度の抗菌薬投与が推奨されている．

## 投与法

- 急性Q熱では，重症例や入院例[★6]では主に点滴投与で，外来管理が可能な例では経口で抗菌薬を単剤投与する[★7]．HIV陽性者や基礎疾患保有者が本症を発症しても，単剤投与が十分な効果を示すので，抗菌薬の併用は推奨されていない．
- なお，肺炎への保険適用はあっても，Q熱への保険適用がない薬剤もある．

## 予後

- 急性Q熱の予後は良好であり，死亡率は1%前後で，適切な抗菌薬療法によって1%をはるかに下回ると考えられている．

### ■ 慢性Q熱の治療

- 慢性Q熱は発生頻度が少ないものの，抗菌薬療法の効果の不良な例が多く，心内膜炎などで外科的切除が可能な例では手術が選択されることが多い．
- 抗菌薬療法は，テトラサイクリン系薬とニューキノロン系薬ないしリファンピシン，あるいはクロロキンとの2剤併用を数年間継続することが推奨されている．
- ただし，慢性Q熱では併用療法を行っても治療成績は良好とはいえない．

## 私の治療のコツと工夫

- 同じ非定型肺炎に属するマイコプラズマ肺炎などと同様に2週間，症例によっては3週間程度の十分な治療期間を要する．確定診断が得られずに細菌性肺炎も否定できない場合には，$\beta$-ラクタム系薬との併用投与も考えてよい．

## 重症化した場合の対応

- self-limitingな感染症である本症では，発症当初の重症感は強いものの，実際に重症化する例は少ないが，$\beta$-ラクタム系薬のみを投与していて改善せずに遷延し，重症化する例は時に存在する．ヒト−ヒト感染は起こさないので隔離は不要であり，標準予防策で対応しつつ，通常の重症肺炎の治療に準じて対処する．

## 生活指導

- 患者の家族へは，「予後良好なかぜの一種ですが，長めの治療期間が必要です．周囲の人へは感染しません」などと説明する．なお，ペットなどの殺処分は通常，不要である．

（渡辺　彰）

---

### ★6

Q熱のヒト−ヒト感染は基本的にないので，入院を要する例でも隔離は不要であり，院内感染対策上も標準予防策で対応してよい．

### ★7　処方例

入院例
- ミノマイシン®：1回100 mg，1日2回，点滴静注，2週間
- クラビット®：1回500 mg，1日1回，点滴静注，2週間

外来例
- ミノマイシン®：1回100 mg，1日2回，経口，2週間
- クラビット®：1回500 mg，1日1回，経口，2週間
- クラリス®：1回200 mg，1日2回，経口，2週間

---

### 文　献

1) Derrick EH. "Q" fever, new fever entity : clinical features, diagnosis and laboratory investigation. Med J Aust 1937 ; 2 : 281-97.

2）Burnet FM, Freeman M. Experimental studies on the virus of Q fever. Med J Aust 1937 ; 2 : 299-302.

3）北岡正見. Q熱（上）. 公衆衛生 1954 ; 15 : 2-10.

4）北岡正見. Q熱（下）. 公衆衛生 1954 ; 15 : 67-73.

5）van Loenhout JA, et al. Assessing the long-term health impact of Q-fever in the Netherlands : a prospective cohort study started in 2007 on the largest documented Q-fever outbreak to date. BMC Infect Dis 2012 ; 12 : 280.

6）Takahashi H, et al. Prevalence of community-acquired respiratory tract infections associated with Q fever in Japan. Diagn Microbiol Infect Dis 2004 ; 48 : 247-52.

7）Okimoto N, et al. Clinical features of Q fever pneumonia. Respirology 2004 ; 9 : 278-82.

8）瀧口恭男ほか. Q熱肺炎の臨床的検討. 日呼吸会誌 2008 ; 46 : 967-71.

9）Maurine M, Raoult D. Q fever. Clin Microbiol Rev 1999 ; 12 : 518-53.

10）Davis GE, Cox HR. A filter-passing infectious agent isolated from ticks. Ⅰ. Isolation from *Dermacentor andersoni*, reactions in animals, and filtration experiments. Public Health Rep 1938 ; 53 : 2259-61.

11）Cox HR, Bell EJ. The cultivation of *Ricketsia diapolica* in tissue culture and in the tissues of developing chicken embryos. Public Health Rep 1939 ; 54 : 2171-5.

呼吸器感染症の診断と治療

# レジオネラ肺炎

## 症状の特徴

- レジオネラ症の主な病型はポンティアック熱型と肺炎型である．肺炎を認めず発熱および頭痛を主徴とするポンティアック熱型は無治療で改善する予後良好な病態であり，散発発生例では本症の診断は困難である．主に集団発生事例で血清学的に診断がなされている．

- レジオネラ症の危険因子としては，患者の感染防御能の程度およびレジオネラ曝露の可能性に関するものがあげられる．男性，喫煙者，慢性心疾患，慢性肺疾患，糖尿病，末期腎不全患者，移植患者，免疫抑制状態にある患者，担癌患者，50歳以上，が宿主の危険因子である．

- 最近の一泊以上の旅行，井戸水の使用，上水道の破損，温泉，生活環境の近くに冷却塔がある，などがレジオネラ曝露の危険因子としてあげられている[1]．

- 肺炎型の潜伏期間は2〜10日間で，突然の高熱や呼吸器症状で発症する．

- レジオネラ肺炎と肺炎球菌の臨床像との比較[2]では，レジオネラ肺炎では，①先行する上気道感染症状を認めない，②咳，膿性痰，胸痛は比較的少ない，③消化器症状，発熱，混迷の頻度が比較的多い，などの傾向が示されている．

- β−ラクタム系薬が無効であるのも臨床的に重要な特徴である．

- まれな病態として，免疫抑制患者においてレジオネラ肺炎から全身他臓器[★1]への感染進展が報告されている[3]．

- きわめてまれな病態として，レジオネラ汚染水の感染局所への直接曝露が原因と推定される蜂窩織炎，心内膜炎，縦隔炎，副鼻腔炎などが報告されている[3]．

- 胸部X線像では大葉性肺炎像や多発性病変を呈することが多く（**1**），時に胸水の合併が認められる．

- 胸部CTでは非区域性に進展するconsolidationとその周囲のすりガラス陰影が特徴的である[4,5]（**2**）．

- 免疫抑制患者ではまれに膿瘍形成がみられる[6]．

## 原因微生物と感染経路

- レジオネラ（*Legionella*）属には62菌種が含まれ（2016年10月現在），そのうち20菌種以上にヒトでの病原性が確認されている．

- 臨床では*Legionella pneumophila*が最も多く分離される．本菌はブドウ糖非

**ポイント**
レジオネラ症の危険因子には患者の要因とレジオネラ曝露の可能性に関するものがあげられる

★1
脳，脾臓，リンパ節，心筋，骨格筋，骨髄，皮膚軟部組織など．

**1** レジオネラ肺炎の胸部X線写真（60
　歳台女性，発症6日目）

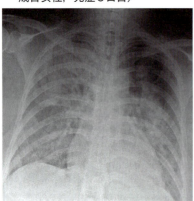

**2** レジオネラ肺炎症例の胸部CT（左と同
　一症例，発症7日目）

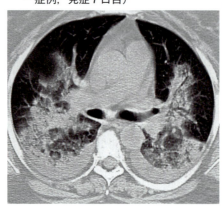

発酵性の好気性グラム陰性桿菌であり，ほとんどの菌種が鞭毛を有する．通
常の細菌培地には発育せず，微量の鉄と*l*-システインを発育因子として要
求する．

● レジオネラは環境中では主にアメーバの細胞内で増殖し，一部はバイオフィ
ルムを形成する．レジオネラが高濃度に生息する感染源から発生するエアロ
ゾルの吸入などによって，レジオネラがヒトの末梢気道に到達し，感染が成
立すると推定されている[3]．

● レジオネラは肺胞マクロファージに貪食されるが，その殺菌機構を逃れて細
胞質内で増殖する．感染したマクロファージが細胞死に至り，多数のレジオ
ネラが放出されて，さらに感染が拡大する．レジオネラは肺胞上皮細胞内で
も増殖し，細胞障害をもたらす[7]．

## 検査手順と鑑別診断

● 臨床検体からのレジオネラの分離培養が確定診断のゴールドスタンダードで
ある．臨床検体中のレジオネラはグラム染色では確認できないため，臨床検
体中の菌を確認するにはヒメネス染色（**3**）あるいは渡銀染色が必要となる．

● レジオネラの発育培地はB-CYE*α*が最も優れている．臨床検体からの分離
には選択培地（WYO培地，MWY培地など）を用いる．雑菌の発育を抑制す
るための検体の前処理として低pH処理や加熱処理を行う．

▶ **B-CYEα**：
buffered charcoal yeast
extract supplemented
with α-ketoglutarate

● レジオネラを特異的に検出するPCR法[8]やLAMP法[9]が開発され，後者は保
険適用が認められている．

▶ **PCR**：
polymerase chain
reaction

● 間接蛍光抗体法による血清抗体価測定では256倍以上を陽性と判定するが，
ペア血清で4倍以上の抗体価上昇を確認することが望ましい．

▶ **LAMP**：
loop-mediated isothermal
amplification

● *L. pneumophila*血清群1を対象とする尿中抗原検出キットの臨床的有用性が
確認され[10]，広く用いられている．ただし，尿中抗原検査は発症極初期など
には偽陰性を示す例，肺炎治癒後も陽性が長期間持続する例があることに留
意する．また，*L. pneumophila*血清群1以外のレジオネラ肺炎の診断はでき

**3** レジオネラのヒメネス染色

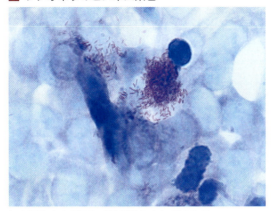

ヒト肺胞上皮細胞に感染増殖したレジオネラ.

**4** レジオネラ症の報告基準

診断した医師の判断により，症状や所見から当該疾患が疑われ，かつ，以下のいずれか
の方法によって病原体診断や血清学的診断がなされたもの.
- 病原体の検出：[例] 臨床検体 (肺組織，痰，胸水，血液，他の無菌的部位) からの菌
  の分離，血清群1の場合は臨床材料 (肺組織または気道分泌物) からの菌の検出 (直接
  蛍光抗体法) など.
- 病原体の抗原の検出：[例] 尿中抗原の検出 (EIA法) など.
- 病原体の遺伝子の検出：[例] 臨床材料からの遺伝子の検出 (PCR法) など.
- 病原体に対する抗体の検出：[例] 間接蛍光抗体法での特異抗体価の上昇 (ペア血清で
  4倍以上の上昇，または単一血清で256倍以上) など.

ない.
- *L. pneumophila* 血清群1以外のレジオネラによる肺炎は全体の3割程度存在
  するとされ，その診断には菌分離培養，あるいはPCR法やLAMP法を用い
  たレジオネラ特異的遺伝子検出を行う必要がある.
- レジオネラ症は四類感染症であり，診断した医師はただちに保健所に届け出
  ることが義務づけられている．報告のための診断基準を **4** に示す.

**ポイント**
レジオネラ症は届け出の必
要な四類感染症である

## 治療の実際

- $\beta$-ラクタム系薬およびアミノグリコシド系薬は細胞内で増殖するレジオネラ
  に対して抗菌活性を有していないため，臨床的に無効である.
- レジオネラに対する臨床効果はキノロン系薬，マクロライド系薬は強い抗菌
  活性を示し，キノロン系薬，アジスロマイシンが優れた臨床効果を報告され
  ている[11, 12].

**ポイント**
$\beta$-ラクタム系薬，アミノ
グリコシド系薬は無効．キ
ノロン系薬，マクロライド
系薬が有効

## 重症化した場合の対応

- 重症例ではレボフロキサシンとアジスロマイシンの併用効果を示唆する報告
  がなされている[13].

**予防・環境対策**

　レジオネラ症防止指針（厚生省生活衛生局企画課監修）[14] では，

①人が直接吸引する可能性のない場合：$10^2$ CFU/100 mL以上のレジオネラが検出された場合，ただちに清掃・消毒等の対策を講じる，

②浴槽水，シャワー水等を人が直接吸引するおそれがある場合：レジオネラの菌数の目標値を10 CFU/100 mL未満（検出限界以下）とし，レジオネラが検出された場合，ただちに清掃・消毒等の対策を講じる，

としている．

　米国CDCガイドライン[15] では，レジオネラ肺炎の発生があった病院では一時的に給湯系の残留塩素濃度を2.0 ppmに設定，あるいは高温（71〜77℃）に設定することが推奨されている．

## 生活指導

● 臓器移植後など強い免疫抑制状態にある患者には，レジオネラ曝露が予想されることを控えるように指導する．

（比嘉　太）

## 文　献

1) Phin N, et al. Epidemiology and clinical management of Legionnaires' disease. Lancet Infect Dis 2014；14：1011-21.
2) Fernandez-Sabe N, et al. Clinical diagnosis of *Legionella* pneumonia revisited：evaluation of the Community-Based Pneumonia Incidence Study Group scoring system. Clin Infect Dis 2003；37：483-7.
3) Edelstein PH, Roy CR. *Legionella*. In：Bennet JE, et al, ed. Principles and Practice of Infectious Diseases, 8th ed. Elsevier Saunders；2015. p.2633-44.
4) Sakai F, et al. Computed tomographic features of *Legionella pneumophila* pneumonia in 38 cases. J Comput Assist Tomogr 2007；31：125-31.
5) Yu H, et al. Computed tomographic features of 23 sporadic cases with *Legionella pneumophila* pneumonia. Eur J Radiol 2010；74：e73-8.
6) Yu H, et al. Lung abscess caused by *Legionella* species：Implication of immune status of hosts. Inter Med 48：2009；1997-2002.
7) Higa F, Edelstein PH. Potential virulence role of the *Legionella pneumophila* ptsP ortholog. Infect Immun 2001；69：4782-9.
8) Koide M, Saito A. Diagnosis of *Legionella pneumophila* infection by polymerase chain reaction. Clin Infect Dis 1995；21：199-201.
9) 山口惠三ほか．LAMP法を用いた*Mycoplasma pneumoniae*と*Legionella* spp.による呼吸器感染症の迅速診断試薬の評価．医学と薬学 2007；58：565-71.
10) Shimada T, et al. Systematic review and metaanalysis：urinary antigen tests for legionellosis. Chest 2009；136：1576-85.
11) Blazquez Garrido RM, et al. Antimicrobial chemotherapy for Legionnaires disease：levofloxacin versus macrolides. Clin Infec Dis 2005；40：800-6.
12) Griffin AT, et al. Macrolides versus quinolones in *Legionella* pneumonia：results from the Community-Aquired Pneumonia Organization International study. Int J Tuberc

Lung Dis 2010 ; 14 : 495-9.

13) Rello J, et al. Community-acquired *Legionella* pneumonia in the intensive care unit : impact on survival of combined antibiotic therapy. Med Intensiva 2013 ; 37 : 320-6.

14) 厚生省生活衛生局企画課監修. 新版レジオネラ症防止指針. ビル管理教育センター ; 1999.

15) Tablan OC, et al. Guidelines for preventing health care--associated pneumonia, 2003 : recommendations of CDC and the Healthcare Infection Control Practices Advisory Committee. MMWR Recomm Rep 2004 ; 53 : 1-36.

呼吸器感染症の診断と治療

# 肺放線菌症, 肺ノカルジア症

## ● 肺放線菌症

### 症状の特徴

- 肺放線菌症は, 嫌気性もしくは微好気性菌であるアクチノミセス(*Actinomyces*)属によって引き起こされる慢性化膿性肉芽腫性疾患である.
- 基礎疾患として気管支拡張症, 慢性閉塞性肺疾患などの呼吸器疾患, あるいは糖尿病やアルコール多飲者などがあげられる. またう歯, 歯周病などで口腔内衛生状況が悪く, 歯科治療歴のあることが発症のきっかけにもなるので病歴聴取が重要である[1].
- 主な症状として慢性的に経過する咳嗽, 血痰, 喀血あるいは発熱, 体重減少などが認められる. 気管支との瘻孔が生じると硫黄顆粒と呼ばれる菌塊(druse)を含む喀痰を認める[2]. 炎症が胸膜に達する場合は胸痛, 板状硬皮下腫瘤, 瘻孔形成を伴う.
- 自覚症状がなく, 画像検査で偶然発見されることもあり, 肺癌との鑑別が困難な場合がある[3].

**ポイント**
肺癌との鑑別が困難なことがある

### 原因微生物と感染経路

- アクチノミセス属は口腔や消化管に常在するグラム陽性桿菌で, 0.4〜1.0 $\mu$m 幅のフィラメント形をしている[4] (**1**c).
- ヒト放線菌感染症で起因菌として最も頻度が高いのは*Actinomyces israelii*といわれ, そのほか*A. odontolyticus*, *A. naeslundii*, *A. viscosus*, *A. meyeri*, *A. gerencseriae*などが病原性を示すと考えられている.
- 放線菌症には胸部型のほか顔面頚部型, 腹部・骨盤型, 中枢神経型, 筋骨格型などの病型があり, 胸部型が約15％を占める[4].
- 侵入門戸は歯周炎, 抜歯, 誤嚥などを契機に経気管支的に侵入して発症するとされている. 口腔内感染巣から血行性に敗血症性塞栓を起こしている報告もある[1].

**ポイント**
口腔内感染巣からの侵入に注意が必要

### 検査手順と鑑別診断

- 血液学的検査では, 慢性炎症を反映して赤血球沈降速度, CRPの上昇などを認めるが, 白血球上昇は乏しい. また病原体に特異的な抗原・抗体価などの検査法がないため, 血清学的な診断は困難である.
- 胸部X線所見では浸潤影, 腫瘤影, 空洞形成, 胸水貯留を認める. CT所見

**1 肺放線菌症の自験例**

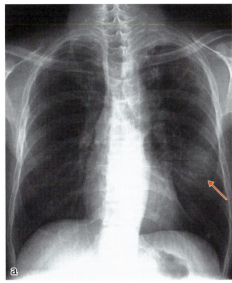
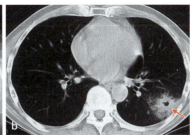
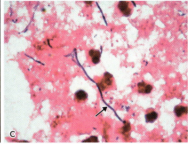

a 胸部Ｘ線写真：左中肺野に腫瘤様陰影．
b CT写真：内部に空洞を有する円形陰影，周囲に浸潤影を伴っている．
c 気管支洗浄液のグラム染色（×1,000）：フィラメント状のグラム陽性桿菌と背景に好中球を多数認める．

では辺縁明瞭な円形・類円形の腫瘤様陰影かあるいは浸潤影を呈し，内部に不整形な低吸収域（low attenuation area）を伴い，その辺縁は造影にて増強される（**1**a, b）．陰影内部や隣接した気管支・細気管支の拡張所見や，隣接した胸膜の肥厚像を伴う[5]．

● 確定診断には病巣からの菌の分離・同定あるいは病理学的な菌塊の証明が必要である．肺癌との鑑別が困難で，術後に初めて診断される場合も多い．気管支鏡検査による生検では感染病巣の周囲を囲む肉芽腫しか採取できず，診断困難になることもあるが，画像上で空洞と気管支との交通がある場合は菌塊の採取が期待される．細菌学的な診断のため，抗菌薬が投与される前に検体を採取するように努めるべきである．

● 鑑別疾患としては感染症として抗酸菌感染症，真菌感染症，次項にあげるノカルジア症，非感染性疾患として肺癌，炎症性肉芽腫性疾患（アレルギー性肉芽腫性血管炎，IgG4関連肺疾患など）があげられる．

## 治療の実際

● 抗菌薬，特にペニシリン系抗菌薬に感受性が高く，予後は良好である．

● ペニシリンアレルギーがある場合はテトラサイクリン系抗菌薬あるいはクリンダマイシン，エリスロマイシンも良好な感受性を示す[4]．治療期間は6〜12か月と長期間が必要である★1．

## 私の治療のコツと工夫

● 空洞を有する腫瘤陰影を呈する患者で，歯周炎や抜歯処置後の既往がある場合は本疾患を十分考慮する必要がある．

● 喀痰，喀血症例では喀痰中に黄色あるいは褐色調の顆粒状物質の混在の有無

**ポイント**
細菌学的な診断のため抗菌薬投与前に検体採取するように努める

**★1　処方例**
アンピシリン（ビクシリン®）：1回2 g，1日2回点滴静注を2〜6週間行った後，引き続き，アモキシシリン（アモリン®，サワシリン®，パセトシン®）：1回250 mg，1日4回経口投与を6〜12か月行う．

を確かめるべきである．特に他の嫌気性菌との合併感染が多いことから，喀痰に腐敗臭が伴うかどうかも重要な所見である．

- 本菌の分離同定には特殊な技術を要するため，採取後の検体は速やかに嫌気ポータ内に移し，検査機関へはあらかじめ本疾患の疑いがあることを伝えるべきである．

**ポイント**
嫌気性菌との合併感染が多いことに注意が必要

## 重症化した場合の対応

- 抗菌薬治療を行っても病状改善が得られない肺膿瘍，膿胸，気管支胸膜瘻，胸壁膿瘍の皮膚への瘻孔などを認める場合には切開，排膿あるいは肺部分切除術などの外科的治療も考慮すべきである．

## 生活指導

- 糖尿病患者やアルコール多飲者では，まず食生活の節制と適切な治療が必要である．
- う歯，歯周病などの口腔内病変がある場合は，口腔内環境の改善を速やかに行うべきである．

# 肺ノカルジア症

## 症状の特徴

- ノカルジア症は，放線菌目の中でも好気性菌であるノカルジア（*Nocardia*）属の感染で引き起こされる慢性あるいは亜急性化膿性疾患である．
- 主に細胞性免疫力の低下した患者に発症する日和見感染症として知られており，わが国の報告例では約8割が塵肺や気管支拡張症などの慢性呼吸器疾患か，あるいは膠原病やネフローゼ症候群などステロイドをはじめとする免疫抑制薬内服中の患者に発症している[6]．
- 土壌に広く分布し，皮膚外傷創部や経気道的な肺への吸入を侵入門戸として感染する．また感染局所から血行性に播種すると皮膚，脳，腎，脾などに膿瘍を形成し，重篤化する．
- 症状は発熱，咳嗽，膿性痰，呼吸困難，胸痛，まれに血痰などの症状を呈するが，いずれも放線菌症と同様，疾患に特徴的な症状ではない．

**ポイント**
ノカルジアは好気性菌で，ノカルジア症は化膿性疾患であり，免疫力の低下した患者に発症する日和見感染症である

## 原因微生物と感染経路

- ノカルジア属は好気性に発育するグラム陽性桿菌であり，土壌や水に遍在する．顕微鏡では菌糸状に発育し，菌糸の幅は0.5〜1.0 μmで直角に分岐する．
- グラム染色などでアクチノミセスとの形態上の鑑別は困難であるが，弱抗酸性を示し，キニヨン染色★2を行うと赤色に染まる[7]．
- ヒトに病原性を示す菌種としては，*N. asteroides*，*N. farcinica*，*N. nova*，*N. brasiliensis*などが知られているが，近年の遺伝子解析技術の進歩により，16S rRNA遺伝子解析から*N. beijingensis*[8]などの新種による感染報告例も散

**★2　キニヨン（Kinyoun）染色**
通常の抗酸菌染色であるチール・ネルゼン染色では3％塩酸アルコールで完全に脱色されるため，1％硫酸アルコールに置き換えた変法である．

**2** 肺ノカルジア症の自験例

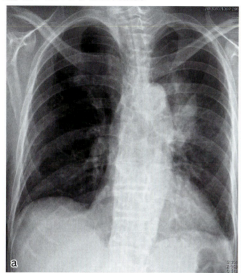

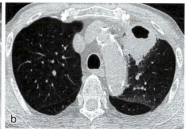

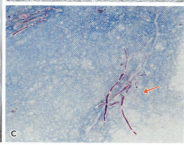

a 胸部X線写真：左上肺野，大動脈弓左側に腫瘤様陰影．
b CT写真：内部に空洞を有する円形陰影．
c 喀痰キニヨン染色：直角に分岐するフィラメント状の桿菌を認める．

見される．

## 検査手順と鑑別診断

- 血液学的検査では，アクチノミセス症と同様，特異的な抗原・抗体価などの検査法はない．また他の化膿性疾患同様，白血球数，CRP値の上昇を認めるが，ステロイド投与中の患者では不明瞭となることが多く注意を要する．
- 画像検査では肺内に結節陰影，空洞を伴う腫瘤様陰影，浸潤陰影，胸水貯留などの多様な所見を認める（**2**a, b）．
- 20～30％に中枢神経系病変が合併すると報告されているため[9]，確定診断された場合は頭部CTあるいはMRIで必ず検索すべきである．
- 喀痰，気管内洗浄液あるいは感染局所の気管支，胸水，皮膚などの臨床検体のグラム染色で放射状に分岐するフィラメント状のグラム陽性菌を認めた場合は，キニヨン染色で菌体が染まるか確認する（**2**c）．
- 培養検査では，サブロー培地，小川培地，普通寒天培地で発育するが，発育が遅く，数日～2週間の期間を要することもある．非常在菌であるため，臨床検体から分離された場合は診断的価値が高い．

## 治療の実際

- 第一選択薬はST合剤である．『サンフォード感染症治療ガイド2016』[10]では肺ノカルジア症の場合，ST合剤（バクタ®：9～12 g/日）を2～4回に分けて分服すると記載されているが，副作用である肝障害や血小板減少などの血液障害が出る場合は，減量や他剤変更を考慮する必要がある★3．
- 第二選択薬としてカルバペネム系，テトラサイクリン系，ペニシリン系，アミノグリコシド系，ニューキノロン系などが有効である．

▶ ST：
sulfamethoxazole-trimethoprim

★3　処方例
①ST合剤（バクタ®）：4 g，1日2回分服，3～6か月間
（注：9～12 gとニューモシスチス肺炎に準じた投与量を行っている報告例もある）
②イミペネム（チエナム®）：1回0.5 g，1日2回点滴，治療初期2週間に上記と併用

- 免疫不全患者や脳膿瘍などの合併症を有する重症患者に対して，わが国では初期治療に高用量カルバペネム系抗菌薬を併用した報告例が多い．
- 治療期間は正常免疫患者で3か月，免疫不全患者で6か月間必要である．

**ポイント**
重症患者には高用量カルバペネム系抗菌薬が有効

## 私の治療のコツと工夫

- ST合剤が副作用で使用困難な場合は薬剤感受性試験で確認し，ミノサイクリン（ミノマイシン®）200 mg/日を代用することもある．

## 重症化した場合の対応

- 中枢神経系の合併率が高く，本症と診断された場合は速やかに頭部検索を行い，脳神経外科に脳膿瘍ドレナージなど治療の可否について相談すべきである．

(岸　建志)

**文　献**

1) Endo S, et al. Periodontitis-associated septic pulmonary embolism caused by *Actinomyces* species identified by anaerobic culture of bronchoalveolar lavage fluid：a case report. BMC Infect Dis 2015；15：552-6.
2) 洲崎賢太郎ほか．硫黄顆粒の喀出により診断し得た*Actinomyces odontolyticus*および*Actinomyces meyeri*による肺放線菌症の1例．日呼吸会誌 2005；43：231-5.
3) Qiu L, et al. Pulmonary actinomycosis imitating lung cancer on（18）F-FDG PET/CT：a case report and literature review. Korean J Radiol 2015；16：1262-5.
4) Mabeza GF, Macfarlane J. Pulmonary actinomycosis. Eur Respir J 2003；21：545-51.
5) 小橋吉博ほか．当科における肺放線菌症の臨床的検討．感染症誌 2005；79：111-6.
6) 中村茂樹ほか．高齢塵肺患者に発症した播種性ノカルジア症の1例．感染症誌 2006；80：721-5.
7) 田里大輔，藤田次郎．できる！見える！活かす！グラム染色からの感染症診断～検体採取・染色・観察の基本とケースで身につく診断力．羊土社；2013．p.126.
8) 高柳喜代子ほか．*Nocardia beijingensis*による肺ノカルジア症の1例．感染症誌 2008；82：43-6.
9) 川上　治ほか．転移性脳腫瘍との鑑別が問題となったノカルジア脳膿瘍の1例．臨床神経学 2008；48：401-5.
10) David Nほか編，菊池　賢，橋本正良監．日本語版サンフォード感染症治療ガイド2016．ライフサイエンス出版；2016.

呼吸器感染症の診断と治療

# 肺真菌症

## 肺真菌症の種類

● 肺真菌症には，アスペルギルス症，クリプトコックス症，ニューモシスチス肺炎，ムーコル症，輸入真菌症（ヒストプラスマ症，コクシジオイデス症，パラコクシジオイデス症など）が知られている．ここでは頻度の高い肺アスペルギルス症と肺クリプトコックス症について述べる．

## 症状の特徴

### 肺アスペルギルス症

病型

● 肺アスペルギルス症は宿主の状態により，さまざまな病型を取りうる．好中球減少や機能低下を主とした免疫不全がある場合は，急速に進行し高い致死率を示す侵襲性肺アスペルギルス症（IPA）となる．

● 陳旧性肺結核，慢性閉塞性肺疾患（COPD）など肺組織の破壊が基礎に存在する場合は，慢性肺アスペルギルス症（CPA）となる．

● 気管支喘息などアレルギー疾患も引き起こし，気道の炎症性破壊を伴うアレルギー性気管支肺アスペルギルス症（ABPA）にもなる．

● これらの疾患は連続したスペクトラムとして存在し，中間型や移行型，混合型もある．

IPA

● IPAは日〜週の単位で急速に進行する肺アスペルギルス症を指し，その多くは病理学的な組織侵襲および血管侵襲を伴う．発熱や胸痛など非特異的な症状を呈するが，ステロイドの使用により発熱を認めないこともある．下記のリスクファクターを有する患者に抗菌薬不応性の発熱が持続する場合は積極的に疑う．

● IPAのリスクファクターは，主に好中球機能低下および細胞性免疫低下を主体とした免疫抑制状態とアスペルギルスへの曝露機会増加の2種類に大別される[1]．

● 免疫抑制の種類には，遷延する好中球減少（$<500/\mu$L が10日以上），高用量ステロイド投与が3週間以上，骨髄移植，臓器移植，血液悪性腫瘍，抗癌薬投与などがある．特徴的な高リスク患者に，活性酸素産生能（好中球殺菌能）欠損を特徴とした慢性肉芽腫症患者があげられる．

● 曝露機会増加には，工事現場から飛散することによる空気中の分生子（無性胞子）の増加や，すでに体内にアスペルギルスが定着している場合（アスペ

▶ IPA：
invasive pulmonary aspergillosis

▶ COPD：
chronic obstructive pulmonary disease

▶ CPA：
chronic pulmonary aspergillosis

▶ ABPA：
allergic bronchopulmonary aspergillosis

★1
IPAの最も重要なリスクファクターは好中球減少だが，近年の医療技術発展により種々の免疫抑制療法が増加しており，非好中球減少者におけるIPAも注目されている．

**1　わが国における肺アスペルギルス症の分類**

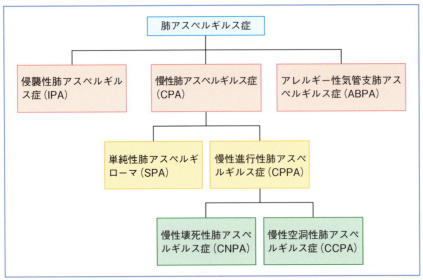

肺アスペルギルス症の病態は複雑であり，病態ごとにさまざまな名称が用いられる．

ルギルス症の既往）などがある[1]．

## CPA

- CPAは1か月以上の経過を示す肺アスペルギルス症を指す．咳嗽，喀痰（血痰，喀血など），発熱，体重減少，呼吸困難など非特異的な症状が1か月以上持続することが多い．

- CPAのリスクファクターは，既存の肺空洞性病変や胸部術後などが主である．肺空洞性病変をきたす疾患には，陳旧性肺結核，COPD，気管支拡張症，肺嚢胞を有する肺線維症，塵肺，肺嚢胞症などがある．

- わが国におけるCPAの分類の概念図を**1**に示す[1]．まず，単一の空洞に菌球（fungus ball）を認め，かつ非活動性であり，手術による治癒が望める慢性肺アスペルギルス症を単純性肺アスペルギローマ（SPA）と呼ぶ．

- 活動性の炎症を伴うものや，病変が複数の空洞に存在する場合は切除による治癒が困難となることがあるため，抗真菌薬による内科的治療が第一選択とされ，これらの慢性肺アスペルギルス症は慢性進行性肺アスペルギルス症（CPPA）と呼ぶ．CPPAは必ずしも菌球を伴うわけではない．

- CPPAは空洞の成り立ちにより，さらに2つに細分化される．すなわち，既存の空洞にアスペルギルス感染を起こし，肺組織への侵襲は伴わず活動性の炎症を伴うものは慢性空洞性肺アスペルギルス症（CCPA），アスペルギルス感染により肺内の壊死が進行し空洞が形成されるものは肺組織へ侵襲を認めることが多く，慢性壊死性肺アスペルギルス症（CNPA）と呼ぶ．

## ■肺クリプトコックス症

- 肺クリプトコックス症の原因菌である *Cryptococcus* 属は細胞内寄生真菌のため，HIV患者のような細胞性免疫不全が重要なリスクファクターとなる一

**ポイント**
最も重要なCPAのリスクファクターは肺腔洞性病変の存在である

▶ SPA：
simple pulmonary aspergilloma

▶ CPPA：
chronic progressive pulmonary aspergillosis

▶ CCPA：
chronic cavitary pulmonary aspergillosis

▶ CNPA：
chronic necrotizing pulmonary aspergillosis

**肺アスペルギルス症の海外の病型文類との比較**

近年欧州から発表されたCPAのガイドラインは，病型をsimple aspergilloma，CCPA，CFPA（chronic fibrosing pulmonary aspergillosis），aspergillus nodule，SAIA（subacute invasive aspergillosis）の5つに分類している[2]．simple aspergillomaとCCPAに関してはわが国と変わりはないが，さらにCCPAによる線維化が進行し肺の2葉以上に病変が広がるものをCFPAとしている．aspergillus noduleは結節状の病変のものをいう．また，1〜3か月で進行するものをSAIAとし，CNPAはSAIAに含まれるとしている．これら5つの病型の中でもCFPAを除く4病型は中間型，移行型，混合型もあり，明確に区別できない場合も多い．CFPAもCCPAと連続したものである．

わが国の定義に当てはめると，臨床的にはCCPA，CFPA，aspergillus nodule，SAIAいずれも抗真菌薬による治療という点において違いはなく，これらはCPPAに内包される．CFPA，aspergillus noduleおよびSAIAの病名に関してはわが国で使用されていないが，わが国の分類と海外の分類は相反するものではない点に注意が必要である．

なお，米国においてもアスペルギルス症に対するガイドラインが2016年にアップデートされたが，慢性肺アスペルギルス症の詳細な分類は試みられていない[3]．

方で，健常者にも発症しうる点が特徴的である．無症状のことも多いため，検診で発見されることもある．

## 原因微生物と感染経路

### ■肺アスペルギルス症

● 肺アスペルギルス症は菌体より放出された分生子を吸入することにより感染する．約300種類の*Aspergillus*属のうち，ヒトへ病原性をもつものは，*A. fumigatus*，*A. niger*，*A. terreus*，*A. flavus*，*A. nidulans*，*A. clavatus*，*A. niveus*，*A. ustus*など約10菌種である．その中でも，*A. fumigatus*が肺アスペルギルス症の原因真菌の半数以上を占める

### ■肺クリプトコックス症

● 肺クリプトコックス症も菌体の吸入により感染する．*Cryptococcus neoformans*が主要な原因真菌だが，近年は日本でも*C. gattii*による感染も報告されている．

● *Cryptococcus*属は厚い莢膜をもち，貪食細胞内でも生存が可能なため，菌体の排除には細胞性免疫を要する．その際に肉芽腫が形成されるため，細胞性免疫が保たれている感染者の肺内病変は，画像的に肉芽腫を反映した結節影を呈することが多い．

● 本菌は中枢神経系に親和性が高く，脳髄膜炎を引き起こすことが特徴であり，予後に影響する[4]．

## 検査手順と鑑別診断

### ■肺アスペルギルス症

● 肺アスペルギルス症の画像的な特徴は病態により異なる．IPAでは浸潤影，

**ポイント**
クリプトコックスは健常者にも深在性真菌症を引き起こす国内唯一の真菌である（海外にはほかにも存在する）

**2** 陳旧性肺結核の遺残空洞に発生した慢性進行性肺アスペルギルス症（50歳女性）

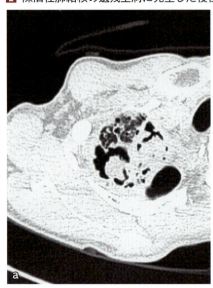
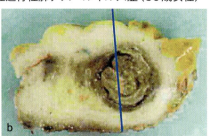
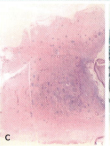
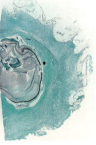

a 胸部CT画像．複数の空洞内部に菌球を認め，空洞壁の肥厚をきたしている．
b 切除肺のマクロ写真．
c 病変のPAS染色（左）とグロコット染色（GMS，右）を合わせた画像（ルーペ像）．

結節影を呈することが多く，胸部CTでは浸潤影周囲に出現するすりガラス影がhalo signと呼ばれ，IPAに特徴的とされる．本所見は，アスペルギルス侵襲による出血性梗塞巣を示すといわれている．ある程度病巣が大きい場合，浸潤影内の壊死物質が排出され空洞を形成する．この空洞は画像的に三日月様にみえることから，air-crescent signと呼ばれている．

- CPAでは肺に既存の空洞が存在する場合が多く，空洞内部の菌球の出現，空洞壁の肥厚，空洞周囲の浸潤影増悪など種々の変化を呈する（**2**）．
- ABPAでは浸潤影に加え，中枢性の気管支拡張を伴うことが多い．
- 肺アスペルギルス症の検体検査は血清診断，培養検査，病理組織学的検査の3つに大別される．血清診断には$\beta$-D-グルカン，アスペルギルスガラクトマンナン（GM）抗原，抗アスペルギルス沈降抗体が用いられる．
- $\beta$-D-グルカンはアスペルギルスに特異的ではないため，あくまでも参考所見として用いる．
- IPAと比較しCPAでは血清アスペルギルスGM抗原が上昇しにくい．これは，CPAでは基本的にアスペルギルスの組織侵襲を認めないためと思われる．
- CPAでは抗アスペルギルス沈降抗体が陽性となりやすい．いまだに保険収載されていない点が問題だが，慢性の経過をとる肺アスペルギルス症疑いの患者に対しては積極的な沈降抗体検査の実施が望まれる．

### ■肺クリプトコックス症

- 肺クリプトコックス症の胸部CTでは基本的に結節影を呈する．これは肉芽腫の形成を反映したものであるため，肉芽腫が形成できない細胞性免疫不全にある患者では，浸潤影やすりガラス影など種々の画像所見を呈する．
- 肺クリプトコックス症の臨床診断には，血清クリプトコックスグルクロノキ

**ポイント**
halo sign, air-crescent signはIPAに特徴的とされるが，他の疾患でもしばしばみられる

**ポイント**
ABPAでは中枢性の気管支拡張を伴うことがある

**ポイント**
肺クリプトコックス症の肺CT所見では肉芽腫を反映した結節像を呈することが多い

シロマンナン（GXM）抗原の有用性が確立している．本検査は感度・特異度ともに優れており，スクリーニングにも用いることが可能である．ただし，結節影の長径が2 cm以下と小さい場合は偽陰性を呈することがある．

- *Cryptococcus* 属の細胞壁は$\beta$-D-グルカンが乏しいため，多くの場合$\beta$-D-グルカンの上昇は認めないか，軽度である．

- 肺クリプトコックス症の確定診断は培養ないしは，特徴的な莢膜が確認できる病理組織学的検査によって行われる．前述のとおり，クリプトコックスGXM抗原検査が非侵襲的で有用であるものの，結節影が小さい場合は偽陰性を呈することがあるため，可能なかぎり気管支鏡による経気管支肺生検の実施が望ましい．

- 肺クリプトコックス症と診断された場合，本症が脳髄膜炎を合併していることがあり，脳髄膜炎の有無で治療方針が変わるため，腰椎穿刺検査など中枢神経系病変の検索を行う．

**ポイント**
肺クリプトコックス症と診断した場合は積極的に髄液検査を行う

## 治療の実際

### ■肺アスペルギルス症

- SPAに対しては，肺切除が第一選択となる[1,3]．

- 抗アスペルギルス活性をもつ抗真菌薬は，ポリエン系，アゾール系，キャンディン系の3系統に大別される．具体的な処方例を **3** に示す．

- アゾール系薬の中で抗アスペルギルス活性をもち，日本で使用可能な薬剤は，イトラコナゾールとボリコナゾールのみである．IPAに対し，ボリコナゾールがアムホテリシンBにまさる効果が示されているため，IPAに対してはボリコナゾールが第一選択薬となっている[5]★2．

- 経口薬はアゾール系薬のみである．特に，CPA治療の際は長期外来治療が必要となるため，抗アスペルギルス活性をもつ経口薬の存在は重要である★3．

- キャンディン系薬にはミカファンギンとカスポファンギンがある．いずれもヒトには存在しない$\beta$-D-グルカンを標的としているため，ヒトへの安全性が高い．しかし，アスペルギルスに対しては菌糸先端伸長部の破壊にとどまるため，発育を完全に阻止することはできない．よって，IPA治療に対しては，サルベージ療法の位置づけである★4．

### ■肺クリプトコックス症

- 肺クリプトコックス症はアゾール系薬による治療を行う（**4**）．治療期間は，日本のガイドラインでは，基礎疾患の有無に応じて基本的に3～6か月間が推奨される[1]．重症例であれば，フルシトシンの併用を行う．

- 脳髄膜炎合併例ではアムホテリシンBリポソーム製剤とフルシトシンの併用療法を行う．

- なお，*Cryptococcu* 属の細胞壁は$\beta$-D-グルカンが乏しいため，$\beta$-D-グルカン合成阻害薬であるキャンディン系薬は効果が乏しい．

★2
アゾール系は免疫抑制薬など種々の薬剤と相互作用を認めるため，併用薬への影響に注意が必要である．

★3
経口薬の剤形として，イトラコナゾールはカプセル製剤と内用液の2剤形があるが，後者はより腸管からの吸収性を改善したものである．

★4
ただし，CPA治療に対しては，ミカファンギンがボリコナゾールと同等の治療効果を示す報告がある．

**3** 肺アスペルギルス症に対する主な薬物療法

**侵襲性肺アスペルギルス症（IPA）**

- ブイフェンド®：≧4 mg/kg/回，点滴静注，1日2回（loading dose：初日のみ6 mg/kg/回）
- アムビゾーム®：2.5～5.0 mg/kg/回，点滴静注，1日1回

**慢性肺アスペルギルス症（CPA）治療導入時**

- ファンガード®：150～300 mg/回，点滴静注，1日1回
- カンサイダス®：50 mg/回，点滴静注，1日1回（loading dose：初日のみ70 mg/回）
- ブイフェンド®：4 mg/kg/回，点滴静注，1日2回（loading dose：初日のみ6 mg/kg/回）

**慢性肺アスペルギルス症（CPA）維持療法**

- ブイフェンド®：4 mg/kg/回，経口投与，1日2回
- イトラコナゾール内用液またはカプセル剤：200 mg/回，経口投与，1日2回

**4** 肺クリプトコックス症に対する薬物療法

**脳髄膜炎の合併なし**

- （ホス）フルコナゾール：400 mg/回，静脈内投与，1日1回（loading dose：800 mg/回，静脈内投与，1日1回2日間）
- イトラコナゾール：200 mg/回，点滴静注，1日1回（loading dose：200 mg/回，点滴静注，1日2回2日間）
上記無効例
- 上記＋フルシトシン：25 mg/kg/回，経口投与，1日4回
- ブイフェンド®：4 mg/kg/回，点滴静注ないしは経口投与，1日2回（loading dose：初日のみ6 mg/kg/回）

**脳髄膜炎の合併あり**

- アムビゾーム®：2.5～5.0 mg/kg/回，点滴静注，1日1回，4週間以上
  　＋フルシトシン：25 mg/kg/回，経口投与，1日4回，2週間以上
- ブイフェンド®：4 mg/kg/回，点滴静注ないしは経口投与，1日2回（loading dose：初日のみ6 mg/kg/回）

## 私の治療のコツと工夫

- ボリコナゾールを開始する際は，患者に一過性の視覚異常が出現することがあることを前もって説明しておく．
- ボリコナゾールは血中濃度のトラフ値を測定することによるTDM（治療薬物モニタリング）が必要な薬剤である．有効性の面から目標トラフ値を≧1～2 μg/mLとし，トラフ値が≧4～5 μg/mLの場合は肝障害に注意する．

▶ TDM：
therapeutic drug monitoring

**ポイント**
ボリコナゾールの血中濃度は個人間のバラツキが大きいため積極的なTDMが望ましい

## 重症化した場合の対応

- 肺アスペルギルス症に対する抗真菌薬の併用療法の有用性については議論があるところだが，併用する場合はボリコナゾール＋キャンディン系の組み合わせが用いられる[6]．

## 生活指導

- リスクファクターを有する患者には，工事現場などアスペルギルスの分生子が飛散しやすい場所は避けるよう指導する．

（田代将人，泉川公一）

## 文　献

1）深在性真菌症のガイドライン作成委員会編．深在性真菌症の診断・治療ガイドライン 2014．協和企画；2014.

2）Denning DW, et al. Chronic pulmonary aspergillosis : rationale and clinical guidelines for diagnosis and management. Eur Respir J 2016 ; 47 : 45-68.

3）Patterson TF, et al. Practice Guidelines for the Diagnosis and Management of Aspergillosis : 2016 Update by the Infectious Diseases Society of America. Clin Infect Dis 2016 ; 63 : e1-e60.

4）Perfect JR, et al. Clinical practice guidelines for the management of cryptococcal disease : 2010 update by the infectious diseases society of america. Clin Infect Dis 2010 ; 50 : 291-322.

5）Herbrecht R, et al. Voriconazole versus amphotericin B for primary therapy of invasive aspergillosis. N Engl J Med 2002 ; 347 : 408-15.

6）Marr KA, et al. Combination antifungal therapy for invasive aspergillosis : a randomized trial. Ann Intern Med 2015 ; 162 : 81-9.

呼吸器感染症の診断と治療

# MRSA肺炎

## 症状の特徴

- 市中感染型MRSA肺炎では息切れ（100％），咳嗽（87.5％），発熱（87.5％），頻脈（81.2％），頻呼吸（68.7％），発熱（68.7％），好中球増多（62.5％）がみられたとの報告がある[1]．MRSA肺炎も他の原因細菌による肺炎も症状は大きな違いはなく，症状からMRSA以外の細菌性肺炎と鑑別を行うことはできない．

- 喀痰からMRSAが検出されても，必ずしも原因菌であるとは限らず，コロニゼーションとして存在していることもある．

- MRSA肺炎のリスク要因として高齢者，喫煙，30日以内の抗菌薬使用，医療施設への入院歴，ICU入室，MRSA感染症の既往などがあげられる（**1**）[2-4]．

## 原因微生物と感染経路

### ■ 原因微生物

- MRSAはオキサシリンの最小発育阻止濃度（MIC）が$4\ \mu g/mL$以上の*Staphylococcus aureus*である．この菌は細胞壁を合成する本来のペニシリン結合蛋白と講造が異なるPBP2'を産生する．PBP2'は$\beta$-ラクタム系薬への結合親

**ポイント**
他の細菌性肺炎と症状の違いはなく，症状からの鑑別はできない

▶ MRSA：
methicillin resistance *Staphylococcus aureus*
（メチシリン耐性黄色ブドウ球菌）

▶ MIC：
minimum inhibitory concentration

▶ PBP2'：
penicillin binding protein 2 prime

**1** MRSA肺炎のリスク因子

| 因子 | | オッズ比（95% CI） | 市中／院内発症 |
|---|---|---|---|
| 喫煙 | | 2.31（1.23-4.31） | 市中 |
| | | 2.66（1.38-5.14） | 院内 |
| 慢性閉塞性肺疾患 | | 3.76（1.74-8.08） | 市中 |
| 30日以内の抗菌薬使用 | | 4.87（2.35-10.1） | 市中 |
| | | 2.04（3.54-13.01） | 院内 |
| 1年以内のMRSA感染症の既往 | | 6.05（2.99-12.22） | 市中 |
| pneumonia severity indexスコア≧120 | | 2.40（1.18-4.86） | 市中 |
| 違法な薬物の使用 | | 3.52（2.21-5.59） | 市中 |
| その他のリスク因子 | | | |
| 90日以内の医療関連施設への入所 | ＜30歳または＞79歳 | ICU入室 | |
| 90日以内の入院 | 先行するインフルエンザウイルス感染 | 脳血管疾患，認知症 | |

（文献2）〜4）をもとに作成）

**2** 院内感染型 MRSA と市中感染型 MRSA の違い

|  | 院内感染型 MRSA | 市中感染型 MRSA |
|---|---|---|
| SCC*mec* タイプ | I, II, III | IV, V |
| PVL | まれ | 欧米では多い |
| 薬剤耐性 | β-ラクタム系薬以外にも<br>多剤耐性 | β-ラクタム系薬に耐性<br>クリンダマイシン，レボフロキサシンに<br>感受性であることも多い |
| 感染症 | 院内肺炎<br>人工呼吸器関連肺炎<br>術後創感染<br>カテーテル関連性感染 | 皮膚軟部組織感染<br>壊死性肺炎<br>骨髄炎 |
| 感染患者群 | 医療施設への入院者<br>医療関連施設への入所者 | 若年者<br>健常者 |

和性が非常に小さいため，β-ラクタム系薬に対して耐性を示す．

- MRSA肺炎は肺炎の20〜40％を占めると報告されている．MRSA肺炎は院内型MRSA肺炎と市中型MRSA肺炎に分けられ，MRSAは院内肺炎の16.9〜22.9％，人工呼吸器関連肺炎の14.9％，市中肺炎の0.7〜8.9％を占めるとの報告がある[5,6)]．

- 院内型ではSCC*mec* I，II，III[★1]の遺伝子型を，市中型ではSCC*mec* IV，Vの遺伝子型を通常有する．

- 欧米では市中型で白血球破壊毒素であるPVLを産生することも多く，壊死性肺炎を引き起こし，重症となることが知られている[7)]．

- 近年，市中感染型MRSAの院内での検出も増加している．日本ではSCC*mec* IVのうち2.3％にPVLがみられたとの報告があり，欧米と特徴に違いがみられる[8)]．

- 院内感染型MRSAはβ-ラクタム系薬以外の抗菌薬にも耐性であることが多いが，市中感染型MRSAはエリスロマイシンやクリンダマイシンにも感受性を示すことがある．しかし，これらの抗菌薬に耐性をもつMRSAも検出されつつある（**2**）．

### ■感染経路

- 医療施設内で生じるMRSA肺炎は医療従事者の手指や医療行為を介して伝播，発症する．院内感染型MRSAは院内肺炎，医療・介護関連肺炎，人工呼吸器関連肺炎の主要な肺炎の原因となる．大規模な都市部の三次医療機関の患者では，85％は何らかの院内肺炎の発症リスクを有しており，MRSA肺炎を発症する危険性も高くなる．

- MRSA感染症患者の周囲環境や患者自身がリザーバとなるため，ICUなどでは監視培養を行い，経路別予防策を講じる．

- 市中感染型MRSAは若年者，健常者に多くみられ，医療施設外での市中型MRSAがコロニゼーションするヒトの皮膚との接触などで伝播すると考えられている．市中型MRSA肺炎は71％にインフルエンザ様感染症が先行し

**ポイント**
MRSA肺炎は院内肺炎の
約20％を占めている

**★1** SCC*mec* (staphylo-
coccal cassette chro-
mosome *mec*)
メチリン耐性をコードす
る遺伝子．

▶PVL：
Panton-Valentine
leucocidin

**3** MRSA肺炎に生じた空洞影

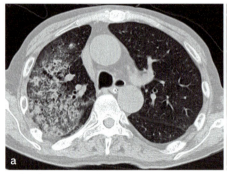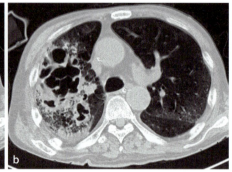

**a** 第2病日, **b** 第8病日.
間質性肺炎にMRSA肺炎を合併した症例. リネゾリドを用いて治療を行ったが治療開始後8日目には空洞を形成した.

ていたと報告されている[9].

## 検査手順と鑑別診断

● 胸部X線像でMRSA肺炎の特異的な所見はなく, 画像診断だけでこれを見分けることはできない. しかし, MRSA肺炎では肺組織の壊死や空洞形成, 膿胸を伴うことがある (**3**).

● 市中型MRSA肺炎では胸部X線像は単独の肺葉での肺炎像37.5%, 複数の肺葉にみられる肺炎像31.2%, 斑状の透過性低下が25%, 胸水または膿胸31.2%, 空洞形成あるいは壊死が43.7%にみられたと報告されている[1].

● 通常の肺炎の診断と同様, 喀痰のグラム染色と培養, 感受性試験は必須である. 可能なかぎり抗菌薬投与前に喀痰培養検査を行う.

● 喀痰のグラム染色での*Staphylococcus*による肺炎の真の陽性率は0.76 [95% CI 0.59-0.93], 偽陽性率0.04 [95% CI 0.01-0.07], 偽陰性率0.24 [95% CI 0.07-0.41], 真の陰性率0.96 [95% CI 0.93-0.99] とされ, MRSAの存在を予測し, エムピリック治療を行う際の判断に有用である[10].

● しかし, 培養検査にてMRSAが検出されたとしても必ずしも肺炎の原因菌とは限らず, コロニゼーションの場合には治療の対象とはならない. 喀痰検体の質, グラム陽性球菌の貪食像の有無なども考慮して治療の要否を検討する必要がある.

● 気管支鏡による気管支肺胞洗浄液または検体保護ブラシ (PSB) による採取検体を定量培養し, 原因菌と診断する方法も示されている.

● 血液培養からMRSAが検出される割合は, 院内肺炎では5〜15%, 人工呼吸器関連肺炎で24〜36%とされるが, 血液培養は肺炎においても積極的に行うことが勧められる[11].

● 膿胸の際, 胸水からのMRSAの検出率は12〜19%程度とされる.

**ポイント**
画像所見で肺組織の壊死, 空洞形成, 膿胸をみることがある

▶ PSB：
protected specimen brush

## 治療の実際

### ■選択可能な抗菌薬

- 抗菌薬の選択はバンコマイシン，リネゾリド，テイコプラニン，アルベカシンが利用できる．
- ダプトマイシンは肺胞のサーファクタントで失活するため，MRSA肺炎の治療に用いてはならない．ただし，経気管支的ではなく血行性に播種し肺に膿瘍を形成した際にはダプトマイシンの効果が期待できる．
- リファンピシン，ST合剤も感受性を示すことがあるが，単独で肺炎の治療としては用いない．
- チゲサイクリンも活性を示すが，肺胞上皮被覆液と血中は同程度であり，肺炎に対してはグラム陰性多剤耐性菌に対しても効果が期待できず，MRSA肺炎に対する適用を欧米，日本でも有していない．

### ■各抗菌薬の推奨度

- 『MRSA感染症の治療ガイドライン-改訂版-2017』[12]におけるMRSA肺炎に対する各抗菌薬の推奨度としては，リネゾリドはA-I，バンコマイシンはA-I，テイコプラニンはA-IIでの推奨である．第二選択薬としてアルベカシンをB-IIの推奨としている．
- IDSAのガイドライン[13]では，リネゾリドはA-I，バンコマイシンはA-IIの推奨としており，腎障害の状態，腎障害をきたす薬剤の投与患者，バンコマイシンのMIC≧1のMRSAでは，リネゾリドの投与が推奨されるとしている．

▶ IDSA：
Infectious Diseases
Society of America

### ■有効性の比較

- リネゾリドとバンコマイシンの有効性の比較では，院内および医療関連性MRSA肺炎に対し，リネゾリドを600 mg×2回/日で投与した群とバンコマイシンを15 mg/kg×2回/日を投与した群では，リネゾリド群57.6%，バンコマイシン群46.6%で有意（$p = 0.042$）にリネゾリド群が有効であった．しかし，60日後死亡率は両群に差はなかったとしている．腎毒性はバンコマイシン群が有意に高かった（18.2% vs 8.4%）[14]．
- ランダム化比較試験のメタ解析ではバンコマイシン投与群とリネゾリド投与群の比較では，有効性はリネゾリド群がオッズ比1.77 [95% CI 1.22-2.56] であったとしている．また，全体の副作用発生率に差はなかったが，腎機能異常はバンコマイシン投与群に多くみられた[15]．
- 基礎疾患として糖尿病を有する患者の院内肺炎に対するリネゾリドとバンコマイシンの治療効果の比較では，治療終了時の有効性はリネゾリド82.4%，バンコマイシン64.8%（risk difference 17.6% [95% CI 4.5-30.7]）であり，リネゾリドの有効性が高かった[16]．
- 腎機能が正常である際のバンコマイシンの投与設計は，早期に血中濃度を上昇させるために，初回投与時のみローディングドーズとして25～30 mg/kgを投与する（**4**）[17]．

**ポイント**
院内肺炎では有効性はリネゾリドが高く，腎毒性はバンコマイシンが高い

**4　腎機能によるバンコマイシンの投与量**

| eGFR<br>（mL/分/1.73 m²） | 負荷投与<br>（初回のみ） | 1日バンコマイシン投与量 |
|---|---|---|
| ≧120 | 30 mg/kg | 20 mg/kg×2回 |
| 90〜120 | 25 mg/kg | 15 mg/kg×2回 |
| 80〜90 | 15 mg/kg | 12.5 mg/kg×2回 |
| 60〜80 | — | 20 mg/kg×1回 |
| 50〜60 | | 15 mg/kg×1回 |
| 30〜50 | | 12.5 mg/kg×1回 |
| <30 | 適応としない | |
| HD | 20〜25 mg/kg | 透析後に7.5〜10 mg/kg |
| CHDF | 20〜25 mg/kg | 7.5〜10 mg/kg×1回 |

（抗菌薬TDMガイドライン2016. 日本化学療法学会，日本TDM学会：2016[17]より）

## ■投与法

- バンコマイシン，テイコプラニン，アルベカシンを用いる際，治療に有効な投与量の確認と副作用の発現を防ぐためにTDMを行う．MRSA肺炎に対するバンコマイシンの効果はAUC24/MIC[★2]≧400と関連しているとされるが，日常的なAUCの評価は実際的ではなく，トラフ値を指標として用いる．バンコマイシン，テイコプラニンのTDMはトラフ値のみ測定し，アミノグリコシド系薬であるアルベカシンではトラフ値とピーク値の測定が必要である．

- TDMは，バンコマイシンの1日2回の投与で定常状態に達すると考えられる投与開始後4，5回目の投与直前（3日目）に行う．腎機能の低下が伴う際には3日目でも定常状態に達しておらずトラフ値の過小評価となる可能性がある．バンコマイシンの目標トラフ値は10〜20 µg/mLであり，MRSA肺炎ではバンコマイシンのトラフ値が15〜20 µg/mLが有効性の面から望ましいが，20 µg/mLを超えると腎機能障害（クレアチニン値0.5 mg/dLまたは前値から50%以上の増加）が発生する率は27.4〜37%とされる．

- テイコプラニンは投与開始後4日目にTDMを行い，目標とするトラフ値は15〜30 µg/mLである．院内肺炎ではテイコプラニンのトラフ値は20 µg/mL以上が望ましい．

- MRSA肺炎に対する抗MRSA薬の必要な投与期間としては治療効果があれば7〜21日間の治療をIDSAは推奨している[13]．

- MRSA肺炎を疑いエムピリック治療を開始した際，信頼度の高い喀痰検査でMRSAが検出されなければ抗MRSA薬の投与は中止する．

- MRSA肺炎に膿胸を伴うようであれば胸腔ドレナージを考慮する．

- バンコマイシンのMICが2 µg/mLである場合，十分なAUC/MICが得られていない可能性があり，治療効果が十分でない場合にはリネゾリドへの変更を考慮すべきである．また，MICが4 µg/mL以上を示す際には当初よりリ

▶ **TDM**：
therapeutic drug monitoring（治療薬物モニタリング）

★2　**AUC24/MIC**
投与後24時間血中濃度-時間曲線下面積（AUC24）と最小発育阻止濃度（MIC）の比.

ネゾリドの使用が必要である.

## 私の治療のコツと工夫

- MRSA肺炎に対する治療薬の選択は，criticalなMRSA肺炎であればリネゾリドを第一選択としているが，non-criticalな症例で，腎機能に問題がない場合や，逆に透析を行っているような不可逆的な慢性腎不全症例ではバンコマイシンを使用している．また，non-criticalな症例で腎機能の低下がみられる際にはテイコプラニンも使用している.

- バンコマイシンの投与に際して，初日から血中濃度を上昇させるために，腎機能が正常であれば初回ローディングドーズの投与を行うが，その場合でも3日目のトラフ値は10～15 $\mu$g/mLにとどまる．その後15～20 $\mu$g/mLへ調整している.

- テイコプラニンは有効域と有効腎機能障害発生の境界が広いため，当初より高用量レジメンを用いることが可能である．また，テイコプラニンは初期に高用量レジメンの投与を行わなければ，早期に十分なトラフ値が得られない.

- リネゾリドが使用された場合，長期使用による血小板減少をはじめとする血球減少をきたすことがあり，特に，透析など腎機能低下症例では，腎機能が正常な場合より早期に血小板減少をきたし，他剤への変更が必要となることがある．しかし，播種性血管内凝固症候群（DIC）により血小板が低値を示す際にはリネゾリドを積極的に用いている．透析，高度腎機能障害例において600 mg×2回/日の投与を継続することの妥当性は今後の検討が必要である.

▶ DIC：disseminated intravascular coagulation

- リネゾリドは注射薬と内服薬の剤型があるが，内服薬のbioavailability（生物学的利用能）が約100％であり，内服であっても十分な血中濃度が得られる．臨床症状が安定し，消化管機能に問題がなく内服が可能であれば積極的に内服薬への変更を行っている．これにより点滴による輸液量の減少，コストの削減に寄与することが可能である.

## 重症化した場合の対応

- 呼吸状態の悪化，重症化した際には人工呼吸器の使用などが必要となるが，重症化した場合はリネゾリドを使用すべきである.

- MRSAの検出はなくても，ICUに入室が必要な場合など呼吸状態の悪化を認め，MRSA肺炎のリスク要因を有する場合や，壊死性病変あるいは空洞病変，膿胸を伴う際にはMRSA肺炎に対する治療を行うことをIDSAは推奨している[13].

ポイント！
重症化した場合の抗菌薬はリネゾリドを使用

## 生活指導

- MRSAは接触感染により伝播するため，MRSAが喀痰やその他の検体から検出されれば接触予防策を講じる．人工呼吸器装着を行っている際には，喀痰の吸引操作により周囲にMRSAを拡散させるリスクがあるほか，MRSA

が検出される喀痰や気管切開部からの滲出液が多量である際には，周囲への
伝播のリスクも高まるため，個室隔離を行う．

● コロニゼーションの除菌を目的に抗MRSA薬の投与を行っても除菌の成功
率は不良である．感染を生じていない状態で，手術など侵襲的な治療を予定
していなければ除菌する必要はない．

● 患者への処置や患者に触れることはなくても，ベッド柵，床頭台，機器の操
作パネル，ドアノブなどの患者環境にもMRSAが存在することから，MRSA
が検出された患者周囲に接触した際には手指衛生が必要である．手指衛生は
擦式アルコール製剤が有効である．

● 患者家族など健常人には伝播によりMRSA感染症を生じることは少ないが，
伝播の予防のため手指衛生の励行を説明する．特に家庭内に易感染性者がい
る場合にはさらに注意が必要である．家庭内においてリネン類，衣類の洗浄
は日常的に通常用いる洗濯方法，洗剤の使用でよい．

（中嶋一彦，竹末芳生）

## 文　献

1) Thomas R, et al. Community-acquired methicillin-resistant *Staphylococcus aureus* pneumonia : a clinical audit. Respirology 2011 ; 16 : 926-31.

2) Wooten DA, Winston LG. Risk factors for methicillin-resistant *Staphylococcus aureus* in patients with community-onset and hospital-onset pneumonia. Respir Med 2013 ; 107 : 1266-70.

3) Jung WJ, et al. Prediction of methicillin-resistant *Staphylococcus aureus* in patients with non-nosocomial pneumonia. BMC Infect Dis 2013 ; 13 : 370.

4) Shorr AF, et al. A risk score for identifying methicillin-resistant *Staphylococcus aureus* in patients presenting to the hospital with pneumonia. BMC Infect Dis 2013 ; 13 : 268.

5) Kollef MH, et al. Epidemiology and outcomes of health-care-associated pneumonia : results from a large US database of culture-positive pneumonia. Chest 2005 ; 128 : 3854-62.

6) Self WH, et al. *Staphylococcus aureus* community-acquired pneumonia : prevalence, clinical characteristics, and outcomes. Clin Infect Dis 2016 ; 63 : 300-9.

7) Naimi TS, et al. Comparison of community- and health care-associated methicillin-resistant *Staphylococcus aureus* infection. JAMA 2003 ; 290 : 2976-84.

8) Yanagihara K, et al. Antimicrobial susceptibility and molecular characteristics of 857 methicillin-resistant *Staphylococcus aureus* isolates from 16 medical centers in Japan （2008-2009）: nationwide survey of community-acquired and nosocomial MRSA. Diagn Microbiol Infect Dis 2012 ; 72 : 253-7.

9) Hageman JC, et al. Severe community-acquired pneumonia due to *Staphylococcus aureus*, 2003-04 influenza season. Emerg Infect Dis 2006 ; 12 : 894-9.

10) Anevlavis S, et al. A prospective study of the diagnostic utility of sputum Gram stain in pneumonia. J Infect 2009 ; 59 : 83-9.

11) Rubinstein E, et al. Pneumonia caused by methicillin-resistant *Staphylococcus aureus*. Clin Infect Dis 2008 ; 46 : S378-85

12) MRSA 感染症の治療ガイドライン作成委員会編．MRSA感染症の治療ガイドライン-改訂版-2017．日本化学療法学会，日本感染症学会；2017．

13) Liu C, et al. Clinical practice guidelines by the infectious diseases society of america for the treatment of methicillin-resistant *Staphylococcus aureus* infections in adults and

children：executive summary. Clin Infect Dis 2011；52：285-92.

14）Wunderink RG, et al. Linezolid in methicillin-resistant *Staphylococcus aureus* nosocomial pneumonia：a randomized, controlled study. Clin Infect Dis 2012；54：621-9.

15）An MM, et al. Linezolid versus vancomycin for meticillin-resistant *Staphylococcus aureus* infection：a meta-analysis of randomised controlled trials. Int J Antimicrob Agents 2013；41：426-33.

16）Equils O, et al. The effect of diabetes mellitus on outcomes of patients with nosocomial pneumonia caused by methicillin-resistant *Staphylococcus aureus*：data from a prospective double-blind clinical trial comparing treatment with linezolid versus vancomycin. BMC Infect Dis 2016；16：476.

17）抗菌薬TDMガイドライン作成委員会編. 抗菌薬TDMガイドライン2016. 日本化学療法学会，日本TDM学会；2016.

# 多剤耐性緑膿菌による呼吸器感染症

## 症状の特徴

● 緑膿菌は水まわりなどの生活環境中に広く常在する細菌であり、感染防御能の低下した患者における日和見感染症や院内感染症の原因菌として最も重要な病原微生物の一つである.

● 緑膿菌は抗菌薬に対して自然耐性となりやすいため抗緑膿菌作用を有する抗菌薬は限られており、優れた抗緑膿菌薬としてはカルバペネム系薬、アミノグリコシド系薬、フルオロキノロン系薬が代表的である.

● 多剤耐性緑膿菌（MDRP）には大きく2種類あり、一つはカルバペネム系薬を分解する酵素を有するメタロ-$\beta$-ラクタマーゼ産生菌、もう一つはカルバペネム系薬、アミノグリコシド系薬、フルオロキノロン系薬の3系統の薬剤すべてに高度耐性を示す薬剤耐性緑膿菌である. これらが血液悪性腫瘍や固形癌患者、あるいは骨髄移植や臓器移植を受けた患者など高度免疫不全患者に感染し敗血症や肺炎を発症した場合は、難治性となり予後も不良である.

● 多剤耐性緑膿菌による肺炎を考慮する必要があるのは、入院が必要な市中肺炎もしくは院内肺炎に対して広域スペクトルの注射用抗菌薬の投与で治療を行い、いったんは改善傾向を認めていたにもかかわらず胸部の浸潤影が再び増悪し、炎症反応も再上昇する場合である.

● 多剤耐性緑膿菌性肺炎に特徴的な症状はなく、喀痰培養の結果と宿主の免疫状態および抗菌薬投与歴から診断することになる. 直前に広域スペクトルの抗菌薬の投与歴がない状態で多剤耐性緑膿菌性肺炎を発症することはない.

## 原因微生物と感染経路

● 2014年の厚生労働省院内感染対策サーベイランス事業（JANIS）（CLSI2007版）で耐性菌11菌種の分離患者数と分離率を年単位でみると、MDRPは1,526人（0.09％）と比較的少なく、しかも経年的に増えているわけでもないことがわかる[1]（**1**）. しかし海外で医療を受けた患者がわが国に耐性菌を持ち込み、その耐性菌がアウトブレイクを生じる事例[2]も報告されており、常に注意が必要である.

● 特に臨床上問題となりやすいMDRPは、感染症法で五類感染症（定点把握疾患）に指定されている「薬剤耐性緑膿菌感染症」の原因菌であり、カルバペネム系薬のイミペネム（IPM）、アミノグリコシド系薬のアミカシン（AMK）、およびフルオロキノロン系薬のシプロフロキサシン（CPFX）の3薬剤に同時に耐性を示す緑膿菌とされている.

▶ MDRP：
multi-drug resistant *Pseudomonas*

**ポイント**
多剤耐性緑膿菌性肺炎に特徴的な症状はない

▶ JANIS：
Japan Nosocomial Infections Surveillance

**ポイント**
特に問題となるのは、IPM、AMK、CPFXに同時に耐性を示すMDRP

**1** 特定の耐性菌分離患者数

| | 2010年<br>患者数<br>(分離率%) | 2011年<br>患者数<br>(分離率%) | 2012年<br>患者数<br>(分離率%) | 2013年<br>患者数<br>(分離率%) | 2014年<br>患者数<br>(分離率%) |
|---|---|---|---|---|---|
| 検体提出患者数(人) | 1,069,216 | 1,309,993 | 1,453,969 | 1,584,041 | 1,765,421 |
| メチシリン耐性黄色ブドウ球菌(MRSA) | 100,845<br>(9.43) | 114,933<br>(8.77) | 117,209<br>(8.06) | 118,539<br>(7.48) | 122,407<br>(6.93) |
| バンコマイシン耐性黄色ブドウ球菌(VRSA) | 0<br>(0.00) | 0<br>(0.00) | 0<br>(0.00) | 0<br>(0.00) | 0<br>(0.00) |
| バンコマイシン耐性腸球菌(VRE) | 520<br>(0.05) | 407<br>(0.03) | 236<br>(0.02) | 289<br>(0.02) | 336<br>(0.02) |
| ペニシリン耐性肺炎球菌(PRSP) | 14,769<br>(1.38) | 15,062<br>(1.15) | 12,874<br>(0.89) | 12,593<br>(0.79) | 12,136<br>(0.69) |
| 多剤耐性緑膿菌(MDRP) | **1,872**<br>**(0.18)** | **2,388**<br>**(0.18)** | **2,059**<br>**(0.14)** | **1,822**<br>**(0.12)** | **1,526**<br>**(0.09)** |
| 多剤耐性アシネトバクター属(MDRA) | 55<br>(0.01) | 115<br>(0.01) | 163<br>(0.01) | 102<br>(0.01) | 116<br>(0.01) |
| カルバペネム耐性緑膿菌 | 13,425<br>(1.26) | 16,479<br>(1.26) | 15,815<br>(1.09) | 15,593<br>(0.98) | 15,664<br>(0.89) |
| カルバペネム耐性セラチア | 131<br>(0.01) | 118<br>(0.01) | 76<br>(0.01) | 66<br>(0.00) | 47<br>(0.00) |
| 第3世代セファロスポリン耐性肺炎桿菌 | 2,050<br>(0.19) | 3,155<br>(0.24) | 3,419<br>(0.24) | 3,646<br>(0.23) | 2,978<br>(0.17) |
| 第3世代セファロスポリン耐性大腸菌 | 9,196<br>(0.86) | 14,927<br>(1.14) | 18,843<br>(1.30) | 22,212<br>(1.40) | 19,164<br>(1.09) |
| フルオロキノロン耐性大腸菌 | 22,996<br>(2.15) | 33,000<br>(2.52) | 41,684<br>(2.87) | 49,466<br>(3.12) | 59,482<br>(3.37) |

(JANIS公開情報2014年1月～12月年報[1]より)

- わが国における薬剤耐性緑膿菌感染症の基幹定点当たりの報告数を **2** に示すが，これも近年は減少傾向を認めている[3]．
- MDRPの主な耐性機序には，内因性の耐性機構★1と獲得性の耐性機構★2があるが，MDRPのほとんどは獲得性の耐性機構であるメタロ-β-ラクタマーゼ★3を産生することが特徴である(**3**)．
- MDRPの多くは尿から検出され，手指や環境の水周りおよび尿の処理操作に注意が必要である．MDRPの感染対策はMRSAなど他の多剤耐性菌と同様に標準予防策と接触予防策が基本となる．MDRPが検出されたときには厳重な感染対策を速やかに行い，伝播の拡大を防ぐことが重要となる．
- 尿を介してMDRPが宿主に伝播すると，多くは尿道に定着する．その後患者の手や医療行為などを介して一部は気道に定着することもある．また本来緑膿菌は気道から多く検出される菌であるので，広域スペクトルの抗菌薬を投与することにより喀痰においてMDRPが選択されやすくなる．喀痰から検出されるMDRPの90%以上は定着菌であり呼吸器感染症を発症することは少ないが，宿主の免疫状態が低下すると一部は肺炎を発症しうる．

★1 **内因性の耐性機構**
細菌が本来もっている内在性の遺伝子が変化し耐性を獲得するもの．

★2 **獲得性の耐性機構**
細菌が他の耐性菌株から伝達性のRプラスミドを介して耐性遺伝子を外来性に新たに獲得するもの．

★3 **メタロ-β-ラクタマーゼ**
抗緑膿菌効果が強いカルバペネム系薬を分解する酵素であり，わが国ではIMP型やVIM型が多い．

**ポイント**
MDRPは尿から検出されることが多い

**2** 薬剤耐性緑膿菌感染症の基幹定点当たりの報告数

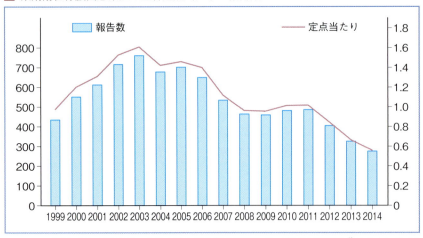

（国立感染症研究所．感染症発生動向調査別報告数一覧（定点把握）[3] をもとに作成）

**3** 各種抗菌薬に対する耐性緑膿菌の相互関係

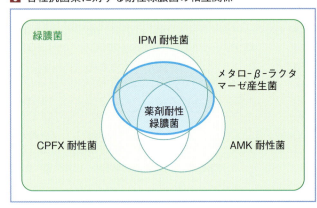

MDRPはIPM（イミペネム），AMK（アミカシン）およびCPFX（シプロフロキサシン）の3薬剤すべてに耐性を示す．IPMなどのカルバペネム系薬を分解するメタロ-$\beta$-ラクタマーゼはMDRPのほとんどが産生している．一方，メタロ-$\beta$-ラクタマーゼを産生しないIPM耐性菌や，メタロ-$\beta$-ラクタマーゼを産生するIPM感受性菌もごく少数存在する．

## 検査手順と鑑別診断

● 各種検体のグラム染色と一般細菌培養検査を行う．MDRPが検出された場合，MDRPが定着菌か，感染症を発症している原因菌かの判断が最初に必要であるため，以下の5つの項目を確認する．

● まず細菌検査結果から，①培養時の菌量，②グラム染色における菌の貪食像，次いで患者の状態から③熱やCRPなど全身の炎症反応，④膿性喀痰や膿尿など局所の炎症反応，⑤患者の全身状態，である（**4**）．これらを総合的に判断することになるが，検出された菌が感染症の原因菌である割合はわずか10%ほどと考えられる[4]．

## 治療の実際

● MDRPはコリスチン以外のすべての抗菌薬に耐性を示すことが多く，感染症を発症した際の薬剤の選択は難しい．筆者らはMDRPの保存菌株に対し

**ポイント**
定着菌か，感染症を発症している原因菌かの判断が重要

**コリスチンの使用について**

コリスチン（オルドレブ®点滴静注用150 mg）は2015年5月に発売された多剤耐性グラム陰性菌感染症治療薬である．ポリペプチド系抗生物質製剤であるコリスチンは，かつてはわが国でも臨床使用されていた抗菌薬だったが，その後安全性の問題などにより使用頻度が減少し発売中止となった．しかし海外では特に多剤耐性菌感染症の治療薬などとして継続して使用されていた．近年わが国で問題となっている緑膿菌を中心としたグラム陰性菌の薬剤耐性化に対する治療の選択肢として，日本での承認が切望されていた．実際の投与の際には，日本化学療法学会から『コリスチンの適正使用に関する指針―改訂版―』[8]が公表されているので参考にされたい．

コリスチン使用上の注意としては，現時点ではコリスチンのヒト肺組織への移行は十分でないと考えられていること，さらに多剤耐性グラム陰性菌による呼吸器感染症に対するコリスチン注射薬の多施設ランダム化比較試験もなく小規模のコホート試験や症例報告のみであるため，十分に質の高いエビデンスをもって推奨できる治療法とはいえないのが現状である[8]．

**4 多剤耐性緑膿菌が検出された場合のフローチャート**

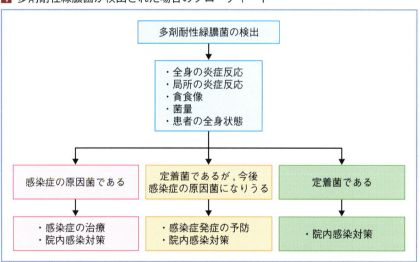

多剤耐性緑膿菌が検出された場合は，その菌が定着菌か，感染症を発症している原因菌なのかを判断することが重要である．
定着菌と判断した際は院内感染対策のみを行い，抗菌薬の投与は不要である．

薬剤感受性を測定し，さらに抗菌薬を組み合わせてcheckerboard法による相加・相乗効果の有無を検討した[5,6]．

● その結果，MICだけでみるとアズトレオナム（AZT；アザクタム®）およびアルベカシン（ABK；ハベカシン®）が最も優れ，次いでシプロフロキサシン（CPFX；シプロキサン®），パズフロキサシン（PZFX；パシル®），タゾバクタム・ピペラシリン（TAZ/PIPC；ゾシン®），ホスホマイシン（FOM；ホスミシン®）であった．

**ポイント**
感受性が高かったのはアズトレオナムとアルベカシン

- 一方，明らかな相乗効果を認める組み合わせは存在しなかった．

## 私の治療のコツと工夫

- 筆者らは少しでも効果的な抗菌薬治療を行うために，日本化学療法学会より提唱されている臨床的ブレイクポイント★4の概念[7]を応用して，key drugとしてAZT，CPFX，PZFXを，補助的な抗菌薬としてABK，TAZ/PIPC，FOMを選択し，種々のMDRP感染症に対してそれまでに投与していた抗菌薬の種類，臓器移行性，薬剤アレルギーの有無，同時検出菌の状況なども考慮しながら，抗菌薬の併用療法を行っている[5]．

- 検出されたMDRPの中から抗菌薬治療が必要な症例を選別することが最も重要であり，抗菌薬治療を行う場合は極量投与することを躊躇しない．

- 併用薬の投与の順番は決まっていないが，CPFXとFOMを併用する際は，薬液が接触するとpHの違いから結晶が析出するため，投与に際しては両薬剤を投与するラインを別々にし，さらに投与間隔を1時間あけるなど生体内で両薬剤が接触しないように注意する．

## 重症化した場合の対応

- 筆者らの経験ではほとんどの症例で上記の薬剤を2剤併用することで改善を認めているが，改善しない場合は3剤併用[6]やコリスチンの投与を検討する．
- 菌交代現象によるMRSA感染症の発症も考慮する．

## 院内感染対策

- MDRPの検出状況から多くの臨床検体はカテーテル尿や中間尿および便から検出されているため，それら汚物の管理が感染拡大を防ぐには最も重要である．具体的な対策については別稿[4]を参考にされたい．

（山口敏行，前﨑繁文）

★4　臨床的ブレイクポイント

感染症に対して抗菌薬の臨床的効果（80％以上の有効率）が期待できるMIC値．

**ポイント**

CPFXとFOMを併用する際は薬液を接触させないこと

## 文　献

1) 厚生労働省．院内感染対策サーベイランス検査部門（CLSI2007版）．JANIS公開情報 2014年1月～12月年報（全集計対象医療機関）．
https://janis.mhlw.go.jp/report/open_report/2014/3/1/ken_Open_Report_201400.pdf

2) 高田　徹．韓国からの持ち込み例を端緒とした多剤耐性*Acinetobacter baumannii*によるアウトブレイク事例．IASR 2010；31：197-8.

3) 国立感染症研究所．感染症発生動向調査年別報告数一覧（定点把握）．
http://www.nih.go.jp/niid/ja/survei/2085-idwr/ydata/5679-report-jb2014.html

4) 山口敏行，前﨑繁文．多剤耐性緑膿菌のリスクマネージメント．呼吸 27；2008：173-9.

5) 山口敏行．薬剤耐性緑膿菌感染症の抗菌薬併用療法の症例．治療学 40；2006：219-22.

6) 前﨑繁文ほか．臨床分離薬剤耐性緑膿菌における各種抗菌薬の併用効果の検討．Jpn J Antibiotics 2006；59：11-20.

7) 抗菌薬感受性測定法検討委員会報告．呼吸器感染症および敗血症におけるブレイクポイント．Chemotherapy 42；1994：905-14.

8) コリスチンの適正使用に関する指針改訂委員会．コリスチンの適正使用に関する指針―改訂版―．日化療会誌 2015；63：290-329.

## 呼吸器感染症の診断と治療

# 肺結核症（結核性胸膜炎）

## 症状の特徴

- 結核罹患率は，2015年度で人口10万対14.4（新登録結核患者実数は年間約1万8千人）．罹患率は緩徐に減少傾向にはあるものの欧米と比較して2〜5倍高く，わが国は依然として結核の中蔓延国である．
- 地域別には近畿，関東などの大都市圏で罹患率が高く，都市圏を中心にいつでもどこの医療機関でも結核に遭遇しうる状況にある[1]．
- 肺結核は潜行性に発症することが多く，発症早期には目立った症状が少ないのが特徴である．「微熱程度で風邪の症状が長引くな」というぐらいのことも多い．
- 病状が徐々に進行するとさまざまな症状が出現してくる．肺結核の症状として最も多いのは咳嗽で半数以上にみられる．2週間以上にわたり咳嗽の続く患者については必ず結核を疑う．
- 次いで多いのが喀痰で，肺結核の痰は白色の粘液性痰であり，一般細菌感染を合併すると膿性痰となる．持続する発熱の頻度も高いが，微熱のみのことも多い．全身症状として寝汗，倦怠感，食欲不振，体重減少などがみられる[2]．
- 現在，結核患者の約60％を70歳代以上の高齢者が占める[1]．高齢者結核は症状が非典型的な場合が多く，わずかの体調の変化の背後に結核が隠れていないかを念頭におく．

**ポイント**
2週間以上咳嗽の続く患者では必ず結核を疑う

**ポイント**
高齢者結核では症状が非典型的である

## 原因微生物と感染経路

- 結核は活動性結核患者の咳に伴って発生する結核菌（*Mycobacterium tuberculosis*）を数個含む飛沫核の吸入により伝搬される空気感染症である．結核を疑う場合，結核の家族歴，結核患者との接触歴の有無を確認する．
- 結核の感染が成立しても多くの場合は自らの免疫反応により自然治癒する．感染が成立した者のうち5％程度で，宿主の免疫反応だけでは発症を抑えきれず感染後2年以内の早期に結核を発症する（一次結核）．
- 同じく5％程度で，数年ないし数十年後に古い病巣内で休眠状態にあった結核菌が再活性化して結核を発症する（二次結核）．二次結核は，結核菌に対する宿主の免疫力が低下した際に起こりやすくなる．
- 年齢的にみると若年者では一次結核が，高齢者では二次結核が多くなる[3]．
- 肺は結核菌の浸入門戸となるが，肺内に感染が成立すると結核菌は経気道性，リンパ行性，血行性に感染が進展する．結核を発症した際，肺内に病変

**ポイント**
結核症のうち，肺結核が80％，肺外結核が20％を占める

**１　肺結核の診断と治療のフローチャート**

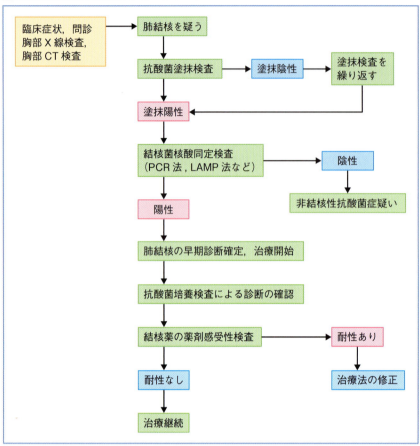

が限局しているものを肺結核，肺の外にまで広がった状態，たとえばリンパ節結核や結核性胸膜炎，骨結核，血行性散布で発症する粟粒結核などを肺外結核と呼ぶ★1.

● 結核性胸膜炎は新規発生結核症の約10％を占め，肺外結核症の中で最も頻度が高い病型である．発症年齢分布の一つのピークは20歳代の若年者にあり，若年者の胸水をみたときには第一に考えなければならない鑑別診断である★2.

## 検査手順と鑑別診断

● **１** に肺結核の診断と治療のフローチャートを示した．症状，問診，画像所見から，結核の可能性を疑う．最終的には，喀痰，胃液などの各種検体中に結核菌を証明することにより確定診断となる．通常の細菌感染症と異なり，1コロニーでも結核菌が検出されれば，結核の診断が確定する．結核診断の要は結核菌の検出である．

● 肺結核の胸部単純X線検査では肺尖部の散布影（satellite lesion）を伴う浸潤影および空洞が特徴的である．

★1
現在，結核全体の80％を肺結核が占め，残り20％が肺外結核である．

★2
また最近では高齢者においても悪性腫瘍，心不全と並ぶ胸水貯留の主要な要因となっている．

**ポイント**
結核診断の要は，各種検体からの結核菌の検出である

**2** 肺結核の胸部CT像

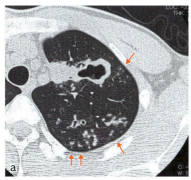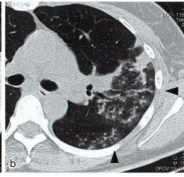

**a** 症例1 (10歳台男性, 肺結核):
HRCTで, 左上葉空洞病変に併存
して, 小葉中心性粒状影, 分枝状
陰影を認める (↑).
**b** 症例2 (40歳台女性, 肺結核):
tree-in-bud appearance (▲).

- 胸部CT検査では, 軽度の初期病変では, **2**aに示したような, 小葉中心性の辺縁明瞭な小粒状影あるいは分枝状陰影が集簇してみられるのが最も特徴的である[4]. また**2**bに示したような小葉中心性の粒状影と気管支肺動脈束で形成される陰影も特徴的で, tree-in-bud appearanceと呼ばれ, 木の芽が芽吹く様子に似る[4]. その他, 結節影, 空洞, 浸潤影などがみられる. 病変分布は右$S^1$, $S^2$, 左$S^{1+2}$, 左右$S^6$に複数存在することが多い.
- 結核菌の検査法としては, まず簡便でただちに結果の判明する抗酸菌染色を用いた塗抹検査を喀痰や胃液などの検体を用いて行うが, 感度が低いのが難点である.
- 塗抹検査の特異度の面ではわが国で検出される喀痰中の抗酸菌の20%程度は非結核性抗酸菌 (NTM) なので, 塗抹陽性の場合にはPCR法などの核酸増幅検査により結核菌であることを確認する必要がある.
- 抗酸菌塗抹検査と核酸増幅検査の組み合わせで結核の迅速診断は可能だが, 最終的には抗酸菌培養法により結核菌の増殖を確認する必要がある. また結核薬の薬剤感受性検査を実施するためにも, 培養検査にて結核菌株を得ることが不可欠である.
- 薬剤感受性検査は, 薬剤の効果を知るうえで重要な検査である. 特に薬剤耐性結核患者で適切な治療方針を立てるためには不可欠である.

▶ **NTM**:
non-tuberculous
mycobacteria

## 治療の実際

- 結核の治療は, リファンピシン (リファジン®) とイソニアジド (イスコチン®) を主軸とする多剤併用化学療法が基本である.
- **3**に抗結核薬の種類と投与量, 主な副作用を示した[2,3]. 抗結核薬は, 抗菌力が強く初回治療に標準的に用いられるべき一次抗結核薬 (first-line drugs) と, 抗菌力は劣るが一次抗結核薬が使用できない場合に用いる二次抗結核薬 (second-line drugs) に分類される. さらに一次抗結核薬は, first-line drugs (a): 最も強力な作用を有し, 菌の撲滅に必須の薬剤と, first-line drugs (b): 効果が静菌的で, first-line drugs (a) との併用で効果が期待される薬剤とに分類される.

**ポイント**✎
結核の治療は, リファンピシンとイソニアジドを主軸とする多剤併用化学療法が基本である

**3** 抗結核薬の種類と投与量，主な副作用

| | 商品名<br>一般名（略号）<br>剤型 | 標準量<br>（mg/kg） | 最大量<br>（mg/body） | 主な副作用 | まれだが重要な<br>副作用 |
|---|---|---|---|---|---|
| first-line<br>drugs（a） | リファジン<br>リファンピシンrifampicin（RFP）<br>経口剤（カプセル） | 成人10,<br>小児10〜20 | 600 | 胃腸障害，肝障害，発熱，発疹 | 血小板減少，腎障害 |
| | ミコブティン<br>リファブチンrifabutin（RBT）<br>経口剤（カプセル） | 成人5,<br>小児10〜20 | 300 | 胃腸障害，肝障害，発熱，発疹 | ブドウ膜炎 |
| | イスコチン<br>イソニアジドisoniazid（INH）<br>経口剤（錠），注射剤 | 5 | 300 | 肝障害，発熱，発疹 | 末梢神経障害，間質性肺炎，精神症状 |
| | ピラマイド<br>ピラジナミドpyrazinamide（PZA）<br>経口剤（散） | 25 | 1,500 | 高尿酸血症，肝障害 | |
| first-line<br>drugs（b） | エブトール<br>エタンブトール ethambutol hy-drochloride（EB）<br>経口剤（錠） | 15（20） | 750<br>（1,000） | 発熱，発疹 | 球後視神経炎 |
| | 硫酸ストレプトマイシン<br>ストレプトマイシンstreptomycin sulfate（SM）<br>筋注用 | 15 | 750<br>（1,000） | 腎障害 | 聴力障害，前庭障害 |
| second-<br>line drugs | クラビット<br>レボフロキサシンlevofloxacin hydrate（LVFX）<br>経口剤（錠，顆粒），注射剤 | 8 | 500 | 胃腸症状 | 中枢神経症状 |
| | 硫酸カナマイシン<br>カナマイシンkanamycin sulfate（KM）<br>筋注用 | 15 | 750<br>（1,000） | 腎障害 | 聴力障害，前庭障害，末梢神経障害 |
| | ツベルミン<br>エチオナミドethionamide（TH）<br>経口剤（錠） | 10 | 600 | 胃腸障害，肝障害 | 精神症状，末梢神経障害 |
| | ツベラクチン<br>エンビオマイシンenviomycin（EVM）<br>筋注用 | 20 | 1,000 | 腎障害 | 聴力障害，前庭障害 |
| | ニッパスカルシウム<br>パラアミノサリチル酸カルシウムcalcium para-aminosalicylate hydrate（PAS）<br>経口剤（散） | 200 | 12,000 | 胃腸症状，発熱，発疹 | 無顆粒球症，溶血性貧血 |
| | サイクロセリン<br>サイクロセリンcycloserine（CS）<br>経口剤（カプセル） | 10 | 500 | 頭痛 | 精神症状，末梢神経障害 |
| 新薬 | デルティバ<br>デラマニドdelamanid<br>経口剤（錠） | 1回100 mg，1日2回，朝夕 | | 頭痛，めまい，胃腸症状 | QT延長 |

（文献2），3）をもとに作成）

**4** 肺結核の初回標準治療

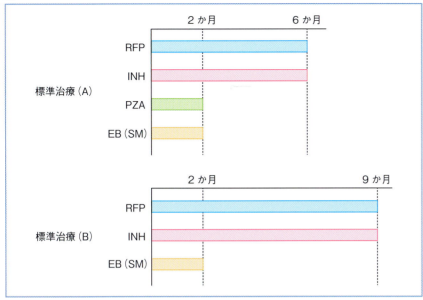

RFP：リファンピシン，INH：イソニアジド，PZA：ピラジナミド，EB (SM)：エタンブトール (ストレプトマイシン)．

（日本結核病学会教育委員会．結核 2014；89：521-45[3] より）

- **4**に初回治療で薬剤耐性がない場合の標準化学療法を示す[3]．初期2か月間，イソニアジド，リファンピシン，ピラジナミド (ピラマイド®) の3剤に，エタンブトール (エブトール®) またはストレプトマイシン (硫酸ストレプトマイシン®) のどちらかを加えた合計4剤を投与し，その後の4か月間イソニアジドとリファンピシンの2剤を投与する標準治療 (A) が原則である．ピラジナミド投与ができない場合には例外的に (B) の治療をする**★3**．
- 標準的治療期間は，(A) 法では6か月間，(B) 法では9か月間とする．ただし，有空洞 (特に広汎空洞) 例や粟粒結核などの重症例，3か月目以後にも培養陽性である例，HIV感染や糖尿病，塵肺合併例，全身的な副腎皮質ステロイド薬・免疫抑制薬併用例，再治療例などでは3か月間延長し，(A) 法は9か月，(B) 法は12か月まで行う．

## 私の治療のコツと工夫

- 抗結核薬は経口剤が主体である．しかし寝たきりの高齢者や重篤な基礎疾患を有する結核症例では，治療開始時に全身状態悪化に伴い内服薬や食事の経口摂取が困難となっている場合も多い．このような際には，一時的に経鼻胃管を留置して抗結核薬投与を開始する．抗結核薬開始後，結核の改善に伴い全身状態も改善し，経口摂取が再開できることもしばしばある．
- イレウスなどの合併があり，どうしても内服が困難な場合は，イソニアジドおよびレボフロキサシンの注射用製剤を使用しながら状態の改善を待つこともある．

**★3**
肝硬変，C型慢性肝炎などの肝障害合併患者，80歳以上の高齢者では重篤な薬剤性肝障害が起こる可能性が高くなるので，ピラジナミドを用いず，当初から(B)法を選択する場合が多い．

## 重症化した場合の対応

- 大半の結核は化学療法で治癒させることができる．薬剤耐性がなく標準治療を行うことができれば再発率は1〜2%程度である．しかし呼吸不全を伴う広範肺結核，粟粒結核で急性呼吸促迫症候群（ARDS）を合併した場合，結核性髄膜炎などの予後は不良である．
- 結核薬の副作用や耐性などにより標準治療が行えない場合には，専門医に紹介する必要がある．

▶ ARDS：
acute respiratory distress syndrome

## 生活指導

- 患者指導の要点は，結核が空気感染する病気であること，内服治療の継続で根治可能な病気であること，症状の消失後も所定期間の内服を継続する必要があること，治療途中の内服の中断は結核菌の耐性化につながり治療を困難にすること，咳をするときはハンカチやタオルで口を覆う習慣をつけ，面会，診察，病室を離れるときなどにはマスクを着用する咳エチケットの指導などである．

（仲本　敦）

### 文　献

1）結核予防会結核研究所疫学予防センター．結核の統計年報 2015．2016．
http://www.jata.or.jp/rit/ekigaku/toukei/nenpou/.
2）日本結核病学会．結核診療ガイドライン，改訂第3版．南江堂；2015．p.9-40.
3）日本結核病学会教育委員会．結核の基礎知識（改訂第4版）．結核 2014；89：521-45.
4）Im JG, et al. Pulmonary tuberculosis：CT findings – early active disease and sequential change with antituberculosis therapy. Radiology 1993；186：653-60.

### 参考文献

- 日本結核病学会治療委員会．「結核医療の基準」の見直し—2014年．結核 2014；89：683-90.

呼吸器感染症の診断と治療

# 非結核性抗酸菌症

## 症状の特徴

- 非結核性抗酸菌（NTM）は，結核菌群とらい菌群を除いた培養可能な抗酸菌である．健常人において主に慢性呼吸器疾患を引き起こす[1]．HIV患者，血液悪性疾患患者や抗IFN-γ中和自己抗体を有する患者などの免疫低下宿主においては，播種性NTM症を引き起こすことがある．
- 咳嗽や喀痰などの呼吸器症状，体重減少や微熱などの全身症状を認めることが多い．しかし，これらの自覚症状は伴わず，胸部画像検査が発見・診断の契機となることも多い．近年は胸部単純X線だけでなく，CT検診にて無症状で発見される症例も増加している．

▶ NTM：
non-tuberculous
mycobacteria

ポイント
免疫低下宿主においては，
播種性NTM症を引き起こ
すことがある

ポイント
胸部単純X線・CT検診にて
無症状で発見されることも
多い

### 疫学

- 2014年の全国アンケート調査により，肺NTM症がすでに肺結核の罹患率を超えていることが判明した．この全国調査では肺非結核性抗酸菌症（肺NTM症）の罹患率は，人口10万対14.7人であった（**1**）[2]．
- 肺結核が標準治療によりほとんどが治癒するのに対し，肺NTM症は現行の治療では治癒することがないため，本症の有病率は肺結核の有病率をはるかに上回っていると考えられる．
- 肺NTM症は緩徐に進行する症例が多いが，中には重症化する症例もあり，肺NTM症による死亡者数は増加の一途をたどっており，肺結核による死亡者数を超えると予想される[3]．

**1** 日本における肺非結核性抗酸菌症の罹患率の推移（1971–2014）

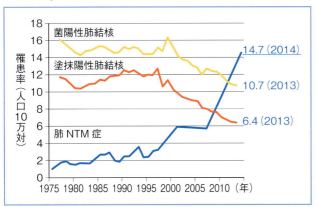

（Namkong H, et al. Emerg Infect Dis 2016 ; 22 : 1116-7[2]より）

**2** 肺非結核性抗酸菌症の診断基準

A. 臨床的基準（以下の2項目を満たす）
　1. 胸部画像所見（HRCTを含む）で，結核性陰影，小結節性陰影や分枝状陰影の散布，均等性陰影，空洞性陰影，気管支または細気管支拡張所見のいずれか（複数可）を示す．
　　但し，先行肺疾患による陰影が既にある場合は，この限りではない．
　2. 他の疾患を除外できる．
B. 細菌学的基準（菌種の区別なく，以下のいずれか1項目を満たす）
　1. 2回以上の異なった喀痰検体での培養陽性．
　2. 1回以上の気管支洗浄液での培養陽性．
　3. 経気管支肺生検または肺生検組織の場合は，抗酸菌症に合致する組織学的所見と同時に組織，または気管支洗浄液，または喀痰での1回以上の培養陽性．
　4. 稀な菌種や環境から高頻度に分離される菌種の場合は，検体種類を問わず2回以上の培養陽性と菌種同定検査を原則とし，専門家の見解を必要とする．

（日本結核病学会非結核性抗酸菌症対策委員会，日本呼吸器学会感染症・結核学術部会．結核2008；83：525[4]より）

## 原因微生物と感染経路

● NTMは土壌や水の周りに存在する環境常在菌である．土壌や自宅のシャワーヘッド，水道管などに定着している菌株と感染患者の喀痰から検出した菌株の遺伝子が一致するとの報告も散見される．NTMはヒト−ヒト感染を起こさず，肺NTM症は環境中のNTMを含むエアロゾルを吸入することで経気道的に感染し，発症する．

● 代表的な菌種として*Mycobacterium avium* complex（MAC），*M. kansasii*，*M. abscessus*があげられる．

● 我々は日常的に環境中のNTMによる曝露を受けているが，その中で一部の者だけに感染が成立する．そのため，発症には宿主側因子の関与が疑われている．中高年の女性に罹患者が多いことから，女性ホルモンとの関連に加え，肺気腫などの先行する肺実質の構築破壊の存在が発病に関連する可能性が示唆されている．

**ポイント**
発症には宿主側因子の関与が疑われている

● 免疫抑制薬使用がNTM症発症のリスクとしてあげられているが，近年，関節リウマチに対する生物学的製剤の使用に伴う合併症として，抗酸菌症が臨床的な問題となっている．

## 検査手順と鑑別診断

### ■検出法

● NTMは水道水中からも検出される環境菌である．そのため，1回喀痰から検出したのみではコンタミネーションの可能性があり，確定診断には至らない．2回以上の異なる喀痰検体から培養陽性となること，もしくは，気管支洗浄液から1回の培養陽性となることが診断に必要である．他の詳細な診断基準は日本結核病学会と日本呼吸器学会の合同の診断基準（**2**）[4]および2007年のATS/IDSAガイドライン[1]を参照されたい．

**ポイント**
1回喀痰から検出しただけではコンタミネーションの可能性があり，確定診断には至らない

● NTM症の補助診断となるバイオマーカーが近年，登場している．抗GPL

**③ 気管支拡張型**

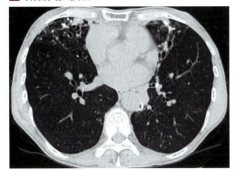

中葉・舌区を中心に気管支拡張像を認める.

**④ 線維空洞型**

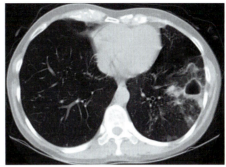

空洞形成および周囲の散布像を認める.

core IgA抗体（キャピリアMAC，製造販売：タウンズ）はMACの糖脂質抗原であるGPL抗原に対する患者血清中特異抗体で2011年8月より保険収載された[5]．カットオフ0.7 U/mLで感度・特異度に優れ，陽性の際にはNTM症の検査後確率を高めるのに有用である.

## ■ 肺NTM症の画像所見と病型分類

● 肺NTM症はその病理学的所見とCT画像所見により以下の4つの病型に分類され，病型ごとに臨床経過の特徴が知られている.

● すなわち，①気管支拡張型（小結節・気管支拡張型：nodular bronchiectatic disease），②結核類似型（線維空洞型：fibrocavitary disease），③hot tub lung（hypersensitivity like disease）の3病型に④全身播種型（disseminated disease）を加えた4病型に分けて述べられることが多い．ここでは特に頻度が多い①気管支拡張型（**③**）と②結核類似型（線維空洞型**④**）について述べる.

● 気管支拡張型は現在わが国で最も頻度の多い病型であり，中高年の非喫煙女性に多く，好発部位は右中葉と左舌区で中葉舌区型ともいわれる．病変は治療介入がない場合でも自然に改善増悪を繰り返し，一部の症例では進行せずにとどまるものの，大部分は緩除に拡大・進行する.

● 結核類似型は線維空洞型ともいい，肺結核や肺嚢胞症などの既存の肺構築の破壊を伴う病変に二次性に続発するものが主体であった．しかし近年は既存の肺病変のないところに病変をつくるものが目立つようになってきた．どちらも男性，喫煙者，高齢者に多く，進行は気管支拡張型と比べて早く，予後

---

**ADVICE**

**同定不能なNTM**

　臨床現場においては，NTMの菌名同定のために，DDHマイクロバクテリア法が使用されるが，時折，同定不能な菌に遭遇する．発育温度など発育条件により培養が困難な菌など，DDHマイクロバクテリア法では同定できない菌のこともある．結核研究所抗酸菌レファレンス部において塩基配列解析により，詳細な菌を同定することができる.

**5 肺MAC症化学療法の用量と用法**

> RFP：10 mg/kg（600 mgまで）/日，分1
> EB：15 mg/kg（750 mgまで）/日，分1
> CAM：600〜800 mg（15〜20 mg/kg）分1または分2（800 mgは分2とする）
> SMまたはKMの各々15 mg/kg以下（1,000 mgまで）を週2回または3回筋注

RFP：リファンピシン，EB：エタンブトール，CAM：クラリスロマイシン，SM：ストレプトマイシン，KM：カナマイシン.

**6 肺 *M. kansasii* 症化学療法の用量と用法**

> INH：5 mg/kg（300 mgまで）/日，分1
> RFP：10 mg/kg（600 mgまで）/日，分1
> EB：15 mg/kg（750 mgまで）/日，分1
> 結核よりも投与期間が長いのでこの投与量でも視力障害の発生に注意を要する

INH：イソニアジド.

不良であるとされている[6].

## 治療の実際

- 非結核性抗酸菌症に対する治療は抗菌化学療法が中心になるが，治療期間は年単位の長期に及ぶ一方，病状の進行が非常に緩徐である．そのため治療導入時期に関しては，診断確定後，即座に開始するか，もしくは，診断確定後も症状・画像所見を観察しながら治療を開始するかは，専門家の間でも意見が分かれている．患者に治療の内容を十分に理解してもらい，開始することが何よりも重要である.
- 日本結核病学会と日本呼吸器学会の合同発表である『肺非結核性抗酸菌症化学療法に関する見解—2012年改訂』と2007年のATS/IDSAのステートメント[1]が，現在出ている肺NTM症の治療に関する指針である.

### 肺MAC症 ★1

- 肺MAC症の化学療法はリファンピシン（RFP），エタンブトール（EB），クラリスロマイシン（CAM）の3薬剤による多剤併用療法が基本であり，必要に応じてストレプトマイシン（SM）またはカナマイシン（KM）の併用を行う（**5**）.
- 単剤による治療，特に本症におけるkey drugであるCAMによる単剤治療は本剤の耐性獲得を促進してしまうため，避けなければならない[7].
- 特にCAM耐性の場合は，治療に難渋することが多く，確立された治療法はない．経験的にRFP，EB，アミノグリコシド系薬，キノロン系薬を併用することが多いが，他の標準治療に反応しない症例も含めて，難治例では専門家への相談を検討すべきである.

### 肺 *M. kansasii* 症

- 本症は喫煙者や慢性閉塞性肺疾患（COPD）に合併することが多く，画像上は上葉の空洞影を呈し，結核との鑑別が問題になる.
- 肺 *M. kansasii* 症は肺NTM症の中で最も優れた治療効果が得られる感染症で

---

**★1　肺MAC症**
肺MAC症 は 肺NTM症 のうち，約9割と大多数を占める日常診療で最も遭遇する菌である．MACは*Mycobacterium avium* complex の略称で，主として*M. avium* と *M. intracellulare* の2菌種から構成される.

**ポイント**
クラリスロマイシンによる単剤治療は避ける

▶ COPD：
chronic obstructive pulmonary disease

ある．わが国のガイドラインでは，イソニアジド(INH) 5 mg/kg/ 日，RFP 10 mg/kg/ 日，EB 15 mg/kg/ 日の3薬剤による多剤併用療法を菌陰性化後1年間継続することを推奨している（**6**）．

### ■ 肺 *M. abscessus* 症

- 近年，迅速発育菌である *M. abscessus* による感染症の報告が増えている．2007年のATS/IDSAステートメントでは肺 *M. abscessus* 症に対する確立された治療法はないと述べられているが，その中でも，CAM，カルバペネム系薬，アミカシン(AMK)，cefoxitin（わが国では発売中止），リネゾリド等の使用が推奨されている．

- 治療開始時には，入院のうえ，高用量のCAMに加え，カルバペネム系薬，AMKによる2〜4週間の点滴治療を行う[1]．外来における内服治療は困難を伴い，文献的な記載も少ない．当施設では，高用量のCAMに加え，経口カルバペネム系薬のファロペネム，キノロン系薬を併用することが多いが，明確なエビデンスはない．頻回の外来通院が可能ならば，外来でAMKの点滴を考慮してもよい[8]．

- 近年，従来は *M. abscessus* とされてきた菌種の中には *M. masilliense*，*M. bolleti* があり，化学療法に対する反応性が異なることが判明してきた．肺 *M. masilliense* 症はCAMに対する誘導耐性★2(erm41)を有さないため，肺 *M. abscessus* 症と比較して，治療成績が有効であると報告されている[9]．

## 私の治療のコツと工夫

- 肺MAC症の薬物療法において，最も注意しなければいけない事項として，CAMによる単剤治療を避けることがあげられる．特に本症におけるkey drugであるCAMによる単剤治療は本剤の耐性獲得を促進してしまうため，避けなければならない．

- わが国では，びまん性汎細気管支炎(DPB)のみならず，慢性下気道感染症に対して，少量マクロライド療法が積極的に施行されている★3．慢性下気道感染症の中には，画像上は肺NTM症と鑑別が困難で，喀痰の排出を認めない症例も多く存在する．そのような症例では，常に肺MAC症の合併に留意すべきである．抗GPL-core IgA抗体などの血清学的検査を利用し，陽性である場合には，気管支鏡での積極的な診断を考慮すべきである．

- 肺NTM症は慢性の進行性感染症であり，抗酸菌症の外科治療はタイミングを逸すると，不可逆的な経過をたどることがある．筆者の個人的見解であるが，外科治療が候補として考えられる症例では，抗酸菌症の外科治療経験が豊富な施設への紹介を検討すべきである[10]．

## 重症化した場合の対応

- 肺MAC症の重症例では，多剤併用療法開始当初の2〜3か月の間，SMまたはKMの筋注の併用を推奨している（**5**）．また，ATS/IDSAのガイドラインでは重症例に対してSMまたはAMKの併用を推奨している．わが国で

---

**★2　誘導耐性について**

*M. abscessus* ではCAMの投与によりerm41が誘導され，CAMに対する耐性を獲得する．*M. masilliense* はerm41を有さないため，CAMの耐性化が起こりにくく，治療反応性が良好である．

▶ **DPB :**
diffuse panbronchiolitis

**★3**

マクロライドの中でも，クラリスロマイシン・アジスロマイシンと違い，エリスロマイシンはMACに対して，マクロライド耐性を誘導しないため，肺MAC症の合併が否定できない場合には，エリスロマイシンの使用を考慮する．

**播種性NTM症―抗IFN-γ中和自己抗体**

　従来，播種性NTM症はHIV/AIDS患者に発症するものが大多数であったが，近年，明らかな免疫不全を有さないにもかかわらず，播種性NTM症を発症した患者の一部から抗IFN-γ中和自己抗体が検出されることが報告されている[13]．後天的にサイトカインに対する自己抗体を産生する病態として注目され，肺以外にも骨病変やリンパ節病変などに多く認めることが特徴的である．抗IFN-γ中和自己抗体の報告例はアジア人が多く，わが国でも抗IFN-γ中和自己抗体の測定が新潟大学呼吸器内科にて実施されている[14]．

も，3剤による標準治療に加えて，SMを加えたほうが，菌陰転化率が高かったと報告している[11]．アミノグリコシド系薬の長期使用にあたり，有害事象として第Ⅷ脳神経障害と腎機能障害が問題になり，モニタリングが重要となる[12]．

## 生活指導

● NTMは環境中に存在する菌であるため，ガーデニングなどの土壌に接する習慣を有する場合は，その変更を検討する．ただし，土壌環境に触れないようにする介入で肺NTM症の重症化が防げることを示すエビデンスはない．宿主因子が感染や病状に寄与している可能性を考えると，患者のQOLを下げうる生活習慣への介入には，慎重になるべきである．今後の知見集積が望まれる．

（南宮　湖，長谷川直樹）

## 文献

1) Griffith DE, et al. An official ATS/IDSA statement：diagnosis, treatment, and prevention of nontuberculous mycobacterial diseases. Am J Respir Crit Care Med 2007；175：367-416.
2) Namkoong H, et al. Epidemiology of pulmonary nontuberculous mycobacterial disease, Japan（1）. Emerg Infect Dis 2016；22：1116-7.
3) Morimoto K, et al. A steady increase in nontuberculous mycobacteriosis mortality and estimated prevalence in Japan. Ann Am Thorac Soc 2014；11：1-8.
4) 日本結核病学会非結核性抗酸菌症対策委員会，日本呼吸器学会感染症・結核学術部会. 肺非結核性抗酸菌症化学療法に関する指針―2008年. 結核 2008；83：525-6.
5) Kitada S, et al. Serodiagnosis of *Mycobacterium avium*-complex pulmonary disease using an enzyme immunoassay kit. Am J Respir Crit Care Med 2008；177：793-7.
6) Hayashi M, et al. Prognostic factors of 634 HIV-negative patients with *Mycobacterium avium* complex lung disease. Am J Respir Crit Care Med 2012；185：575-83.
7) Morimoto K, et al. Macrolide-resistant *Mycobacterium avium* complex lung disease：analysis of 102 consecutive cases. Ann Am Thorac Soc 2016；13：1904-11.
8) Namkoong H, et al. Clinical efficacy and safety of multidrug therapy including thrice weekly intravenous amikacin administration for *Mycobacterium abscessus* pulmonary

disease in outpatient settings : a case series. BMC Infect Dis 2016 ; 16 : 396.

9) Koh WJ, et al. Clinical significance of differentiation of *Mycobacterium massiliense* from *Mycobacterium abscessus*. Am J Respir Crit Care Med 2011 ; 183 : 405-10.

10) Shiraishi Y, et al. Adjuvant surgical treatment of nontuberculous mycobacterial lung disease. Ann Thorac Surg 2013 ; 96 : 287-91.

11) Kobashi Y, et al. A double-blind randomized study of aminoglycoside infusion with combined therapy for pulmonary *Mycobacterium avium* complex disease. Respir Med 2007 ; 101 : 130-8.

12) Peloquin CA, et al. Aminoglycoside toxicity : daily versus thrice-weekly dosing for treatment of mycobacterial diseases. Clin Infect Dis 2004 ; 38 : 1538-44.

13) Browne SK, et al. Adult-onset immunodeficiency in Thailand and Taiwan. N Engl J Med 2012 ; 367 : 725-34.

14) Shima K, et al. Novel assay to detect increased level of neutralizing anti-interferon gamma autoantibodies in non-tuberculous mycobacterial patients. J Infect Chemother 2014 ; 20 : 52-6.

呼吸器感染症の診断と治療

# 寄生虫性肺疾患

## 症状の特徴

- 肺に感染する寄生虫の種類は多岐にのぼり，原因となる寄生虫により病態が異なるため，症状はさまざまである．以下に代表的な寄生虫性肺疾患について述べる（**1**）．

### ■ 赤痢アメーバ症

- 通常，赤痢アメーバは大腸炎，肝膿瘍を起こすが，肝膿瘍が横隔膜を穿破し肺および胸腔に病変をきたす場合がある．
- 肺病変を呈する場合の症状としては，下痢，血便などの消化器症状に加え，発熱，胸痛，咳，血痰，呼吸困難などを認める．

### ■ 肺吸虫症

- 肺吸虫が胸腔に移行する際に気胸，胸水貯留，胸膜炎などをきたし，胸痛，呼吸困難などの症状を呈する．肺実質に達すると咳，痰などの症状を呈する．

### ■ エキノコックス症（包虫症）

- エキノコックス症には多包虫によるものと単包虫によるものがある．わが国で主にみられるのは多包虫によるもので，北海道を中心とした北日本で発生する．本項では多包虫によるものに関して述べる．
- 多包虫は肝臓に病巣を形成し，肺には10％程度が血行性に転移する．十年程度の無症状期を経て，肝腫大，腹痛，閉塞性黄疸などで発症する．転移は肺，脳，脾などにみられる．
- 肺転移を認めても呼吸器症状は乏しいことが多く，咳や喀痰を認める場合がある程度である．

**1** 主な寄生虫性肺疾患と問診，画像所見，治療法

| | 問診 | 胸部画像所見 | 治療 | 備考 |
|---|---|---|---|---|
| 赤痢アメーバ症 | 渡航歴，性交歴 | 右胸水，右浸潤影，右横隔膜挙上 | メトロニダゾール | 五類感染症 |
| 肺吸虫症 | 淡水蟹，イノシシ肉摂取 | 結節影，腫瘤影，胸水貯留，気胸 | プラジカンテル | |
| エキノコックス症 | 居住歴（北海道），動物接触 | 境界鮮明な結節影 | 病巣摘出，アルベンダゾール | 四類感染症 |
| 回虫症 | 渡航歴，無農薬野菜 | 一過性の斑状・すりガラス状陰影 | ピランテルパモ酸塩 | |
| トキソカラ症 | ペット飼育，生肉摂取 | 一過性の斑状・すりガラス状陰影 | アルベンダゾール | |
| イヌ糸状虫症 | ペット飼育 | 結節影 | 必要なし | |
| 糞線虫症 | 居住歴（沖縄・奄美） | 両側びまん性斑状影 | イベルメクチン | |

## ■ 回虫症

● 成虫寄生の場合は下痢や腹痛などの腸炎症状が起こる.

● ヒト回虫の肺への幼虫移行により好酸球性肺炎(Löffler症候群★1)を起こし, 咳などの症状を呈する場合がある.

## ■ トキソカラ症

● イヌおよびネコ回虫の幼虫による幼虫移行症である. 肺や肝臓への移行の内臓型, 眼や中枢神経への移行の眼・中枢神経型がある.

● 回虫症と同様に好酸球性肺炎を起こし, 咳などの症状を呈する場合がある.

## ■ イヌ糸状虫症

● イヌ糸状虫による幼虫移行症である. 肺に移行した幼虫は末梢動脈の塞栓を起こし肉芽腫を形成する場合が多い.

● 偶然に胸部X線検査で結節影として発見される場合が多いが, 咳, 胸痛, 血痰がみられることもある.

## ■ 糞線虫症

● 糞線虫は後述の自家感染を繰り返し, 長期にわたり人体に寄生する.

● 免疫低下状態においては, 幼虫が多数肺に移行し, 肺病変を呈する場合がある★2.

● 症状としては咳, 血痰, 発熱などがあるが, ほとんどの症例に消化器症状を伴う.

# 原因微生物と感染経路

## ■ 赤痢アメーバ症

● 赤痢アメーバ症は腸管寄生原虫である赤痢アメーバ(*Entamoeba histolytica*)による感染症である. 赤痢アメーバは生活環において嚢子と栄養体の2つの形態がある. 嚢子は感染者の糞便とともに排出され長期にわたり環境中に存在する.

● 感染経路としては嚢子で汚染された飲食物の経口摂取, 性交渉による糞口感染などがある. 経口摂取された嚢子は小腸にて栄養体となり, 腸管に潰瘍性病変を形成する. また, 組織に侵入した栄養体は血行性に移動し, 腸管外病変(肝膿瘍)を形成することがある.

● 本症が流行している途上国への渡航, 男性同性愛者などがリスクとなる.

## ■ 肺吸虫症

● わが国で原因となるのはウェステルマン肺吸虫(*Paragonimus westermani*)と宮崎肺吸虫(*P. miyazakii*)で, いずれも幼虫を保有する中間宿主の淡水産のカニ, あるいはイノシシなどジビエ★3の生食もしくは加熱不十分な状態で摂取することで感染する.

● 感染後小腸から腹腔内, 腹筋, 腹腔内, 胸腔内, 肺へと移行し成虫となる.

## ■ エキノコックス症

● 多包条虫(*Echinococcus multilocularis*)の幼虫(多包虫)による感染症である. ヒトはイヌやキツネに寄生する多包条虫が排泄した虫卵を偶然に摂取し感染

★1 **Löffler症候群**
回虫などの寄生虫感染に伴う好酸球を主体とした一過性の肺の炎症

★2
その病態は, ①虫体が肺毛細血管から肺胞内に脱出する際の機械的な破壊による肺胞出血, ②糞線虫が持ち込んだ腸内細菌による細菌性肺炎, ③リンパ球, 好酸球などによるアレルギー性の反応によるもの, が考えられている.

★3 **ジビエ**
ジビエとは, シカ, イノシシなど狩猟の対象となり食用とする野生鳥獣, またはその肉のこと. 日本に生息する野生のシカは, 狩猟や有害鳥獣駆除によって全国で年間約10万頭捕獲され, 捕獲されたシカは食肉処理業者によって解体処理され, 食肉として流通している. 近年, ウエステルマン肺吸虫症の原因食品としてシカ肉の可能性も示唆されている.

する．小腸で孵化した幼虫は経門脈的に肝に達し包虫となり，増殖し腫瘍状に増殖する．ヒトは中間宿主であり体内で成虫に発育することはない．

## ■回虫症

● 回虫（*Ascaris lumbricoides*）による感染症である．虫卵に汚染された野菜などの経口摂取で感染する．嚥下された虫卵は小腸で孵化し幼虫となり，肺に移行し発育し気管，食道，胃を通過し小腸で成虫となる．

## ■トキソカラ症

● イヌ回虫（*Toxocara canis*）およびネコ回虫（*T. cati*）の幼虫包蔵卵あるいは幼虫を摂取することにより感染する．感染状況としては，ペットとの接触やイヌやネコの糞便で汚染された砂場での遊びが考えられているが，わが国ではウシやニワトリなどが幼虫包蔵卵を摂取し待機宿主となり，それらの生肉摂取で感染する例も多い．

● 摂取された幼虫は血行性に腸管より各種臓器に散布される．ヒトの体内で成虫になることはない．

## ■イヌ糸状虫症

● イヌ糸状虫（*Dirofilaria immitis*）の幼虫が媒介蚊を介し感染する．感染した幼虫は血流にのり肺などに移行し肉芽腫を形成するが，ヒトの体内で成虫になることはない．

## ■糞線虫症

● 糞線虫症は，糞線虫（*Strongyloides stercoralis*）による消化管寄生虫感染症である．わが国での流行地は沖縄，奄美地方で，高齢者の10％程度が感染していると推測されている．他の地域での感染者のほとんどはこれらの浸淫地の出身者である．

● 糞線虫のフィラリア型幼虫は土壌より経皮的に感染し，血流にのり肺に到達し，毛細血管を破り肺胞に脱出する．その後，気管，食道，胃を通過し上部小腸で成虫となり産卵する．孵化した幼虫は糞便から排出されるが，一部は大腸粘膜などから再感染する（自家感染★4）．

★4　自家感染
寄生虫が宿主の体内で再度宿主に感染すること．

● ヒトT細胞白血病ウイルス1型（HTLV-1）との重複感染者やステロイド薬使用者などでは自家感染が増強し，体内移行時に腸内細菌を持ち込み，敗血症や肺炎などを引き起こす場合もある（過剰感染症候群）．

## 検査手順と鑑別診断

● 寄生虫性肺疾患の診断，鑑別に最も重要なのは，寄生虫疾患を念頭におき，食歴，居住歴，海外渡航歴，動物飼育歴などを詳細に問診することである．

● 寄生虫性肺疾患に特徴的な呼吸器症状，胸部X線所見はなく，肺炎，胸膜炎，肺癌などとの鑑別が必要である．

● 多くの寄生虫疾患では肺外に病変がある場合が多いため，肺外病変に着目し診断することが重要である．

● 診断の基本は患者検体より寄生虫を分離同定することによるが，困難な場合も多く，血清の抗体診断が有用である．

ポイント♪
診断の基本は寄生虫の分離同定か血清抗体検査

## ■赤痢アメーバ症

- 原則として糞便，膿瘍穿刺液，糞便よりアメーバ原虫を検出することにより診断する．しかし，肝膿瘍，肺病変の膿瘍穿刺液の検鏡による原虫検出率は低く，血清抗体価測定もしくはPCR法による検査が有用である．
- 鑑別診断としては細菌性肝膿瘍の胸腔穿破があげられるが，アメーバ性の場合は膿汁がアンチョビペースト状，無臭で，細菌が検出されないことより鑑別可能である．

## ■肺吸虫症

- 確定診断は喀痰，気管支肺胞洗浄液，糞便より虫卵を検出することによる．しかし，検出率は50％以下であり，補助診断として血清抗体を検出する免疫診断が有用である．肺吸虫を含む抗寄生虫抗体スクリーニング検査★5は臨床検査機関で可能である．

## ■エキノコックス症

- 血清のELISA，Western blotting検査を行う．確定診断は肝病変などの生検診断によるが，穿刺創，腹腔内に播種をきたす場合があるため注意が必要である．
- 肺転移を伴う悪性腫瘍が鑑別にあげられるが，病歴，経過，肝病変の画像診断などで除外が可能である．

## ■回虫症

- 診断は糞便より虫卵を検出することによる．排出された成虫で診断される場合もある．
- 本症では末梢血好酸球数，血清IgE値上昇が認められる場合が多く，鑑別疾患としては他の原因による好酸球性肺炎があげられる．

## ■トキソカラ症

- 幼虫移行症では感染幼虫がヒト体内で成虫にならないため，便検査では診断できない．確定診断は生検組織中の虫体確認であるが，診断確率は低く，上述の抗寄生虫抗体スクリーニングが有用である．
- 鑑別診断は回虫症と同様である．

## ■イヌ糸状虫症

- 感染幼虫はヒト体内で成虫とならないため，血液検査ではリンパ系フィラリア症とは異なりミクロフィラリアは検出できない．確定診断は切除標本中の虫体検出による．抗寄生虫抗体スクリーニングも有用である．
- 鑑別診断としては悪性腫瘍があげられ，実際に悪性腫瘍疑いで外科的処置がとられる場合が多い．

## ■糞線虫症

- 診断は便検査で幼虫を検出することによる．過剰感染状態では，胃十二指腸液，喀痰，肺胞洗浄液から幼虫を検出する場合もある．
- 腸内細菌起因の肺炎をみた際には本症を鑑別にあげる必要がある．特に，消化器症状を伴う場合，沖縄，奄美地方出身者の場合には強く疑うべきである．

★5　抗寄生虫抗体スクリーニング検査
肺吸虫，肝吸虫など12種類の寄生虫症のスクリーニングが可能．㈱エスアールエルで行っている．

▶ ELISA：
enzyme-linked immunosorbent assay

## 治療の実際

### ■赤痢アメーバ症
- メトロニダゾール（フラジール®）：1,500 mg/日，分3，10日間，症状に応じて2,250 mg/日，分3まで増量可.
- 無症候性嚢子キャリアや治療後残存嚢子に対してはパロモマイシン（アメパロモ®）：1,500 mg/日，分3，10日間投与が推奨されている.

### ■肺吸虫症
- プラジカンテル（ビルトリシド®）：75 mg/kg/日，分3，3日間投与.
- 大量胸水貯留例では投薬前に胸水を可能なかぎり除去しておくことが望ましい.

### ■エキノコックス症
- 肝病変の切除が基本である.
- 遺残病巣や肺病変に対してはアルベンダゾール（エスカゾール®）：600 mg/日，分3，28日間服薬，14日間休薬を繰り返し投与.

### ■回虫症
- ピランテルパモ酸塩（コンバントリン®）：10 mg/kg，単回服用.

### ■トキソカラ症
- 有症状例および無症状の高抗体価例，好酸球著増例が治療対象.
- アルベンダゾール（エスカゾール®）10～15 mg/kg/日，分2～3，4～8週間. 保険適用外.

### ■イヌ糸状虫症
- 治療の必要はないが，悪性腫瘍との鑑別のため外科的切除が行われる場合が多い.

### ■糞線虫症
- イベルメクチン（ストロメクトール®）：200 $\mu$g/kg，単回内服，2週間後に再度同等量内服.

## 私の治療のコツと工夫

- 寄生虫疾患は診断が非常に重要であり，診断がつきさえすれば治療法はある程度確立されており問題となることは少ない. とにかく寄生虫疾患を疑い，繰り返し検体を採取し検査に提出することが正しい治療につながる.

## 重症化した場合の対応

- 赤痢アメーバ症の重症例で薬剤が経口摂取できない場合には，静注用メトロニダゾール（アネメトロ®）：500 mg，1日3回，7日間投与.
- 糞線虫症で肺炎，ARDSを併発し呼吸不全を呈する場合には糞便，喀痰より糞線虫が消失するまで（通常7～14日間程度）連続投与を試みる. イレウスなどで経口投与不能の場合には，イレウス管などより粉砕して投与する. 駆虫のみでは肺炎は治癒しないため，腸内細菌をターゲットにした抗菌薬を必ず

併用する．また，重症例の約8割がHTLV-1抗体陽性者であり，抗HTLV-1
との重複感染に注意する．

## 生活指導

- 赤痢アメーバ症は，性行為による感染，特に男性同性愛者に多く，HIV感染
  症，B型肝炎など他の性感染症にも注意する．また，再感染も多いため性行
  動に注意するよう指導する．途上国への渡航も感染リスクとなるため，現地
  での行動に注意するように指導する．
- 肺吸虫症，トキソカラ症では，感染源となる動物の生食をしないよう指導す
  る．
- エキノコックス症，トキソカラ症など動物由来の幼虫移行による疾患におい
  ては宿主動物との接触，糞便に注意するように指導する．
- 糞線虫は経皮感染であるため，医療従事者においては，患者の排泄物の取扱
  いには十分注意する．重症例では接触感染予防策が必要である．

（平田哲生）

**参考文献**

1) 熱帯病治療薬研究班．寄生虫症薬物治療の手引き，改訂第9．1版．丸山治彦ほか編．日
   本医薬品開発機構新興・再興感染症に対する革新的医薬品等開発推進研究事業「わが国
   における熱帯病・寄生虫症の最適な診断治療体制の構築」；2016.
2) 大西健児．寄生虫性肺疾患．日内科誌 2005；94：2307-12.
3) Buonfrate D, et al. Severe strongyloidiasis：a systematic review of case reports. BMC
   Infect Dis 2013；13：78.
4) Saito A. Strongyloidiasis：Epidemiology, clinical manifestations and new methods for
   diagnosis and treatment. J Infect Chemother 1995；1：98-106
5) Tanaka T, et al. Relationship among *Strongyloides stercoralis* Infection, Human T-Cell
   Lymphotropic Virus Type 1 Infection, and Cancer：A 24-Year Cohort Inpatients
   Study in Okinawa, Japan. Am J Trop Med Hyg 2016；94：365-70.
6) 吉田彩子ほか．ウエステルマン肺吸虫症の原因食品としてのシカ肉の可能性．Clin Par-
   asitol 2015；26：62-4.

呼吸器感染症の診断と治療

# ニューモシスチス肺炎

## 症状の特徴

- ニューモシスチス肺炎（PCP）は，CD4陽性Tリンパ球（CD4細胞）数が低下したHIV感染者や，血液疾患を含む悪性腫瘍患者，造血幹細胞・固形臓器移植患者，関節リウマチその他の自己免疫疾患に対してステロイドや免疫抑制薬の長期投与・生物学的製剤の投与を受けている患者など，主に細胞性免疫不全患者に発症する重篤な日和見呼吸器感染症である．

- HIV感染者におけるPCP（HIV-PCP）とHIV以外の基礎疾患におけるPCP（non HIV-PCP）とでは臨床像が多少異なる[1,2]．発熱，乾性咳嗽，呼吸困難が3主徴であるが，non HIV-PCPでは通常これらの症状が急激に出現するのに対し，HIV-PCPでは亜急性（数日〜数週間）の経過で徐々に悪化することが多い．診断時の低酸素血症の程度や気管内挿管率などの重症度はnon HIV-PCPのほうが高く，死亡率はHIV-PCPでは10〜20%，non HIV-PCPでは約30〜60%である[3]★1．

- 典型的な胸部単純X線所見は，両側対称性のびまん性すりガラス状陰影であり，肺門周辺および中下肺野に優位であることが多い（**1**a）．病状が進行すると，陰影の範囲は肺野末梢まで広がり，濃度が上昇してconsolidation（浸潤影）を形成することもある．

- 胸部HRCTで観察されるすりガラス状陰影の分布に関しては，肺門側に優位で胸膜側に正常部位を残した像や（**1**b），モザイク状もしくは地図状のす

▶ PCP：
*Pneumocystis* pneumonia

**ポイント**
PCPは細胞性免疫不全患者に発症する重篤な日和見感染症である

★1
近年の英国からの報告によると，non HIV-PCPの患者数はHIV-PCPの患者数よりもはるかに多いことが示されている[11]．

**1** PCPの胸部画像所見

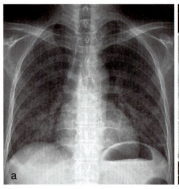
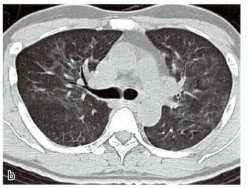

**a** 胸部単純X線像：両側対称性の肺門周辺および中下肺野に優位なびまん性すりガラス状陰影を呈する．
**b** 胸部HRCT像：両側肺野にびまん性のすりガラス状陰影がみられるが，肺門側に優位であり胸膜直下には正常な部分が多い．

りガラス状陰影を呈することが比較的特徴的であるが，すりガラス状陰影に混じて，囊胞形成や結節影，空洞影など多彩な陰影を呈することもある[1,2]．

## 原因微生物と感染経路

- 子囊菌門・タフリナ亜門に属する真菌の一種である *Pneumocystis jirovecii* が原因微生物である．

- かつては形態学的特徴や原虫治療薬であるペンタミジンが有効であること，他の病原真菌と異なり人工培地で培養できないことなどから寄生虫の一種と考えられていたが，1980年代後半に18S rRNA遺伝子塩基配列による系統解析結果などから真菌であることが証明された．

- 以前は，カリニ肺炎という呼称が一般的であったが，*P. carinii* はラット由来のものとして区別されるようになったため，現在ではニューモシスチス肺炎という病名が用いられている★2．

- *Pneumocystis* には宿主特異性があり，ヒトに感染するものはラットやマウスなど他の哺乳類には感染せず，同じ齧歯類であるマウスとラットの間であっても交差感染を生じない．

- 幼小児の大部分が *P. jirovecii* の不顕性感染を受けて抗体を有していることなどから，従来は肺内に潜伏していたものが免疫能低下時に増殖してPCPを発症すると考えられていた．しかし最近では，ヒトが唯一のリザーバーとしてヒト-ヒト間で伝播し，免疫不全状態ではクリアできないために顕性感染となるという考え方が主流となっている[4]．

- その科学的根拠として，PCP患者と接触した医療従事者の誘発喀痰から同一遺伝子型の *P. jirovecii* が検出されたことや，HIV-PCPの母親から生まれた生後1か月の新生児がPCPを発症し両者から分離された *P. jirovecii* の遺伝子型が一致したことなどが示されている．

- 近年，医療施設内での免疫不全患者におけるPCPのアウトブレイク事例も多数報告されている．また，PCP患者周囲の空気をサンプリングしたスタディによると，1mでは79%，8m離れた場所でも33%の *P. jirovecii* DNAが検出されており，空気感染することが推測されている[5]★3．

## 検査手順と鑑別診断

- non HIV-PCPでは，原疾患や免疫抑制療法などによる細胞性免疫不全状態であることが通常わかっているため，症状と画像所見からPCPを鑑別疾患にあげることはさほど困難ではない．

- HIV-PCPの場合はHIVに感染していることが不明で発症するケースが多い．この場合，胸部聴診所見が乏しく，病状も比較的ゆっくりと進行するため，病初期にはかぜ症候群や急性気管支炎などと診断されて対症療法薬や抗菌薬の投与などを受けている場合が少なくない．

- 診断の第一歩は画像検査であるが，病初期の胸部単純X線では異常を指摘できない症例が約10%程度あるため，PCPの疑いが強い場合は胸部CT検査を

★2
PCPという略称は，本来 *Pneumocystis carinii* pneumonia の頭文字であったが，現在も *Pneumocystis* pneumonia の略として用いられている．*Pneumocystis jirovecii* pneumonia よりPJPと記載される場合もある．

### ポイント
*P. jirovecii* はヒト-ヒト間で伝播する顕性感染で，空気感染すると推測されている

★3
急性期のPCP患者では咳嗽によって周囲に多数の菌体を拡散させている可能性が高いことから，治療によって菌量が減少するまではPCP発症リスクが高い患者との同室は避け，できれば個室管理が望ましい．

## 2 ニューモシスチス肺炎患者の気管支肺胞洗浄液の塗抹標本

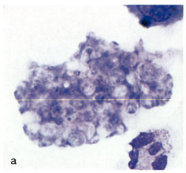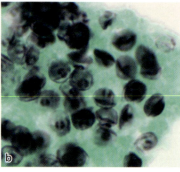

a ギムザ染色により*P. jirovecii*の栄養体の集塊がみられる．内部に白く抜けてみえる類円形構造物はシストである．
b グロコット染色によって黒灰色の類円形に染まったシストの内部には，2箇所の肥厚部が濃く染め出され，括弧状構造物と呼ばれる特徴的な所見がみられる．

実施する．

- 一般的な末梢血検査では，白血球数は正常範囲であることが多いが，減少しているものから増加しているものまでさまざまである．血清LDH値はほとんどの症例で上昇しており，LDH上昇の感度は100％であるが特異度は47％と報告されている．血清CRP値は，軽度から中等度に上昇している場合が多い[1]．

- (1→3)-β-D-グルカンの血中濃度の測定は，基礎疾患にかかわらずPCPの非侵襲的補助診断法としてきわめて有用である．メタ解析によるとPCP診断における血中β-D-グルカンの測定感度は94.8％（91〜97％），特異度は86.3％（82〜90％）であることが示されている[6]．最近の血液疾患におけるPCP診断ガイドラインでも，血中β-D-グルカンが陰性の場合はPCPを除外できる（A-II）と記載されている[7]．

- *P. jirovecii*は基本的に人工培地で増殖することができない．このため，確定診断には誘発喀痰や気管支肺胞洗浄液，肺組織などを用いて，Diff-Quik染色やギムザ染色で栄養体を，グロコット染色や蛍光抗体法などでシストを，鏡検によって直接検出する必要がある（2）[★4]．

- PCR法やLAMP法などを用いた遺伝子検査はきわめて高感度であり，鏡検によって菌体が確認できない場合には微生物学的な診断根拠となりえる[3,7]．しかしながら，*P. jirovecii*の保菌率は，HIV感染者では10〜68.8％，non HIV免疫不全患者では15.9〜58.8％，COPDなどの既存の肺疾患がある患者では4.4〜33.8％と高いため，遺伝子検査のみが陽性の場合は，画像所見や血中β-Dグルカン値などから総合的に診断する必要がある．最近では定量的PCR法を用いて菌量の違いにより診断する方法の有用性も示されている[7]．

## 治療の実際

- PCPは基本的に重篤な呼吸器感染症であるため，必ずしも確定診断が得られていなくても，臨床的に診断できる場合には速やかに治療を開始する．

### ■第一選択薬

- 第一選択薬はST合剤（バクタ錠®）であり，「trimethoprim（ST合剤1錠ない

★4
一般に，HIV-PCPでは病変部の菌量が多いため比較的容易に菌体を検出できるが，non HIV-PCPの場合は病変部の菌量が少なく，また，呼吸状態が不良で気管支鏡などの侵襲的な検査が躊躇されることもあるため，鏡検による確定診断が困難な場合が少なくない．

▶PCR：
polymerase chain reaction

▶LAMP：
loop-mediated isothermal amplification

▶COPD：
chronic obstructive pulmonary disease

▶ST：
sulfamethoxazole/trimethoprim

し1g中80mg含有）として15〜20mg/kg/日，通常は1回3〜4錠を1日3回経口投与」する．

- 人工呼吸を要するような重症例や腸管からの吸収障害がある場合は「ST合剤の注射製剤（バクトラミン注®）を1回3〜4アンプル，1日3回点滴静注」を用いる．

- 腎障害がある場合はクレアチニンクリアランスが15〜30mL/分では半量を，15mL/分未満では他剤の選択を考慮する．

- 治療期間の目安はHIV-PCPでは21日間，non HIV-PCPでは14日間であるが，免疫不全が重篤な場合や難治例では1〜2週間程度の治療延長を考慮する．軽症例では治療期間を短縮できるというエビデンスはない．

### ■第二選択薬

- 第二選択薬は「ペンタミジン（ベナンバックス注用®）の3〜4mg/kg/日・1日1回点滴静注」であり，ST合剤が副作用などで継続できない場合，残りの治療期間投与する．しかしながら，ペンタミジンにも発熱，腎障害，肝障害，骨髄抑制，膵内分泌異常（高血糖・低血糖），急性膵炎，骨髄抑制，低血圧などの副作用がしばしば出現する．

- 2012年に国内承認された「アトバコン（サムチレール内用懸濁液®）1回750mg（1包），1日2回（食後）経口投与」は，ST合剤やペンタミジンに比べて副作用が少なく使いやすい薬剤であるが，有効性が劣るため第一選択薬としては用いないほうがよい．治療開始時に軽症〜中等症であった症例や，治療変更の時点で病状が安定している場合には，ペンタミジンの代わりにアトバコンを第二選択薬として使用してもよいと思われる．

### ■ステロイドの併用

- HIV-PCPの場合，室内気でのPaO$_2$<70mmHgもしくはAaDO$_2$≧35mmHgの場合（中等症以上）には，ステロイドを治療開始と同時，もしくはできるだけ速やかに併用する．補助的ステロイドの併用によって，1か月死亡率を44%，3〜4か月死亡率を32%低下させることが示されている[8]．

- non HIV-PCPに対するステロイド併用の有用性についてはいまだに結論が出ていない[9]．しかしながら，中等症以上の場合はnon HIV-PCPでもステロイドの併用を提案するというエキスパートオピニオンも示されている．

- また，ステロイドがPCP発症のリスクと考えられる場合であっても，急な減量・中止は逆に悪影響となるため行ってはならない．

## 私の治療のコツと工夫

- 治療開始後の臨床症状および検査所見の改善には通常4〜7日程度を要するので，有効性の効果判定はそれ以降に行う．また，ステロイドを併用していない場合，治療開始の3〜5日後に画像所見や呼吸状態が悪化することがある．これは崩壊した菌体成分に対する免疫応答によるものと考えられており，程度に応じてステロイドの併用を行うことで解決する場合が多い．治療開始早期の臨床像の改善が乏しい場合に，安易にST合剤から他剤に変更す

**ポイント**
第一選択薬はST合剤，第二選択薬はペンタミジンあるいはアトバコン，中等症以上の場合にはステロイドの併用を考慮する

ることは望ましくない.

- 特にHIV-PCPにおいては，ST合剤の副作用が高率に出現する．頻度が高いのは，投与後7〜14日頃に出現する発疹や発熱などのアレルギー反応である．米国のHIV日和見感染症治療ガイドラインでは，非ステロイド系消炎鎮痛薬や抗ヒスタミン薬などの対症療法を試みることが推奨されているが，重篤な薬剤過敏性症候群の初期症状である可能性もあるため，国内の経験豊富な医師の多くは他剤に変更することが多いようである.

- 治療開始後に血中$\beta$-D-グルカン値は低下傾向を示すことが多いが，14日ないし21日間の治療終了時点でカットオフ値以下まで下がることはほとんどない．一部の症例では臨床的に明らかに改善しているにもかかわらず一過性に血中$\beta$-D-グルカン値が上昇する場合もある．すなわち，血中$\beta$-D-グルカン値は短期的な治療効果判定の指標としては有用ではなく，基本的には診断のために有用なツールであり，研究目的以外で定期的に測定する意義は低いと思われる.

## 重症化した場合の対応

- 特にnon HIV-PCPでは急速に呼吸状態が悪化することがあるため，基本的にはICU等での管理が望ましい.

- 呼吸不全が著しい場合，非侵襲的換気療法（NIV）の導入が，気管内挿管や死亡のリスクを減少させるというデータが示されているが，一方でNIVの失敗後に気管内挿管を行った場合は，死亡率が高まるという報告もある．このため，NIVを使用する場合には，6時間以内に症状や血液ガス所見の改善がみられるかなどを注意深く観察し，効果が乏しい場合は速やかに気管内挿管による人工呼吸管理に切り替えることが推奨されている[9].

## 生活指導

- HIV感染者におけるPCP予防投与の有用性は広く認識されており，CD4細胞数が200/$\mu$L未満の場合，もしくは口腔・咽頭カンジダ症を認める場合に開始する．中止時期は，抗HIV療法が奏功してCD4細胞数が200/$\mu$L以上を3か月以上経過した時点が推奨されている.

- HIV感染者以外のハイリスク患者に対するPCP予防投与の適応，開始時期および中止時期については基礎疾患ごとに多くの検討がなされておりガイドライン等にも示されているが，いずれも無作為比較試験結果に基づいた明確な基準ではないため，各施設でのPCP発症リスクなどに応じて適応を検討してよいと思われる[10].

- 予防薬としては基礎疾患にかかわらず，ST合剤1錠/日を連日，あるいは2錠/日を週3回の内服が推奨される．副作用などでST合剤が使用できない場合は，「ペンタミジン1回300 mg吸入を4週間毎」，または「アトバコン1,500 mg（2包）を1日1回連日内服」が使用できる★5．ただし，骨髄抑制や重篤な皮膚粘膜障害などの副作用が出現していなければ，ST合剤の脱感作

▶ NIV：
noninvasive ventilation

**ポイント**
non HIV-PCPはICU管理が基本

**ポイント**
HIV感染者ではCD4細胞数200/$\mu$L未満，もしくは口腔・咽頭カンジタ症を認めたらPCP予防投与を開始する

★5
ペンタミジン吸入は手間を要するうえに気道刺激症状が強く出る可能性があり，アトバコンは長期間服用するには高額（薬価；約3,360円/日）である.

**3** ST合剤の脱感作スケジュール

| 日 | 投与量（g） | |
|---|---|---|
| | 朝 | 夕 |
| 1 | 0.005 | 0.01 |
| 2 | 0.02 | 0.04 |
| 3 | 0.1 | 0.2 |
| 4 | 0.4 | 0.8 |
| 5 | 1 | ― |

骨髄抑制や重度の肝障害，腎障害，皮膚粘膜障害などが出現した患者では，脱感作は施行しない．
途中でアレルギー反応（発疹・発熱）が出現した場合，増量せずに投与量を維持することで症状が軽快する場合もある．

（**3**）を試みる価値はある．

（藤井　毅）

## 文　献

1) Fujii T, et al. *Pneumocystis* pneumonia in patients with HIV infection：clinical manifestations, laboratory findings, and radiological features. J Infect Chemother 2007；13：1-7.
2) Roux A, et al. *Pneumocystis jirovecii* pneumonia in patients with or without AIDS, France. Emerg Infect Dis 2014；20：1490-7.
3) Tasaka S. *Pneumocystis* pneumonia in human immunodeficiency virus-infected adults and adolescents：current concepts and future directions. Clin Med Insights Circ Respir Pulm Med 2015；9：19-28.
4) Krajicek BJ, et al. Advances in the biology, pathogenesis and identification of *Pneumocystis* pneumonia. Curr Opin Pulm Med 2008；14：228-34.
5) Choukri FJ, et al. Quantification and spread of *Pneumocystis jirovecii* in the surrounding air of patients with *Pneumocystis* pneumonia. Clin Infect Dis 2010；51：259-65.
6) Karageorgopoulos DE, et al. Accuracy of beta-D-glucan for the diagnosis of *Pneumocystis jirovecii* pneumonia：a meta-analysis. Clin Microbiol Infect 2013；19：39-49.
7) Alanio A, et al. ECIL guidelines for the diagnosis of *Pneumocystis jirovecii* pneumonia in patients with haematological malignancies and stem cell transplant recipients. J Antimicrob Chemother 2016；71：2386-96.
8) Briel M, et al. Adjunctive corticosteroids for *Pneumocystis jirovecii* pneumonia in patients with HIV-infection. Cochrane Database Syst Rev 2006；19：CD006150.
9) Maschmeyer G, et al. ECIL guidelines for treatment of *Pneumocystis jirovecii* pneumonia in non-HIV-infected haematology patients. J Antimicrob Chemother 2016；71：2405-13.
10) Stern A, et al. Prophylaxis for *Pneumocystis* pneumonia（PCP）in non-HIV immunocompromised patients. Cochrane Database Syst Rev 2014；10：CD005590.
11) Maini R, et al. Increasing *Pneumocystis* pneumonia, England, UK, 2000-2010. Emerg Infect Dis 2013；19：386-92.

# 気管支拡張症, びまん性汎細気管支炎, 副鼻腔気管支症候群

## 疾患の概要と症状の特徴

- 気管支拡張症, びまん性汎細気管支炎 (DPB) や副鼻腔気管支症候群 (sino-bronchial syndrome) の病態は, 慢性的な病態と急性増悪の病態に大別される.
- 慢性期では, 持続する咳, 痰を主症状とする. 次第に労作時の息切れや呼吸苦が出現する.
- 急性増悪時には, 咳, 痰の増加や発熱, 呼吸苦などの症状の増悪を認める.

### びまん性汎細気管支炎

- びまん性汎細気管支炎は両側肺に広がる呼吸細気管支領域の慢性炎症を特徴とする.
- 呼吸細気管支領域にリンパ球や形質細胞の浸潤, 泡沫細胞の集簇を認め, 中枢気道には慢性の好中球性の炎症を認める.
- 慢性の湿性咳嗽を主症状とし, 副鼻腔炎を合併することが多く, 鼻閉感や後鼻漏などの症状を呈する.

### 副鼻腔気管支症候群

- 副鼻腔気管支症候群は, 慢性・反復性の好中球性の気道炎症を上気道と下気道に合併した病態である.
- 日本においては上気道の炎症性疾患である慢性副鼻腔炎に, 下気道の炎症性疾患である慢性気管支炎, 気管支拡張症あるいはびまん性汎細気管支炎が合併した病態をいう[1].
- 慢性の咳嗽に加えて, 後鼻漏, 鼻汁, 鼻閉感などの副鼻腔炎の症状を伴う.

### 気管支拡張症

- 気管支拡張症はびまん性汎細気管支炎をはじめとする副鼻腔気管支症候群などさまざまな疾患を発症要因とし, 気管支内腔の慢性の非可逆的な拡張をきたす病態である (**1**)[2].
- 持続性の湿性咳嗽を主症状とする場合と, 湿性咳嗽がなく血痰や喀血を突然症状として発生する場合がある.

## 原因微生物

- びまん性汎細気管支炎, 副鼻腔気管支症候群, 気管支拡張症のいずれも, 病初期はインフルエンザ菌や肺炎球菌が検出されることが多い. 慢性期には緑膿菌が持続感染する.
- 急性増悪ではインフルエンザウイルス, RSウイルスなどのウイルスや肺炎

▶ DPB：diffuse panbronchiolitis

**ポイント**
持続する咳や痰と息切れ, 呼吸苦の出現が特徴

**ポイント**
急性増悪では細菌とともにウイルスも原因となることが多い

## 1 気管支拡張症の原因疾患

### 先天性

- 原発性線毛機能不全
  primary ciliary dyskinesia，Kartagener症候群
- 気管支構造の異常
  Williams-Campbell症候群，Mounier-Kuhn症候群
- 分泌異常
  囊胞性線維症
- 免疫異常
  免疫グロブリン欠損・低下症（IgA，IgGサブクラス）
- その他
  Marfan症候群，肺分画症，$\alpha_1$-アンチトリプシン欠損症

### 後天性

- 感染症
  （1）乳幼児期の肺炎，麻疹，百日咳，アデノウイルス感染症
  （2）結核，非結核性抗酸菌症，真菌症（アレルギー性気管支肺アスペルギルス症を含む），HIV感染症
- 閉塞性
  気管支内腫瘍，異物，リンパ節腫大
- 毒性物質吸入，誤嚥
- 膠原病
  関節リウマチ，全身性エリテマトーデス，Sjögren症候群，再発性多発性軟骨炎
- その他
  びまん性汎細気管支炎\*，Yellow nail症候群\*，潰瘍性大腸炎，クローン病，Young症候群

\*先天性要因の関与あり．
（白井　亮．呼吸器感染症のすべて―私の治療のコツ．南江堂；2009[2] より）

## 2 びまん性汎細気管支炎の診断の手引き

### 主要臨床所見

1）必須項目
  ①臨床症状：慢性の咳・痰，および労作時息切れ
  ②慢性副鼻腔炎の合併ないし既往
  ③胸部X線所見：両肺野びまん性散布性粒状影
    胸部CT所見：両肺野びまん性小葉中心性粒状影
2）参考項目
  ①胸部聴診所見：断続性ラ音
  ②呼吸機能および血液ガス所見：1秒率低下（70%以下）および低酸素血症（80 Torr以下）
  ③血液検査所見：寒冷凝集素価高値（64倍以上）

### 診断

1）診断の判定
  確実：上記主要所見のうち必須項目①②③に加え，参考項目の2項目以上を満たすもの
  ほぼ確実：必須項目の①②③を満たすもの
  可能性あり：必須項目のうち①②を満たすもの
2）鑑別診断
  慢性気管支炎，気管支拡張症，線毛不動症候群，閉塞性細気管支炎，囊胞性線維症など
病理学的検査は本症の確定診断上有用である

（厚生科学研究特定疾患対策研究事業びまん性肺疾患研究班）

球菌，インフルエンザ菌，*Moraxella catarrhalis*，緑膿菌などの細菌が原因微生物となる[3]．

## 検査手順と鑑別診断

- びまん性汎細気管支炎の診断基準を **2** に示す．
- びまん性汎細気管支炎では胸部CT検査が有用で，小葉中心性の粒状影とそれに連続する線状・分岐状陰影や気管支壁の肥厚を認め，病像の進行に伴って気管支拡張像を認める．
- 慢性の咳嗽，喀痰を呈する疾患がびまん性汎細気管支炎の鑑別診断となる．膠原病に合併する細気管支炎，非結核性抗酸菌症，成人T細胞白血病ウイルス関連肺病変，線毛不動症候群，閉塞性細気管支炎や囊胞性線維症（cystic fibrosis）などを鑑別する．
- 副鼻腔気管支症候群の診断基準を **3** に示す[4]．副鼻腔気管支症候群における慢性気管支炎の症状は，喫煙を原因とする慢性気管支炎とは区別する必要がある．
- 気管支拡張症は胸部X線写真では気管支壁の肥厚や囊胞様陰影を認める．胸

**3** 副鼻腔気管支症候群の診断基準

1）8週間以上続く呼吸困難発作を伴わない湿性咳嗽
2）次の所見のうち1つ以上を認める
　①後鼻漏，鼻汁，咳払いなどの副鼻腔炎様症状
　②敷石状所見を含む口腔鼻咽頭における粘液性あるいは粘膿性の分泌物
　③副鼻腔炎を示唆する画像所見
3）14, 15員環マクロライド系薬や去痰薬による治療が有効

（咳嗽に関するガイドライン第2版．日本呼吸器学会；2012[4]より）

部CTでは気管支の拡張を認め，確定診断の重要な所見となる．
- 気管支拡張症の診断においては，その原因を究明することが重要である．
- びまん性汎細気管支炎，副鼻腔気管支症候群や気管支拡張症において，急性増悪時には臨床症状に加えて血液検査による白血球数の増加やCRPなどの炎症反応の上昇を認める．喀痰培養検査などを行い原因菌の鑑別を行う．

## 治療の実際

- 慢性期における治療は14, 15員環系マクロライド系薬が有効である．一方，16員環系薬は無効である．
- びまん性汎細気管支炎に対するマクロライド少量長期療法について**4**に示す[5]．副鼻腔気管支症候群や気管支拡張症についても同様に治療を行う．ただし，びまん性汎細気管支炎に対するマクロライド少量長期療法ほどの有効性は，気管支拡張症では証明されていないことに留意する．
- 去痰薬ではL-カルボシステインの併用が有効な場合もある．気管支拡張症に対しては排痰を促す目的でネブライザー吸入や排痰ドレナージを考慮する．
- 症状に応じてテオフィリンやツロブテロールなどの気管支拡張薬の投与を行う．
- 重症で呼吸不全のある場合は，在宅酸素療法を行う．

**ポイント**
3疾患とも，マクロライド少量長期療法を行う

## 私の治療のコツと工夫

- びまん性汎細気管支炎，副鼻腔気管支症候群や気管支拡張症の鑑別診断の一つとして非結核性抗酸菌症があるが，同疾患に対する治療薬としてクラリスロマイシンが用いられることが多い．クラリスロマイシンの少量長期投与を行うと非結核性抗酸菌の薬剤耐性を誘導する可能性があり，その鑑別を十分に行う．
- マクロライド系薬の併用禁忌薬の有無や心電図上のQT延長に留意する（**5**）．

**ポイント**
クラリスロマイシンを使用する際は，非結核性抗酸菌症を鑑別し，その耐性誘導に注意

## 急性増悪した場合の対応

- 気道感染の急性増悪をきたすことがある．その原因としてウイルスや細菌が原因となるが，細菌ではインフルエンザ菌，肺炎球菌，緑膿菌などが多い．
- 外来治療が可能な軽症の急性増悪では幅広く抗菌力を有するニューキノロン系薬を用いる．

**4 びまん性汎細気管支炎に対するマクロライド少量長期療法の考え方**

```
                    エリスロマイシン 400mg または 600mg/ 日

        6 か月程度で評価        有効              無効あるいは副作用あり

                        継続                        クラリスロマイシン 200mg または 400mg/ 日
                                                    または
        6 か月程度で評価   安定        悪化         ロキシスロマイシン 150mg または 300mg/ 日

                        継続           有効
                                                              無効あるいは副作用あり
        6 か月程度で評価   安定        悪化
                                                    アジスロマイシン 250mg, 3 回 / 週
                                                    または 500mg, 3 回 / 週
                継続
                または
                2 年を目安に終了を考慮          有効あるいは無効


                    重症・進行例では 2 年に限ることなく継続
```

（門田淳一　呼吸器疾患最新の治療2016 2018．南江堂；2016[5]より）

**5 マクロライド系薬の併用禁忌薬**

| 薬剤 | 併用禁忌薬 |
|---|---|
| エリスロマイシン | エルゴタミン含有製剤，ピモジド，アスナプレビル |
| クラリスロマイシン | エルゴタミン含有製剤，ピモジド，タダラフィル，アスナプレビル，バニプレビル，スボレキサント，コルヒチン（肝・腎障害のある場合） |
| ロキシスロマイシン | エルゴタミン含有製剤 |

● 低酸素血症や全身状態の悪化から入院を要する場合や，緑膿菌が急性増悪の原因菌の場合には，タゾバクタム / ピペラシリンやカルバペネム系薬の点滴静注を行う．

● 気管支拡張症を呈している場合，血痰や喀血を生じることがある．抗菌薬の投与や止血薬の投与で，止血が得られない場合や喀血を繰り返す場合などでは気管支動脈塞栓術を行う．また限局性の気管支拡張症では外科的治療も考慮する．

## 生活指導

● 急性増悪や病態悪化防止のためにインフルエンザワクチンの接種や肺炎球菌ワクチン接種を推奨する．

（平松和史）

## 文　献

1）Committee for the Japanese Respiratory Society guideline for Management of Cough, Kohno S, et al. The Japanese Respiratory Society guidelines for management of cough. Respirology 2006；11（Suppl 4）：S135-86.

2）白井　亮．気管支拡張症．藤田次郎，門田淳一編．呼吸器感染症のすべて―私の治療のコツ．南江堂；2009．p.236-9.

3）日本呼吸器学会呼吸器感染症に関するガイドライン作成委員会編．呼吸器感染症に関するガイドライン：成人気道感染症診療の基本的考え方．日本呼吸器学会；2003.

4）日本呼吸器学会咳嗽に関するガイドライン第2版作成委員会編．咳嗽に関するガイドライン第2版．日本呼吸器学会；2012.

5）門田淳一．びまん性汎細気管支炎/副鼻腔気管支症候群．杉山幸比古ほか編．呼吸器疾患最新の治療2016-2018．南江堂；2016．p.279-81.

呼吸器感染症の診断と治療

# 胸膜炎

## 症状の特徴

- 胸膜炎は胸腔内に炎症をきたたす疾患の総称であり，その原因は感染症，悪性腫瘍，膠原病，薬剤によるものなど多岐にわたる．本項で述べる感染性胸膜炎には，一般細菌，結核菌，真菌，寄生虫などによるものがあり，膿胸や肺炎随伴性胸水などといった臨床像も含まれる．

▶ 結核菌：本章「肺結核症（結核性胸膜炎）」の項（p.219）参照

- 症状は原因にもよるが，発熱をはじめ，壁側胸膜に病変が及ぶと胸痛を生じ，胸水貯留により肺が圧排されるとその程度によって呼吸困難や咳嗽を自覚する．

- 入院を要する肺炎患者の20〜40％に肺炎随伴性胸水を認め，胸膜炎の合併により死亡率が高くなる[1]．したがって肺炎患者に胸水貯留をみたら積極的に試験穿刺を試みるべきである．膿胸に至る症例は0.5〜2%とまれである．

**ポイント**
肺炎患者に胸水貯留をみたら積極的に試験穿刺を行う

- 急性膿胸では，初診時にわずかな胸水であっても数時間の経過で急激に増量し，内部の被包化によりドレナージが困難になる例がある．

- 慢性の経過をたどるものでは嫌気性菌を主体とした混合感染が多い．大量胸水であっても呼吸困難を自覚しにくく，発熱や胸痛が軽微で，体重減少などの非特異的な症状が前面に出ることも多い[1]．

## 原因微生物と感染経路

- 感染性の胸膜炎では一般細菌あるいは結核菌によるものが大半を占める．

- 欧州の外科処置を受けた膿胸107例の検討における原因菌の内訳は，肺炎球菌17%，腸球菌属16%，ブドウ球菌9%（うちMRSA 4%），緑膿菌7%，結核菌6%，大腸菌2%，肺炎桿菌1%，インフルエンザ菌1%，セラチア1%，*Enterobacter* spp. 1%，*Aspergillus fumigatus* 1%で，48%が原因不明であった[2]．

- 上記の原因不明の中に，通常の好気性培養では培養されにくい*Streptococcus anginosus* groupなどの口腔内常在菌によるものが増えているとされる．網羅的細菌叢解析法を用いた検討で*Streptococcus intermedius*が検出されたという報告もある[3]．

**ポイント**
原因不明とされていたなかに，口腔内常在菌によるものが増えている

- 嫌気性菌では*Fusobacterium* spp.，*Prevotella* spp.，*Peptostreptococcus* spp.，*Bacteroides* spp.の頻度が高く，細菌性胸膜炎のうち26%に嫌気性を含む重複感染があるとされる[4]．

- 感染経路は，①肺炎随伴性胸膜炎や誤嚥などの経気道感染，②敗血症などによる血行性感染，③フィラリアなどによるリンパ行性，④縦隔や横隔膜下か

らの炎症の波及，⑤外傷性や胸腔穿刺，開胸手術などによる直接感染，などがある．

## 検査手順と鑑別診断

- 胸水の原因を診断するためには胸水穿刺が必要であり，片側性胸水で，超音波あるいは側臥位胸部X線像で貯留層が10 mm以上の場合に穿刺の適応となる．

- 胸水の肉眼的性状は透明のものから混濁したものまでさまざまであり，膿性の場合には細菌性，腐敗臭の強い場合には嫌気性菌の存在が示唆される．

- 膿胸は一般に「胸腔内に膿が貯留した病態」を指し，通常は胸腔穿刺を行い，肉眼的に膿性胸水であるか，胸水のグラム染色または培養で微生物が検出されるか，胸水のpH<7.2といった所見により診断する[5]．

- 細胞数・細胞分類，生化学・免疫学検査，一般細菌・抗酸菌検査，細胞診などを行う．培養には嫌気培養が可能な容器を使用することが望ましく，グラム染色を積極的に行い原因菌が推定されれば，初期治療の指標となる[6]．

- 滲出性と漏出性はLightの基準[7][★1]によって鑑別する．

- 好酸球比率が10%以上の場合には好酸球性胸水とされ，主な原因として空気や血液に接触することで生じる反応性変化，薬剤性，寄生虫感染を念頭におくべきである．寄生虫感染の診断は虫体を証明することであるが，胸水から検出されることはまれであり，血清や胸水中の寄生虫抗体検査が有用である．

- そのほかまれなものとして，乳糜胸の場合のフィラリア感染，真菌性胸膜炎，ウイルス性胸膜炎（インフルエンザ，RSウイルス，麻疹，単純ヘルペス，サイトメガロウイルスなど）があり，診断は血清抗体や抗原，胸水中のPCRなどで行う．さらにマイコプラズマ，ノカルジア，放線菌などの報告もある．

- 胸腔穿刺あるいは経皮的胸膜生検を行っても，確定診断に至らない症例が30%程度存在するが，原因不明の胸水に対しては胸腔鏡による胸腔内観察と生検を考慮すべきである．

## 治療の実際

- 胸膜炎に関する診断，治療のガイドラインはないが，日本感染症学会と日本化学療法学会が合同で作成した呼吸器感染症治療ガイドライン[5]には，膿胸に関する項目があり，抗菌薬の選択について詳細に記載されているので参照されたい．

- 市中肺炎に起因するものであれば，肺炎球菌などをターゲットに，ベンジルペニシリン（PCG）やアンピシリン（ABPC）のような抗菌薬を選択する．嫌気性菌の関与が疑われる場合には，クリンダマイシン（CLDM）やメトロニダゾール（MNZ）を併用するか，スルバクタム／アンピシリン（SBT/ABPC）などを選択する[5]．

**MEMO**
胸水穿刺の適応
- 片側性胸水
- 画像所見で貯留層が10 mm以上

★1　Light基準[7]
1. 胸水蛋白/血清蛋白 >0.5
2. 胸水LDH>200 IU/L
3. 胸水LDH/血清LDH >0.6
上記のいずれか1項目を満たす

▶PCR：
polymerase chain reaction

**1** 治療不応のリスクによるカテゴリー分類

| | 胸腔の解剖学的所見 | | | 胸水の細菌学的所見 | | | 胸水の生化学的所見 | カテゴリー | 治療不応のリスク | ドレナージの適応 |
|---|---|---|---|---|---|---|---|---|---|---|
| $A_0$ | 最小限の胸水（側臥位で10 mm未満） | and | $B_x$ | 培養およびグラム染色：不明 | and | $C_x$ | pH不明 | 1 | 非常に低い | No |
| $A_1$ | 少量〜中等量（10 mmを超えて1/2片側胸郭未満） | and | $B_0$ | 培養およびグラム染色：陰性 | and | $C_0$ | pH≧7.2 | 2 | 低い | No |
| $A_2$ | 多量（1/2片側胸郭以上），多房化胸水または壁側胸膜の肥厚を伴う胸水 | or | $B_1$ | 培養あるいはグラム染色：陽性 | or | $C_1$ | pH<7.2 | 3 | 中等度 | Yes |
| | | | $B_2$ | 膿性胸水 | | | | 4 | 高い | Yes |

（Colice GL, et al. Chest 2000；118：1158-71[8] より）

- 耐性菌による感染症のリスクがある症例においては，ESBL産生菌，緑膿菌やアシネトバクターなどを想定し，カルバペネム系抗菌薬の単剤治療がempiric therapyの第一選択となる[5]．この場合，原因菌が判明すればdefinitive therapyに切り替える．
- 細菌性胸膜炎では，通常抗菌薬治療と同時に持続胸腔ドレナージを行うが，ドレナージの適応については一定の見解が得られていない．ACCPのevidence-based guideline[8]では，治療不応性のリスクに応じて肺炎随伴性胸水を4つのカテゴリーに分類し，ドレナージの適応を示しているので参考になる（**1**）．
- 膿胸であることが判明した場合には，適切な抗菌薬を開始すると同時にドレナージが必要であり，可能なら早急に外科医に相談する[5]．
- 一般細菌以外の原因による胸膜炎は，それぞれの原因によって治療法が異なるため診断が重要である．

▶ ESBL：
extended spectrum $\beta$-lactamase（器質特異性拡張型$\beta$-ラクタマーゼ）

▶ ACCP：
American College of Chest Physicians

## 私の治療のコツと工夫

- 急性膿胸の急な悪化を見逃さないため，入院後数時間で胸部X線を再度撮影する．
- 胸腔穿刺を行った場合，グラム染色を行い抗菌薬決定の判断材料とする．
- 通常の培養に加えて血液培養のボトルを使用すると，培養の陽性率が上昇する[9]．
- 診断が確定できないときは局所麻酔下または全身麻酔下胸腔鏡検査を検討する．
- ドレナージが不良であれば胸腔鏡下剝皮術などを考慮するが，手術が困難な場合は線維素溶解療法（ウロキナーゼを胸腔内に注入）の実施を考慮する．

## 重症化した場合の対応

- 血清検査や画像診断，胸水検査を繰り返し行い，性状の変化や原因菌に変化

がないか，合併疾患がないか確認する．被包化胸水[★2]などでドレナージ不良の場合は外科的治療に踏み切るべきである．

## 生活指導

● 335例の膿胸症例の検討において，心疾患が124例，糖尿病が76例，慢性閉塞性肺疾患が66例，アルコール依存症が54例であったとされ[10]，原疾患のコントロールを行うことが重要である．特に*Klebsiella*属による胸膜炎は糖尿病との関連が示唆されている．喫煙との関連も指摘されているため，罹患を機に生活を見直すことも重要である．

（梅木健二，門田淳一）

## 文　献

1) Light RW. Parapneumonic effusions and empyema. Proc Am Thorac Soc 2006；3：75-80.

2) Okiror L, et al. Thoracotomy and decortication：impact of culture-positive empyema on the outcome of surgery. Eur J Cardiothorac Surg 2014；46：901-6.

3) Noguchi S, et al. Pneumonia and empyema caused by *Streptococcus intermedius* that shows the diagnostic importance of evaluating the microbiota in the lower respiratory tract. Intern Med 2014；53：47-50.

4) Cheng G, Vintch JR. A retrospective analysis of the management of parapneumonic empyemas in a county teaching facility from 1992 to 2004. Chest 2005；128：3284-90.

5) JAID/JSC感染症治療ガイド・ガイドライン作成委員会．JAID/JSC感染症治療ガイドライン—呼吸器感染症．日化療会誌 2014；62：1-109.

6) Light RW. Clinical practice. Pleural effusion. N Engl J Med 2002；346：1971-7.

7) Light RW, et al. Pleural effusions：the diagnostic separation of transudates and exudates. Ann Intern Med 1972；77：507-13.

8) Colice GL, et al. Medical and surgical treatment of parapneumonic effusions：an evidence-based guideline. Chest 2000；118：1158-71.

9) Menzies SM, et al. Blood culture bottle culture of pleural fluid in pleural infection. Thorax 2011；66：658-62.

10) Schweigert M, et al. Surgery for parapneumonic pleural empyema--What influence does the rising prevalence of multimorbidity and advanced age has on the current outcome? Surgeon 2016；14：69-75.

[★2]　被包化胸水
胸膜の肥厚やフィブリンの析出に伴い，隔壁を形成し，壁で囲まれた胸水のこと．CTで胸水よりもdensityの高い壁が確認されることで診断される．

呼吸器感染症の診断と治療

# 肺膿瘍

## 症状の特徴

- 肺膿瘍は，細菌感染による肺実質の壊死，空洞形成，内部の膿貯留を特徴とする[1].
- わが国の肺膿瘍に関する報告をもとにした臨床症状の出現頻度を **1** に示す．臨床症状としては，一般的な呼吸器症状である発熱，咳，痰などに加え，病変が胸膜に達する場合では胸痛を呈し，その出現頻度は約30％である．また，血痰も約20％の症例で認められる．そのほか，食欲低下や全身倦怠感，体重減少といった悪性疾患などにしばしばみられる症状を呈することもあり，注意が必要である．
- 肺炎と比較して，症状が軽微か，あるいは無症状である症例が存在する[2]．そのため，肺炎などと比較すると症状出現から病院受診までに時間を要する（2週間程度）こともあり，通常の呼吸器感染症とは経過が異なる点に注意する[3].
- 悪性疾患や糖尿病などの免疫抑制状態にある肺膿瘍患者では発熱や咳などの症状を有する患者がより多く，逆にこのような基礎疾患を有さない患者では無症状であるか，胸痛を主訴に来院する傾向があることが報告されている[4].

**ポイント**
通常の呼吸器感染症とは経過が異なる

## 原因微生物と感染経路

### ■ 原因微生物 **2**

- 誤嚥は本症発症の重要な因子であり，口腔内に常在する嫌気性菌や，連鎖球菌である*Streptococcus anginosus*が重要な菌として知られている.
- クレブシエラ属（*Klebsiella* spp.），黄色ブドウ球菌（*Staphylococcus aureus*），肺炎球菌（*Streptococcus pneumoniae*）などの好気性菌も原因菌として知られ

**ポイント**
誤嚥は肺膿瘍の重要な発症因子

**1** 肺膿瘍の臨床症状

|  | Takayanagi, et al.[7] (n＝205) | 宇留賀ほか[14] (n＝44) | Mukae, et al.[3] (n＝59) |
|---|---|---|---|
| 発熱 | 167（81.5） | 33（75.0） | 36（61.0） |
| 咳 | 114（55.6） | 28（63.6） | 32（54.2） |
| 痰 | 114（55.6） | 29（65.9） | 28（47.5） |
| 胸痛 | 76（37.1） | 15（34.1） | 11（18.6） |
| 血痰 | 45（22.0） | 9（20.5） |  |
| 食欲低下 | 37（18.0） |  |  |
| 全身倦怠感 | 25（12.2） |  |  |
| 体重減少 | 17（8.3） |  |  |

（　）内：％

（文献3），7），14）をもとに作成）

**2** 肺膿瘍の原因菌

| 検出菌 | Takayanagi, et al.[7]<br>(n＝122) | Wang, et al.[5]<br>(n＝90) |
|---|---|---|
| **グラム陽性菌** | | |
| 肺炎球菌 | | |
| 黄色ブドウ球菌 | 3 (2.5) | 2 (2.2) |
| 連鎖球菌属（アンギノーサス属含む） | 85 (69.7) | 27 (30.0) |
| 　アンギノーサス属 | 24 (20.0) | 19 (21.1) |
| エンテロコッカス属 | 2 (1.6) | 1 (1.1) |
| コリネバクテリウム属 | 1 (0.8) | |
| その他 | 16 (13.1) | 2 (2.2) |
| **グラム陰性菌** | | |
| インフルエンザ菌 | 5 (4.1) | 3 (3.3) |
| 大腸菌 | 2 (1.6) | 3 (3.3) |
| クレブシエラ属 | 10 (8.2) | 30 (33.3) |
| 緑膿菌 | 6 (4.9) | 1 (1.1) |
| エンテロバクター属 | 1 (0.8) | |
| セラチア属 | 1 (0.8) | |
| ナイセリア属 | 3 (2.5) | |
| その他 | 3 (2.5) | 5 (5.6) |
| **嫌気性菌** | | |
| フソバクテリウム属 | 7 (5.7) | 3 (3.3) |
| プレボテラ属 | 9 (7.4) | 8 (8.9) |
| ペプトストレプトコッカス属 | 10 (8.2) | 11 (12.2) |
| ポルフィロモナス属 | 1 (0.8) | 1 (1.1) |
| プロピオニバクテリウム属 | 1 (0.8) | 2 (2.2) |
| ベイロネラ属 | 7 (5.7) | 1 (1.1) |
| アクチノミセス属 | 3 (2.5) | |
| その他 | 8 (6.6) | 14 (15.6) |
| ノカルジア | 3 (2.5) | 4 (4.4) |

（　）内：％　　　　　　　　　　　　　　　　　　　　（文献5), 7)をもとに作成）

ており[5]，これら好気性菌による肺膿瘍は，誤嚥のリスクを有さない患者群で特に考慮する必要がある[6]★1.

● 好気性菌と嫌気性菌や，嫌気性菌同士の混合感染を呈することもしばしばある[7,8].

● 筆者らは，培養に依存しない16S rRNA遺伝子を用いた細菌叢解析★2による検討を行ったが，この方法では嫌気性菌が42.4％（25例）と最も多く検出され，次に，*S. anginosus*（15.3％），その他の口腔内連鎖球菌属（11.9％），肺炎球菌（5.1％）が検出された．また，嫌気性菌は全体で25例検出されたが，14例はフソバクテリウム属（*Fusobacterium* spp.）であった（**3**）[3].

■ **感染経路**

● 肺膿瘍の感染経路としては，気道を介した経路，肺外病変からの血行性経路，および隣接臓器からの直接的な感染病巣の波及に分かれる．

● 気道を介した経路としては，誤嚥による口腔内分泌物などの吸引が最も重要な要素である．

★1
Seoら[6]は，空洞や液面形成を有さない肺膿瘍については，肺膿瘍から独立した存在，すなわち壊死性肺炎と定義し，空洞や液面形成を有する肺膿瘍と比較して誤嚥リスクが少ない可能性を報告している．

★2　**細菌叢解析法**
本手法は，細菌のみが共通して保有する16S ribosomal RNA (rRNA) 遺伝子の配列の一部を網羅的に増幅してクローン・ライブラリーを作成する方法であり，理論上すべての細菌を網羅的に検出することが可能である．また，クローン・ライブラリー法を用いることによって，検出した各菌種の検体内における割合も把握することが可能となる．

**3** 細菌叢解析にて得られた肺膿瘍の検出菌

| 検出菌 | 検出頻度（%） |
|---|---|
| **グラム陽性菌** | 31（37.3） |
| 肺炎球菌 | 3（5.1） |
| 黄色ブドウ球菌 | 2（3.4） |
| レンサ球菌属（アンギノーサス属を含む） | 16（27.1） |
| アンギノーサス属 | 9（15.3） |
| その他 | 1（1.7） |
| **グラム陰性菌** | 9（15.3） |
| インフルエンザ菌 | 2（3.4） |
| モラクセラ・カタラーリス | 1（1.7） |
| クレブシエラ属 | 2（3.4） |
| 緑膿菌 | 2（3.4） |
| エンテロバクター属 | 1（1.7） |
| ナイセリア属 | 1（1.7） |
| **嫌気性菌** | 25（42.4） |
| フソバクテリウム属 | 14（23.7） |
| パルビモナス属 | 4（6.8） |
| プレボテラ属 | 2（3.4） |
| ポルフィロモナス属 | 2（3.4） |
| プロピオニバクテリウム属 | 1（1.7） |
| その他 | 2（3.4） |
| **原因不明** | 3（5.1） |

（Mukae H, et al. Respiration 2016；92：80-9[3]）をもとに作成）

- 肺外病変からの血行性経路としては，菌血症や感染性肺塞栓症などを背景とした血行性感染が，また，隣接臓器からの直接的な感染病巣の波及の例としては縦隔炎や横隔膜下膿瘍などを考慮する．多発する肺内病変を認めた場合には，肺外の感染病巣の評価も必要である．

## 検査手順と鑑別診断

- 検査所見に特徴的な所見がないことから，画像所見に加えて，白血球増多，CRP値上昇などの急性期炎症反応を認めた場合に疑う．
- 画像所見としては，本症の診断にはしばしば胸部CT検査が有用である．一般的に，中心部の壊死を示唆する低吸収域や空洞形成を認める．空洞壁は比較的厚く，内側の辺縁は平滑であり，内部に液面形成を伴うこともあり，また，周囲に浸潤影やすりガラス影を伴うこともある[9,10]．
- 呼吸器感染症においては喀痰検査が原因菌評価のための最も低侵襲な第一ステップであるが，嫌気性菌や口腔内常在菌の関与が高率に認められる本症では喀痰培養検査の意義は十分ではない．そのため，原因菌の評価を正確に行うためには，気管支鏡検査や経皮的病巣穿刺などによる侵襲的な評価法を検討する必要がある．ただし，すべての肺膿瘍患者における侵襲的検査の意義については示されていない[2]．
- 画像上，空洞形成を示す症例においては **4** に示すような肺膿瘍以外の鑑別

**ポイント**
正確な評価には気管支鏡検査や経皮的病巣穿刺が必要となる

**4 空洞形成を示す症例における鑑別疾患**

感染性疾患
- ・抗酸菌感染症（肺結核・非結核性抗酸菌症）
- ・真菌感染症（肺アスペルギルス症，肺クリプトコックス症など）
- ・寄生虫症（ウェステルマン肺吸虫症など），など

非感染性疾患
- ・肺癌（原発性・転移性），悪性リンパ腫，肺梗塞，多発血管炎性肉芽腫症，サルコイ
  ドーシスなど

疾患を考慮しながら基礎疾患や臨床所見，経過などを総合的に判断することが望まれる．

## 治療の実際

- 抗菌薬による治療が中心となる．
- 嫌気性菌はしばしばβ-ラクタマーゼの産生によりペニシリン系薬に耐性を示す[2]．また，上述したように，しばしば嫌気性菌と好気性菌の混合感染が多いため，嫌気性菌および好気性菌の両者に抗菌活性を有する抗菌薬を選択する．具体的には，β-ラクタマーゼ阻害薬配合ペニシリン系薬やカルバペネム系薬による治療を行う．
- 内服加療として，嫌気性菌による呼吸器感染症に対する有用性[11]やバイオ・アベイラビリティーの観点から，嫌気性菌に抗菌活性を有するキノロン系薬が選択肢となりうる★3．
- 初期治療としては経静脈的な抗菌薬全身投与が望ましい．また，キノロン系薬使用の際は，抗酸菌感染症の除外を十分に行う．
- わが国においても，2014年よりメトロニダゾール点滴が使用可能となったが，本薬剤を使用する場合には，*S. anginosus* などの口腔内常在菌も考慮し，セフトリアキソンのようなβ-ラクタム系薬との併用が必要となる．

## 私の治療のコツと工夫

- 肺膿瘍が疑われた症例では，臨床経過，および基礎背景★4の有無について十分な評価を行う．
- その上で，β-ラクタマーゼ配合ペニシリン系薬，カルバペネム系薬による経静脈的な抗菌薬投与を開始する．あわせて，糖尿病などの基礎疾患を有する場合は，必要に応じて基礎疾患の治療も並行して行う．

## 重症化した場合の対応

- 適切な抗菌薬治療で改善が乏しい症例では，抗菌薬の投与量の増量が治療効果に有用であったことが経験され[12]，抗菌薬の増量や投与間隔の変更も選択肢の一つとして考慮される．
- また，経皮ドレナージや気管支鏡を用いたドレナージ，外科的切除の適応に

**ポイント**
嫌気性菌，好気性菌の混合感染が多く，両者に抗菌活性を有する抗菌薬を選択する

**★3**
キノロン系薬の一つであるモキシフロキサシンは，嫌気性菌による呼吸器感染症においてクリンダマイシンやアンピシリン／スルバクタムと同等の臨床効果および安全性を示すことが報告されている[11]．

**★4**
口腔内の衛生状態，糖尿病，ステロイド薬を含めた免疫抑制薬の使用など．

ついても検討する.

## 生活指導

- 日常生活では口腔ケアが最も重要である.
- 誤嚥予防として，脳梗塞後などで誤嚥リスクの高い患者では，摂食・嚥下リハビリテーション，薬物療法(ACE阻害薬，シロスタゾールなど)，栄養状態の改善，誤嚥防止のための摂食後の一定時間の座位保持などに努める[13].

(矢寺和博，野口真吾)

## 文 献

1) Hirshberg B, et al. Factors predicting mortality of patients with lung abscess. Chest 1999；115：746-50.
2) Yazbeck MF, et al. Lung abscess：update on microbiology and management. Am J Ther 2014；21：217-21.
3) Mukae H, et al. The importance of obligate anaerobes and the *Streptococcus anginosus* group in pulmonary abscess：a clone library analysis using bronchoalveolar lavage fluid. Respiration 2016；92：80-9.
4) Mansharamani N, et al. Lung abscess in adults：clinical comparison of immunocompromised to non-immunocompromised patients. Respir Med 2002；96：178-85.
5) Wang JL, et al. Changing bacteriology of adult community-acquired lung abscess in Taiwan：*Klebsiella pneumoniae* versus anaerobes. Clin Infect Dis 2005；40：915-22.
6) Seo H, et al. Focal necrotizing pneumonia is a distinct entity from lung abscess. Respirology 2013；18：1095-100.
7) Takayanagi N, et al. Etiology and outcome of community-acquired lung abscess. Respiration 2010；80：98-105.
8) Pena Grinan N, et al. Yield of percutaneous needle lung aspiration in lung abscess. Chest 1990；97：69-74.
9) Groskin SA, et al. Bacterial lung abscess：a review of the radiographic and clinical features of 50 cases. J Thorac Imaging 1991；6：62-7.
10) Stark DD, et al. Differentiating lung abscess and empyema：radiography and computed tomography. AJR Am J Roentgenol 1983；141：163-7.
11) Bartlett JG. Anaerobic bacterial infection of the lung. Anaerobe 2012；18：235-9.
12) 川波敏則. 高用量で挑む感染症治療の実際─肺炎. 感染と抗菌薬 2012；15：358-63.
13) 日本呼吸器学会医療・介護関連肺炎(NHCAP)診療ガイドライン作成委員会編. 医療・介護関連肺炎診療ガイドライン，第1版. 日本呼吸器学会；2011. p.32-5.
14) 宇留賀公紀ほか. 肺膿瘍44例の臨床的検討. 日呼吸誌 2012；1：171-4.

## Column

# Lemierre症候群

### 本症候群の特徴

Lemierre症候群とは，激しい咽頭炎に続発する敗血症から，多臓器にわたる敗血症性塞栓（septic emboli）や敗血症性関節炎（septic arthritis）などをきたす重篤な全身感染性症候群である[1]．1936年にLemierre[1]が20例をまとめた報告をして以来，Lemierre症候群として知られるようになり，その後も多くの報告がされてきた．

発生頻度は0〜3％と比較的まれな疾患であり[2]，抗菌薬の発達により一時は"forgotten disease"と呼ばれた[3]が，近年また報告数が増加に転じている[4]．

本症候群の原因菌は嫌気性菌で，中でも*Fusobacterium necrophorum*が最多[5]だが，ブドウ球菌や連鎖球菌の報告も散見される[6,7]．

若年健常者に発症する傾向があり，Leugersら[8]の報告では平均18.9歳で，16〜25歳の若年成人に好発するとの報告が多い[9,10]．小林ら[11]の本邦11例での検討では，発症年齢の中央値は35歳であった．

本症候群の特徴を **1** に示すが，①咽頭炎に続発する敗血症および扁桃周囲膿瘍，②内頸静脈などに生じる血栓性静脈炎，また③敗血症性肺塞栓（septic pulmonary emboli）や，④全身の転移性膿瘍（metastatic abscess），さらに敗血症性関節炎などの特徴的経過をたどる[1-12]．特徴的な臨床経過をたどる理由としては，原因菌のleukotoxin産生能が高いこと[13]，強力な血小板凝集能を有すること[5]などが推察されている．

### 本症候群の診断意義

本症候群を診断する意義は，血液培養の結果を待たずに原因菌の推定が可能となることである．*F. necrophorum*による咽頭・扁桃炎の発生頻度は意外と高く，A群連鎖球菌の2倍の頻度とする報告もあり[14]，注意が必要である．

本症が再び増加している原因として，抗菌薬適正使用の推奨から，咽頭炎や扁桃炎に抗菌薬を使用しない傾向となったこと，嫌気性菌の培養技術が向上したことなどが理由として推察されている[15]．

**1** 原著に記載されるLemierre症候群の臨床像

1. 咽頭炎に続発する敗血症と扁桃周囲膿瘍
   （Postanginal septicemia and peritonsillar abscess）
2. 若年成人や青年期に発症しやすい
   （Usually affects young adult or adolescens）
3. 嫌気性菌が原因菌で，多くは*Fusobacterium necrophorum*
   （Due to anaerobic organisms [mostly *Fusobacterium necrophorum*]）
4. 扁桃静脈や内頸静脈に局所的な血栓性静脈炎を生じる
   （Followed by local thrombophlebitis [tonsillar vein and internal juglar vein]）
5. 敗血症性肺塞栓が高頻度に続発する
   （Followed by septic pulmonary emboli very frequenty）
6. 遠隔部位での転移性膿瘍や敗血症性関節炎
   （Metastatic abscess and septic arthritis in distant area）

（Lemierre A. Lancet 1936；227：701-3[1] より）

健康な若年者が咽頭炎を契機に，敗血症や播種性血管内凝固症候群（DIC）を引き起こしたとき，本症候群の存在を知らないと困惑することになる．敗血症性肺塞栓や肺膿瘍の症例を診察したときに，原因疾患のひとつとして，本症候群を鑑別にあげられなければならない．特徴的所見から本症を疑い，頚部造影CTで静脈内血栓・閉塞を確認すれば，診断と治療方針が速やかに決定する．

## 診断

以下に診断のポイントをあげる．
・若年健常者で咽頭痛が先行し，全身状態が悪化
・開口障害を認める症例もある[12, 16]．
・う歯や歯科治療後に発症する場合もある[16, 17]．
・激しい炎症反応，敗血症，DICをしばしば合併
・しばしば頚部に索状物（血栓性静脈炎）を触知
・高頻度に敗血症性肺塞栓を合併
・頚部の造影CTで静脈内血栓・閉塞を認める．（筆者の経験例のうち1例のCT像を **2** に示す）
・時に急性呼吸促迫症候群（ARDS）へ進行[18]
・遠隔臓器・関節に非外傷性膿瘍・関節炎を合併
・血液培養で *F. necrophorum* を検出（他の菌での発症や，混合感染の報告もある）

## 治療

嫌気性菌（主に *F. necrophorum*）に対する抗菌薬投与が必須であり，ペニシリン系，クリンダマイシン（CLDM），メトロニダゾール（MNZ）などが推奨される．以前はペニシリン系の感受性が高かったが，欧米では*β*-ラクタマーゼ産生株が22.7％を占めていたとする報告もある[19]．川村ら[20]は，*Fusobacterium* 属が関与する感染症108例を検討した結果，半数以上の症例で，*β*-ラクタマーゼ産生の嫌気性菌またはブドウ球菌との共存が確認されていたと報告している．

『日本語版サンフォード感染症治療ガイド2017[21]』によると，*F. necrophorum* に対して

**2** 頚部の造影CT像

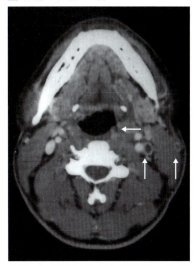

内頚・外頚静脈は血栓で閉塞している（血栓性静脈炎）（↑）．
扁桃周囲炎により腫脹した軟部組織が内腔へ突出している（←）．

は，咽頭炎・扁桃炎であればアモキシシリン/クラブラン酸（AMPC/CVA）かCLDMが第一選択薬として，第二選択薬としてMNZが推奨されている．感染性頚静脈炎を合併してLemierre症候群に進展してきた場合には，ペニシリンと*β*-ラクタマーゼ阻害薬との配合薬ピペラシリン/タゾバクタム（PIPC/TAZ，4.5 g静注8時間ごと）か，MNZ（500 mg 8時間ごと）とセフトリアキソン（2 g静注1日1回）の併用などが推奨されている．

また，CLDM（600～900 mg静注8時間ごと）とともに，イミペネム/シラスタチン（IPM/CS）やメロペネムも推奨されているが，Jensenら[22]はIPM/CS耐性株を報告している．ニューキノロン系については，田中ら[23]がレボフロキサシン耐性株，内藤ら[24]はスパフロキサシン耐性株を報告しており，推奨できない．マクロライド系やアミノグリコシド系には完全耐性である．

抗菌薬投与期間は，ドレナージできない膿瘍が残存していることも多いため1か月を超える報告も多いが，病状にあわせて個別に判断すべ

きである.

　そのほかの治療に関するポイントについて以下にあげる.

・敗血症からDICを合併した場合, DIC対策が必要となる.

・膿瘍には必要ならドレナージを行う.

・血栓性静脈炎に対する抗凝固療法には議論が残る[8,12].

・内頚静脈結紮術に関しても議論が残るところである[25].

（村松弘康）

## 文献

1) Lemierre A. On certain septicemias due to anaerobic organisms. Lancet 1936 ; 227 : 701-3.

2) Riordan T, Wilson M. Lemierre's syndrome : more than a historical curiosa. Postgrad Med J 2004 ; 80 : 328-34.

3) Moore-Gillon J, et al. Necrobacillosis : a forgotten disease. Br Med J 1984 ; 288 : 1526-7.

4) Elzubeir A, et al. Lemierre's syndrome : The forgotten disease? Clin Microbiol 2016 ; 4 : 180.

5) Forrester LJ, et al. Aggregationof platelets by *Fusobacterium necrophorum*. J Clin Microbiol 1985 ; 22 : 245-9.

6) Puymirat E, et al. A Lemierre syndrome variant caused by *Staphylococcus aureus*. Am J Emerg Med 2008 ; 26 : 380. e5-7.

7) Blumberg D, et al. Lemierre syndrome caused by group A streptococci. Pediatr Infect Dis J 2007 ; 26 : 661-2.

8) Leugers CM, Clover R. Lemierre syndrome : postanginal sepsis. J Am Board Fam Pract 1995 ; 8 : 384-91.

9) Syed MI, et al. Lemierre syndrome : two cases and a review. Laryngoscope 2007 ; 117 : 1605-10.

10) Ridgway JM, et al. Lemierre syndrome : a pediatric case series and review of literature. Am J Otolaryngol 2010 ; 31 : 38-45.

11) 小林洋一ほか. 敗血症性肺塞栓症を伴ったLemierre症候群の1例. 感染症誌 2014 ; 88 : 695-9.

12) De Sena S, et al. Jugular thrombophlebitis complicating bacterial pharyngitis (Lemierre's syndrome). Pediatr Radiol 1996 ; 26 : 141-4.

13) Tan ZL, et al. *Fusobacterium necrophorum* infections : virulence factors, pathogenic mechanism and control measures. Vet Res Commun 1996 ; 20 : 113-40.

14) Centor RM, et al. The clinical presentation of *Fusobacterium*-positive and streptococcal-positive pharyngitis in a university health clinic : a cross-sectional study. Ann Intern Med 2015 ; 162 : 241-7.

15) Hagelskjaer Kristensen L, Prag J. Human necrobacillosis, with emphasis on Lemierre's syndrome. Clin Infect Dis 2000 ; 31 : 524-32.

16) 鳴瀬智史ほか. Lemierre症候群の病態を呈し治療に難渋した重症菌性感染症の1例. 日口外誌 2014 ; 60 : 234-9.

17) Ely EW, et al. Thoracic complications of dental surgical procedures : hazards of the dental drill. Am J Med 1993 ; 95 : 456-65.

18) Cosgrove EF, et al. Adult respiratory distress syndrome as a complication of postanginal sepsis. Chest 1993 ; 103 : 1628-9.

19) Appelbaum PC, et al. Beta-lactamase production and susceptibilities to amoxicillin, amoxicillin-clavulanate, ticarcillin, ticarcillin-clavulanate, cefoxitin, imipenem, and metronidazole of 320 non-*Bacteroides fragilis Bacteroides* isolates and 129 fusobacteria from 28 U.S. centers. Antimicrob Agents Chemother 1990 ; 34 : 1546-50.

20) 川村千鶴子ほか. 5年間で経験した*Fusobacterium*が関与する感染症108例の臨床細菌学的解析. 感染症誌 2002 ; 76 : 23-31.

21) 菊池　賢, 橋本正良. 日本語版サンフォード感染症治療ガイド2017, 第47版. ライフサイエンス出版 ; 2017. p.79-82.

22) Jensen A, et al. Minimum requirements for a rapid and reliable routine identification and antibiogram of *Fusobacterium necrophorum*. Eur J Clin Microbiol Infect Dis 2008 ; 27 : 557-63.

23) 田中香お里, 渡邉邦友. 嫌気性菌および通性嫌気性菌に対するmoxifloxacinの*in vitro*抗菌力. 日化療会誌 2005 ; 53 : 21-6.

24) 内藤　亮ほか. Lemierre症候群の1例. 日呼吸会誌 2011 ; 49 : 449-53.

25) 大塚尚志ほか. 内頚静脈結紮術を行ったLemierre症候群例. 耳鼻臨床 2006 ; 99 : 759-62.

# 特殊病態下（免疫抑制患者）の呼吸器感染症

**4**章

# HIV感染者における呼吸器感染症

## HIV感染者の肺病変の考え方

● HIV感染症はCD4陽性T細胞の減少による細胞性免疫の低下が主体であるが，B細胞の機能不全による液性免疫も障害されている．また，進行期では骨髄抑制による汎血球減少から好中球減少も起こりうるため，これらが組み合わされた高度な免疫不全状態となりうる．HIV感染者の肺疾患の鑑別疾患は，一般細菌による感染症から腫瘍疾患まで多彩である．

● 発症時のCD4数は鑑別疾患を絞り込むうえで参考になる（**1**）．日和見感染症（OI）の多くはCD4値がある閾値よりも低下した場合に発症し，それよりもCD4値が高い場合には発症頻度は著しく低下する．

● HIV感染者では一般に炎症反応が乏しいため，特に免疫不全進行例で，胸部X線で陰影が軽微であったり非特異的所見を呈しうる．排菌陽性の結核で，胸部X線では異常陰影が認められず，肺門や縦隔のリンパ節腫大が唯一の所見であることもある．**2**に胸部画像所見から考えられる鑑別疾患を示した．

● HIV感染者に胸部異常陰影がみられた場合，罹患率から考えた最も重要な鑑別疾患は，ニューモシスチス肺炎（PCP），細菌性肺炎，そして結核である．それぞれに特徴的な画像所見および症状があるが，宿主の免疫能に応じて非典型的病態を呈するため，しばしば診断に難渋する．

● HIV感染者では複数の肺疾患が同時合併することもまれではなく，一つの診断の確定が他疾患の否定にはならない点にも注意が必要である（**ADVICE**参照）．

▶ HIV：
human immunodeficiency virus

▶ OI：
opportunistic infection

**ポイント**
HIV感染者では胸部X線で異常所見のない肺結核がある

▶ PCP：
*Pneumocystis pneumonia*

**ポイント**
HIV感染者では複数の肺疾患が合併することがまれではない

**1** CD4数によるHIV合併肺病変の鑑別

| CD4＞200 | 細菌性肺炎（CD4↓でrisk上昇）<br>結核（上肺野空洞影）<br>非Hodgkinリンパ腫 |
|---|---|
| CD4＜200 | ニューモシスチス肺炎<br>クリプトコックス肺炎<br>結核（浸潤影，縦隔リンパ節腫脹）<br>ノカルジア肺炎 |
| CD4＜100 | カポジ肉腫<br>トキソプラズマ肺炎 |
| CD4＜50 | サイトメガロウイルス肺炎（考慮する）<br>肺NTM症（肺病変のみはまれ）<br>アスペルギルス肺炎（好中球減少／ステロイド併用）<br>播種性ヒストプラズマ症（日本でまれ）<br>播種性コクシジオイド症（日本でまれ） |

▶ NTM：
non-tuberculous mycobacteria(非結核性抗酸菌)

**HIV感染者における複数菌感染に注意**

　HIV感染者では複数菌感染がまれではない．筆者らの経験では，PCP＋クリプトコックス肺炎，PCP＋ノカルジア肺炎，細菌性肺炎＋肺結核などを経験している．特にPCPでは全肺野に病変があるため，PCP病変に混在する形で他病変が形成される点に注意が必要である．

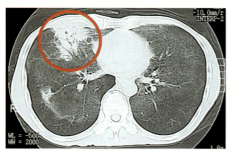

症例1：PCP＋ノカルジア肺炎．右中葉が他の部位とは陰影の性状が異なっている．同部位の気管支洗浄を行い，洗浄液よりノカルジアの菌体が検出された．

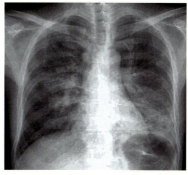

症例2：細菌性肺炎（ブドウ球菌）＋肺結核．細菌性肺炎の入院治療中に喀痰抗酸菌培養から結核菌が検出され，結核合併例であることが判明した．

**2** X線画像からのHIV合併肺病変の鑑別

| 肺胞性陰影 | 結節影，腫瘤影 |
|---|---|
| **ニューモシスチス肺炎**<br>**細菌性肺炎**<br>**肺結核（CD4＜200）**<br>ノカルジア肺炎<br>非Hodgkinリンパ腫 | **肺結核（CD4＞200）**<br>**肺NTM症（CD4＜100）**<br>**カポジ肉腫（辺縁不整）**<br>ノカルジア肺炎<br>サイトメガロウイルス肺炎<br>非Hodgkinリンパ腫（辺縁整）<br>クリプトコックス肺炎 |
| 粟粒陰影 | 気胸 |
| **粟粒結核**<br>クリプトコックス肺炎<br>ニューモシスチス肺炎<br>ヒストプラズマ肺炎（国外居住歴） | **ニューモシスチス肺炎** |
| | 胸水 |
| 縦隔リンパ節腫脹 | **結核性胸膜炎**<br>**カポジ肉腫（血性）**<br>**細菌性肺炎**<br>非Hodgkinリンパ腫<br>　（primary effusion lymphoma） |
| **肺結核（造影で中心部に壊死）**<br>**カポジ肉腫**<br>**肺NTM症**<br>**ノカルジア肺炎**<br>非Hodgkinリンパ腫 | 空洞 |
| 線状影，網状影 | **肺結核（CD4＞200）**<br>**肺NTM症（免疫再構築症候群）**<br>肺化膿症（ブドウ球菌，緑膿菌） |
| **ニューモシスチス肺炎**<br>サイトメガロウイルス肺炎<br>細菌性肺炎<br>クリプトコックス肺炎<br>トキソプラズマ肺炎 | 嚢胞 |
| | **ニューモシスチス肺炎**<br>**クリプトコックス肺炎** |

鑑別疾患は代表的なもののみ記した．
太字は頻度の点から特に重要．

## 主要疾患のポイント

### ニューモシスチス肺炎（PCP）

#### ■ 特徴

- *Pneumocystis jirovecii* による肺炎である．CD4＜200/$\mu$L で発生する．PCP は ST 合剤による化学予防が可能であることから，HIV 感染が既知である症例での発生はまれである．一方で，HIV 感染の診断がまだなされていない患者の「いきなりエイズ」の重要な疾患であり，現在でも HIV 感染者の主要な死因であり続けている．

- HIV 未診断例での発症が多いため，本疾患の可能性が見逃され，急性間質性

**ポイント**
PCP は急性間質性肺炎や異型肺炎と誤診されていることがある

---

#### TOPICS ▶

**PCP 治療薬剤間の効果の差異**

　現在，PCP の治療薬剤として，ST 合剤のほかにペンタミジンやアトバコンが使用可能である．1989 年から 2004 年にかけての 1,122 例，1,188 件の PCP 症例についてのコホート検討[5]では，81％の症例で ST 合剤が最初の薬剤として用いられ，7％でペンタミジン，6％でクリンダマイシン（CLDM）＋プリマキンが選択されていた．薬剤選択と死亡率との関連を解析した結果，3 か月時点での死亡率は，ペンタミジンを初期治療に用いることが有意な死亡率増加と関連していた（HR 2.0）．

　軽症から中等症まで（$PaO_2$＞60 mmHg かつ A-a$DO_2$＜45 mmHg）の PCP を対象に，ST 合剤とアトバコンの効果を比較した RCT[14]では，副作用はアトバコンが有意に少なかったが，4 週時点での死亡率はアトバコンで有意に高く（$p = 0.003$），治療効果は明らかに ST 合剤に劣っていた．エントリー時点での下痢の症状がある場合には，アトバコン治療群においては薬物血中濃度が低く（$p = 0.009$），治療失敗（$p < 0.001$）および死亡（$p < 0.001$）と有意に関連していたが，ST 合剤ではそのような関連はみられなかった．この結果は，両者の治療効果の差が経口内服した場合のバイオアベイラビリティの違いを反映している可能性を示唆するものであると考えられる．

　同じく軽症から中等症までの PCP を対象に，ペンタミジンとアトバコンの効果を比較した RCT[15]では，アトバコンは副作用が少なく全体としての治療成功率は高い傾向にあったが（57％ vs 40％，$p = 0.085$），一方で治療不応例は多い傾向を認め（29％ vs 17％，$p = 0.18$），抗菌力としてのアトバコンはペンタミジンにも劣っている可能性がある．

　以上より，PCP に対する治療効果としては，ST 合剤＞ペンタミジン＞アトバコンの順で優れている可能性があると考えられる．

　アトバコンは有害事象が少なく忍容性に優れるが，バイオアベイラビリティは 47±15％と低く，空腹時では吸収率がさらに 2.5〜3.5 分の 1 に減少するため，特に食事が十分に摂取できない重症例では問題となりうる[16]．また半減期が 70 時間程度と非常に長く，万一，副作用が発生した場合には有害事象が遷延する可能性も考慮すべきであろう．

　以上より筆者らは，アトバコンは重症例では投与すべきではなく，重症例で ST 合剤が使えない場合には禁忌でないかぎりペンタミジン点滴を第二選択として用いることとしている．ただしペンタミジンも副作用発現率が高く，薬剤熱のみならず，低血圧，電解質異常，低血糖などの重篤な副作用が多いため[17]，ST 合剤以上に有害事象に対する注意深いモニタリングを必要とする．添付文書での投与量は 4 mg/kg/日であるが，副作用を軽減する目的で国内外で 3 mg/kg/日への減量がしばしば行われており，同等の効果が期待できると考えられている．筆者らは全例で 3 mg/kg/日による治療を選択している．

肺炎やレジオネラ肺炎などの異型肺炎と誤診されている症例も少なからず存在する.

## ■診断

- 胸部X線における両側性のびまん性すりガラス様陰影で本症を疑う.
- 血液検査ではLDHの上昇が感度の高い重要な所見である.
- 血清β-D-グルカンの感度は非常に高く,当科の経験ではCTで肺野病変がなく喀痰PCRが陽性のcolonization例でも多くがβ-D-グルカンが高値となる.そのため,HIV感染者での臨床的肺炎発症例で本検査が陰性の場合には,PCPの可能性をほぼ否定できると考えてよい.
- PCPの診断は,原則として気管支内視鏡検査による気管支洗浄を行い(30 mL×3回程度),サイトスピン標本のDiff-Quik染色でニューモシスチスの菌体を証明するのが原則である.侵襲性の少ない口腔洗浄液を用いた定量PCRが有効という報告があり[1],感度88%,特異度85%とされているが,前述のようにHIV患者では無症候性キャリアが存在していることより,現時点ではPCRのみでのPCPの診断は原則として推奨されない.

## ■治療

- 治療の第一選択はST合剤であり9〜12 g/日(trimethoprimで15 mg/kg/日)を分3投与する.HIV感染者ではST合剤の副作用発現の頻度が高く,6〜7割で発熱,発疹などの過敏反応(薬剤アレルギー)がみられるため,多くは治療終了まで継続できない.
- 第二選択であるペンタミジンも副作用発現率が高く,薬剤熱のみならず,低血圧,電解質異常,低血糖など重篤な副作用が多いのも特徴である.アトバコンは忍容性に優れるが,抗菌活性は先述の2剤に比べて劣っている.吸収率も低く空腹時内服でさらに吸収率が低下するため,治療失敗のリスクに注意が必要である(前頁の**TOPICS**参照).
- 米国CDCの治療のガイドライン[2]では,PCPを発症した場合には速やかにARTを開始すべきであるとしている★1.
- PCP治療開始からART導入までの期間が短い場合には,免疫再構築症候群(IRIS)による呼吸不全悪化のリスクが存在する.ART導入時期はIRISによる呼吸状態の悪化のリスクも考慮しながら,症例ごとに治療開始時期を検討すべきである★2.

# 結核

## ■特徴

- 世界的には,結核はHIV感染者が罹患する最も頻度の高いエイズ指標疾患である.HIV感染者が最も多いアフリカにおいては,結核患者の30%以上はHIV感染者であり,剖検による検討ではHIV感染者の50%が活動性の結核を有していたと報告されている[7].特に結核有病率の高い外国国籍の患者では,再燃結核のリスクに常に留意すべきである.

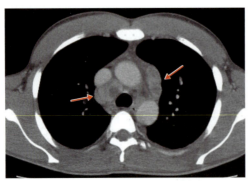

**❸ 結核患者にみられた縦隔リンパ節の腫脹**

## ■診断

- 画像所見は宿主の免疫不全の程度により異なるパターンをとる．CD4＞200/μLで免疫能が比較的保たれている段階では，上肺野の陰影，空洞形成など非HIV感染者と類似した典型的なreactivationパターンを呈することが多いが，CD4＜200/μLでは空洞形成はまれであり，下葉の陰影，多発浸潤影，縦隔リンパ節腫脹など非典型的な所見を呈するようになる．

- 縦隔リンパ節の腫脹は胸部CTで検出しやすく，リンパ節周囲の造影剤による増強効果などの特異的な所見が得られる（❸）ため，不明熱の症例を含めて結核を疑った場合には積極的に実施すべきである．

- HIV合併結核では，肺外結核の頻度が高いことが重要である．肺外結核を常に念頭においた全身の検索が重要である．

## ■治療

- 一般的には抗結核治療を一定期間行って後に，ART導入を行う．これは抗結核薬に対する薬剤熱も含めた副作用発現率が高いため，ARTを同時に開始することでIRIS★3を発症したり，ART薬の副作用も加わることで，臨床的マネジメントが困難になるためである．ただし，途上国で行われた3つのRCTの結果から，ART開始が遅れると死亡率が上昇する可能性も示唆されている．

- 米国CDCガイドライン[2]では結核性髄膜炎を除き，CD4＜50/μLでは抗結核治療開始後2週間以内のART導入，またそれ以外では結核治療開始後2〜3か月以内のART導入が推奨されている．

- ARTを導入する場合には，リファマイシン系薬剤と抗HIV薬との相互作用に十分注意する必要がある．リファンピシンは相互作用の関係から多くの抗HIV薬と併用禁忌となっている．そのため，ARTは相互作用が比較的少ないリファブチンに変更して後に導入することが多い．抗HIV薬とリファブチンの相互作用を❹にまとめた．

★2

Prasannaら[4]は，抗HIV治療をPCP治療終了直後に開始したところ重症のIRIS（immune reconstitution inflammatory syndrome）による呼吸不全を呈した3例について報告し，PCP発症の際の適切な抗HIV治療時期については，さらなる検討が必要ではないかと述べている．1996年から2013年までのエイズ指標疾患を発症した720例の患者を対象としたイタリアのコホート研究[5]では，OI発症後のART導入時期は早期化してきている傾向がみられるものの，OI発症後30日以内にARTが導入されたのは2008年以降の症例でも43％にすぎず，予想以上に早期ART導入がなされていない臨床現場の実態を指摘している．ドイツ・オーストリアの治療ガイドライン[6]では，PCP発症患者のART開始時期について，「早期治療のメリットを示唆する一つのRCT（★1を指す）が存在する」ことを言及したうえで，「複数の専門家は急性期治療終了までART開始を待てると考えている」という記載を加えている．

**ポイント**

画像所見は宿主の免疫不全の程度により異なる
縦隔リンパ節腫脹が特徴的所見である
HIV合併結核では肺外結核を念頭に全身検索を行う

**ポイント**

抗結核治療を一定期間行って後に，ARTを導入する
抗HIV薬とリファマイシン系薬剤の薬物相互作用に注意が必要

## 4 リファブチン（RBT）と抗HIV薬の併用

| | 抗HIV薬 | 用量調整 |
|---|---|---|
| プロテアーゼ阻害薬<br>（PI） | リトナビル（r）併用PI | |
| | アタナザビル/r<br>ダルナビル/r<br>ホスアンプレナビル/r<br>ロピナビル/r<br>サキナビル/r | RBT150 mg/日または300 mg<br>を週3回 |
| | リトナビルを併用しないPI | |
| | アタナザビル<br>ホスアンプレナビル | RBT150 mg連日または300 mg<br>を週3回 |
| 非核酸系逆転写酵素阻害薬<br>（NNRTI） | エファビレンツ | RBT450-600 mg連日もしくは<br>600 mg週3回<br>（EFVがPIと併用していない場<br>合） |
| | エトラビリン | RBT300 mg連日<br>ETRがRTV併用PIと併用してい<br>る場合はRBTは併用禁） |
| | リルピビリン | 併用禁忌 |
| | ネビラピン | 用量調整不要 |
| インテグラーゼ阻害薬<br>（INSTI） | ラルテグラビル | 用量調節不要 |
| | EVG/COBI/TDF/FTC | 併用禁忌 |
| | ドルテグラビル | 用量調整不要 |
| CCR5阻害薬 | マラビロク | CYP3 A誘導もしくは阻害薬の併<br>用なし：MVC600 mg分2<br>CYP3 A阻 害 薬 の 併 用あり：<br>MVC300 mg分2 |

## 細菌性肺炎

- HIV感染者は細菌性肺炎の発症頻度が高い★4．病期の進行に伴う汎血球減少と，特異抗体産生能の低下に伴うオプソニン作用の減弱などが機序として想定されている．

- ARTが行われるようになった前後で，CD4 200/$\mu$L以下の患者における肺炎発症頻度は，1993年の22.7/100 person-yearsから1997年には9.1/100 person-yearsと減少し，細菌性肺炎の頻度も減少していることが報告されている[9]．

- 起炎菌としては市中発症の場合は非HIV感染者と変わらず，肺炎球菌，インフルエンザ菌が主要な原因である．肺炎球菌の場合，血液培養陽性の侵襲性感染となりやすい．レジオネラ肺炎やマイコプラズマ感染症は少ないとの報告もある[10]．5 にHIV感染者でみられた細菌性肺炎の起炎菌の頻度を示した[11]．

- ノカルジアは一般人口に比べて140倍の発生率であり，特にCD4＜100/$\mu$Lでリスクが高いという報告がある[12]．筆者らの経験では単独感染よりも

IRISは持続する発熱や新たに出現するリンパ節腫脹，あるいはもともとあった病変の増悪という形で起こる．最も重要な鑑別疾患は薬剤熱であり，発熱のみの場合は鑑別が難しい場合もあり，発疹の有無や免疫反応の増強を示すリンパ節増大などの所見を参考に判断する．一方，ART導入から臨床症状悪化までの期間はIRISを疑う最も重要な手がかりとなりうる．ARTと関連したIRISはART開始2週間前後，多くは1か月以内に起こることが多く，反応は激烈でしばしばステロイド治療等の介入なしでは治療の続行が不可能である．症状が激烈な症例ではARTの中断も検討する必要がある．
IRISであると判断された場合，経験上は短期のステロイド治療が有用で，ART継続が可能であるが，適切な使用量，期間に関する検討は現時点では存在しない．当科では0.5～1 mg/kg/日よりスタートし，以後は3～5日ずつ熱型をみながら漸減している．多くは2週間以内にステロイドを中止できるが，症例ごとに反応をみながら投与期間を決定する必要がある．

**ポイント**
HIV感染者では細菌性肺炎の発症リスクも高い

★4
有効なART（抗HIV療法）がなかった時代の検討では，年齢をマッチさせた1,130例のHIV感染者と167例の非HIV患者を観察した5年間のコホート研究[8]で，細菌性肺炎の発生率は5.5 vs 0.9/100 person-yearsで，HIV感染者で発生頻度が6倍高かった．

TOPICS

## インターフェロンγ放出アッセイ（IGRA：interferon-gamma release assay）の意義

現在，クォンティフェロン（QFT）とT-SPOTの2種の検査が可能である．いずれも，in vitroで結核菌由来の特異抗原（ESAT-6およびCFP-10）によるリンパ球刺激後のインターフェロン-γ（IFN-γ）産生をみるものであるが，QFTが放出されたIFN-γの量を測定しているのに対し，T-SPOTはIFN-γを産生する細胞数を測定している点に違いがある．両者ともに，細胞性免疫能が低下しているHIV合併例では感度が低下することが予想されるが，診断における有用性に関して，いまだ一定の見解が得られていないのが現状である．

590人のHIV患者を対象として，第三世代のクォンティフェロン（QFT-3G）の有用性を検討した報告[18]では，27人の陽性者が検出され結核の潜伏感染が示唆された．陽性コントロールであるPHAに対する反応性もCD4が低い場合には有意に低下しており（$p<0.001$），結果判定が不能となるPHA non-responderがCD4<100の場合は24％で認められた．またCD4数が低いほど"intermediate"の判定となる傾向があった．QFTは特異抗原による刺激であるため特異度は高いことが想定され，当初は「陽性である場合の診断意義は大きい」と考えられていた．しかし，QFTで陽性になったHIV患者を再検すると2回目は7割が陰性という報告[19]があり，非HIV症例である医療従事者での検討でも，「QFTの結果には再現性がない」という報告[20]が出てきており，陽性結果の信頼性自体にも懸念が呈されてきているのが現状である．

T-SPOTについては，非HIV患者における検討から，QFTと比較して感度，特異度ともに優れているという結果が出ている[21]．しかしながら，HIV合併結核を対象としたシステマティックレビューでは，T-SPOTはQFTと比較して感度，特異度ともに有意性を示すことはできなかった[22]．

これらIGRAで用いられる特異抗原は，Mycobacterium marinumとM. kansasii由来の抗原には交差反応するため，播種性NTM症のリスクも高いHIV患者では，この点も懸念事項となっている．

**5** HIV感染者でみられた細菌性肺炎の起炎菌
（n＝186）

| | |
|---|---|
| S. pneumoniae | 59（31.7%） |
| L. pneumophila | 11（5.9%） |
| H. influenzae | 6（3.2%） |
| non-pseudomonal GNR | 8（4.3%） |
| P. aeruginosa | 6（3.2%） |
| others | 12（6.5%） |
| unknown | 84（45.2%） |

（Curran A, et al. HIV Med 2008；9：609-15[11]）をもとに作成）

PCP等の混合感染の形をとることが多い．ノカルジアを診断した場合には脳病変の合併に注意が必要である．

- まれにPCPと画像上鑑別困難な，両側性びまん性陰影を呈することがある[13]．

- 経験的にART開始によるIRISはほとんど起こらない．肺炎の治癒確認後に速やかにARTを導入してよい．

**ポイント**
ノカルジア肺炎の発症リスクが高く，脳病変合併に注意が必要

（照屋勝治）

COLUMN

**当科で経験した肺炎球菌性肺炎例**

　画像所見から当初はPCPが疑われたが，膿性痰の喀出，胸部聴診でラ音の聴取などPCPと合致しない所見がみられた．LDH正常，CRP高値（＞10 mg/dL）もPCPでみられる典型的検査所見とは異なっていた．肺胞洗浄液中には菌貪食を認める多数の好中球がみられたが，*P. jirovecii*の菌体は証明されず．喀痰および洗浄液の培養から肺炎球菌が検出された．血液培養は陰性であった．

　肺炎球菌性肺炎と診断．セフトリアキソン（CTRX）の点滴のみで画像および症状の速やかな軽快をみた．

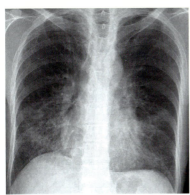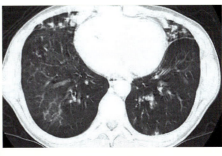

肺炎球菌性肺炎例

## 文　献

1) Larsen HH, et al. A prospective, blinded study of quantitative touch-down polymerase chain reaction using oral-wash samples for diagnosis of *Pneumocystis* pneumonia in HIV-infected patients. J Infect Dis 2004；189：1679-83.

2) AIDSinfo. Guidelines for the Prevention and Treatment of Opportunistic Infections in HIV-Infected Adults and Adolescents. Last updated：Aug/17/2016.
http：//www.aidsinfo.nih.gov/

3) Zolopa A, et al. Early antiretroviral therapy reduces AIDS progression/death in individuals with acute opportunistic infections：a multicenter randomized strategy trial. PLoS One 2009；4：e5575.

4) Jagannathan P, et al. Life-threatening immune reconstitution inflammatory syndrome after *Pneumocystis* pneumonia：a cautionary case series. AIDS 2009；23：1794-6.

5) Cingolani A, et al. Timing of antiretroviral therapy initiation after a first AIDS-defining event：temporal changes in clinical attitudes in the ICONA cohort. PLoS One 2014；9：e89861.

6) Thoden J, et al. Therapy and prophylaxis of opportunistic infections in HIV-infected patients：a guideline by the German and Austrian AIDS societies（DAIG/ÖAG）（AWMF 055/066）. Infection. 2013；41 Suppl 2：S91-115.

7) Rana FS, et al. Autopsy study of HIV-1-positive and HIV-1-negative adult medical patients in Nairobi, Kenya. J Acquir Immune Defic Syndr 2000；24：23-9.

8) Hirschtick RE, et al. Bacterial pneumonia in persons infected with the human immunodeficiency virus. Pulmonary Complications of HIV Infection Study Group. N Engl J Med 1995；333：845-51.

9) Sullivan JH, et al. Effect of antiretroviral therapy on the incidence of bacterial pneumonia in patients with advanced HIV infection. Am J Respir Crit Care Med 2000；162：64-7.

10) Rimland D, et al. Prospective study of etiologic agents of community-acquired pneumonia in patients with HIV infection. AIDS 2002；16：85-95.

11) Curran A, et al. Bacterial pneumonia in HIV-infected patients：use of the pneumonia severity index and impact of current management on incidence, aetiology and outcome. HIV Med 2008；9：609-15.

12) Filice GA. Nocardiosis in persons with human immunodeficiency virus infection, transplant recipients, and large, geographically defined populations. J Lab Clin Med 2005；145：156-62.

13) Boiselle PM, et al：Chest radiograph interpretation of *Pneumocystis carinii* pneumonia, bacterial pneumonia, and pulmonary tuberculosis in HIV-positive patients：accuracy, distinguishing features, and mimics. J Thorac Imaging 1997；12：47-53.

14) Hughes W, et al. Comparison of atovaquone (566 C80) with trimethoprim-sulfamethoxazole to treat *Pneumocystis carinii* pneumonia in patients with AIDS. N Engl J Med 1993；328：1521-7.

15) Dohn MN, et al. Oral atovaquone compared with intravenous pentamidine for *Pneumocystis carinii* pneumonia in patients with AIDS. Atovaquone Study Group. Ann Intern Med 1994；121：174-80.

16) 医薬品インタビューフォーム．サムレチール内用懸濁液15%．2016年3月改訂（第4版）．日本標準商品分類番号 87629.

17) Wharton JM, et al. Trimethoprim-sulfamethoxazole or pentamidine for *Pneumocystis carinii* pneumonia in the acquired immunodeficiency syndrome. A prospective randomized trial. Ann Intern Med 1986；105：37-44.

18) Brock I, et al. Latent tuberculosis in HIV positive, diagnosed by the *M. tuberculosis* specific interferon-gamma test. Respir Res 2006；7：56.

19) Gray J, et al. Identification of false-positive QuantiFERON-TB Gold In-Tube assays by repeat testing in HIV-infected patients at low risk for tuberculosis. Clin Infect Dis 2012；54：e20-3.

20) Park JS, et al. Monthly follow-ups of interferon-$\gamma$ release assays among health-care workers in contact with patients with TB. Chest 2012；142：1461-8.

21) Pai M, et al. Systematic review：T-cell-based assays for the diagnosis of latent tuberculosis infection：an update. Ann Intern Med 2008；149：177-84.

22) Santin M, et al. Interferon-$\gamma$ release assays for the diagnosis of tuberculosis and tuberculosis infection in HIV-infected adults：a systematic review and meta-analysis. PLoS One 2012；7：e32482.

特殊病態下（免疫抑制患者）の呼吸器感染症

# 免疫不全者の呼吸器感染症

## 免疫不全者と感染症

- 今日，医学の進歩とともに，基礎疾患をもつ高齢者，糖尿病，HIV 感染，自己免疫疾患，血液系悪性腫瘍，固形悪性腫瘍などをもつ患者や，移植患者，副腎皮質ステロイド薬，免疫抑制薬や抗腫瘍薬の化学療法を受ける患者など，免疫不全者が増加している．

- このような免疫不全者は各種微生物感染症に罹患するリスクが健常者よりも高く，免疫不全の程度が強いほど感染症が重症化し，難治化するリスクが高くなる．

- 免疫不全者は抗菌薬を投与される機会が多くあり，薬剤耐性菌に感染するリスクもより高い．

- このような免疫不全者が特に罹患しやすい感染症として呼吸器感染症の肺炎がある．

- 免疫不全者が感染する肺炎の起因微生物は多種類ある．たとえば，癌患者に合併した肺炎の起因微生物の種類と頻度について **1** のような報告[1]がある．

**ポイント**
免疫不全者は感染症のリスクが高く，薬剤耐性菌に感染するリスクも高い

## 免疫不全のタイプとリスクの高い微生物感染症

- 免疫不全は次の3つのタイプに分類される．そして各免疫不全のタイプごとにリスクの高い微生物感染症がある．①好中球減少（好中球機能低下），②液性免疫低下，③細胞性免疫低下，である．一人の患者がこれらの2つ以上のタイプの免疫不全を併せ持つ場合も多い．

- 次に各免疫不全のタイプごとにその原因・原疾患と，リスクの高い微生物感染症について述べる（**2**）[1]．

**1** 癌患者に合併した肺炎の起因微生物の種類と頻度

| 一般細菌 | 37% |
|---|---|
| 真菌 | 14% |
| ウイルス | 15% |
| *Pneumocystis jirovecii* | 8% |
| *Nocardia ateroides* | 7% |
| *Mycobacterium tuberculosis* | 1% |
| 混合感染 | 20% |

（Fishman JA, et al. UpToDate 2016；1-31[1] をもとに作成）

## 2 免疫不全のタイプ別の原因疾患と感染しやすい微生物

| 免疫不全のタイプ | 原因疾患 | 感染しやすい微生物 |
|---|---|---|
| ● 好中球減少 | ● 化学療法<br>● 白血病<br>● ウイルス感染 | ● グラム陰性桿菌（腸内細菌科，ブドウ糖非発酵菌）<br>● *Staphylococcus aureus*<br>● coagulase-negative *Staphylococcus* |
| | | ● *Streptococcus*<br>● 真菌（*Aspergillus*, *Candida*） |
| ● 好中球走化性低下<br>● 好中球殺菌性低下 | ● 糖尿病<br>● 肝硬変<br>● アルコール中毒<br>● 慢性腎不全・尿毒症<br>● Hodgkin病<br>● 外傷 | ● *Staphylococcus aureus*<br>● *Streptococcus*<br>● グラム陰性桿菌（腸内細菌科，ブドウ糖非発酵菌）<br>● 真菌（*Aspergillus*, *Candida*） |
| ● Tリンパ球減少<br>（細胞性免疫不全） | ● HIV/AIDS<br>● 悪性リンパ腫<br>● 抗腫瘍薬化学療法<br>● 移植<br>● 副腎皮質ステロイド薬<br>● T細胞抑制性抗体<br>● 糖尿病<br>● ウイルス感染 | ● ヘルペスウイルス，水痘・帯状疱疹ウイルス，インフルエンザウイルス，サイトメガロウイルスなど<br>● *Legionella*<br>● *Mycobacterium tuberculosis*<br>● non-tuberculous mycobacterium<br>● *Nocardia*<br>● *Aspergillus*, *Candida*, *Cryptococcus*<br>● *Toxoplasma*, *Strongyloides*など |
| ● Bリンパ球減少<br>（液性免疫不全） | ● 多発性骨髄腫<br>● 抗腫瘍・化学療法<br>● 急性白血病 | ● *Streptococcus pneumoniae*<br>● *Haemophilus influenzae*<br>● *Klebsiella pneumoniae*<br>● *Salmonella*<br>● *Campylobacter* |
| ● 脾臓摘出/機能低下 | ● 脾臓摘出<br>● 肝硬変 | ● *Streptococcus pneumoniae*<br>● *Haemophilus influenzae*<br>● *Klebsiella pneumoniae*<br>● *Capnocytophaga* |
| ● 補体欠損 | ● 先天性補体欠損<br>● 後天性補体欠乏 | ● *Staphylococcus aureus*<br>● *Streptococcus pneumoniae*<br>● *Haemophilus influenzae*<br>● *Klebsiella pneumoniae* |

（Fishman JA, et al. UpToDate 2016：1-31[1]をもとに作成）

## ■ 好中球減少（好中球数＜500/μL）または好中球機能低下

### 原因と原疾患

● 好中球減少の原因疾患としては，血液系悪性腫瘍（白血病，悪性リンパ腫など），抗腫瘍薬化学療法，ウイルス感染，薬剤性などがある.

● 好中球機能低下は，副腎皮質ステロイド薬，糖尿病，慢性腎不全・尿毒症，肝硬変，アルコール中毒などによって起こり，好中球の貪食能や殺菌能が低下する.

### 肺炎の起因微生物

● 好中球減少により肺に細菌感染[★1]が起こるリスクが高くなるが，好中球減少の程度が強く，1週間以上長く続くほど真菌感染，特に肺に侵襲性アスペ

★1
*Streptococcus pneumoniae*,
*Klebsiella pneumoniae*,
*Pseudomonas aeruginosa*,
MRSAなど.

ルギルス（*Aspergillus*）感染が起こるリスクが高くなる．時にムーコル（*Mucor*）感染なども起こりうる．播種性の真菌感染や細菌と真菌の混合感染も起こりうる．

## 診断

- 血液検査：血液培養検査（20％以上は菌血症を合併しうる），喀痰塗抹・培養検査（好中球減少では膿性痰は少なく，検査しにくい），尿中抗原（*S. pneumoniae, Legionella pneumophila*），$\beta$-D-グルカン定量検査，アスペルギルス抗原検査，各種の血清抗体検査，抗原検査などを行う．

- 画像検査：胸部単純X線写真では，好中球減少があると肺炎があっても異常陰影がわずかであるか，明らかでない場合があるが，胸部CTスキャンはより感度が高く，異常陰影が明らかになる場合がしばしばある．肺炎が疑われる場合や，咳，痰，呼吸困難，胸痛などの呼吸器症状がある場合は胸部CTスキャン検査を行う．

**ポイント**
好中球減少では胸部CT検査がより感度が高い

- 気管支鏡検査・気管支肺胞洗浄液検査，肺生検（経気管支または経皮針生検など）：肺病変の診断や起因微生物が不明の場合に診断を確定するためにこれらの検査を行う．

## 治療

- 好中球減少状態で発熱があり，肺炎を疑う場合は速やかに血液培養検査の採血後に，肺炎の起因菌を推定して，それらの菌をカバーするような抗菌薬を選んで，必要により併用して初期治療を開始する[★2]．

- 5～7日間の初期治療でも改善せず，好中球減少も続く場合は，真菌感染のリスクが上がるので，胸部CTスキャン検査で評価したうえでアスペルギルス感染など真菌感染の可能性を考慮して，抗真菌薬（ボリコナゾールなど）を加える．また患者の個々の状況により，各種培養検査結果などをもとに，耐性菌感染の可能性も考慮する．必要により抗菌薬を変更または追加する．

**[★2]**
たとえば，セフェピム＋アジスロマイシンの併用（またはアジスロマイシンの代わりにレボフロキサシンなど）を投与し，患者によっては上記に抗MRSA抗菌薬バンコマイシンまたはリネゾリドを加える．

## ■ 液性免疫低下

### 原因と原疾患

- 液性免疫低下をきたす原因疾患としては，血液系悪性腫瘍（多発性骨髄腫，慢性リンパ性白血病など），各種血液疾患治療後（抗B細胞抗体すなわち抗CD20抗体：リツキシマブなど），脾臓摘出，脾機能低下，低$\gamma$グロブリン血症，臓器移植後，HIV感染の進行期などがある．

- B細胞数の低下，免疫グロブリンの低下が起こり，オプソニン活性の低下，特異的な免疫応答の低下などが起こる．ワクチンによる抗体産生能も低下する．

- 莢膜をもつ細菌である*S. pneumoniae, Haemophilus influenzae, K. pneumoniae*などに対する抵抗力が低下し，これらの菌の感染が起こりやすく，重症化するリスクがある．

### 肺炎の起因微生物

- 細菌性肺炎に罹患しやすい．特に莢膜をもつ上記細菌（市中では特に*S. pneumoniae*）に対する抵抗力が低下し，これらの細菌が主要な起因菌となり，敗血症を合併し重症化するリスクが高い．

**ポイント**
液性免疫低下では敗血症を合併し重症化しやすい

## 診断

- 血液検査：血液培養検査，喀痰塗抹・培養検査，尿中肺炎球菌抗原検査などを行う．

## 治療

- 初期治療は，セフトリアキソンまたはセフォタキシムまたはアンピシリン／スルバクタムを投与する．*P. aeruginosa* をカバーすべき場合はセフェピムを投与する．また *Mycoplasma pneumoniae*，*Chlamydophila pneumoniae*，*L. pneumophila* などの異型肺炎を否定できない場合はアジスロマイシンまたはミノサイクリンまたはレボフロキサシンなどを上記 β-ラクタム系抗菌薬に併用する．

### ■細胞性免疫低下

#### 原因と原疾患

- 細胞性免疫低下をきたす原因疾患としては，血液系悪性疾患（悪性リンパ腫，白血病など），HIV 感染，移植患者，自己免疫疾患，悪性腫瘍，糖尿病の患者，副腎皮質ステロイド薬，免疫抑制薬，TNFα 阻害薬，抗腫瘍薬投与を受けている患者などがある．

▶ **TNFα**：
tumor necrosis factor α

#### 肺炎の起因微生物

- 細胞性免疫低下がある場合に感染しやすくなる起因微生物は，主に細胞内寄生性微生物である．
- 細菌では *L. pneumophila*，ノカルジア（*Nocardia*）などの感染のリスクが上がる．
- 抗酸菌は *Mycobacterium tuberculosis*，非結核性抗酸菌（non-tuberculous mycobacteria）の感染のリスクが上がる．
- ウイルスは市中感染ではインフルエンザウイルス，パラインフルエンザウイルス，RS ウイルス，ヒトメタニューモウイルスなどの感染のリスクがあり，時に重症肺炎になる場合がある．二次的な細菌性肺炎も合併しうる．
- 特に移植患者など細胞性免疫不全が強い患者ではサイトメガロウイルス感染のリスクが高くなる．HIV 感染者では進行した状態で *P. jirovecii* とサイトメガロウイルスの混合感染が起こりうる．

**ポイント**
移植患者でサイトメガロウイルス感染のリスクが高くなる

- 真菌は *P. jirovecii*，*Aspergillus*，*Cryptococcus*，*Mucor*，*Fusarium*，*Trichosporon* などの感染がある．

## 細胞性免疫不全患者にみられる主要な肺炎

### ■ *Legionella pneumophila*

- 温泉，旅行，古いホテルでのシャワーなど温水曝露の既往，貯水槽の清掃などの履歴がある．
- 咳，呼吸困難，嘔吐，下痢などの消化器症状，意識障害，昏迷，頭痛など中枢神経症状，発熱，血圧低下など全身症状を伴う．
- 血液検査で肝障害，腎障害，CPK 上昇，低ナトリウム血症などをしばしば伴う．

## 診断

- 尿中抗原検査（検出率は*L. pneumophila* type1の70〜80％），BCYE培地での喀痰培養検査などを行う．

## 治療

- レボフロキサシン，モキシフロキサシン，シプロフロキサシン，アジスロマイシンなどを投与する．
- 治療期間は免疫不全者ではニューキノロン系は21日間，アジスロマイシンは初日1,000 mg，以後1日500 mgを10日間投与する．

### ■ *Nocardia*

- 66％は免疫不全者に感染する．
- 庭や畑で土を扱うなど土壌との接触歴がしばしばある．吸入による肺からの感染が主であるが，皮膚の傷からの経皮感染や，汚染された食品からの経口感染も起こりうる．
- 肺炎だけではなく，播種性変化が起こり，脳や皮膚などにも病変を合併する★3．肺以外の臓器病変の有無の検索を行う．
- 胸部X線写真やCT検査では，肺に多発性結節性変化，時に空洞性変化，浸潤影，胸水などを呈する．

## 診断

- 痰の塗抹検査：グラム陽性フィラメント様桿菌，弱抗酸性であり，培養はThayer-Martin培地が推奨される（コロニー発育に3〜5日要する）．肺または皮膚の組織生検培養検査も有用である．

## 治療

- 初期治療：ST合剤，メロペネム（またはイミペネム），アミカシンなど2, 3の抗菌薬を重症例は併用する．
- *Nocardia*の菌の種類によってはセフトリアキソン，セフォタキシムなどが有効な場合もある．
- 菌名同定と感受性検査を行う．
- 内服維持療法：感受性のあるST合剤，ミノサイクリン，クラリスロマイシン，アモキシシリン／クラブラン酸などを長期投与する．抗菌薬投与期間は計6〜12か月で，免疫不全者では計12か月間は抗菌薬治療を継続する．

### ■ *Mycobacterium tuberculosis*

- 細胞性免疫不全者では肺外結核（結核性脊椎炎，髄膜炎，リンパ節炎など）や粟粒結核のリスクも高い．免疫不全が強いと肺結核の病変の進行が比較的早く，細菌性肺炎様に大葉性肺炎のような陰影を呈することもある．時に細菌性肺炎と誤診して，結核の診断・治療が遅れることもあるので注意を要する．

## 診断

- 結核の疑いがあれば，喀痰の塗抹抗酸菌染色，抗酸菌培養検査を繰り返して（少なくとも3回）行う．喀痰の結核菌PCR検査を行う．必要により気管支肺胞洗浄液の検査，経気管支肺生検などを行う．インターフェロンγ遊離試

---

★3
2か所以上の臓器病変がある全身感染は32％，その中で中枢神経感染は44％，肺感染のみの場合39％，中枢神経感染のみ9％，皮膚・リンパ節感染8％，肺外の1か所臓器感染（骨，眼など）12％という報告がある．

**ポイント**
肺以外の臓器病変の検索も必要

**ポイント**
肺結核は細菌性肺炎と誤診されることがあり要注意

験（T-SPOT，クォンティフェロン〈QFT〉）検査を行う．

## 治療

- 結核の可能性がある患者に肺炎と誤診してニューキノロン系抗菌薬単剤で治療を行ってはいけない．理由は，もし結核であった場合に，ニューキノロン系抗菌薬単剤治療では，中途半端な有効性であり，やがて耐性獲得し，結核菌の検出を遅らせるからである．

- 結核に対してイソニアジド（INH）など抗結核薬単剤で治療を行ってはいけない．単剤治療ではまもなく耐性になってしまうからである．常に結核は有効な抗結核薬2剤以上併用して治療する必要がある．

- 標準的には，肺結核に対しては初期治療として抗結核薬4剤（INH，RFP，EB，PZA）★4併用療法を開始する（初期2か月間）．9週目以後はINH，RFP，EBの3剤にして4か月間，計6か月間は治療する．もしPZAを投与せず，INH，RFP，EBの3剤で治療する場合は9か月間投与する．INHまたはRFPのいずれかを，薬剤耐性または副作用のために使えなくなった場合は，他の抗結核薬（レボフロキサシン〈LVFX〉など）を加えて計12〜18か月は治療する．肺に空洞がある場合，排菌が治療開始2か月後まで続く場合，また免疫不全が強い場合など，個別に対応し，上記よりも治療期間を延長する（合計して少なくとも9か月間）．

## 予防

- 自己免疫疾患などで免疫抑制薬投与を行う予定の患者，またはプレドニゾロン1日15〜20 mg以上を21日間以上投与する予定の患者に対しては，投与前に活動性の結核がないことを確認する必要がある．また活動性結核はなくとも結核菌感染の既往がないか，胸部X線写真などで陳旧性結核病変がないか調べる必要がある．インターフェロンγ遊離試験検査を行うことも必要である．

- 結核菌感染の既往のある患者の場合は，特に結核の治療歴がない患者では，活動性結核を発病しないように予防するために，免疫抑制薬・副腎皮質ステロイド薬を開始する前にINHの予防内服を開始する．計6〜9か月間は投与すべきである．

## ■ *Pneumocystis jirovecii*

- 細胞性免疫不全があり，免疫抑制薬服用患者はその量を減らしている途中に急に発症しやすい．時には免疫抑制薬の量を増やしている途中で発症する場合もある．

## 症状

- 非HIV感染者では，発熱と，痰を伴わない咳，比較的急速に出現する呼吸困難である．HIV感染者のニューモシスチス肺炎の場合は，非HIV感染者に比較して発症と症状の進行がより緩やかであり，呼吸困難などの症状は徐々に悪化する．

- 胸部X線写真でびまん性，両側性，間質性陰影を呈することが多く，時に結節陰影，空洞，嚢胞性変化を呈する．CTスキャンではびまん性のすりガラ

---

▶**QFT：**
QuantiFERON

**ポイント**
結核の可能性がある患者にニューキノロン系抗菌薬単剤投与，イソニアジド単剤投与は不可

**★4**
INH：イソニアジド
RFP：リファンピシン
EB：エタンブトール
PZA：ピラジナミド

**ポイント**
HIV感染者は非感染者に比べ症状の進行は緩やかである

ス様陰影や嚢胞性変化などをより明らかに示しうる.

## 診断

- 喀痰または気管支肺胞洗浄液のグルコット染色, Wright-Giemsa染色などで *Pneumocystis* を検出する. また非HIV感染者では喀痰, 気管支肺胞洗浄液などのPCR検査も有用である.
- 血液β-D-グルカン定量検査もニューモシスチス肺炎で陽性になるので有用である. ただし偽陽性もあり, また *Candida*, *Aspergillus* 感染などでも陽性になるので鑑別が必要である.

## 治療

- ST合剤, ペンタミジンなどを投与する. 治療期間は21日間である. 治療開始前の血液ガスが$PaO_2<70$ mmHgではプレドニゾロンを併用する★5.

### ■ *Aspergillus*

#### 侵襲性肺アスペルギルス感染症

危険因子:

- ①重度の長期間遷延する好中球減少, ②副腎皮質ステロイド薬大量投与, ③慢性的に細胞性免疫低下状態が続くような免疫抑制薬服用者(自己免疫疾患, 移植患者など), ④改築工事, 内装工事などの現場近くにいて大量の菌を吸入した可能性がある場合.

症状:

- 発熱, 胸痛(吸気時など), 息切れ, 咳, 喀血などがある.

診断:

- CT画像:小さい結節陰影(<1 cm) 43%, 浸潤影26%, 大結節陰影, 腫瘤(>1 cm) 21%, 気管支周囲浸潤影9%, すりガラス影, 胸水貯留などがある. 好中球減少者の場合に *Aspergillus* 感染で典型的にみられる変化として, ①halo sign★6, ②air-crescent sign★7, の2つがみられる.
- 診断は, 抗菌薬が無効の肺炎であり, 上記の臨床所見, CT画像所見があれば本症を疑う. 痰の塗抹・培養, 気管支肺胞洗浄での本菌の証明, 生検での組織学的検査, 培養検査での本菌の証明ができれば診断につながる. しかし実際は時間がかかり, 困難なことが多く, 血清アスペルギルス抗原(galactomannan抗原)検査を行う★8.
- β-D-グルカンも補助診断として用いる. *Mucor* 感染などとの鑑別も必要である.

治療:

- ①ボリコナゾール, または②アムホテリシンBリポソーム製剤, または③ミカファンギン, などを投与する. 治療期間は少なくとも6～12週間は必要である.

#### 慢性壊死性, 空洞性肺アスペルギルス感染症

- ゆっくりと進行するタイプである.

#### 播種性アスペルギルス感染症

- 血管侵襲性のタイプの感染で, 肺だけではなく, 皮膚, 脳, 肝臓, 腎臓, 眼

---

★5 プレドニゾロンの併用

初め5日間:40 mg 1日2回

その後5日間:40 mg 1日1回

その後11日間:20 mg 1日1回

★6 halo sign

結節陰影とその周囲を取り囲むすりガラス陰影. 真菌とその周囲の出血性変化を反映している.

★7 air-crescent sign

好中球が増加して, 結節陰影がやがて拡大し, 空洞化した状態.

★8

侵襲性肺アスペルギルス感染症では, 感度71%, 特異度89%という報告がある(ピペラシリン/タゾバクタム投与者では偽陽性になりうる).

など複数の臓器に感染を合併して重症になる.

## 気管・気管支炎

●咳，呼吸困難，喘鳴などの症状を呈する.

## 侵襲性副鼻腔炎

●好中球減少，糖尿病患者に多い. *Mucor*感染との鑑別が必要.

●副鼻腔から脳にまで感染するタイプもある.

●治療は，ボリコナゾール，アムホテリシンBリポソーム製剤，ミカファンギンなどを投与する.

## 非感染性疾患との鑑別

●免疫不全者に合併する肺病変で鑑別すべき非感染性の疾患がある.

●肺の感染性病変と非感染性病変が混在することもある.

●非感染性肺病変として，うっ血性心不全，肺水腫，急性呼吸促迫症候群（ARDS），無気肺，肺腫瘍，肺梗塞，放射線肺臓炎，薬剤性肺臓炎，肺胞蛋白症，胸水，肺出血，器質化肺炎などがある.

（古川恵一）

▶ ARDS：
acute respiratory distress syndrome

### 文　献

1) Fishman JA, et al. Approach to the immunocompromised patient with fever and pulmonary infiltrates. UpToDate 2016：1-31.

### 参考文献

• Linden P, et al. Approach to the immunocompromised host with infection in the intensive care unit. Infect Dis Clin North Am 2009；23：535-56.
• Japanese Respiratory Society. Pneumonia in immunocompromised patients. Respirology 2009；14（Suppl 2）：S44-50.
• Ellison RT, et al. Acute Pneumonia. In：Mandell GL, et al, ed. Princeples and Practice of Infectious Diseases. 8th ed. Elsevier Churchill Livingstone；2015. p.823-45.
• Fishman JA, et al. Pulmonary infections in immunocompromised patients. UpToDate 2016：1-13.

特殊病態下（免疫抑制患者）の呼吸器感染症

# 治療（特に分子標的療法）に関連する呼吸器感染症

## 分子標的療法

- 分子標的療法で使用する薬剤には低分子化合物と生物学的製剤があり，分子量の違いを反映して細胞膜の透過性が異なるため，低分子化合物は主に細胞内で，生物学的製剤は細胞外や細胞膜表面で直接的な作用を発揮する（**1**）.

- 生物学的製剤は選択特異性が非常に高く，致死量が認められず，十分量の投与が可能であるために，しばしばloading投与が行われる.

- 他方，低分子化合物は細胞内での作用に加えて選択特異性が比較的低いために，投与量に強い制限が生じ，副作用リスクを低下させるためにしばしば漸増法が用いられる.

- 生物学的製剤の命名は作用，異種由来蛋白の存在（キメラ抗体，ヒト化抗体，ヒト抗体など），受容体製剤か抗体製剤かを反映している（**2**）.

> **ポイント**✐
> 生物学的製剤の副作用は製剤に対するアレルギーと標的活性阻害の結果（感染症など）に大別され，非特異的副作用が少ないことが特徴

## 生物学的製剤治療中にみられやすい呼吸器感染症

- 代表的な生物学的製剤である腫瘍壊死因子（TNF）阻害薬の投与により，呼吸器感染症を含めた重篤感染症のリスクは2倍程度に増加する可能性が報告されている[1].

- 肉芽腫形成にマクロファージとT細胞のTNFやインターフェロンγなどを介した相互作用が重要であることから，抗TNFモノクローナル抗体製剤では結核などの（通性）細胞内寄生体による肉芽腫性感染症のリスクが増加し，特に結核では播種性結核症のリスクを高める[2].

- 日本の関節リウマチ（RA）患者における製造販売後調査では，非結核性抗酸菌症（NTM感染症）が結核とほぼ同頻度で認められている[3]（**3**）.

- 生物学的製剤投与中のRA患者の0.3％前後にニューモシスチス肺炎（PCP）が認められ，これは日本に特有の現象のようである[4].　PCPに比較して他の

> ▶ **TNF** :
> tumor necrosis factor

> ▶ **RA** :
> rheumatoid arthritis

> ▶ **NTM** :
> non-tuberculous mycobacterium infection

> ▶ **PCP** :
> *Pneumocystis* pneumonia

**1** 低分子化合物と生物学的製剤の比較

|  | 低分子化合物 | 生物学的製剤 |
|---|---|---|
| 分子量 | <10,000<br>（多くは ~500） | >10,000<br>（抗体製剤 ~150,000） |
| 作用部位 | 主に細胞内 | 細胞外・表面 |
| 選択特異性 | 比較的低い | 非常に高い |
| 投与量 | 強い制限<br>→漸増法 | 十分量が可能<br>→loading |

**2** 生物学的製剤の命名

| 免疫調節<br>- l (i) - | キメラ抗体<br>- xi - | 受容体製剤<br>- cept |
|---|---|---|
| インターロイキン<br>- k (i) - | ヒト化抗体<br>- zu - | モノクローナル<br>抗体製剤<br>- mab |
| 骨<br>- s (o) - | ヒト抗体<br>- u - |  |

　副腎皮質ステロイドの大量投与を受けている膠原病患者におけるPCPは世界共通にみられているが，メトトレキサート単独治療を受けているRA患者におけるPCPは日本人に特徴的に認められており，薬剤性肺障害の頻度が日本人では高いこととの間に関連性があるかもしれない．PCPはヒト免疫不全ウイルス（HIV）感染者における日和見感染症として知られるが，HIV感染者のPCPは亜急性に進行し，診断は肺胞洗浄液を用いたGrocott染色またはDiff-Quik染色による *Pneumocystis jirovecii* の証明に基づくが，RA患者のPCPでは通常これらの検査は陰性で，DNA-PCRでようやく陽性となる．このことはRA患者のPCPでは血中β-D-グルカン値が高くない（しばしば陰性）ことに合致し，免疫能が軽度低下したために *P. jirovecii* の増殖が生じたが，その程度に比較して *P. jirovecii* に対する肺での免疫反応が高度に生じたために，急性の呼吸不全を呈すると考えられている（**表**）[7]．

　興味深いことに抗リウマチ薬であるサラゾスルファピリジンがメトトレキサート治療中のRA患者におけるPCPの予防に有用であることが示され[8]，その機序は直接的な抗菌作用ではなく，CD4陽性T細胞を介したマクロファージの機能変化によると考えられている[9]．そして，生物学的製剤を投与中のRA患者にみられた急性びまん性肺傷害の多施設共同研究では，薬剤性肺障害よりもPCP確診または疑診と判断された例が大多数を占め，PCP疑診例が薬剤性肺障害と鑑別が困難であることが確認された[10]．

**RA合併PCPとHIV関連PCPの相違**

| | RA合併PCP | HIV関連PCP |
|---|---|---|
| 発症様式 | 急性 | 亜急性 |
| CD4陽性T細胞数 | 軽度減少 | 高度減少 |
| 血清CRP値 | 高値 | 低値 |
| β-D-グルカン | 低値陽性 | 高値陽性 |
| HRCT画像 | 汎小葉性と非汎小葉性GGO | 非汎小葉性GGO |
| 推定機序 | 菌増殖＜異常免疫応答 | 菌増殖＞異常免疫応答 |

HRCT：high-resolution（高解像度）computed tomography．
GGO：ground glass opacity（すりガラス陰影）．

**3　生物学的製剤の製造販売後調査でみられた重要な呼吸器感染症**

| 感染症 | インフリキシマブ | エタネルセプト | トシリズマブ | アダリムマブ | アバタセプト |
|---|---|---|---|---|---|
| 肺炎 | 2.2 | 1.3 | 1.5 | 1.3 | 0.7 |
| 結核 | 0.28 | 0.07 | 0.05 | 0.1 | 0.03 |
| NTM | 0.14 | 0.12 | 0.2 | 0.1 | 0.05 |
| PCP | 0.44 | 0.18 | 0.2 | 0.3 | 0.1 |

数字は頻度（%）を示す．インフリキシマブ，アダリムマブは抗TNF抗体製剤，エタネルセプトはTNF受容体（p75）融合蛋白製剤，トシリズマブは抗IL-6受容体抗体製剤，アバタセプトはCTLA-4（cytotoxic T lymphocyte antigen-4）融合蛋白製剤（T細胞の副刺激経路を介した十分な活性化を抑制）である．

臨床的に重要な真菌感染症は少ないが[★1]，インターロイキン（IL）-17阻害薬では皮膚や粘膜におけるカンジダなどの真菌感染症が増加することが知られている[5]．

● 補体成分C5に対するモノクローナル抗体製剤エクリズマブは髄膜炎菌感染症のリスクが知られており[6]，緊急な治療を要する場合などを除いて，原則

★1
たとえばインフリキシマブ投与患者の0.4%に認め，他の全真菌感染症患者の0.3%を上回り，エタネルセプト投与患者では，PCPが0.2%，他の肺真菌感染症が0.03%，皮膚真菌感染症が0.01%．

## 4 感染防御機構の重層構造

| 1. 上皮組織バリア<br>（局所特異性が高い） | 流体（液流，気流）<br>線毛運動<br>常在細菌叢<br>抗菌物質（ペプチド，脂質，酵素等）<br>細胞間結合 |
|---|---|
| 2. 自然免疫<br>（特異性が低い） | 貪食細胞（マクロファージ，好中球等）<br>一部のリンパ球（NK細胞等）<br>補体系<br>サイトカイン，ケモカイン |
| 3. 獲得免疫<br>（抗原特異性が高い） | 樹状細胞<br>T細胞<br>B細胞<br>抗体<br>サイトカイン，ケモカイン |

NK細胞：ナチュラルキラー細胞.

として投与開始2週間前までに髄膜炎菌に対する予防接種が勧告されている.

- CD20を発現しているB細胞などを除去する抗CD20キメラ型モノクローナル抗体製剤リツキシマブでは，進行性多巣性白質脳症（PML）など一部のウイルス感染症のリスクが懸念されているが，一般的な呼吸器感染症リスクはそれほど高くはない.

▶PML：progressive multifocal leukoencephalopathy

- 抗PD-1抗体ニボルマブではT細胞の賦活作用により間質性肺炎を含めた免疫疾患の誘発がよく知られており，感染症リスクは増加しないと考えられる.

▶PD-1：programmed cell death 1

## 生物学的製剤治療中に呼吸器感染症を生じるリスク要因

- 高齢者，既存の肺疾患，副腎皮質ステロイド投与が，製剤を問わず共通したリスク要因としてあげられている.
- 感染防御機構は主に上皮組織バリア，自然免疫，獲得免疫により構成された多重のセイフティーネットとなっているが（4），上記のリスク要因は特に上皮組織バリア機能低下により，呼吸器感染症のリスクを高めていると考えられ[11]，RA患者におけるNTM感染症でも既存の気道病変の重要性が示された[12].

ポイント
呼吸器感染症における気道上皮バリア機能の重要性が近年注目されている

- IL-6阻害薬の投与中には呼吸器感染症が生じていても発熱や全身倦怠感，血清CRP増加などがマスクされやすいために，見逃して重症化につながらないよう特に注意を要する[3].

## 低分子化合物の分子標的薬と呼吸器感染症

- 免疫疾患における低分子化合物の分子標的薬ではヤヌスキナーゼ（JAK）阻害薬が最も注目されており，トファシチニブがRA治療薬として2013年に国内で承認されている．感染症の中で特に帯状疱疹のリスクがよく知られているが，特定の呼吸器感染症との関連性は報告されていない[13].
- mTOR阻害薬であるエベロリムスも免疫抑制作用により呼吸器感染症リスク

▶mTOR：mammalian target of rapamycin

### 5　免疫抑制療法開始前の呼吸器感染症スクリーニングと予防

| 病原体 | スクリーニング | 予防法 |
|---|---|---|
| 結核菌 | 問診，胸部画像，インターフェロンγ遊離試験やツベルクリン反応 | イソニアジド |
| *Pneumocystis jirovecii* | 胸部画像，β-D-グルカン | ST合剤 |

### 6　生物学的製剤投与中における発熱，咳，呼吸困難に対するフローチャート

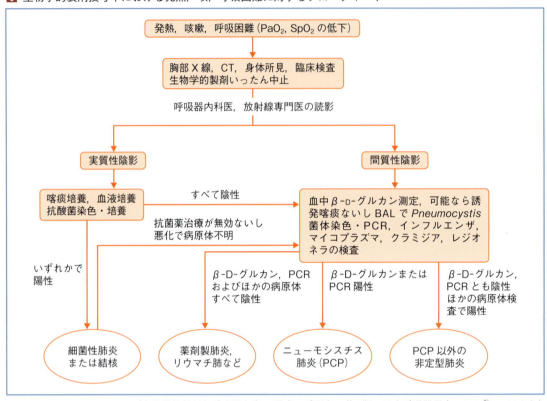

（生物学的製剤と呼吸器疾患―診療の手引き，第1版．日本呼吸器学会：2014[3]．p.39より）

を増加させるが，これも特定の呼吸器感染症との関連性は報告されていない．

●EGF（上皮増殖因子）阻害薬ゲフィチニブ，エルロチニブやプロテアソーム阻害薬ボルテゾミブでは，急性肺障害や間質性肺炎のリスクが特に日本人でよく知られているが，呼吸器感染症のリスクは明らかでない．VEGF（血管内皮細胞増殖因子）阻害薬ベバシズマブでは白血球・好中球減少の副作用により感染リスクが増加する（肺炎は0.6%）．

## 呼吸器感染症の予防策

●マスクの着用，うがいと手洗いの励行が基本となる．
●欧州リウマチ学会が推奨する成人のリウマチ性疾患患者の予防接種に関しては，初診時にインフルエンザ桿菌，A型・B型肝炎，パピローマウイルス，インフルエンザウイルス，髄膜炎菌，風疹，肺炎球菌，破傷風の予防接種を

▶ EGF：
epidermal growth factor

▶ VEGF：
vascular endothelial growth factor

**ポイント**
低分子化合物の分子標的薬では肺感染症よりも間質性肺炎のリスクに留意する必要がある

● 確認し，生ワクチンとBCGは接種すべきでないが，その他の予防接種は原疾患の活動性が安定していれば考慮すべきとされている[14]．

● 日本リウマチ学会でも毎年のインフルエンザウイルス予防接種と高齢者の肺炎球菌予防接種が勧められている．

● 結核に関して十分な問診，胸部画像検査，インターフェロン$\gamma$遊離試験またはツベルクリン反応などを必ず行い，高リスク患者にはイソニアジドの予防投与（300 mg/日を6～9か月間）が推奨されている（**5**）．この予防投与の有効性は日本とスペインで証明された[15, 16]．

● PCPのスクリーニングは胸部画像検査と血中$\beta$-D-グルカン濃度測定であるが，ST合剤は副作用が多いためにリスクベネフィットバランスの観点から普及していない．そのためにサラゾスルファピリジンの予防効果が注目され[7]，すでに複数の国内施設で検証・確認されている．

## 呼吸器感染症の診断と治療

● 関連学会が合同で生物学的製剤投与中における発熱，咳，呼吸困難に対するフローチャートを定めている（**6**）[3]．胸部画像所見により，鑑別すべき疾患が大きく異なる．

● 一般細菌，抗酸菌，真菌，ウイルスなどの多様な病原体を想定することが重要である．

（亀田秀人）

**ポイント**
免疫抑制薬の中止に伴う免疫疾患のリバウンド現象（免疫再構築症候群）は時に急性呼吸促迫症候群による死亡につながるため，中止期間や再開のタイミングを十分に検討する必要がある

## 文 献

1) Sakai R, et al. Time-dependent increased risk for serious infection from continuous use of tumor necrosis factor antagonists over three years in patients with rheumatoid arthritis. Arthritis Care Res 2012；64：1125-34.

2) Harris J, Keane J. How tumour necrosis factor blockers interfere with tuberculosis immunity. Clin Exp Immunol 2010；161：1-9.

3) 生物学的製剤と呼吸器疾患・診療の手引き作成委員会編．生物学的製剤と呼吸器疾患―診療の手引き，第1版．日本呼吸器学会；2014. p.1-92.

4) Takeuchi T, Kameda H. The Japanese experience with biologic therapies for rheumatoid arthritis. Nat Rev Rheumatol 2010；6：644-52.

5) Huppler AR, et al. Mucocutaneous candidiasis：the IL-17 pathway and implications for targeted immunotherapy. Arthritis Res Ther 2012；14：217.

6) Benamu E, Montoya JG. Infections associated with the use of eculizumab：recommendations for prevention and prophylaxis. Curr Opin Infect Dis 2016；29：319-29.

7) Tokuda H, et al. Clinical and radiological features of *Pneumocystis* pneumonia in patients with rheumatoid arthritis in comparison with methotrexate pneumonitis and *Pneumocystis* pneumonia in acquired immunodeficiency syndrome：a multicenter study. Intern Med 2008；47：915-23.

8) Mizushina K, et al. Possible preventive effect of salazosulfapyridine against development of *Pneumocystis* pneumonia in methotrexate-receiving patients with rheumatoid arthritis. Mod Rheumatol 2016；26：976-8.

9) Wang J, et al. Immune modulation with sulfasalazine attenuates immunopathogenesis but enhances macrophage-mediated fungal clearance during *Pneumocystis* pneumonia. PLoS Pathog 2010；6：e1001058.

10) Kameda H, et al. Clinical and radiological features of acute-onset diffuse interstitial lung diseases in patients with rheumatoid arthritis receiving treatment with biological agents：importance of *Pneumocystis* pneumonia in Japan revealed by a multicenter study. Intern Med 2011；50：305-13.

11) 亀田秀人. 総論. 化学療法の領域 2013；29：21-6.

12) Mori S, et al. Radiological features and therapeutic responses of pulmonary nontuberculous mycobacterial disease in rheumatoid arthritis patients receiving biological agents：a retrospective multicenter study in Japan. Mod Rheumatol 2012；22：727-37.

13) Cohen S, et al. Analysis of infections and all-cause mortality in phase Ⅱ, phase Ⅲ, and long-term extension studies of tofacitinib in patients with rheumatoid arthritis. Arthritis Rheumatol 2014；66：2924-37.

14) van Assen S, et al. EULAR recommendations for vaccination in adult patients with autoimmune inflammatory rheumatic diseases. Ann Rheum Dis 2011；70：414-22.

15) Takeuchi T, et al. Postmarketing surveillance of the safety profile of infliximab in 5000 Japanese patients with rheumatoid arthritis. Ann Rheum Dis 2008；67：189-94.

16) Carmona L, et al. Effectiveness of recommendations to prevent reactivation of latent tuberculosis infection in patients treated with tumor necrosis factor antagonists. Arthritis Rheum 2005；52：1766-72.

特殊病態下（免疫抑制患者）の呼吸器感染症

# 医療・介護に関連した呼吸器感染症

## はじめに

- 人口の高齢化，医療技術の進歩，各種疾患に対する新薬の開発などに伴い医療を取り巻く環境は日々変わりつつある．その中で呼吸器感染症患者層も時代の流れに伴い変貌してきている．近年，癌患者に対する外来化学療法，透析，介護施設でのケア，日常生活動作（ADL）不良のために在宅医療を受ける患者数が増えつつあり，これら何らかの医療・介護を受けている患者に発症する呼吸器感染症が注目されている．

- **1** に医療・介護に関連した代表的な呼吸器感染症を示す．介護施設では，高齢者，ADL不良者が集団生活していることもあり，空気感染，飛沫感染を起こす肺結核，インフルエンザに注意が必要である．しかし，医療・介護に関連した呼吸器感染症の中で最も多いのはやはり肺炎であろう．したがって，本項では肺炎に焦点を当てて話を進めることとする．

## 医療・介護関連肺炎の概念と最近のトピック

- 日本呼吸器学会は，2011年に『医療・介護関連肺炎（NHCAP）診療ガイドライン』を策定した．本ガイドラインにおいてNHCAPとは「前入院歴，透析などの継続的な血管内治療を受けている，介護施設入所もしくは介護（日中の50％以上をベッドか車いすで過ごす状態）を要する高齢者に発症する肺炎」[1]と定義される．

  ▶ **NHCAP**：
  nursing and healthcare-associated pneumonia

- NHCAP患者は，緑膿菌やメチシリン耐性黄色ブドウ球菌（MRSA）などの薬剤耐性菌のリスクが高いとの観点から，市中肺炎（CAP）とは区別するべきとされた．しかし，このガイドラインでは初期抗菌薬選択時に考慮するべき緑膿菌やMRSAなどの薬剤耐性菌のリスク因子は，症例数の少ない単施設での後ろ向き研究結果[2]に基づいていたため予測精度が高くなく，「どの患者に耐性菌を考慮した抗菌薬が必要で，どの患者に不要なのか？」というクリニカル・クエスチョンに十分答えられるものではなかった．

  ▶ **MRSA**：
  methicillin-resistant *Staphylococcus aureus*

  ▶ **CAP**：
  community-acquired pneumonia

- このクエスチョンにかかわる「肺炎初期抗菌薬選択時における薬剤耐性菌のリスク評価方法」というトピックは，ここ数年間，国際的にも議論が活発に

  **ポイント**
  「肺炎初期抗菌薬選択時における薬剤耐性菌のリスク評価方法」が最近のトピックとなっている

**1 医療・介護に関連した代表的な呼吸器感染症**

- 肺炎：医療・介護関連肺炎（NHCAP：nursing and healthcare-associated pneumonia）
  北米では，医療ケア関連肺炎（HCAP：healthcare-associated pneumonia）

- 肺結核症：介護施設での空気感染に注意が必要

- インフルエンザ：介護施設での飛沫感染に注意が必要

> **TOPICS**
>
> **community-onset pneumonia＝CAP＋(N) HCAP**
>
> 　2005年に発表された米国胸部学会（ATS）と米国感染症学会（IDSA）の合同ガイドラインにおいて，市中発症の肺炎の中でも耐性菌リスクの高い患者群を抽出するために医療ケア関連肺炎（HCAP：health-care-associated pneumonia）という概念が提唱された．このHCAPは日本では医療・介護関連肺炎（NHCAP：nursing and healthcare-associated pneumonia）という用語になった．実は，このHCAP，NHCAPという用語は国際的な潮流の中では消えようとしている．なぜならば，CAPとHCAP/NHCAPを分けなくても初期抗菌薬選択にかかわる耐性菌のリスク因子は同じと考えられはじめたからである（**2**）．今後の欧米のガイドラインの流れは，CAPとHCAP/NHCAPを合わせたcommunity-onset pneumoniaとして治療ストラテジーが構築される方向性にある．

されてきた．本項では，筆者らのグループが行った成人肺炎患者を対象とした大規模前向き臨床観察研究結果に基づき，NHCAP領域における最近の国際的な治療の考え方を紹介する．

## 薬剤耐性菌リスク評価

### ■市中発症の肺炎における薬剤耐性菌リスク因子

● 「耐性菌検出割合の違いからCAPとNHCAPを分けて治療戦略を考える」という考え方は，NHCAPの概念のもととなった北米のHCAPという概念[3]が発表された2005年から2011年くらいにかけては受け入れられてきた考え方であったが，否定的な見解もあり議論されてきた概念でもある[4]．

● 筆者ら[5]が行った10施設の成人肺炎約1,500例を調査した前向き臨床研究において，CAP患者でもHCAP患者でも緑膿菌やMRSAなどの薬剤耐性菌のリスク因子は同じであることが明らかになった．その結果「CAPと(N) HCAPをまとめて市中発症の肺炎（community-onset pneumonia）として，耐性菌のリスクの有無に基づいて初期抗菌治療戦略を考えていく」という考え方が国際的なトレンドになってきている[6,7]．実際，2016年に改訂された北米の院内肺炎，人工呼吸器関連肺炎ガイドラインにおける冒頭の記述においても，CAPとHCAPは同じカテゴリーの中で治療戦略が考慮されるべきであると記載されている[8]．

● 本邦，海外も含め，薬剤耐性菌リスク因子およびリスク予測に関する重要な論文が近年報告されている[5,9-11]．

● まず，筆者らが本邦の10施設で行った前向き研究結果を**2** **3**に示す．筆者らの研究において，耐性菌の定義はCAPで頻用する抗菌薬に低感受性を示す菌群（CAP-DRPs）とした．具体的には，CAPで頻用される抗菌薬3系統「①非抗緑膿菌β-ラクタム系薬（セフトリアキソンまたはスルバクタム・アンピシリン）；②マクロライド系薬（アジスロマイシンまたはクラリスロマイシン）；③レスピラトリーキノロン系薬（モキシフロキサシン，レボフロキサシン，またはガレノキサシン）」のすべてに低感受性となる菌群をCAP-

▶ **HCAP**：
healthcare-associated pneumonia

**ポイント**
CAP患者とHCAP患者における緑膿菌やMRSAなどの薬剤耐性菌のリスク因子は同じであった

▶ **CAP-DRPs**：
CAP drug-resistant pathogens

## 2 市中発症の肺炎*における薬剤耐性菌**リスク因子

| ① | 過去90日以内に2日以上の入院歴 |
|---|---|
| ② | 免疫不全 |
| ③ | 過去90日以内の抗菌薬使用歴 |
| ④ | 制酸薬（$H_2$ブロッカーまたはプロトンポンプ阻害薬）の使用 |
| ⑤ | 経管栄養 |
| ⑥ | ADL不良（自力歩行困難） |

*市中発症の肺炎（community-onset pneumonia）：市中肺炎と医療・ケア関連肺炎を合わせた肺炎．
**薬剤耐性菌（CAP drug-resistant pathogen：CAP-DRP）の定義：CAPで頻用される抗菌薬3系統「①非抗緑膿菌β-ラクタム系薬（セフトリアキソンまたはスルバクタム・アンピシリン）；②マクロライド系薬（アジスロマイシンまたはクラリスロマイシン）；③レスピラトリーキノロン系薬（モキシフロキサシン，レボフロキサシン，またはガレノキサシン）」のすべてに耐性となる菌（感受性がintermediate または resistant）．
代表的なCAP-DRPs：緑膿菌，MRSA，基質特異性拡張型β-ラクタマーゼ（ESBL）産生腸内細菌．

(Shindo Y, et al. Am J Respir Crit Care Med 2013；188：985-95[5] より)

## 3 市中発症の肺炎*におけるMRSAリスク因子

- 過去90日以内に2日以上の入院歴
- 過去90日以内の抗菌薬使用歴
- 制酸薬（$H_2$ブロッカーまたはプロトンポンプ阻害薬）の使用
- 30日以内の維持透析歴
- うっ血性心不全
- 過去90日以内のMRSA検出歴

*市中発症の肺炎（community-onset pneumonia）：市中肺炎と医療・ケア関連肺炎を合わせた肺炎．
◆：MRSAに特異的なリスク因子．

(Shindo Y, et al. Am J Respir Crit Care Med 2013；188：985-95[5] より)

DRPsと定義した．その代表的例には緑膿菌，MRSA，基質特異性拡張型β-ラクタマーゼ（ESBL）産生腸内細菌が含まれる．

- これらCAP-DRPsに対するリスク因子が **2** に示した6つの因子である．注意するべき点は，これら6つのリスク因子が「複数」ある場合にCAP-DRPs検出のリスクが明らかに高くなり，1つだけの場合はCAP-DRPを強く考慮する必要はないことである．

- CAP-DRPsの中でもMRSAは使用薬剤が異なるため，サブ解析としてMRSAのリスク因子を解析したところ，**3** に示す因子がMRSA検出にかかわるリスク因子である．**3** の中でも前入院歴，抗菌薬使用歴，制酸薬の使用の3つはCAP-DRPs全体のリスク因子と共通するが，維持透析歴，うっ血性心不全，MRSA検出歴の3つはMRSA特異的なリスク因子である．したがって，これらの因子を有する肺炎患者は抗MRSA薬使用の候補になりえる．

**4　薬剤耐性菌リスク因子と死亡・重症化に関わるリスク因子**

薬剤耐性菌のリスクは，①内因性である宿主因子，②外因性である環境因子，③抗菌薬の選択圧，の3つの構成要素にかかわる因子の累積により成り立つが，肺炎患者の死亡・重症化にかかわるリスクは主に宿主因子で構成される．

### ■薬剤耐性菌リスク因子と死亡・重症化リスク因子は異なる

● 薬剤耐性菌のリスクを考えるうえで重要な点は，「肺炎重症度が高い場合には広域抗菌薬を考慮したほうがよい」との考え方は本質的ではない，ということである．

● 筆者らの研究結果ではPneumonia Severity Indexで評価した肺炎重症度が軽症から重症に上がるにつれて，CAP-DRPsの検出割合はやや増加する．しかし，**2**に示したCAP-DRPsのリスク因子の累積数とCAP-DRPsの検出割合との相関関係を比べると，肺炎重症度とCAP-DRPs検出の相関は弱い[5]．なぜ，そのような関係になるのか，その理由を**4**に示す．

● 本邦，海外での薬剤耐性菌リスク評価における研究結果をまとめると，耐性菌のリスク因子は大きく3つの要素に分けることができる．つまり，内因性である宿主因子，外因性である環境因子，そして抗菌薬の選択圧[★1]である[12]．一方，肺炎患者の死亡，重症化に関わるリスク因子は主に宿主因子で構成され[13]，そこには環境因子や抗菌薬の選択圧は含まれない．したがって，肺炎診断時における，患者の予後予測と初期抗菌薬選択は別々に考えるべきである．

## 初期抗菌治療ストラテジーの国際的な方向性

● 現在の国際的な潮流としては，前述のようにNHCAP患者もCAP患者と同様に「市中発症の肺炎（community-onset pneumonia）として，耐性菌のリスクの有無に基づいて初期抗菌治療を決定する」という考え方が主流になりつ

**ポイント**
耐性菌のリスク因子と肺炎重症化のリスク因子は同じではない

**★1　抗菌薬の選択圧**
抗菌薬を使用することで感受性菌が淘汰され，耐性菌が生き残ることを指す．

**5** 市中発症の肺炎における初期抗菌治療ストラテジー（案）

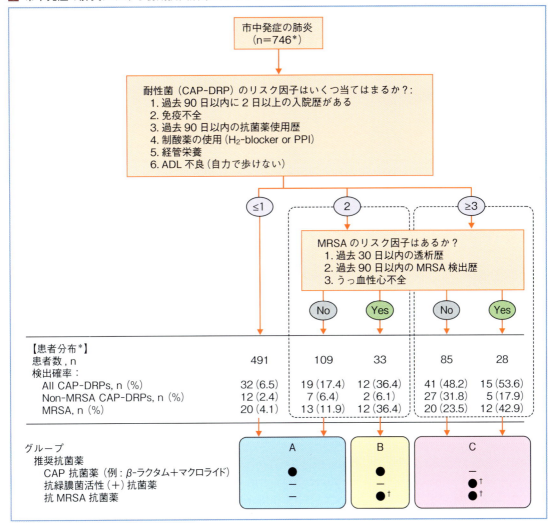

*n（%）は，文献5）から引用.
†グラム染色の所見も参考にして投与を決定すること.

（谷口博之，藤田次郎編. 呼吸器病レジデントマニュアル第5版. 医学書院；2015，p.278[14]より抜粋）

つある.

● 本邦での前向き臨床研究結果を考慮すると，**5** に示す初期抗菌治療ストラテジー（案）[14]がCAP患者と（N）HCAP患者に適応できる．このストラテジーにおける問題点は，耐性菌リスク評価法の感度が高くない点であり，これは海外で考案されたリスク評価方法でも同様の傾向がある[11]．しかし，この評価方法の特異度は高いため，「CAP-DRPリスク因子≦1個，またCAP-DRPリスク因子＝2個でもMRSA特異的リスク因子なしの場合には，通常のCAPで用いられるレジメン★2の適応となる」という方針は強く考慮されるべきである.

★2
例：非抗緑膿菌β-ラクタム系薬+マクロライド系薬.

## おわりに

● 超高齢社会，医療を取り巻く環境の変化に伴い，肺炎治療概念も変わってきた．その中で（N）HCAP患者に対する治療戦略はここ数年議論されてきた．筆者らの研究結果を踏まえると，（N）HCAP患者に対しては **2** に示した薬剤耐性菌リスク因子，特にそのリスク因子の累積数を考慮して治療戦略を考慮したほうがよいと考える．しかし，この薬剤耐性菌のリスク因子は各地域・各施設によって異なることが予想される．ぜひ読者の皆さんには自施設での耐性菌リスク因子を調査する研究を行ってみていただきたい．

（進藤有一郎，長谷川好規）

## 文　献

1) 日本呼吸器学会医療・介護関連肺炎（NHCAP）診療ガイドライン作成委員会編．医療・介護関連肺炎（NHCAP）診療ガイドライン．日本呼吸器学会；2011.

2) Shindo Y, et al. Health-care-associated pneumonia among hospitalized patients in a Japanese community hospital. Chest 2009；135：633-40.

3) American Thoracic Society；Infectious Diseases Society of America. Guidelines for the management of adults with hospital-acquired, ventilator-associated, and healthcare-associated pneumonia. Am J Respir Crit Care Med 2005；171：388-416.

4) Ewig S, et al. Rethinking the concepts of community-acquired and health-care-associated pneumonia. Lancet Infect Dis 2010；10：279-87.

5) Shindo Y, et al. Risk factors for drug-resistant pathogens in community-acquired and healthcare-associated pneumonia. Am J Respir Crit Care Med 2013；188：985-95.

6) Wunderink RG. Community-acquired pneumonia versus healthcare-associated pneumonia. The returning pendulum. Am J Respir Crit Care Med 2013；188：896-8.

7) Wunderink RG, Waterer GW. Clinical practice. Community-acquired pneumonia. N Engl J Med 2014；370：543-51.

8) Kalil AC, et al. Management of Adults With Hospital-acquired and Ventilator-associated Pneumonia：2016 Clinical Practice Guidelines by the Infectious Diseases Society of America and the American Thoracic Society. Clin Infect Dis 2016；63：e61-e111.

9) Aliberti S, et al. Stratifying risk factors for multidrug-resistant pathogens in hospitalized patients coming from the community with pneumonia. Clin Infect Dis 2012；54：470-8.

10) Shorr AF, et al. Validation of a clinical score for assessing the risk of resistant pathogens in patients with pneumonia presenting to the emergency department. Clin Infect Dis 2012；54：193-8.

11) Webb BJ, et al. Derivation and Multicenter Validation of the Drug Resistance in Pneumonia Clinical Prediction Score. Antimicrob Agents Chemother 2016；60：2652-63.

12) Webb BJ, et al. Predicting risk of drug-resistant organisms in pneumonia：moving beyond the HCAP model. Respir Med 2015；109：1-10.

13) Ewig S, et al. Towards a sensible comprehension of severe community-acquired pneumonia. Intensive Care Med 2011；37：214-23.

14) 谷口博之，藤田次郎編．呼吸器病レジデントマニュアル第5版．医学書院；2015. p.278.

特殊病態下（免疫抑制患者）の呼吸器感染症

# 院内肺炎と人工呼吸器関連肺炎

## 定義と特徴

### ■定義[1]

- 院内肺炎（HAP）は，入院48時間以後に新たに出現した肺炎を指す．患者のほとんどは他疾患の治療にて入院を余儀なくされており，治療中に発生した呼吸器系合併症の一つととらえうる．

- 人工呼吸器関連肺炎（VAP）は，院内肺炎の中で，気管挿管による人工呼吸を開始して48時間以降に新たに発症する肺炎を指す．患者は他疾患の治療経過中に人工呼吸を要する状態に陥っており，特に重症な患者の治療中に発生した呼吸器系合併症の一つととらえうる．

### ■特徴

- HAP/VAPは何らかの治療中に発生する．つまり，患者には治療を難渋させ予後を悪化させる基礎疾患が存在する．基礎疾患あるいは原因病態の治療において免疫抑制を併存することがある．さらに，原疾患あるいは他の感染性合併症に対して，抗菌薬の既投与がなされている場合が多い．このため，肺炎の原因菌としてはいわゆる日和見感染菌あるいは耐性菌の可能性が高くなる．

- 院内肺炎の位置づけは，各国の医療体制の違いからくる診療の場の定義により影響を受ける．慢性療養型病床を含めた病床数が多い日本では，海外における医療ケア関連肺炎（HCAP）に近いタイプの肺炎患者が含まれることに留意する．

- HAP/VAPの予後は，肺炎の治療のみならず原疾患の影響を強く受ける．とりわけ，海外においてHCAPに含まれるタイプのHAPでは基礎疾患あるいは老衰の終末期に発症し，多くは誤嚥性肺炎の病態をとるため，抗菌薬治療が生命予後を改善するとは限らない[2]．

- 人口ひいては入院患者の高齢化，および医療介入の拡大に伴い，HAP/VAPの発生数は増加することが見込まれる．

- 米国の疫学研究結果からは，死亡率は，VAPで約30%，VAP以外のHAPで約20%程度と，CAPの約10%に比べて高い[3]．

## 微生物疫学と診断

- HAP患者から検出される病原菌は，前述のごとく抗菌薬耐性菌の割合が高く，メチシリン耐性黄色ブドウ球菌（MRSA）および緑膿菌が2大主要菌である．加えて，市中肺炎の原因となる肺炎球菌，クレブシエラ，インフルエンザ桿菌などがみられる[4,5]

▶ HAP：
hospital-acquired pneumonia

▶ VAP：
ventilator-asscoiated pneumonia

ポイント
HAPおよびVAPは，入院中の患者に発生する併存症としての肺炎であり，肺炎の原因となる基礎疾患や危険因子を有することが多く，死亡率も高い

▶ HCAP：
healthcare-associated pneumonia

▶ MRSA：
methicillin-resistant *Staphylococcus aureus*

291

- VAPの検出微生物としては緑膿菌が最も頻度が高く，約1/4を占める[1,6].
- 耐性菌の主要な危険因子としては，過去90日以内の2日以上の抗菌薬使用歴があげられる[1].
- MRSAについては，検出はされるものの真の肺炎原因菌であるか否かについては疑問なことがある[7].
- 診断には臨床的疑い診断と微生物学的診断がある．発熱，咳嗽，膿性痰の出現あるいは増加，息切れ，胸痛，頻呼吸，低酸素血症，胸部聴診所見での coarse crackles★1 などは，肺炎を疑わせる所見である．
- 胸部X線あるいはCT画像では，新しいあるいは増大した浸潤陰影の出現 (air bronchogram★2 の存在) が臨床的に肺炎を疑わせる所見として用いられる．
- CRPやプロカルシトニン (PCT) などの全身性炎症反応所見は，観察研究の結果によればいずれも十分な診断特性を有しておらず，使用する意義は高くない[8-12].
- VAPは人工呼吸中に生じる肺炎であるために，そもそも人工呼吸の原因となった肺病変，あるいは肺炎以外に人工呼吸中に併発しやすい肺病変 (無気肺，胸水など) との鑑別はしばしば困難である．
- 肺炎疑い例では，微生物学的に確定された肺炎か否かを評価する．HAPでは喀痰，VAPでは気管内吸引痰あるいは気管支肺胞洗浄液などの気道由来検体を採取し，グラム染色検査と培養同定/感受性検査を行う．定量培養検査は，不要な抗菌薬を減じる可能性があるが，最終的な生命予後を変えないため，必須ではない[13]．他の感染性疾患の除外診断的意味も踏まえて，血液培養検査を併施する．
- 以下の定義により「微生物学的に確認されたVAP」と診断する．
  ①下気道の直接吸引 (tracheal aspirate) で病原微生物が培養され，定性培養 3＋以上あるいは定量培養 $10^5 \sim 10^6$ CFU/mL以上
  ②気管支肺胞洗浄 (BAL，あるいはmin-BAL) で病原微生物が培養され，定性培養2＋以上あるいは定量培養 $10^4$ CFU/mL以上
  ③血液培養あるいは胸水培養が陽性で，下気道からの検出微生物と一致

## 治療

- 治療を開始する前に，終末期あるいは老衰などの不可逆的な死の過程にある患者を鑑別する．
- 終末期あるいは老いに伴う易反復性の誤嚥性肺炎を起こしている病態においては，人工呼吸管理や抗菌薬などによる積極的な肺炎治療を考慮することが必ずしも最適な治療とはいえない可能性もある．患者個人や家族の意思を尊重したうえで，緩和的治療を選択肢にいれて治療の有無を含め方針を決定する．
- 急性期の入院患者に対しては，抗菌治療を主体とした治療介入を行う．
- 抗菌治療は，原則として微生物検査の提出後，原因微生物が判明する前に経験的に開始する．

ポイント

MRSAおよび緑膿菌が2大主要菌である．臨床診断と微生物学的診断を組み合わせて診断するが，難しいことも多い

★1　coarse crackles
吸気開始より呼気にかけて聴かれる断続音．粗く不ぞろいな音で肺炎等肺実質病変における分泌物の貯留を意味する．

★2　air bronchogram
気管支周囲の肺胞に浸出液等が貯まりX線透過性の低下した融合像 (consolidation) の中に気管支内の空気が浮きあがって見える像．肺胞実質における炎症・水腫時に生じる．

▶ BAL：
bronchoalveolar lavage

## ■ 重症度と耐性菌リスクに基づく経験的抗菌治療の選択

**escalation 治療**
- 敗血症 (−) かつ重症度 NHCAP は A-DROP で中等症以下, HAP は I-ROAD で軽症
かつ
- 耐性菌の危険因子 (−)

内服薬 (外来治療が可能な場合)
- クラブラン酸 / アモキシシリンまたはスルタミシリン＋クラリスロマイシンまたはアジスロマイシン
- ガレノキサシン, モキシフロキサシン, レボフロキサシン

注射薬
- スルバクタム / アンピシリン
- セフトリアキソン, セフォタキシム

非定型肺炎が疑われる場合
- レボフロキサシン*

**de-escalation 単剤治療**
- 敗血症 (＋) かつ / または重症度が NHCAP は A-DROP で重症以上, HAP は I-ROAD で中等症以上
または
- 耐性菌の危険因子 (＋)

注射薬 (単剤投与)
- セフタジジム*, セフェピム*, セフピロム*
- タゾバクタム / ピペラシリン
- イミペネム / シラスタチン, メロペネム
- レボフロキサシン*, シプロフロキサシン*, パズフロキサシン*

**de-escalation 多剤治療**
- 敗血症 (＋) かつ / または重症度が NHCAP は A-DROP で重症以上, HAP は I-ROAD で中等症以上
かつ
- 耐性菌の危険因子 (＋)

注射薬 (2 剤併用投与, ただしβ-ラクタム系薬の併用は避ける)
- セフタジジム*, セフェピム*, セフピロム*
- タゾバクタム / ピペラシリン
- メロペネム, ビアペネム, イミペネム / シラスタチン, ドリペネム
- レボフロキサシン*, シプロフロキサシン*, パズフロキサシン*
- アミカシン, トブラシン, ゲンタマイシン
MRSA 感染を疑う場合**
＋
- バンコマイシン, テイコプラニン, アルベカシン, リネゾリド

＊嫌気性菌感染を疑う際には単剤での投与を避け, クリンダマイシンまたはメトロニダゾールを併用する.
＊＊以前に MRSA が分離された既往がある場合, または, 過去 90 日以内の経静脈的抗菌薬の使用歴.

- 患者の重症度と耐性菌リスクを勘案し, これらが高い場合には, 救命のために耐性菌を初期よりカバーする目的で, 広域スペクトラムを有する抗菌薬を初期に選択し, 後に de-escalation する. 重症度が高くなく, 耐性菌リスクも低い場合には, escalation 治療が選択できる (■1).

- de-escalation 治療とは, 広域の薬剤で初期治療を開始し, 全身状態の改善を確認し, 可能であれば狭域の薬剤への変更を考慮する治療戦略を指す. この戦略により, 初期治療の適切性を高めながら, 広域抗菌薬の過剰投与を回避することが期待される. 複数の観察研究結果から, de-escalation 治療を行った場合, 生命予後は変わらないかあるいは改善する[14, 15].

- 肺炎重症度は, 日本呼吸器学会の提案する I-ROAD スコアにより[16]評価する (■2). I-ROAD での中等症群 (B群) 以上は de-escalation 戦略をとる. 国内における 1,356 患者の解析より, I-ROAD における軽症・中等症・重症各群の死亡率には, 明確な差違を認めた (■3)[17].

- 加えて, 敗血症あるいは敗血症性ショックの可能性を評価する[18] (■4). 肺炎が急性の致死的臓器不全症 (SOFA スコア 2 点以上の上昇) を伴っている場合 (敗血症), あるいは, 初期大量輸液に反応しない血管収縮薬の使用を必要とする持続低血圧 (平均血圧 ≦65 mmHg) と高乳酸血症 (≧4.0 mmol/L) を認める場合 (敗血症性ショック), 重症と評価する[19].

- 耐性菌リスクに関連する最も主要な因子は, 「過去 90 日以上の抗菌薬の治療

**ポイント**
抗菌薬は経験的にならざるをえない. 肺炎の重症度と耐性菌のリスクを評価したうえで, 経験的抗菌薬を選択する. 重症度の評価には, I-ROAD スコアと, 敗血症の診断が重要である. 原因菌が判明後は狭域化 (de-escalation) する. 治療期間は 7 日間を原則とし, PCT の推移も参考にする.

▶ SOFA :
sequential organ failure assesment

## ❷ HAPの重症度分類

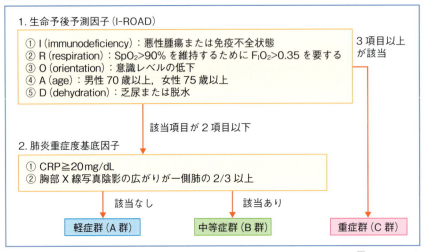

1. 生命予後予測因子（I-ROAD）

① I（immunodeficiency）：悪性腫瘍または免疫不全状態
② R（respiration）：$SpO_2>90\%$ を維持するために $F_IO_2>0.35$ を要する
③ O（orientation）：意識レベルの低下
④ A（age）：男性70歳以上，女性75歳以上
⑤ D（dehydration）：乏尿または脱水

3項目以上が該当

該当項目が2項目以下

2. 肺炎重症度基底因子

① $CRP≧20mg/dL$
② 胸部X線写真陰影の広がりが一側肺の2/3以上

該当なし　　　該当あり

軽症群（A群）　　中等症群（B群）　　重症群（C群）

（成人肺炎診療ガイドライン2017．日本呼吸器学会；2017[28]．p.41より）

## ❸ I-ROADにおける各群の死亡率

| | 症例数 | 死亡率 |
|---|---|---|
| 軽症群 | 838 | 12.1% |
| 中等症群 | 277 | 24.9% |
| 重症群 | 241 | 40.8% |

（Seki M, et al. Respirology 2008；13：880-5[17]より一部抜粋）

歴」である．好中球1,000/μL未満，後天性免疫不全症候群（AIDS）発症時，免疫抑制薬使用時の極端な細胞性免疫低下状態，あるいはVAPである場合にも，耐性菌のリスクが高い[20,21]．

- escalation治療：標的病原菌は肺炎球菌，MSSA，インフルエンザ菌，口腔内連鎖球菌，クレブシエラ（非ESBL産生菌），モラクセラなどである．抗菌薬はスルバクタム/アンピシリン，セフトリアキソンまたはセフォタキシムが主体となる（❶）．

- de-escalation治療：敗血症，I-ROAD重症例，あるいは，耐性菌のリスクが高いと判断された群に対しては，広域の薬剤で初期治療を開始し，可能であれば狭域の薬剤への変更を考慮する治療．escalation治療群の原因微生物に加え，耐性菌[★3]が標的となる[1,22]（❶）．ただし，多剤耐性菌感染が疑われる場合に，多剤耐性菌をカバーする初期治療が死亡率や抗菌薬治療期間を改善するかどうかは明確ではない．

- de-escalation治療の初期抗菌薬は，緑膿菌に抗菌活性を有する$\beta$-ラクタム系抗菌薬であるタゾバクタム/ピペラシリン（TAZ/PIPC），第4世代セファロスポリン系薬，カルバペネム系薬，キノロン系薬の単剤投与が基本となる．

- 重症度が高く，かつ耐性菌のリスクが高い群に対しては多剤の抗菌薬を用いたde-escalation多剤治療も考慮される．TAZ/PIPC，第4世代セファロスポリン系薬，カルバペネム系薬をベースに，キノロン系薬またはアミノグリコシド系薬を併用する（❶）．

▶ AIDS：
acquired immunodeficiency syndrome

▶ MSSA：
methicillin-sensitive *Staphylococcus aureus*

▶ ESBL：
extended-spectrum $\beta$-lactamase

**ポイント**
敗血症の定義は2016年より新しいものとなっている

★3
緑膿菌，MRSA，アシネトバクター，ESBL産生グラム陰性桿菌など．

**4** 敗血症および敗血症性ショックの診断のフローチャート

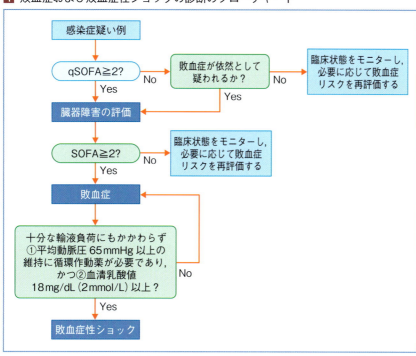

（成人肺炎診療ガイドライン2017．日本呼吸器学会：2017[28]．p.12より）

- MRSAが分離された既往がある場合，または「過去90日以内の経静脈的抗菌薬の使用歴がある場合」はMRSA感染のリスクが高いと判断され，抗MRSA薬の併用を考慮する．

- 抗菌薬の効果は48〜72時間後に臨床症状，血液データ，画像所見などから総合的に判定する．

- 広域抗菌薬を漫然と使用することは耐性菌の産生，医療費の高騰の原因となる．また，抗菌薬の副作用によりかえって予後不良となるとの報告もあり，原因微生物が判明した時点でより狭域な標的治療に切り替える（de-escalation治療）[23]．

- 抗菌薬は，年齢，腎機能（GFR）によって調整するが，初回（初日）の投与量を減量する必要はない．

- 抗菌薬の投与期間については，HAP（92％がVAP）患者を対象とし，短期間抗菌薬治療（8日以内）と長期間治療（10〜15日）を比較したRCT6編のメタアナリシス[24]では，生命予後，初期治療効果，入院期間，再燃いずれも同等であった．ブドウ糖非発酵グラム陰性桿菌では短期間の抗菌薬治療群で有意に再燃の頻度が高かった．以上より，治療期間は原則として1週間程度でよいが，ブドウ糖非発酵グラム陰性桿菌による肺炎，黄色ブドウ球菌，クレブシエラ，嫌気性菌などに伴う膿瘍性病変がある場合は2週間あるいはそれ以上の長期投与も必要である．

- 治療経過の評価に，PCTの推移を利用できる．CRPに関しては十分な検討

がない.

- PCTを指標とした抗菌薬終了ガイドに関して，主にVAP患者を主体とした検討では[25]，PCTを指標とした抗菌薬治療終了で，28日死亡率は有意差はないものの低い傾向にあり（OR 0.66［95% CI 0.39-1.14］$p = 0.13$），抗菌薬使用期間は有意に短縮した（MD $-3.20$［95% CI $-4.45--1.95$］$p<0.00001$）. PCTを経時測定し，絶対値の低下（<0.25〜0.5 μg/L）あるいは低下度合い（ピーク値の<20%）などを，全身状態の改善と合わせて抗菌薬治療の指標にしてもよいだろう.

## 予防

- HAPなかでもVAPに関しては，予防策を講じることでその発症率を下げる可能性がある.
- VAP発症には逆流，誤嚥，定着（コロニゼーション）が関与する．胃内容物の逆流，口腔内や気管チューブへの病原微生物の定着，気管チューブのカフ外側を介した声門下分泌物の誤嚥，人工呼吸に関連した咳反射や線毛上皮機能低下などがあげられる.
- VAP予防策として確立したものは少ないが，下記の予防策をまとめて適用するバンドルアプローチを勧める[26].
  - ・手指衛生
  - ・仰臥位の回避（半坐位の可及的保持）
  - ・人工呼吸器回路を頻回に交換しない
  - ・過剰な鎮静を避ける
  - ・人工呼吸からの離脱を促進する
  - ・カフ上部（声門下腔）吸引孔付き気管チューブの使用[27]

（志馬伸朗）

**ポイント**
予防策は複数の手法を組み合わせたバンドルアプローチを用いる.

## 文　献

1) Kalil AC, et al. Management of Adults With Hospital-acquired and Ventilator-associated Pneumonia：2016 Clinical Practice Guidelines by the Infectious Diseases Society of America and the American Thoracic Society. Clin Infect Dis 2016；63：e61-e111.

2) Komiya K, et al. Impact of aspiration pneumonia in patients with community-acquired pneumonia and healthcare-associated pneumonia：a multicenter retrospective cohort study. Respirology 2013；18：514-21.

3) Kollef MH, et al. Epidemiology and outcomes of health-care-associated pneumonia：results from a large US database of culture-positive pneumonia. Chest 2005；128：3854-62.

4) Ohi H, et al. Hospital-acquired pneumonia in general wards of a Japanese tertiary hospital. Respirology 2004；9：120-4.

5) Watanabe A, et al. Multicenter survey on hospital-acquired pneumonia and the clinical efficacy of first-line antibiotics in Japan. Intern Med 2008；47：245-54.

6) Sakaguchi M, et al. Effects of adherence to ventilator-associated pneumonia treatment guidelines on clinical outcomes. J Infect Chemother 2013；19：599-606.

7) Kawanami T, et al. Clinical impact of methicillin-resistant *Staphylococcus aureus* on

bacterial pneumonia：cultivation and 16S ribosomal RNA gene analysis of bronchoalveolar lavage fluid. BMC Infect Dis 2016；16：155.

8）Povoa P, et al. C-reactive protein as a marker of ventilator-associated pneumonia resolution：a pilot study. Eur Respir J 2005；25：804.

9）Hillas G, et al. C-reactive protein and procalcitonin as predictors of survival and septic shock in ventilator-associated pneumonia. Eur Respir J 2010；35：805.

10）Su LX, et al. Diagnosing ventilator-associated pneumonia in critically ill patients with sepsis. Am J Crit Care 2012；21：e110.

11）El-Solh AA, et al. Diagnostic use of serum procalcitonin levels in pulmonary aspiration syndromes. Crit Care Med 2011；39：1251-6.

12）Dallas J, et al. Diagnostic utility of plasma procalcitonin for nosocomial pneumonia in the intensive care unit setting. Respir Care 2011；56：412-9.

13）Berton DC, et al. Quantitative versus qualitative cultures of respiratory secretions for clinical outcomes in patients with ventilator-associated pneumonia. Cochrane Database Syst Rev 2014；（10）：CD006482.

14）Ibrahim EH, et al. Experience with a clinical guideline for the treatment of ventilator-associated pneumonia. Crit Care Med 2001；29：1109-15.

15）Soo Hoo GW, et al. Impact of clinical guidelines in the management of severe hospital-acquired pneumonia. Chest 2005；128：2778-87.

16）日本呼吸器学会呼吸器感染症に関するガイドライン作成委員会編．呼吸器感染症に関するガイドライン：成人院内肺炎診療ガイドライン．日本呼吸器学会；2016.

17）Seki M, et al. Revision of the severity rating and classification of hospital-acquired pneumonia in the Japanese Respiratory Society guidelines. Respirology 2008；13：880-5.

18）Singer M, et al. The Third International Consensus Definitions for Sepsis and Septic Shock（Sepsis-3）. JAMA 2016；315：801-10.

19）Shankar-Hari M, et al. Sepsis Definitions Task Force. Developing a New Definition and Assessing New Clinical Criteria for Septic Shock：For the Third International Consensus Definitions for Sepsis and Septic Shock（Sepsis-3）. JAMA 2016；315：775-87.

20）Crouch BS, et al. Ventilator-associated pneumonia due to *Pseudomonas aeruginosa*. Chest 1996；109：1019-29.

21）Kett DH, et al. Implementation of guidelines for management of possible multidrug-resistant pneumonia in intensive care：an observational, multicentre cohort study. Lancet Infect Dis 2011；11：181-9.

22）Shorr AF, et al. Validation of a clinical score for assessing the risk of resistant pathogens in patients with pneumonia presenting to the emergency department. Clin Infect Dis 2012；54：193-8.

23）Niederman MS, et al. Treatment of hospital-acquired pneumonia. Lancet Infect Dis 2011；11：728.

24）Pugh R, et al. Short-course versus prolonged-course antibiotic therapy for hospital-acquired pneumonia in critically ill adults. Cochrane Database Syst Rev 2015；（8）：CD007577.

25）Schuetz P, et al. Procalcitonin to initiate or discontinue antibiotics in acute respiratory tract infections. Cochrane Review. Online Publication Date：September 2012.

26）日本集中治療医学会ICU機能評価委員会．人工呼吸器関連肺炎予防バンドル 2010改訂版．http://www.jsicm.org/pdf/2010VAP.pdf

27）Caroff DA, et al. Subglottic Secretion Drainage and Objective Outcomes：A Systematic Review and Meta-Analysis. Crit Care Med 2016；44：830-40.

28）日本呼吸器学会成人肺炎診療ガイドライン2017作成委員会編．成人肺炎診療ガイドライン2017．日本呼吸器学会；2017.

## Column

# 原発性線毛運動不全症（PCD）の病態解明

### 概念

1933年にKartagenerが気管支拡張，内臓逆位，副鼻腔炎の三徴を報告し，その原因が後に線毛運動の消失によると考えられ，immotile cilia syndromeと呼ばれるようになった．そして，1980年代半ばに線毛運動を認めるものの，運動不全を有する患者が多いことから現在は原発性線毛運動不全症（primary ciliary dyskinesia：PCD）と呼ばれるようになっている．

PCDは主に常染色体劣性遺伝し，慢性の上気道・下気道感染症，男性不妊，約半数に内臓逆位を伴う．症状から鑑別としてあがる頻度も少ないため症例数も少なく，その病態像に関しては未解明な部分も多い．しかし，診断が遅れるほど呼吸機能やQOLが低下することがわかっており，早期診断とそのための診断基準の作成および病態の周知の必要性が高まっている．

### 病態および臨床症状

PCD患者では，気道，副鼻腔，中耳などにおける線毛の機能不全に起因する粘液線毛機能の低下により，肺炎，気管支拡張症，副鼻腔炎，中耳炎などを繰り返す．また，男性では線毛運動不全による精子の運動機能低下により約半数は不妊となり，女性では卵管の線毛運動不全から子宮外妊娠につながるといわれている．

また，胎生期のノードにおける線毛は回転運動することにより細胞外液の左向きの流れを生む．その左右差は側板中胚葉に伝わり，Nodal遺伝子が左特異的に発現することにより正常な臓器の非対称性が形成されている[1]ため，胎生期の線毛機能不全は内臓逆位の原因となる．

PCDの臨床症状は時期により特徴があるため，その特徴を理解することが本症を疑うため

に重要となる．時期別に特徴的な症状を以下にまとめる．

・新生児期：生下時より持続する鼻漏，酸素投与を要する新生児呼吸窮迫
・小児期：慢性の湿性咳嗽を伴う治療抵抗性の喘息，気管支拡張症，副鼻腔炎，滲出性中耳炎，難聴
・成人期：（小児期症状に加えて）持続する喀痰，気管支拡張症，呼吸機能検査における進行性の閉塞性障害または混合性障害，不妊
・その他の症状：前頭洞，蝶形骨洞の形成不全，漏斗胸など

### 診断

PCDの診断基準は各国により異なるが，上記の症状および後述するスクリーニングテストから本疾患が疑われる症例に対しては，鼻粘膜，気管支粘膜生検および遺伝子検査を行い，線毛の構造異常や運動異常，原因となる遺伝子変異の有無なども含めて総合的に判断することが多い．

#### ◆ スクリーニング

#### 鼻腔NO測定

PCD患者の鼻腔NO値を健常人と比較したメタ解析においてPCD群（19 nL/分），健常人（265 nL/分）と，PCD群が有意に低いことが示されており，30 nL/分をカットオフ値とした場合，特異度91％，感度96％とともに高く[2]，侵襲も少ないことからスクリーニングテストとして推奨されている．

#### ◆ 組織生検

#### HVMA（high-speed video microscopy analysis）

PCD患者では不規則な線毛運動および線毛

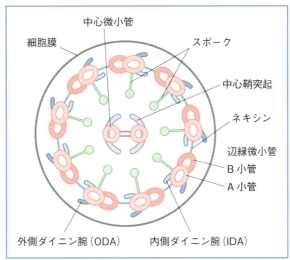

**1 線毛の横断像**

中心微小管
細胞膜
スポーク
中心鞘突起
ネキシン
辺縁微小管
B 小管
A 小管
外側ダイニン腕 (ODA)
内側ダイニン腕 (IDA)

打頻度 (ciliary beat frequency：CBF) の低下をきたすことが知られている.

　鼻腔粘膜および気管支粘膜生検を行い，ハイスピードビデオカメラを用いて線毛運動のスローモーション撮影を行うことにより線毛の運動パターン (ciliary beat pattern：CBP) を評価する.

　線毛運動異常のパターンに関しては運動速度の低下や回転運動などさまざまであり，その運動パターンと特定の線毛構造異常や遺伝子変異との相関も報告されているが，炎症や生検による損傷から二次的な線毛運動不全をきたすこともあるため，評価には専門的な知識，経験を必要とする.

### 透過型電子顕微鏡 (transmission electron microscopy：TEM)

　PCD患者の多くに線毛の超微構造異常を認める. 正常な線毛は **1** のように中心微小管と9対の周辺微小管をもち，外側ダイニン腕 (ODA)，内側ダイニン腕 (IDA) がある.

　構造異常の多くはODAの欠損 (40％) またはODAかつIDAの欠損 (15％) が主体となっており，電子顕微鏡による線毛構造異常の検索はPCD診断の基本であった. しかし，現在ではPCD患者全体の30％では線毛構造が正常であ

ることがわかっており，後述する遺伝子検査などと組み合わせて総合的に判断するのが一般的である.

#### ◆その他
#### 遺伝子検査

　近年PCDを引き起こす遺伝子変異に関する研究が進んでおり，PCD患者の約60％が **2** に示す遺伝子変異を有すると予想される[3].

　**2** が示すように特定の遺伝子と線毛構造には強い相関関係があり，ほとんどは線毛におけるODA，IDA，放射状スポークなどの蛋白質と関連している. 線毛構造や線毛運動が正常またはわずかな異常所見しかみられないPCD症例などは電子顕微鏡による診断も困難であり，構造異常を伴わない患者の22％が遺伝子診断によりPCDと診断されたとの報告もある[4]. 今後遺伝子検査が本症の診断に占める重要性は増してゆくと考えられる.

### 治療

　PCDの治療に関して確固たるエビデンスは少なく，適切な抗菌薬投与による気道感染のコントロールおよび運動，理学療法を用いた気道クリアランスの確保による肺機能の保持が中心となる. Barnesら[5]はNO合成酵素の基質であ

**2** PCDの原因遺伝子と線毛構造異常，運動異常との関連

| Ultrastructural defect (by TEM) | Ciliary motion defect (by HVMA) |
| --- | --- |
| **ODA** | |
| DNAH5 | Immotile with occasional stiff moving cilia |
| DNAI1 | Unknown |
| DNAI2 | Unknown |
| DNAL1 | Decreased CBF |
| NME8 (TXNDC3) | Mixed populations : normal to immotile |
| CCDC103 | Complete immotility or lack of coordination with reduced amplitude |
| CCDC114 | Largely immotile with some twitching cilia |
| ARMC4 | Complete immotility or reduced CBF and amplitude |
| CCDC151 | Complete immotility |
| **ODA/IDA** | |
| DNAAF1 (LRRC50) | Complete immotility |
| DNAAF2 (KTU) | Complete immotility |
| DNAAF3 | Complete immotility |
| HEATR2 | Near complete immotility |
| LRRC6 | Complete immotility |
| ZMYND10 | Complete immotility or reduced CBF and amplitude |
| SPAG1 | Near complete immotility |
| C21orf59 | Complete immotility |
| DYX1C1 | Largely complete immotility. Some cilia show reduced CBF |
| **IDA/microtubule disorganisation** | |
| CCDC39 | Fast, flickery movement with reduced amplitude |
| CCDC40 | Fast, flickery movement with reduced amplitude |
| CCDC65 | Stiff, dyskinetic moving cilia |
| CCDC164 | Increased CBF with reduced amplitude |
| **CP defects** | |
| RSPH1 | Mixed populations : low CBF to immotility and normal CBF with reduced amplitude |
| RSPH4A | Mixed populations : low CBF to immotility and normal CBF and circular movement |
| RSPH9 | Mixed populations : low CBF to immotility and normal CBF with circular movement |
| HYDIN | Mixed populations : immotility and reduced amplitude and lack of coordination |
| **Aplasia/basal body and rootlet mislocalisation** | |
| CCNO | Severe reduction in number of motile cilia. Cilia that are present function normally |
| MCIDAS | Severe reduction in number of motile cilia. Cilia that are present are immotile |
| **Non specific defects** | |
| OFD1 | Mixed populations : normal and chaotic beating pattern |
| RPGR | Mixed populations : motile and immotile cilia |
| **No defect** | |
| DNAH11 | Mixed populations : increased CBF with reduced amplitude and low CBF to immotility |

（Paff T, et al. J Pediatr Genet 2014 ; 3 : 115-27[3]）をもとに作成）

るアルギニンがPCD患者のCBFを増加させ，気道クリアランスを改善させたと報告しているが，その妥当性は検証の余地がある．また，繰り返す発熱，喀血などを伴う比較的限局した気管支拡張病変を有する症例などでは，外科的治療が適応となることもある．

## おわりに

遺伝子検査の進歩から今まで指摘されなかったさまざまな病型が検索できるようになったが，現時点でPCDの診断において単独で確定的な検査法はなく，複数の専門的な検査を組み合わせて判断しているのが現状である．今後のエビデンス蓄積のためにも病態の周知と専門家との連携強化が求められる．

（厚美慶英，玉置　淳）

**文献**

1) Yoshiba S, et al. Cilia at the node of mouse embryos sense fluid flow for left-right determination via Pkd2. Science 2012；338：226-31.
2) Jackson CL, et al. Accuracy of diagnostic testing in primary ciliary dyskinesia. Eur Respir J 2016；47：837-48.
3) Paff T, et al. Primary ciliary dyskinesia：from diagnosis to molecular mechanisms. J Pediatr Genet 2014；3：115-27.
4) Knowles MR, et al. Mucociliary Clearance Consortium. Mutations of DNAH11 in patients with primary ciliary dyskinesia with normal ciliary ultrastructure. Thorax 2012；67：433-41.
5) Barnes PJ, et al. Effect of arginine on mucociliary function in primary ciliary dyskinesia. Lancet 1998；352：371-2.

# 抗菌薬の使い方の
# ポイント

## 5章

# 抗菌薬使用の原則
## ―de-escalation therapy（DET）

## はじめに

- 細菌の抗菌薬耐性（AMR）が世界的に増加する一方，新たな抗菌薬の開発は減少傾向にあり，国際社会でも大きな課題となっている．

- 2015年5月の世界保健総会では，AMRに関するグローバル・アクションプランが採択され，WHO加盟各国は，このプランに沿って2年以内に国家行動計画（ナショナル・アクションプラン）の策定と履行を求められると同時に，達成度の評価をWHOに報告する義務がある．これを受け，「国際的に脅威となる感染症対策関係閣僚会議」のもとに，2016年4月5日，わが国として初めてのAMRアクションプランが決定された[1]．

- AMRアクションプランは6つの分野から構成され，その一つに抗菌薬の適正使用が掲げられており，de-escalation therapy（DET）は薬剤耐性抑止の観点から，その重要な方策と位置づけられる．

- 本項では，最新のシステマティック・レビューおよびメタアナリシス（メタ解析）を中心にDETの評価と課題について概説する．

## DETの概要

- DETはde-escalating strategyとも表記され，抗菌薬の選択において初期の経験的治療は，培養検査後に広域抗菌薬を選択し，その後，薬剤感受性試験結果を参考に可能なかぎり狭域抗菌薬に変更（de-escalation）することである．

- DETは抗菌薬の変更のみならず，併用から単剤あるいは中止をも含む概念であることに留意する．その目指すところは，経験的治療の適切性による予後の改善，抗菌薬使用期間の短縮による耐性菌出現の抑制，有害事象の低下，コスト削減の4つである．

- ここで述べる「経験的治療の適切性」とは起炎菌をカバーする（菌種のみならず薬剤感受性において有効であること）抗菌薬の選択が行われ，治療に十分な量が感染巣に到達する適切なルートで投与されることを意味する．

- DETと予後との関連を検討した報告では，患者の死亡率と関連する最重要の独立危険因子は初期の経験的治療の適切性であることが示された[2-4]．

- 一方，DETと対局的な投与戦略として初期に狭域抗菌薬を投与し，培養結果および臨床経過から広域の抗菌薬に変更する投与方法はescalation therapy（ET）と称される．広域抗菌薬の不適切な使用が横行するわが国では，再教育の意味も含めてさかんに喧伝された時期もあったが，逆に初期治療に失敗すれば，その後に培養結果から抗菌薬の変更を行ったとしても救命率が改善せず[4]，結果的に抗菌薬の長期投与につながり耐性菌の出現増加と医療費

▶ AMR：
antimicrobial resistance

の増大を招く.

● 初期治療の失敗が許されない重症感染症や耐性菌が多い院内肺炎においては前述した理由からも，ETは中等症までのサルベージが十分可能な症例に適応すべきとされる.

● 欧米において2000年頃からDETの考え方が提唱され，当初はICUにおける重症患者において多くの報告がなされた．DETを取り入れたガイドラインとしては2004年に発表されたSurviving Sepsis Campaign guideline[5] (SSCG) が嚆矢である．2013年に発表された改訂ガイドライン[6]では項目を追加し，さらにこの考え方を推し進めている．2005年の米国胸部学会／米国感染症学会 (ATS/IDSA) 院内肺炎ガイドライン[7]，および2008年に発表されたわが国の成人院内肺炎診療ガイドライン（日本呼吸器学会）でもこの考え方が骨子となっている．初期投与の広域抗菌薬のターゲットは，想定される起炎微生物全般または，重症度と関係なく薬剤耐性菌を標的とするなど各種ガイドラインで異なる.

▶ ATS/IDSA：
the Infectious Diseases Society of America and the American Thoracic Society

## DETの評価

### ■ 臨床効果に関する報告

#### The Cochrane Database of Systematic Reviews (2013)

● DETに関するシステマティック・レビュー[8]は2013年が最後であり，それ以降は現時点まで更新されていない．2012年までのランダム化比較試験 (RCT) を中心に，成人の敗血症，重症敗血症，敗血症性ショックを対象とし，主要評価項目を死亡率 (28日，退院時または調査期間終了日) に設定して培養に基づくDETと非DETを比較検討することを目的としている．初期投与された抗菌薬が不適切であったものは解析から除外している.

▶ RCT：
randomized controlled trial

● 結果として493編の論文を検討し，前述した基準を満たして発表されたRCTは認められず，進行中のRCTが1つ検索されたのみである．著者らの結論として，適切にDETの有効性と安全性が検証された論文は存在しなかったとしている.

● 一方，2015年以降にはThe Cochrane Database of Systematic Reviews以外のシステマティック・レビューのメタ解析が相次いで報告された．以下，それらを中心に概説する.

#### Ohjiら[9]の報告

● DETの有無と死亡率の関連を検討するため，12,627の論文から，信頼性の評価基準を満たした23編に対してシステマティック・レビューおよびメタ解析を行った.

● 市中肺炎では，死亡率はDETが非DETよりも有意に低かった．またICUにおける肺炎においても，DETは在院死亡率が有意に低かったと報告している.

● 一方，院内肺炎および人工呼吸器関連肺炎 (VAP) では28日死亡率または在院死亡率はともに有意差を認めなかった．この理由として院内肺炎および

▶ VAP：
ventilator associated pneumonia

VAPでは論文間の異質性が大きかったことが影響したと言及している.

- 尿路感染症においてはDETが非DETよりも，在院死亡率は低いが有意差は得られなかった.

- 敗血症ではKaplan-Meier法による生存率は有意にDETが高かったが，重症度を調整後のCoxの比例ハザードモデルにおいては，死亡率は両群に有意差を認めなかった．また重症敗血症および敗血症性ショックにおいては90日死亡率は両群に有意差を認めなかった．検討した症例は中程度の患者背景の異質性を有していた.

- 好中球減少患者における重症敗血症の検討では，治療開始後30日およびICU退出後1年以内の死亡率とDETの有無との有意な関連は認めなかった.

- 肺炎球菌性敗血症ではCremersら[10]は，275例の肺炎球菌性敗血症を検討し，DETは有意に在院死亡率を減少させたと報告したが，交絡因子を調整後の検討では在院死亡率は両群で有意差を認めなかった.

- 以上から，臨床効果の有効性においてDETは，非DETと比較して同等もしくは非劣性であり，メタ解析では論文の質に課題は残るものの市中肺炎およびICUにおける肺炎においては死亡率を低下させたとしている.

- 論文の質としてはRCTが最も高いが，重症の臨床症例ではランダム化のデザインが設定しにくく，傾向スコア（PS）を用いてRCTに疑似化した群間の割り付け処理をした観察研究が注目されている．エビデンスレベルもRCTに準じるものとして評価されている．本論文では2つのRCTと PS解析を用いた1つの観察研究が組み入れられているが，敗血症性ショックを含む敗血症においては，DETは臨床的効果を認められた.

## Paulら[11]の報告

- 549の論文から著者らが設定した評価基準を満たした19編（3編のRCTと16編の観察研究）を抽出し，重症敗血症と肺炎を対象として，DETと非DETの両群における死亡率をアウトカムとしてシステマティック・レビューおよびメタ解析を行った.

- 19編の論文間においては中等度の異質性が認められ，粗オッズ比および調整オッズ比はランダム効果モデルを用いて統合された．交絡因子に関連するバイアスのリスクは観察研究において高かった.

- 交絡因子の補正前の解析では，敗血症と肺炎の統合分析において，DETの死亡率は有意に低下していた（粗オッズ比0.53[95% CI 0.39-0.73]）．敗血症と肺炎のグループ解析では，DETの死亡率の低下は敗血症では有意差を認めたが，肺炎では認められなかった．しかしながら，肺炎のサブグループ解析においてVAPではDETが有意に死亡率を低下させたが，非VAPでは有意差を認めなかった．これについては肺炎群において論文間の患者背景の異質性が中等度（I2　47-69%[★1]）に認められたことを理由として考察している.

- 交絡因子の補正後の解析では，DETは非DETと比較して重症敗血症と肺炎群における死亡率の有意差は認められなかった．肺炎のサブグループ解析においても死亡率の有意差は認めなかった．統合されたRCTにおいても，重

**ポイント**
メタ解析ではDETは非DETに比べ，市中肺炎およびICUにおける肺炎において死亡率を低下させた

▶ **PS**：
propensity score

**★1**
筆者注：本論文では異質性が小さい基準を＜50%と規定している.

症敗血症と肺炎（CAPとHAP）の検討ではDETで有意な死亡率の増加は認めなかった.

● 観察研究では薬剤感受性試験結果に基づいたDETは死亡率の減少につながると報告しているが，RCTでは示されなかった.

## Yingら[12]らの報告

● 重症敗血症および敗血症性ショック患者を対象に9編（1,873症例）を抽出し，システマティック・レビューおよびメタ解析を行った. アウトカムとして死亡率を設定しDETと非DETの両群間で相対危険度の検討を行った. DETは非DETと比較して死亡率の低下傾向を認めるものの，統計学的な有意差は認めなかった.

## ATS/IDSA院内肺炎ガイドライン2016[13]の推奨

● 2016年に12年ぶりにATS/IDSAによる院内肺炎ガイドラインが改訂された. ATS/IDSAが定義するDETとは「初期投与の抗菌薬を広域から狭域に変更するか，または併用療法から単剤療法への切り替え」としている.

● DETの位置づけは2005年版と比較すると，推奨レベルは低下し，専門家の意見として支持している. その理由としてDETが有効性，コスト低下，耐性菌の抑止，有害事象の低下において，エビデンスレベルの充分なRCTが発表されていないことをあげている.

### ■コスト面からの評価

● 在院日数については，DETと非DETでは有意差を認めなかった. 抗菌薬投与期間については，DETは敗血症群では3.06日間長かった. しかしながら，DETにおける死亡は低かったが，治療期間の救命率に対する補正は検討されず，投与期間の長さが交絡因子となっている可能性は否定できなかった[11].

### ■薬剤耐性菌の出現率

● 2つの論文が検証しているが，異なった結果となった. Leeら[14]は基質特異性拡張型β-ラクタマーゼ（ESBL）産生菌においてはDETが有意に低かった. 一方，Kimら[15]は，種々の多剤耐性菌（MRSA，カルバペネム耐性グラム陰性桿菌，ESBL，*Stenotrophomonas maltophilia*）の出現率に有意差を認めなかったと報告している. 菌交代症は2つの論文がICUにおけるVAP患者の検討を報告しているが，統合解析では有意差は認めなかった[16, 17].

▶ ESBL：
extended-spectrum
beta-lactamases

### ■有害事象の報告

● Falgueraら[18]は，RCTを用いて有害事象の発症率にDETと非DETの両群で差を認めるか検討した. DET 8/88（9％）の発症率に比して非DET16/89（18％）と高かったが，統計的有意差を認めなかった.

### ■DETの実施現況

● わが国におけるDETの実施状況に関する報告として，志馬ら[19]による検討では，菌血症症例390例において，経験的治療の適切性は48％であり，培養の結果が薬剤感受性菌で狭域化が可能であった症例に限定しても25％のみがDETを行っていた. 海外の報告でもDET達成率は35〜40％前後[20-22]とされる.

COLUMN

**薬剤選択圧について**

薬剤選択圧とは，感受性の高い常在細菌叢を破壊し，もともと存在した薬剤耐性菌のみが生育環境を得て選択的に増殖することがよく知られているが，これとは別に，抗菌薬の長期投与によりフルオロキノロン耐性緑膿菌やカルバペネム低度耐性緑膿菌（D2ポーリン減少型）などに代表される，もともと染色体上にある抗菌薬の標的分子などの遺伝子が変異して新たに耐性を獲得する機序も重要である．

また，キノロン系薬で詳細に検討されている，MPC（mutant prevention concentration：突然変異抑制濃度）は，細菌の突然変異を抑制するのに必要な薬物濃度である．このMPCとMIC領域の濃度はmutant selection window（MSW）と呼ばれ，MICを超えた濃度があっても殺菌に不十分であれば突然変異によって耐性菌を誘導発現することが知られており，用量依存性に薬効を示すキノロン系薬ではMPCを超える血中濃度を得るような投与設計が必要である．

- 一方，すべてのVAPを対象として抗緑膿菌活性を有する抗菌薬が制限される医療環境の中で，初期抗菌薬の適切性が85％で，そのうち72％においてDETの達成率を示した報告[23]もあり，施設の教育水準に依拠する部分が高いことがうかがえる．

- 広域抗菌薬の不要な長期投与は患者本人の予後を不良にするだけでなく，薬剤選択圧により耐性菌が診療部署を汚染することが指摘されており，DETを骨子としたガイドラインの臨床医への普及がわが国でも急務と考えられる．

## ■DETの課題

- empiric therapyは，想定される菌をもれなくカバーする必要から広域抗菌薬を用い，あるいは併用療法にならざるを得ない．これをDETとすることは，予後の改善については，これまでの報告では非DETと同等か少なくとも非劣性であることは多くのエビデンスがある．薬剤選択圧による耐性菌の出現を抑止すること，副作用軽減，医療コストの面で合理的なストラテジーであることを質の高いRCTなどの臨床試験で検証することが重要である[13]．

- しかしDETの問題点は，培養結果が陽性であることを前提としていることである．VAPを除き，HAP，HCAPでは検査に適した良質な呼吸器検体の採取率は1/3程度であり，培養陽性率はその半分にすぎない[24, 25]．肺炎の血液培養陽性率に至っては10％以下である[26]．培養陰性の場合には，DETをどのように進めるべきかATS/IDSA院内肺炎ガイドラインは明確に言及していない．そのため培養陰性の場合のDETを模索した独自の検討がなされている．Schlueterら[27]はHAPを対象として，培養陰性群ではレスピラトリーキノロンで安全にde-escalationできるとしている．

- DETの2つ目の問題は，薬剤耐性菌を想定した広域抗菌薬をempiric therapyとして投与することとセットであることである．この場合，薬剤耐性保有リスクの予測精度が低ければ，医療コスト的にも無駄な治療であり，副作

▶ HAP：
hospital-acquired
pneumonia

▶ HCAP：
healthcare-associated
pneumonia

用が予後を悪くすることが指摘されている.

● このことについてKettら[28]はATS/IDSA院内肺炎ガイドラインを遵守したプロスペクティブな多施設試験において,このガイドラインを遵守することにより,集中治療室の患者の予後が改善されるか検討した.ガイドラインを遵守したレジメン(グラム陰性菌に対して有効な2つの薬剤とMRSAをカバー)とガイドラインを遵守していないレジメン(グラム陰性菌をカバーする薬剤が2つではなく1つ)との比較試験では,ガイドラインを遵守したレジメンを受けた患者群が,非遵守のレジメンを受けた患者群に比べ,28日死亡率が高い結果が得られた(34%対20%,ハザード比1.89[95% CI 1.21〜2.95]).この理由として著者らは2つあげており,1つ目はガイドライン非遵守群ではグラム陰性菌に対する抗菌薬を2剤ではなく1剤を選択するか,または抗MRSA薬を選択しなかったこと,2つ目は培養結果と照らし合わせたempiric therapyの適正率はガイドライン非遵守群のほうが高かったことをあげている.

● この結果に対して死亡率の差は同定されていない菌が原因である可能性や,多剤併用による毒性,抗菌薬開始までに要した時間の解析が欠損していることが指摘されている[29].

## おわりに

● これまで述べてきたように,DETの治療効果が非DETを上回る成績は,バイアスの問題が構造的に除去できない観察研究のみであった.臨床医がDETを選択しやすい環境とは,培養結果が入手でき,患者が初期治療に反応している場合である.逆にいえば,重症患者において初期治療に反応しているが培養結果が利用できず,DETに対する信頼度が低い医師がDETを選択することは期待できない.DETの有効性を厳密に検証するためには医師のこのような主観的な選択を交絡因子として,できるだけ排除するためにプロトコールを遵守するRCTが必要である.

● 一方,死亡率においてDETは非DETと比較して少なくとも非劣性のエビデンスは整いつつある.抗菌薬の適正使用においてDETのストラテジーには合理性があり,今後の目標は冒頭に述べたAMRアクションプランの圧力がますます高まる中,耐性菌出現の抑制の検証が主体となると思われる.また同時に有害事象の低下,コスト削減に着目した質の高いRCTの実施が待たれる.

(健山正男)

**ポイント**
現在のところDETの非DETに対する有効性はまだ確立されておらず,信頼性の高いRCTの実施が望まれる

## 文 献

1) 健康局結核感染症課.薬剤耐性(AMR)の現状及び薬剤耐性(AMR)対策アクションプラン.平成28年6月10日.2016.
2) Garnacho-Montero J, et al. Mortality and morbidity attributable to inadequate empirical antimicrobial therapy in patients admitted to the ICU with sepsis : a matched co-

hort study. J Antimicrob Chemother 2008 ; 61 : 436-41.

3) Degoricija V, et al. Survival analysis of 314 episodes of sepsis in medical intensive care unit in university hospital : impact of intensive care unit performance and antimicrobial therapy. Croat Med J 2006 ; 47 : 385-97.

4) Luna CM, et al. Impact of BAL data on the therapy and outcome of ventilator-associated pneumonia. Chest 1997 ; 111 : 676-85.

5) Dellinger RP, et al. Surviving Sepsis Campaign guidelines for management of severe sepsis and septic shock. Crit Care Med 2004 ; 32 : 858-73.

6) Dellinger RP, et al. Surviving Sepsis Campaign : international guidelines for management of severe sepsis and septic shock, 2012. Intensive Care Med 2013 ; 39 : 165-228.

7) American Thoracic Society ; Infectious Diseases Society of America. Guidelines for the management of adults with hospital-acquired, ventilator-associated, and healthcare-associated pneumonia. Am J Respir Crit Care Med 2005 ; 171 : 388-416.

8) Silva BN, et al. De-escalation of antimicrobial treatment for adults with sepsis, severe sepsis or septic shock. Cochrane Database Syst Rev 2013 ; (3) : CD007934.

9) Ohji G, et al. Is de-escalation of antimicrobials effective? A systematic review and meta-analysis. Int J Infect Dis 2016 ; 49 : 71-9.

10) Cremers AJ, et al. Effect of antibiotic streamlining on patient outcome in pneumococcal bacteraemia. J Antimicrob Chemother 2014 ; 69 : 2258-64.

11) Paul M, et al. Antibiotic de-escalation for bloodstream infections and pneumonia : systematic review and meta-analysis. Clin Microbiol Infect 2016 ; 22 : 960-7.

12) Guo Y, et al. De-escalation of empiric antibiotics in patients with severe sepsis or septic shock : A meta-analysis. Heart Lung 2016 ; 45 : 454-9.

13) Kalil AC, et al. Executive Summary : Management of Adults With Hospital-acquired and Ventilator-associated Pneumonia : 2016 Clinical Practice Guidelines by the Infectious Diseases Society of America and the American Thoracic Society. Clin Infect Dis 2016 ; 63 : 575-82.

14) Lee CC, et al. Impact of antimicrobial strategies on clinical outcomes of adults with septic shock and community-onset Enterobacteriaceae bacteremia : de-escalation is beneficial. Diagn Microbiol Infect Dis 2015 ; 82 : 158-64.

15) Kim JW, et al. Early use of imipenem/cilastatin and vancomycin followed by de-escalation versus conventional antimicrobials without de-escalation for patients with hospital-acquired pneumonia in a medical ICU : a randomized clinical trial. Crit Care 2012 ; 16 : R28.

16) Leone M, et al. De-escalation versus continuation of empirical antimicrobial treatment in severe sepsis : a multicenter non-blinded randomized noninferiority trial. Intensive Care Med 2014 ; 40 : 1399-408.

17) Joffe AR, et al. The safety of targeted antibiotic therapy for ventilator-associated pneumonia : a multicenter observational study. J Crit Care 2008 ; 23 : 82-90.

18) Falguera M, et al. Prospective, randomised study to compare empirical treatment versus targeted treatment on the basis of the urine antigen results in hospitalised patients with community-acquired pneumonia. Thorax 2010 ; 65 : 101-6.

19) 志馬伸朗. 重症感染症に対する抗菌療法：狭域化 (de-escalation) は行われているか？ 日外感染症会誌 2006 ; 3 : 495-8.

20) de Jong E, et al. Efficacy and safety of procalcitonin guidance in reducing the duration of antibiotic treatment in critically ill patients : a randomised, controlled, open-label trial. Lancet Infect Dis 2016 ; 16 : 819-27.

21) Garnacho-Montero J, et al. De-escalation of empirical therapy is associated with lower mortality in patients with severe sepsis and septic shock. Intensive Care Med 2014 ; 40 : 32-40.

22) Heenen S, et al. Antibiotic strategies in severe nosocomial sepsis : why do we not

de-escalate more often? Crit Care Med 2012；40：1404-9.

23) Leone M, et al. Ventilator-associated pneumonia：breaking the vicious circle of antibiotic overuse. Crit Care Med 2007；35：379-85；quizz 86.

24) Garcia-Vazquez E, et al. Assessment of the usefulness of sputum culture for diagnosis of community-acquired pneumonia using the PORT predictive scoring system. Arch Intern Med 2004；164：1807-11.

25) Rosón B, et al. Prospective study of the usefulness of sputum Gram stain in the initial approach to community-acquired pneumonia requiring hospitalization. Clin Infect Dis 2000；31：869-74.

26) Corbo J, et al. Limited usefulness of initial blood cultures in community acquired pneumonia. Emerg Med J 2004；21：446-8.

27) Schlueter M, et al. Practice patterns for antibiotic de-escalation in culture-negative healthcare-associated pneumonia. Infection 2010；38：357-62.

28) Kett DH, et al. Implementation of guidelines for management of possible multidrug-resistant pneumonia in intensive care：an observational, multicentre cohort study. Lancet Infect Dis 2011；11：181-9.

29) Ewig S. Nosocomial pneumonia：de-escalation is what matters. Lancet Infect Dis 2011；11：155-7.

抗菌薬の使い方のポイント

# PK/PDに基づく抗菌薬の使い方

## PK/PD理論について

●呼吸器感染症の治療においては，まず原因微生物を推定・特定し，初期治療を開始する．その際には，原因菌の抗菌薬感受性，抗菌薬の特徴，患者の病態を考慮する．薬剤感受性試験結果のフィードバックにおいては，最小発育阻止濃度（MIC）値だけではなくブレイクポイントによる感受性・耐性の判定，一部の菌種では将来的には薬物動態学/薬力学（PK/PD）理論を活用した評価も加えていくことも重要である．

●多剤耐性菌感染症に対する抗菌薬療法において，PK/PD理論に基づく投与設計は，副作用の軽減と最良の臨床効果を得ることが証明されているだけでなく，薬剤耐性菌の出現抑制や医療経済効果にも寄与することが示されており，そのPK/PD理論の応用には，①原因菌の同定，②抗菌薬のMIC値の測定，③抗菌薬の体内動態，といった情報が必要となる．抗菌薬の適正使用の実施にはPK/PD理論の活用が不可欠である．

●一般的に，薬物の体内動態は，①吸収あるいは注入，②分布，③代謝，④排泄，の4相からなり，実際に測定された血中濃度推移より，最高血中濃度（Cmax），最高血中濃度に達するまでの時間（Tmax），血中濃度時間曲線下面積（AUC）などが求められる．Cmaxについては，静注投与終了直後に血中濃度は最高値となるが，一定時間後の血中濃度のほうが組織分布を反映するピーク濃度としてより妥当であるとの指摘もある（**1 2**）．

●抗菌薬投与に関するPK/PDパラメータは，AUC/MIC値，Cmax/MIC値，Time above MIC（%）値の3つがある．前者2つは，濃度依存性で抗菌力を示す薬剤の関連パラメータになり，Time above MIC（%）値は，時間依存性すなわち24時間あたりMIC値を超える薬物血中濃度をできるだけ長い時間（高い割合）維持するためのパラメータである．各種抗菌薬の臨床効果と薬物動態との解析から，臨床効果と相関するPK/PDパラメータが明らかにされている（**3**）．

## 成人肺炎治療におけるPK/PD活用

●わが国では，日本呼吸器学会から市中肺炎，院内肺炎，医療・介護関連肺炎の3つの肺炎カテゴリーにおける診療ガイドライン（これらを1つにまとめたガイドラインが2017年4月に発表された）が作成・公表されている．ガイドラインの詳細については，本項では割愛するが，原則としては，特に院内肺炎，医療・介護関連肺炎では，緑膿菌やMRSAなどの薬剤耐性菌も考慮

▶PK/PD：
pharmacokinetics/
pharmacodynamics

▶MIC：
minimum inhibitory
concentration

▶AUC：
area under the blood
concentration-time curve

**1** 抗菌薬のPK/PD的指標（1）

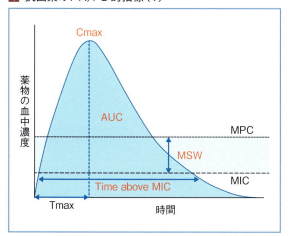

MPC：mutant prevention concentration
MSW：mutant selection window
MIC：minimum inhibitory concentration

**2** 抗菌薬のPK/PD的指標（2）

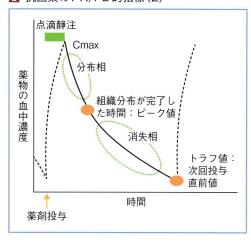

**3** 抗菌薬と目標とするPK/PDパラメータ

| 抗菌薬 | PK/PDパラメータ | ターゲット値 |
|---|---|---|
| ペニシリン系 | Time above MIC（%） | 1. 30%（増殖抑制作用）<br>2. 50%（最大殺菌作用） |
| セファロスポリン系 | Time above MIC（%） | 1. 40%（増殖抑制作用）<br>2. 60～70%（最大殺菌作用） |
| カルバペネム系 | Time above MIC（%） | 1. 20～30%（増殖抑制作用）<br>2. 40～50%（最大殺菌作用） |
| アミノグリコシド系 | 1. ピーク値<br>2. AUC/MIC | 1. 10<br>2. 80～100 |
| キノロン系 | 1. Cmax/MIC<br>2. $f$AUC/MIC | 1. >10～12<br>2. >33.7（肺炎球菌）<br>>25～30<br>（グラム陽性球菌：下気道感染）<br>100～125<br>（グラム陰性桿菌：下気道感染） |
| マクロライド系 | Time above MIC（%） | — |
| テトラサイクリン系 | Time above MIC（%） | — |
| 抗MRSA薬 | | |
| バンコマイシン | 1. AUC/MIC<br>2. トラフ値 | 1. ≧400<br>2. 10～20 $\mu$g/mL |
| テイコプラニン | トラフ値 | 10～30 $\mu$g/mL |
| アルベカシン | 1. ピーク値<br>2. トラフ値 | 1. 9～20 $\mu$g/mL<br>2. 2 $\mu$g/mL 以下 |
| リネゾリド | 1. Time above MIC（%）<br>2. AUC/MIC | 1. >85%<br>2. >80～120 |

MIC：最小発育阻止濃度，AUC：血中濃度時間曲線下面積（area under the curve），
$f$AUC/MIC：free drug AUC/MIC．

する必要があり，治療については，エンピリックに広域抗菌スペクトルを有する抗菌薬を開始し，原因菌が判明した後はde-escalationを行い，迅速に治療を行うことを推奨している.

- 院内肺炎，医療・介護関連肺炎の重症例において，治療薬として中心的な役割を示すのは，緑膿菌にも抗菌活性を示す，広域ペニシリン系，カルバペネム系，フルオロキノロン系薬とMRSAへ抗菌活性を示す抗MRSA薬[★1]となる. 近年では，菌血症を伴う市中肺炎において，マクロライド系薬の併用効果が有効であるとする報告もある.

### ■ β-ラクタム系薬

- 効果が認められる値はβ-ラクタム系薬の中でも異なり，ペニシリン系薬は% T>MICが30%以上で増殖抑制効果，50%以上で最大殺菌効果が認められる. 同様にセフェム系薬は40%以上で増殖抑制効果，60%以上で最大殺菌効果，カルバペネム系薬は20%以上で増殖抑制効果，40%以上で最大殺菌効果が得られる. % T>MICを高くするためには，同じ1回量を増加するより投与回数や投与時間を増やすほうが効果的である.

- 重症感染症において，PK/PDの観点から，抗菌薬を間欠的投与するよりも持続的に投与したほうが有効である可能性が示唆されている. 敗血症を有し腎機能が正常な重症患者において，メロペネムを間欠的に投与した場合と24時間持続投与した場合を比較し，持続投与法がより高い確率で，有効なTime above MIC（%）値が得られたことが報告されている[1].

- PK/PD理論に基づくカルバペネム系薬およびタゾバクタム/ピペラシリンの投与法を用いた肺炎治療の臨床検討が多く実施されている. これらの臨床研究を対象としたメタ解析により，投与時間の延長あるいは持続投与により臨床効果が向上する可能性が示された[2]. 同様に敗血症においても，β-ラクタム系薬の持続投与法の有用性が他施設二重盲検ランダマイズ化試験により示されている[3].

### ■ フルオロキノロン系薬

- フルオロキノロン系薬の中でもレスピラトリーキノロンは，呼吸器各組織への移行が高率であり，かつ呼吸器感染症の起炎菌として重要な肺炎マイコプラズマや肺炎クラミジアなどの非定型細菌に加えて細菌性肺炎の起炎菌として最も高頻度で重症化しやすい肺炎球菌にも有効なニューキノロン系抗菌薬である.

- レスピラトリーキノロン[★2]は，肺組織（肺実質）への移行性は血中の2倍以上の濃度で移行する薬剤が多く，中でもレボフロキサシンとモキシフロキサシンの対血清比は4倍以上を示すため，肺炎治療における適応は高い[4]. また，その投与量はPK/PD理論が考慮されており，高用量であるが，投与回数を1日1回にすることで高い有効性を示し，耐性菌の出現抑制も期待される.

### ■ マクロライド系薬

- 菌血症を伴う市中肺炎や重症の市中肺炎において，β-ラクタム系薬とマクロ

---

▶ de-escalation therapy：
本章「抗菌薬使用の原則」の項（p.304）を参照

**[★1]**
バンコマイシン，テイコプラニン，アルベカシン，リネゾリド

**ポイント**
% T>MICを高めるためには，1回量を増加するより投与回数や投与時間を増やすほうが効果的

**ポイント**
レスピラトリーキノロンは，PK/PD理論が考慮され，肺炎治療における適応が高い

**[★2]**
レボフロキサシン，シタフロキサシン，ガレノキサシンやモキシフロキサシン

ライド系薬の併用が肺炎による致死率を低下させることが報告されている.

● クラミドフィラ属やマイコプラズマ属等の非定型細菌をカバーすることによる理由以外のマクロライド系薬の作用が示唆されている. マクロライド系薬が有する抗炎症作用, 免疫不活化作用や肺炎球菌の産生するニューモリシン (pneumolysin) の抑制作用なども関係することが示されている.

● アジスロマイシン (ジスロマック®) では従来の500 mgに加え, 2009年より2 g単回投与のドライシロップ製剤であるジスロマックSR®も使用されている. これもPK/PD理論を応用した薬剤であり, 2 gを単回服用しただけで, これまでの1日1回, 500 mg 3日間服用時と同等以上の抗菌効果が期待される.

### ■ 抗MRSA薬

#### バンコマイシン

● 抗メチシリン耐性黄色ブドウ球菌 (MRSA) 薬であるバンコマイシンのPK/PDパラメータとしてAUC/MIC値が臨床効果の指標とされている[5,6].

● グリコペプチド系薬は治療域と副作用が近接するため, 臨床効果と安全性を担保する適正な投与量の設定のために薬物治療モニタリング (TDM)★3が用いられる. 既報では, MRSAの下気道感染症例や敗血症例に対して菌消失率を評価した結果, AUC/MIC≧400で有効であることが示されている.

● TDMの採血ポイントが増えるため, AUCをルーチンに日常臨床で評価することは実際的ではなく, 通常の場合, トラフ値★4が代替指標として使用され, 推奨トラフ値は10～20 μg/mLとされている.

● Patelら[7]は, バンコマイシンのトラフ値が15～20 μg/mLの場合, MIC＝0.5, 1 μg/mLの際にはAUC/MIC≧400をほぼ達成できるが, バンコマイシンのトラフ値が10～15 μg/mLの場合, MIC＝0.5 μg/mLの際にはAUC/MIC≧400をほぼ達成できるが, MIC＝1 μg/mLではほぼ達成できないことを報告している. そのため, バンコマイシンに対するMICが2 μg/mL以上のMRSAによる感染症に対してバンコマイシンの使用は適切ではなく, 肺炎などの感染が重篤である場合には, トラフ値を15～20 μg/mLに設定すべきとの推奨がなされている[8].

● 筆者らは, バンコマイシンのMIC＝1 μg/mLの際にも原則としてバンコマイシンの使用を避けるようにしているが, これについては意見が分かれると考えている.

#### アルベカシン

● MRSA肺炎に対して, アルベカシンはピーク値★5の目標値を15～20 μg/mLに設定し, 血中濃度モニタリングに基づく投与法により有効率95.5％という優れた臨床効果が示された[9]研究結果に基づいて, アルベカシンの初期投与量は5～6 mg/kgが推奨されている.

● 筆者ら[10]による研究結果によると, アルベカシンは菌血症の患者 (肺炎の併発患者も含む) は, 肺炎患者よりも分布容積が大きくなるため, 指標域へ到達させるのに必要な投与量が増えることが示唆されている.

▶ MRSA：
methicillin-resistant
*Staphyrococcus aureus*

★3 　TDM (therapeutic drug monitoring)
TDMは適切な薬剤投与量であることを確認する手段として抗菌薬の血中濃度測定を行い, 投与量の調整を行うもの.

★4 　トラフ値
血中濃度の最低値. 次回投与直前値 (2) となる.

★5 　ピーク値
組織分布が完了した時点における血中濃度 (2)

## リネゾリド

- リネゾリドは，腎機能障害における薬物動態の変化が少なくTDMを施行せずに投与することが可能な薬剤である．他剤と比較すると肺組織移行性に優れているため，MRSA肺炎治療に対しても使用される機会は多い．

- リネゾリドの細菌学的効果と相関が強いPK/PDパラメータは，Time above MIC値およびAUC/MIC値であることが示されており，臨床効果が期待できるPK/PDパラメータのブレイクポイントはTime above MIC値85％以上，AUC/MIC値80〜120とされているが，特殊な母集団を除けば，投与量の調整は必要ない．

- 抗MRSA薬の中で，唯一，経口投与が認められており静脈注射と比較して最高血中濃度に違いがみられるが，2時間以降の血中濃度の推移は同等であるため，消化管の異常などがないかぎり静脈内投与と同等の効果が得られると考えられている．

**ポイント**
リネゾリドは，抗MRSA薬の中で唯一経口投与が認められている

## 小児肺炎治療におけるPK/PD活用

- PK/PD理論を考えるうえで，小児は成人と異なる点も多く，その特性を把握しておかなければならない．まず，経口抗菌薬におけるコンプライアンスが大きな問題となる．小児では味，香り，ざらつき，剤型などの製剤の要素によって内服性が異なる．当然ながら，経口抗菌薬のCmaxは静注抗菌薬に比べるとかなり低いので，確実に内服ができなければ効果を予想することは困難になる．そのため，確実な治療が求められる重症感染症では，静注抗菌薬を選択する必要がある．

- 小児，特に乳幼児では消化管内のpH，胆汁産生，グルクロン酸抱合や消化管吸収などの機能が安定していない．したがって，経口投与ではCmax，最高血中濃度到達時間（Tmax）を予測することが難しく，その傾向は低年齢ほど顕著であり，生後3か月未満の重症感染症の治療では経口抗菌薬は不適である．

- 成人では体内水分量は体重の50〜60％と考えられているが，乳児では75％ときわめて高く，1歳をすぎて成人とほぼ同じレベルに達する．体重あたりで算定した投与量では，体内水分量で希釈されるため，低年齢ほど得られる血中濃度は低くなる．また，腎機能における糸球体濾過率は2〜3歳で成人とほぼ等しい値に達するが，新生児で30 mL/分/1.73 m$^2$程度であり，投与間隔が短いと，薬剤が蓄積される可能性がある．

- 小児科領域では肺炎球菌（S. pneumoniae），インフルエンザ桿菌（H. influenzae）による肺炎に対して主に使用される静注抗菌薬はβ-ラクタム系抗菌薬である．ペニシリン耐性肺炎球菌（PRSP）であってもペニシリン系薬，セファロスポリン系薬ともに血中濃度がMIC値の10倍以上高く，%T>MIC値も十分な値が得られる．一方，β-ラクタマーゼ産生インフルエンザ桿菌感染症に対してはペニシリン系薬単剤投与は無効であるが，頻度は高くない．

- 経口抗菌薬治療の場合，ほとんどのセフェム系薬は通常の投与量では，得ら

**ポイント**
乳児は体内水分量が多く，得られる血中濃度は低くなり，また腎機能が未熟なため，投与間隔が短いと薬剤が蓄積される可能性がある

▶ PRSP：
penicillin-resistant
Streptococcus
pneumoniae

れる血中濃度がPRSPやβ-ラクタマーゼ非産生アンピシリン耐性インフルエンザ桿菌（BLNAR）の$MIC_{90}$値に到達しないことに注意すべきである. そのため, PRSPやBLNARによる肺炎では, 通常の倍量での投与を考慮すべきである. ペニシリン系薬は通常量でもセファロスポリン系薬より高い血中濃度が得られるので, PRSPでも治療は可能であるが, β-ラクタマーゼ産生菌やBLNARでは十分な効果が得られない場合がある.

▶ BLNAR：
β-lactamase-negative
ampicillin-resistant

## 重症患者におけるPK/PD活用

● 重症の肺炎はしばしば敗血症を伴う. 敗血症では毛細血管から血漿の漏出が起こり, 細胞外の体液量が増加するため, 薬物動態を考慮した抗菌薬の投与方法が必要になる. この際には, 薬物の体内での分布容積（Vd）の概念が必要になる.

● たとえば, 親水性に分類される抗菌薬[★6]の正常時Vd値は, 細胞外液が中心であるためあまり大きくない. そのため, 敗血症で血管から漏出が起きると, Vd値の増加割合が大きいため希釈されやすい.

● 一方, 親脂肪性の抗菌薬[★7]の場合は, もともと薬剤が組織へ広く分布しているため, 親水性の抗菌薬と比べてVd値が大きい. そのため, Vd値が増加しても希釈される割合が小さいので, 増量の必要性は少ない.

● また, 重症患者では, 腎機能が傷害されていなければ, 抗菌薬の腎クリアランスが亢進するため, 体内よりも速やかに排泄される. そのため, 維持量も増量させる必要がある.

**ポイント**
親脂肪性の抗菌薬のほうが親水性よりVd値が高い

**★6 親水性の抗菌薬**
β-ラクタム系, アミノグリコシド系, グリコペプチド系, リポペプチド系

**★7 親脂肪性の抗菌薬**
フルオロキノロン系, マクロライド系, グリシルサイクリン系

## 肥満の成人肺炎治療におけるPK/PD活用 [4]

● 肥満は抗菌薬のクリアランスの増加や分布容積の増加を含む, PKやPDの変化に関与することがあるため, 薬剤によっては投与方法の変更を考慮することが望ましい場合がある. 約半数の肺炎患者を含む重症感染患者を対象として, 広域のβ-ラクタマーゼ抗菌薬[★8]を標準投与した場合の血中濃度を肥満患者と正常群で比較をした結果, 肥満患者は有意な差をもって, メロペネムのPK/PDターゲット到達率が低かった（35% versus 0%；$p=0.02$）. 一方で, その他の抗菌薬では有意な差が認められなかった[11].

● 肥満の重症患者を対象として, ドリペネムの院内肺炎の効果を評価した臨床試験では, 投与時間を4時間と延長した場合, 腎機能や体重による個人差による影響は小さくなり, PK/PDターゲットへの高い達成率が得られたことから, 3～4時間の投与時間の延長が推奨された[12].

● 肥満患者におけるバンコマイシンの至適投与設計を評価した臨床試験では, 理想体重（65.9～89.1 kg）と肥満群（111.4～226.4 kg）において, 定常状態[★9]における血中濃度15 μg/mLを得るために必要な投与量はそれぞれ23.4±1.5, 24.0±3.2 mg/kg/日であり, 体重あたりの投与量は同様であった[13]. さらに, 実体重と分布容積または全身クリアランスに強い相関関係が認められており, 実体重に基づいた投与量の決定が推奨される.

**ポイント**
肥満はPK/PDの変化に関与する

**★8**
セフェピム, ピペラシリン/タゾバクタム, メロペネム

**★9 定常状態**
薬物が体内に入る速度と代謝・排泄される速度が等しい状態.

**4** 肥満患者の肺炎に対する推奨投与

| 抗菌薬 | 肥満患者の肺炎に対する推奨投与 |
|---|---|
| ペニシリン系 | 1. タゾバクタム/ピペラシリンは高用量投与が推奨<br>2. 投与時間の延長（4時間まで） |
| セファロスポリン系 | 1. 通常投与量の上限での使用を推奨 |
| カルバペネム系 | 1. 通常投与量の上限での使用を推奨<br>2. 投与時間の延長（3〜4時間）が推奨される |
| フルオロキノロン系 | 1. レボフロキサシンやモキシフロキサシンの投与量調整は必要ない<br>2. 病的肥満患者に対してはシプロフロキサシン　800 mg 12時間毎までの投与を考慮する |
| マクロライド系 | 1. 通常投与量が推奨される<br>2. 高用量投与と投与時間の延長による有用性については不明 |
| アミノグリコシド系 | 1. 除脂肪体重で調整された投与量による負荷投与が推奨される<br>2. 腎機能や血中濃度の確認を行い投与間隔の調整をすることが望ましい |
| バンコマイシン | 1. 重症度の高い患者では，実体重に基づいた25〜30 mg/kgの負荷投与が望ましい<br>2. 維持用量は15〜20 mg/kgで，8〜12時間毎の投与が望ましい（1日量として2gを超えない）<br>3. 目標血中濃度は15〜20 mg/kgが望ましい<br>4. 1.5g以上の高用量を投与する場合は90分以上かけて投与する |
| リネゾリド | 1. 通常投与量が推奨（持続投与も考慮する） |
| コリスチン | 1. 理想体重に基づいた投与量設定が望ましい |

（AL-Dorzi HM, et al. Curr Opin Infect Dis 2014；27：165-73[16]）をもとに作成）

● リネゾリドは，12名の人工呼吸器関連肺炎（VAP）による重症患者（平均体重80 kg）を対象とした臨床試験では，リネゾリド1,200 mg/日の持続投与をした場合，肺胞での薬剤濃度は黄色ブドウ球菌の感受性ブレイクポイントである4 µg/mLの2倍以上であったことから，組織移行性の高いリネゾリドでは，肥満患者でも通常の投与量・方法が推奨される[14].

▶ VAP：
ventilator-associated pneumonia

## PK/PD理論の耐性菌抑制への応用

● 抗菌薬耐性菌は，その薬剤の至適濃度より低濃度が長い時間維持された場合に出現しやすい．これは，mutant selection window（MSW）仮説と呼ばれ，抗菌薬によって各種細菌の発育が抑制される濃度と完全に死滅する濃度に挟まれた濃度域に薬物血中濃度が比較的長時間保持されると耐性株が選択されるというものである（**1**）．しかし，実際には，薬剤耐性菌の選択はMIC値より低い1/2 MIC値の濃度でも選択される．すなわち，MICより低濃度も臨床的にMSWと考えるべきで，安全性を重視するあまり低い用量設定で治療を行うとその薬剤の耐性を助長する可能性がある．

● *in vitro*の感染実験では，抗菌薬の濃度がMSWにあると耐性が誘導されることが確認された．mutant prevention concentration（MPC）値は試験管内の指標ではあるが，*in vivo*のデータからも耐性化を防ぐためには血中濃度は少なくともMPC値を超えることが望ましいと考えられる．近年の検討では，キノロン系薬，バンコマイシンのほかにもβ-ラクタム系薬にもMSWが存在することが示されている．

**ポイント**
低用量設定の治療は薬剤の耐性を助長する可能性がある

● バンコマイシンの薬剤感受性低下と血中トラフ濃度の関係の検討では，ヘテロバンコマイシン中等度黄色ブドウ球菌（VISA）の発現は，グリコペプチド系薬の投与歴がある場合やトラフ値<10 μg/mLでのバンコマイシン使用で認められている．抗菌薬TDMガイドラインでは，「TDMの目標値」の項目において，MRSA感染症治療の有効性を高め，また低感受性株を選択するリスクを避けるために，トラフ値10 μg/mL以上に維持することを推奨している[15]．

▶ **VISA** :
vancomycin-intermediate *Staphylococcus aureus*

## PK/PDの臨床応用における問題点

● PK/PD理論について，基礎的な検討は進んでいるが，臨床検討がいまだ少ないのが現状である．その，解決すべき問題点として，①疾患，原因菌，重症度に応じたPK/PDターゲット値の検討，②組織中薬物濃度について加味する必要があること，などがあげられる．いまだ解決すべき課題は多いが，PK/PD理論の効果的な臨床応用について今後エビデンスを構築していく必要がある．

（萩原真生，山岸由佳，三鴨廣繁）

### 文 献

1) Roberts JA, et al. Meropenem dosing in critically ill patients with sepsis and without renal dysfunction : intermittent bolus versus continuous administration? Monte Carlo dosing simulations and subcutaneous tissue distribution. J Antimicrob Chemother 2009 ; 64 : 142-50.

2) Falagas ME, et al. Clinical outcomes with extended or continuous versus short-term intravenous infusion of carbapenems and piperacillin/tazobactam : a systematic review and meta-analysis. Clin Infect Dis 2013 ; 56 : 272-82.

3) Dulhunty JM, et al. Continuous infusion of beta-lactam antibiotics in severe sepsis : a multicenter double-blind, randomized controlled trial. Clin Infect Dis 2013 ; 56 : 236-44.

4) 藤村 茂, 渡辺 彰. レスピラトリーキノロン系薬の特性比較. レスピラトリーキノロン系薬最前線, 改訂版. ユニオンエース：2011. p.50-63.

5) Moise-Broder PA, et al. Pharmacodynamics of vancomycin and other antimicrobials in patients with *Staphylococcus aureus* lower respiratory tract infections. Clin Pharmacokinet 2004 ; 43 : 925-42.

6) Kullar R, et al. Impact of vancomycin exposure on outcomes in patients with methicillin-resistant *Staphylococcus aureus* bacteremia : support for consensus guidelines suggested targets. Clin Infect Dis 2011 ; 52 : 975-81.

7) Patel N, et al. Vancomycin : we can't get there from here. Clin Infect Dis 2011 ; 52 : 969-74.

8) Leu WJ, et al. Evaluation of a vancomycin dosing nomogram in achieving high target trough concentrations in Taiwanese patients. Int J Infect Dis 2012 ; 16 : e804-10.

9) Matsumoto T, et al. Clinical efficacy and safety of arbekacin sulfate in patients with MRSA sepsis or pneumonia : a multi-institutional study. J Infect Chemother 2013 ; 19 : 128-37.

10) Hagihara M, et al. Population pharmacokinetics of arbekacin in different infectious disease settings and evaluation of dosing regimens. J Infect Chemother 2016 ; 22 : 436-43.

11) Hites M, et al. Case-control study of drug monitoring of $\beta$-lactams in obese critically ill patients. Antimicrob Agents Chemother 2013 ; 57 : 708-15.

12) Roberts JA, Lipman J. Optimal doripenem dosing simulations in critically ill nosocomial pneumonia patients with obesity, augmented renal clearance, and decreased bacterial susceptibility. Crit Care Med 2013 ; 41 : 489-95.

13) Blouin RA, et al. Vancomycin pharmacokinetics in normal and morbidly obese subjects. Antimicrob Agents Chemother 1982 ; 21 : 575-80.

14) Adembri C, et al. Linezolid pharmacokinetic/pharmacodynamic profile in critically ill septic patients : intermittent versus continuous infusion. Int J Antimicrob Agents 2008 ; 31 : 122-9.

15) 抗菌薬TDMガイドライン作成委員会編. 抗菌薬TDMガイドライン2016. 日本化学療法学会/日本TDM学会 ; 2016.

16) AL-Dorzi HM, et al. Antibiotic therapy of pneumonia in the obese patient : dosing and delivery. Curr Opin Infect Dis 2014 ; 27 : 165-73.

# 予防投薬のあり方

## 抗菌薬の予防投薬について

- 抗菌薬の予防投薬は，重篤な感染症の発生予防（一次予防）と，再発を繰り返す感染症の予防（二次予防）を目的としている．
- 抗菌薬の予防投薬には臨床的な有効性の傍ら，薬剤の副作用や耐性菌の増加，それによる医療費の増加という問題もある．抗菌薬適正使用が世界的な潮流となるなか，適切な予防投薬が求められている．

## アジスロマイシン

### ■特徴

- アジスロマイシン（AZM，商品名：ジスロマック®）は，15員環マクロライド系抗菌薬である．
- 長時間体内に留まるという特徴があり，半減期が68.1時間（500 mg投与時）とかなり長い．
- 組織や細胞内への移行がきわめて良好で，組織や細胞内の濃度は血中の10〜100倍に達する．

### ■慢性閉塞性疾患における予防投薬

- 2年以上にわたり急性増悪を繰り返す慢性閉塞性肺疾患（COPD）の患者に対する抗菌薬予防投薬の臨床効果の大規模臨床試験により，一定の臨床効果は得られている．しかし，薬剤耐性化の懸念や副作用の観点から，実臨床ではほとんど用いられていない．AZMの適正な投与量，投与期間，および対象患者群もまだ明確ではない．

  ▶COPD：
  chronic obstructive
  pulmonary disease

- 1年間のAZM予防投薬はCOPD急性増悪の頻度を最大30％まで減少させる．2013年のCochrane ReviewでCOPD患者におけるマクロライド系抗菌薬予防投薬の有用性が示され，AZMが含まれた2研究でも臨床効果が認められた[1]．米国・カナダ胸部疾患学会のCOPD急性増悪の予防ガイドラインでは，過去1年以内に中等症以上の急性増悪があったCOPD患者にマクロライド長期投与を推奨している[2]．

  **ポイント/**
  COPD急性増悪に対するAZMの予防投薬は臨床効果が認められている

- COPDにおけるAZM予防投薬は，すべてのCOPD患者が予防投薬の適応となるわけではなく，**1**にあげたような患者に適応される[3]．投与量は1回250 mg 週3回である[3]．
- 1年以上の使用による臨床効果については未知数であり，長期投薬による副作用や薬剤耐性獲得の懸念が払拭できないため，現時点では約1年でいったん投薬の中止を検討すべきである．

**１ COPD患者におけるアジスロマイシン予防投薬の適応**

- ・1年間で2回以上の急性増悪発作あり
- ・COPDの通常治療薬を正しく使用している
- ・安静時心拍数＜100回/分
- ・QTc＜450秒
- ・AST，ALT＜上限値の3倍未満
- ・QT延長をきたす薬剤の併用がない
- ・マクロライド系抗菌薬に対するアレルギーがない
- ・喀痰培養で*Mycobacteria*属が分離されていない
- ・心血管イベントリスクが高くない

(Wenzel RP, et al. N Engl J Med 2012；367：340-7[3]をもとに作成)

## ■COPD以外の呼吸器疾患への長期投薬

- ●気管支拡張薬やステロイドなどの抗炎症作用薬を用いても頻回に急性増悪を反復するような緑膿菌持続感染のある囊胞性線維症，びまん性汎細気管支炎，あるいは気管支拡張症の急性増悪を反復する患者群でも，AZM長期投薬の効果が報告されている．
- ●上気道の慢性感染におけるマクロライド系抗菌薬使用のエビデンスは十分ではない．慢性副鼻腔炎に対して12週間のAZM投与ではプラセボと比較して予防投薬効果は認められなかった．一方，慢性副鼻腔炎の手術直前から術後3か月間AZM 250 mg連日投与により術後再発率の減少が報告された．適応患者群および適正な投与量と期間の明確化が検討課題である．
- ●反復する重度下気道感染の病歴のある小児において，AZMを早期（発症前兆候のある時期）に使用することで，重度下気道感染の尤度比を減少させることが示された．

## ■非結核性抗酸菌症の血行性全身播種に対する予防投薬

- ●HIV/AIDS患者では，CD4陽性リンパ球数が75/$\mu$L以下になると非結核性抗酸菌症（NTM）の血行性全身播種が生じる．CD4陽性リンパ球が50/$\mu$L以下の患者でAZMやクラリスロマイシンのNTM血行性全身播種に対する優れた一次予防効果が確認されている．AZM 1,200 mgを週1回投与する[4]．

▶ NTM：
non-tuberculous
mycobacteriosis

- ●非HIV免疫不全者においても，NTM（特に*Mycobacterium avium* complex）血行性全身播種に対する二次予防薬としてAZMが用いられる．

## ■AZMの副作用と投薬時の留意点

- ●長期投与による薬剤耐性，聴覚障害やQT延長を含む不整脈の誘発，難聴などの副作用の出現に留意する[3]．肝障害（肝酵素上昇，肝炎，黄疸，肝不全）もみられるため，黄疸や肝機能障害のある人への投与は避ける．
- ●3か月ごとに難聴・耳鳴り・めまい・下痢（モチリン作用や*Clostridium defficile*感染症）の有無を確認し，血液検査と心電図の確認を行う[3]．AZMに関連する副作用が出現した場合にはすぐに投与を中止する．

# ST合剤

## ■特徴

- ST合剤（商品名：バクタ®）はスルファメトキサゾール（sulfamethoxazole）とトリメトプリム（trimethoprim）を5対1の比率で配合したものである．組織移行性が良好で，バイオアベイラビリティもよい．
- 多くのグラム陽性菌やグラム陰性菌に対する抗菌活性を有し，*Nocardia*属，*Listeria*属，*Pneumocystis jirovecii*，*Toxisoplasma*属にも効力がある．

## ■HIV/AIDS患者におけるニューモシスチス肺炎予防として

- ヒト免疫不全ウイルス（HIV）感染者におけるニューモシスチス肺炎（PCP）の予防薬として用いられる．CD4陽性リンパ球200/μL以下や口腔内カンジダ症発症がある場合（一次予防），あるいはPCPの罹患歴がある場合（二次予防）に適応となる．CD4陽性リンパ球数が200/μLを超えた状態が3か月以上持続したら，予防投薬を終了する．

## ■副腎皮質ホルモン長期投与や免疫抑制薬使用時におけるPCP予防として

- 副腎皮質ホルモンの長期投与中の膠原病およびその類縁疾患などの非HIV患者にPCPが合併した場合，HIV患者と比較して進行が急速で重症化し，致死率が高い．膠原病患者のPCP発症のリスク因子として，ステロイド投与，間質性肺炎などの肺疾患の存在，CD4陽性リンパ球数の減少がある[5]．
- 予防投薬を開始すべきステロイドの投与量や投与期間は定まっていない．プレドニゾロン換算20mgのステロイドを1か月以上内服する場合，あるいはプレドニゾロン16mg/日以上を8週間以上内服する場合は考慮する．
- 1か月以上プレドニゾロン20mg/日以上を投与され，かつ，他の免疫低下状態にある人（骨髄・臓器移植，ALL，免疫抑制薬など），あるいは，他の免疫学的治療を受けている関節リウマチや多発血管炎性肉芽腫症（Wegener肉芽腫症）の人には，ST合剤予防投薬を行うべきである[6]．
- 日本の生物学的製剤使用中の関節リウマチの患者におけるPCP発症頻度は0.2～0.4％程度であり，生物学的製剤使用者全例に予防投与をするのは非現実的である．TNF阻害薬療法などの生物学的製剤投与予定患者が3つの危険因子（高齢，副腎皮質ステロイド薬併用，既存肺病変）を有する場合に，予防投薬が推奨されている[5]．
- シクロホスファミドやリツキマブで治療を受けているANCA関連血管炎の患者も予防投薬が推奨されるが，その投与期間や終了時期は明確ではない．ST合剤はメトトレキサートの毒性を増強するため，メトトレキサート投与中の患者ではST合剤は避ける[7]．
- PCP予防は，ST合剤を1錠連日（もしくは2錠隔日）で行う．腎機能低下のある患者（GFR 15～30mL/分）では投与量を減量し，GFR 15mL/分未満なら投与しない．代替薬として，ダプソン★1（100mg 連日），ペンタミジン吸入（300mg 月1～2回），アトバコン（1,500mg 連日）がある．

▶ HIV：
human immunodeficiency virus

▶ PCP：
*Pneumocystis pneumonia*

**ポイント**
一次予防の適応の目安はCD4陽性リンパ球200/μL以下

▶ ALL：
acute lymphoid leukemia（急性リンパ性白血病）

★1　ダプソン
ジアフェニルスルホンのUSP名．

**2** ST合剤の脱感作投与量と投与時期（治療時）

| 投与日 | 朝 | 夕 |
|---|---|---|
| 1日目 | 0.005 g | 0.01 g |
| 2日目 | 0.02 g | 0.04 g |
| 3日目 | 0.1 g | 0.2 g |
| 4日目 | 0.4 g | 0.8 g |
| 5日目 | 1.0 g | 1.0 g |

予防投薬では，1回量を1日2回内服して1日ごとに倍増する．
(Pyle RC, et al. J Allergy Clin Immunol Pract 2014；2：52-8[8])
をもとに作成)

### ■HIV/AIDS患者におけるトキソプラズマ脳症の予防として

● トキソプラズマ脳症の一次予防にはST合剤連日投与が有効で，CD4陽性リンパ球数が100/$\mu$L以下かつトキソプラズマIgG抗体が陽性の場合に予防投薬を開始する（内服中の脳症発症率は0〜2.4％）．

● ST合剤2錠1回連日投与が有効だが，認容性の問題で連日投与が厳しい場合には，1錠週3回投与でよい．CD4陽性リンパ球数200/$\mu$Lを超えた状態が3か月以上持続すれば予防投薬を終了する．

### ■慢性肉芽腫症における感染症予防として

● 慢性肉芽腫症の細菌感染症予防として有用．トリメトプリム 5 mg/kg/日（最大320 mg）が含まれるST合剤を2回に分けて連日投与する（1回投与も可）．

### ■副作用と脱感作療法

● ST合剤投与により腸内細菌の葉酸合成も阻害され，葉酸欠乏をきたしやすい．

● 比較的副作用の発症率が高く，発疹（薬剤過敏反応），高カリウム血症，腎機能障害，骨髄抑制などがある．

● 発疹は投与後8〜13日までに3〜4％の比率で発生し，Stevens-Johnson症候群をきたすこともある．

● 高カリウム血症は，高齢者，腎機能低下，糖尿病，アンギオテンシン変換酵素やアンギオテンシン受容体阻害薬などの降圧薬やスピロノラクトンを服用している患者で生じやすい．

● クレアチニン・クリアランスが30 mL/分未満では減量する．

● 低ナトリウム血症，催奇形性，神経障害もみられる．

● 副作用出現時には内服を中止し，代替薬の使用を検討する．代替薬への変更が難しい場合には脱感作療法を試みる（**2**)[8])．予防投与では急いで脱感作を行う必要はなく，0.005 gを1日2回投与し，1日ごとに倍量にしていく．脱感作により70％以上で予防投薬が可能となる．発熱や発疹が出現した場合は増量を中止し，その時点の量で維持すると症状が消退する[8])．

**3** 結核感染リスクの高い人と感染者の中で発病リスクの高い人

**感染リスクの高い人**

・高齢者
・ホームレスなどの社会経済的弱者
・高蔓延国居住歴のある人
・医療従事者
・矯正施設に収容されている人

**感染者の中で発病リスクの高い人**

勧告レベルA（積極的にLTBI治療の検討を行う）
・HIV感染
・臓器移植（免疫抑制薬使用））
・珪肺
・血液透析を要する慢性腎不全
・最近の結核感染（2年以内）
・胸部X線画像で線維結節影（未治療の陳旧性結核病変）
・生物学的製剤使用
勧告レベルB（リスク要因が重複した場合に，LTBI治療の検討を行う）
・副腎皮質ステロイド（経口・吸入）使用
・その他の免疫抑制薬使用
・コントロール不良の糖尿病
・低体重
・喫煙
・胃切除
勧告レベルC（直ちに治療の考慮は不要）
・医療従事者

（潜在性結核感染症治療指針．結核2013；88：497-512[9]）をもとに作成)

# イソニアジド

## ■特徴

● イソニアジド（INH，商品名：イスコチン®，ヒドラ®）は，結核の予防や治療の第一選択薬である．結核菌はINHに対して耐性を急速に獲得するため，単独で結核症の治療に用いられることはない．

## ■結核の感染リスクと発病リスク

● 結核に感染した人の化学予防の臨床的有効性は確立している．潜在性結核感染症（LTBI）という概念は，最近結核の感染を受けた人はその後1〜2年のうちに結核を発病するリスクが高く，結核菌の感染自体が潜在的疾患である，ということに基づいている[9]．

▶LTBI：
latent tuberculosis
infection

● LTBI治療の適用は，発病リスク要因とその状況での感染診断結果の解釈による．感染リスクの高い人と，感染者の中で発病リスクが高い人を **3** にあげる[9]．

● 接触者健診で発見された若年者は，新たな感染である可能性がきわめて高い．近年は高齢者でも既感染率が低下していて，新規感染の可能性がある[9]．

● 免疫不全を伴う病態では結核発病リスクが高くなるが，それぞれの病態とその程度により考え方が異なる．結核は世界のHIVによる死亡原因の約4分の1を占めていて，HIV感染者はLTBI治療対象である[10]．自己免疫性疾患に

### 4　生物学的製剤投与時の結核予防対策

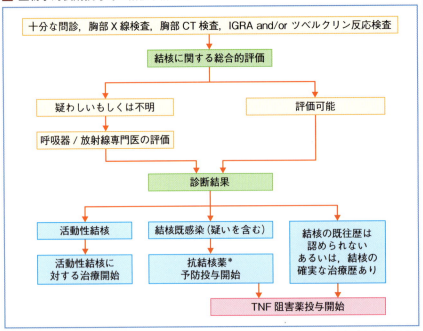

*TNF 阻害薬投与に先立つ3週間，抗結核薬（INH等）の投与を行い，以後も計6～9か月間並行して投与.

（生物学的製剤と呼吸器疾患・診療の手引き．日本呼吸器学会；2014[11]．p.56 より）

対する生物学的製剤使用の増加に伴いLTBI患者数も増加してきている．生物学的製剤投与の予定があり，かつ，発病リスクの高い人は，中高年の過去に感染を受けた人を含めて，予防投薬の適応である（**4**）[11]．

### ■結核感染の診断

●結核感染の診断に病歴聴取，スクリーニング検査および画像検査は欠かせない（**4**）．最近ではツベルクリン反応検査に代わり，インターフェロンγ遊離試験（IGRA）が広く使われる．現在，同第三世代（クォンティフェロン® TB ゴールド：QFT-G）とTスポット®TB（T-SPOT）が使用可能である．免疫不全者ではIGRAの感度が低下するため，その影響を受けにくいT-SOPTを用いる．

▶ IGRA：
interferon-gamma
release assay

### ■LTBIの治療

●INH単剤による治療を行う．成人では体重1 kg当たり5 mg（最大300 mg），小児では体重1 kg当たり8～15 mg（最大300 mg）を，6～9か月間投与する．抗TNF-α阻害薬使用予定者では，3週間前よりINH内服（300 mg/日，低体重者は5 mg/kg/日）を6～9か月行う[9]．副腎皮質ステロイド薬については，1日に10 mg以上のプレドニゾロンと同等量の投与を1か月以上使用する場合，同時またはできるだけ早期にINH投薬を開始する[9]．

●INH予防投薬により，結核の発症を1/2から1/5程度まで減らすことができる．予防投薬を行っても発病者は出るため，リンパ節腫脹の有無や画像検査でのフォローアップは必須である．

ポイント
INH予防投薬は結核の発症を減らす

- INH の添付文書では，妊婦に「投与しないことが望ましい」とされているが，最近の感染やHIVで結核菌の胎盤の血行性散布または発病が起こりやすい状態では，肝機能障害に十分注意をしたうえで治療するほうがよい[9]．

## ■INHの副作用と投薬時の留意点

- 頻度の高い副作用は，肝障害，末梢神経障害，アレルギー反応である．まれだが重篤な副作用として，間質性肺炎や骨髄抑制がある．1〜2か月ごとの定期的な血液検査で肝障害や骨髄抑制の有無を確認する．副作用が重篤な場合には休薬する．末梢神経障害に対してはビタミン$B_6$製剤の投与を行う．
- 肝障害，腎障害，精神障害，アルコール中毒，痙攣性疾患，これらの既往症のある場合，薬物過敏症などのある患者では，INHの慎重投与が必要である．

（新里　敬）

文　献

1) Herath SC, Poole P. Prophylactic antibiotic therapy for chronic obstructive pulmonary disease (COPD). Cochrane Database Syst Rev 2013；(11)：CD009764.
2) Criner GJ, et al. Prevention of acute exacerbations of COPD：American College of Chest Physicians and Canadian Thoracic Society Guideline. Chest 2015；147：894-942.
3) Wenzel RP, et al. Antibiotic prevention of acute exacerbations of COPD. N Engl J Med 2012；367：340-7.
4) Aberg J, Powderly W. HIV：primary and secondary prophylaxis for opportunistic infections. BMJ Clin Evid 2010；pii：0908.
5) 生物学的製剤と呼吸器疾患・診療の手引き作成委員会編．ニューモシスチス肺炎．生物学的製剤と呼吸器疾患・診療の手引き．日本呼吸器学会；2014．p.71-80.
6) Klein NC, et al. Infections associated with steroid use. Infect Dis Clin North Am 2001；15：423-32.
7) Youssef J, et al. Infection Risk and Safety of Corticosteroid Use. Rheum Dis Clin North Am 2016；42：157-76.
8) Pyle RC, et al. Successful outpatient graded administration of trimethoprim- sulfamethoxazole in patients without HIV and with a history of sulfonamide adverse drug reaction. J Allergy Clin Immunol Pract 2014；2：52-8.
9) 日本結核病学会予防委員会・治療委員会．潜在性結核感染症治療指針．結核 2013；88：497-512.
10) World Health Organization. Global tuberculosis control：WHO report 2010.
11) 生物学的製剤と呼吸器疾患・診療の手引き作成委員会編．結核症．生物学的製剤と呼吸器疾患・診療の手引き．日本呼吸器学会；2014．p.49-58.

# Column

# レスピラトリーキノロンの使い分け

## はじめに

　レスピラトリーキノロンの本質は，呼吸器組織（上気道も含む）への移行が良好で，肺炎球菌に対する抗菌力が強いこと，およびマイコプラズマ，クラミジア，またはレジオネラなどの非定型病原体に対する有効性にある．特にペニシリン耐性菌（PRSP）を含む肺炎球菌への抗菌活性が強化されたニューキノロン系抗菌薬と定義される．レスピラトリーキノロンは，広いスペクトラムを有していること，経口投与でも高い血中濃度が得られること，1日1回投与が理想的な投与法であるとされていること，さらにβ-ラクタム系薬やマクロライド系薬に対して耐性となった肺炎球菌の比率が増加しつつあることから，臨床現場において広く用いられている．本コラムにおいては，現在わが国で使用可能なキノロン系薬のうち，レスピラトリーキノロンの使い分けに関して記載する．

## わが国で使用可能なレスピラトリーキノロン

　レスピラリーキノロンの多くはわが国で開発されたものである．一番最初に発売されたレスピラトリーキノロンは1990年のトスフロキサシンであった．その後1993年にスパルフロキサシン，およびレボフロキサシンが，2002年にガチフロキサシンが発売された．さらに2005年にモキシフロキサシン，2007年にガレノキサシン，2008年にシタフロキサシンが発売されている．これらの薬剤の中でモキシフロキサシン以外の薬剤はわが国で開発されたものである．2009年にレボフロキサシンは500 mg，1日1回投与という剤形に変更となった．これはより高用量となることでレスピラトリーキノ

ロンとしての有効性を増すこと，さらに耐性菌の出現を抑えるという2つの理由による．一方，ガチフロキサシンは低血糖という副作用のため2008年に販売中止になっている．またスパルフロキサシンは光線過敏症により2011年に販売中止になっている．

　このような歴史的背景を踏まえて，現在，わが国で使用可能なレスピラトリーキノロンの種類とその特徴を **1** に示す．またモキシフロキサシン，ガレノキサシン，およびシタフロキサシンは嫌気性菌もカバーする（**1**）．副作用の中で重要なものは，モキシフロキサシンのQT延長である．ただしモキシフロキサシンは肝代謝型の薬剤であるため，腎機能の低下した症例であっても用量調整が不要であるという利点を有する．レボフロキサシンは長年に渡って使用されており，安全性に優れている．また肺炎球菌に対する抗菌力は，ガレノキサシン，およびシタフロキサシンが優れている．

　緑膿菌や嫌気性菌まで想定して適用するにはシタフロキサシンを，小児や結核を完全に否定できない症例に対してはトスフロキサシンを，高齢者など安全性を重視する際にはレボフロキサシンを推奨する．また注射剤として使用可能なのはレボフロキサシンのみである．

## 高齢者の市中肺炎の治療方針を立てる際のポイント

　肺炎は高齢者に多いので，以下に高齢者の成人市中肺炎の外来における治療について具体的に示す．

　薬剤を選択する際には，わが国における肺炎球菌のペニシリン耐性率，およびマクロライド耐性率を考慮する．またインフルエンザ桿菌に関

**1** わが国で使用可能なレスピラトリーキノロンとその特徴

| 化学名 | 商品名 | 略号 | 発売年 | 抗菌力 | 嫌気性菌への抗菌力 | 副作用 | 用法・用量 |
|---|---|---|---|---|---|---|---|
| トスフロキサシン | オゼックス | TSFX | 1990 | ○ | △ | ○ | 300-450 mg 2 x-3 x |
| スパルフロキサシン | スパラ | SPFX | 1993 | | 販売中止 (2011) | | |
| ガチフロキサシン | ガチフロ | GFLX | 2002 | | 販売中止 (2008) | | |
| モキシフロキサシン | アベロックス | MXFX | 2005 | ○ | ○ | △(QT延長) | 400 mg 1 x |
| ガレノキサシン | ジェニナック | GRNX | 2007 | ◎ | ○ | ○ | 400 mg 1 x |
| シタフロキサシン | グレースビット | STFX | 2008 | ◎ | ○ | ○ | 100-200 mg 2 x, 100 mg 1 x |
| レボフロキサシン | クラビット | LVFX | 2009 | ○ | △ | ◎ | 500 mg 1 x |

△問題あり，○優れている，◎特に優れている．

しても，BLNAR（beta-lactamase-negative ampicillin-resistant）の比率が増加していることに留意する．本稿のポイントであるレスピラトリーキノロン系薬が選択される場面を下線で示す．（薬剤名はすべて商品名）

◆ **細菌性肺炎が疑われるとき**

65歳以上あるいは軽症の基礎疾患

　処方例：下記のいずれかを用いる．

　①ユナシン錠（375 mg）：3錠　分3，およびクラリス（200 mg）：2錠　分2

　②ユナシン錠（375 mg）：3錠　分3，およびジスロマック（200 mg）：2錠　分1　3日間

　③クラビット錠（500 mg）：1錠　分1（ペニシリンアレルギーの場合）

慢性の呼吸器疾患，最近抗菌薬の投与を受けたあるいはペニシリンアレルギーのある場合

　処方例：下記のいずれかを用いる．

　①クラビット錠（500 mg）：1錠　分1

　②ジェニナック錠（200 mg）：2錠　分1

　③グレースビット（50 mg）：2錠　分2

外来で注射をする場合

　①ロセフィン注：1回1 g　1日1回　点滴静注

　②クラビット注：1回0.5 g　1日1回　点滴静注

◆ **非定型肺炎が疑われるとき**

65歳以上，あるいは慢性の呼吸器疾患，心疾患がある場合

　処方例：下記のいずれかを用いる．

　①クラビット錠（500 mg）：1錠　分1

　②ジェニナック錠（200 mg）：2錠　分1

外来で注射をする場合

　①クラビット注：1回0.5 g　1日1回　点滴静注

　②アジスロマイシン注：1回0.5 g　1日1回　点滴静注

（藤田次郎）

# 抗菌薬中止のタイミングは？

## 抗菌薬中止時期の決定

　適切な呼吸器感染症の治療期間は疾患や起因菌によって大きな幅があり，一概に断言するのは難しい．しかし抗菌薬投与期間はおおむね短縮する方向に向かっており，特に長期間抗菌薬が必要と考えられてきたブドウ糖非発酵グラム陰性桿菌（non-fermenting gram-negative rods：NFGNR）による肺炎であっても治療期間は短縮することが推奨されはじめている．白血球の正常化やCRPが陰性化することを抗菌薬終了の目安にすることは誤りであり，抗菌薬の過剰な使用の原因になるため慎むべきである．

　日本国内では日本化学療法学会・日本感染症学会が作成した『JAID/JSC感染症治療ガイドライン―呼吸器感染症―』や日本呼吸器学会が作成した『成人肺炎診療ガイドライン2017』[1]が参考になる．また2016年には米国のガイドラインであるATS/IDSAの院内肺炎・人工呼吸器関連肺炎ガイドライン[2]も改訂されており，最新のエビデンスが盛り込まれている．

　■1 に各種呼吸器感染症の抗菌薬治療期間の目安をまとめる．

## 市中肺炎 (CAP) の抗菌薬投与期間

　『成人肺炎診療ガイドライン2017』[1]で，市中肺炎は細菌性肺炎と非定型肺炎の2つに大きく分かれ，レジオネラ（*Legionella pneumophila*）肺炎はそのどちらにも属さない肺炎と分類されている．細菌性肺炎では肺炎球菌（*Streptococcus pneumoniae*）やインフルエンザ菌（*Haemophilus influenzae*），モラクセラ（*Moraxella catarrhalis*）などが主な起因菌である．非定型肺炎では肺炎クラミドフィラ（*Chlamydophila pneumoniae*）やマイコプラズマ（*Mycoplasma*

*pneumoniae*）が起因菌として重要である．

　市中肺炎の治療期間は，初期治療に反応がよい軽症～中等症の細菌性肺炎症例では通常5～7日間程度とされており[3]，患者の状況により多少延長することも許容されると考えられる．ブドウ球菌や嫌気性菌による壊死性肺炎では14日間，緑膿菌性肺炎では10～14日間，難治化傾向のあるクラミドフィラ肺炎では7～14日程度の治療が推奨される．

## 院内肺炎 (HAP) / 人工呼吸器関連肺炎 (VAP) の抗菌薬投与期間

　HAP/VAPの治療期間について国内のコンセンサスはまだ得られていないが，2016年に改訂されたATS/IDSAによる院内肺炎・人工呼吸器関連肺炎ガイドラインは最新のガイドラインとして注目すべきであろう[2]．2005年の旧ガイドラインでは「2～3週間という治療期間は，緑膿菌などのNFGNRが起因菌である場合のみに適応し，他の起因菌であればなるべく1週間に近い治療期間で抗菌薬を終了する」と推奨されていた．日本の『成人肺炎診療ガイドライン2017』でも同様に1週間以内の短期間で治療を終了することが推奨されている（NFGNRによるVAPの再発例はこの限りではない）．

　かつて緑膿菌性肺炎で長い治療期間が好まれたのは，VAPに対し治療期間を7～8日に短縮したところ，NFGNRが起因菌であった場合は再発率が有意に増加すると報告されたためであった[4]．しかし抗菌薬投与期間を短くすることで，耐性菌によるHAPの再発が減少することが示され★[5]，NFGNRによるHAPに対しても1週間程度の治療期間が推奨されるに至った．ただし，黄色ブドウ球菌，クレブシエラ

**1 各種呼吸器感染症の抗菌薬治療期間の目安**

| 疾患 | 抗菌薬投与期間 |
| --- | --- |
| 市中肺炎（CAP） | 通常5〜7日間<br>レジオネラ肺炎やクラミドフィラ肺炎は2週間程度に延長する |
| 院内肺炎（HAP）/人工呼吸器関連肺炎（VAP） | 通常7日間程度<br>NFGNRによる肺炎は長期治療の傾向があるが，7日間でよいとするガイドラインが2017年に日本呼吸器学会から出ている． |
| 医療・介護関連肺炎（NHCAP） | HAPに準じた治療期間 |
| 慢性呼吸器疾患の気道感染症 | 5〜7日間程度<br>NFGNRが関与する場合はより長期治療を行うことになるが，耐性菌出現を抑止する観点からできるだけ短期間が望ましい． |

NFGNR：ブドウ糖非発酵グラム陰性桿菌．

属，嫌気性菌などが関与する膿瘍性病変が併存する場合は2週間以上（多くは4週間以上）の抗菌薬長期投与が必要になる．

★VAPに対して短期治療（7〜8日間）を行った群と長期治療（10〜15日間）を行った群を比較したランダム化試験を8つ組み入れてsystematic reviewを行っている．その結果，多剤耐性菌によるVAPの再発は短期治療群で有意に減少する（オッズ0.44 [95% CI 0.21-0.95]）と報告している[5]．

## 医療・介護関連肺炎（NHCAP）の抗菌薬投与期間

『成人肺炎診療ガイドライン2017』[1]によると，治療期間についてはHAPとNHCAPは同列に扱われており，基本的に先に述べたHAPに対する抗菌薬投与期間を目安にするのがよい．

一方で，NHCAPにおいては疾患終末期や老衰といった状態の患者に対してどこまで抗菌薬治療を行うべきかという問題に対して配慮すべきである旨記載されている．したがって，学術的な根拠だけでなく，本人の意思，家族や社会的背景なども考慮に入れて抗菌薬の治療期間は変わる可能性があると思われる．こういった問題については今もって十分なエビデンスはなく，議論が尽くされているとも言い難いため，ケースバイケースの対応が要求されるだろう．

## 慢性呼吸器疾患の気道感染症の抗菌薬投与期間

慢性呼吸器疾患にはCOPDや気管支拡張症，陳旧性肺結核などが含まれ，慢性安定期の状態から細菌感染に伴い喀痰増加，湿性咳嗽，呼吸困難，発熱などの症状が出現することがあり，これを感染性増悪と呼ぶことが多い．通常肺炎球菌やインフルエンザ菌，モラクセラが起因菌として多く，抗菌薬の投与期間も5〜7日程度が推奨されている[6]．これらの疾患では気道に緑膿菌が持続感染していることが多く，起因菌であるか判断が難しい場合がある．グラム染色の所見でほかに起因菌がみられないようであれば緑膿菌をカバーすべきであろう．

かつて2〜3週間の治療が行われていたが，HAP/VAP同様，抗菌薬投与期間は短縮することが薬剤耐性の観点から好ましいとするエビデンスが増えてきている．臨床症状や呼吸状態も勘案しつつではあるが，1週間を目標にできるだけ短縮すべきであろう．

（小川　拓，三笠桂一）

**文献**

1) 日本呼吸器学会肺炎診療ガイドライン2017作成委員会編．成人肺炎診療ガイドライン2017．日本呼吸器学会；2017．
2) Kalil AC, et al. Management of Adults With Hospital-acquired and Ventilator-associated Pneumonia：2016 Clinical Practice Guidelines by the Infectious Dis-

eases Society of America and the American Thoracic Society. Clin Infect Dis 2016 ; 63 : e61-e111.

3) Mandell LA, Infectious Diseases Society of America/ American Thoracic Society consensus guidelines on the management of community-acquired pneumonia in adults. Clin Infect Dis 2007 ; 44 : S27-72.

4) Chastre J, et al. Comparison of 8 vs 15 days of antibiotic therapy for ventilator-associated pneumonia in adults : a randomized trial. JAMA 2003 ; 290 : 2588-98.

5) Pugh R, et al. Short-course versus prolonged-course antibiotic therapy for hospital-acquired pneumonia in critically ill adults. Cochrane Database Syst Rev 2015 ; (8) : CD007577.

6) Starakis I, et al. Five-day moxifloxacin therapy compared with 7-day co-amoxiclav therapy for the treatment of acute exacerbation of chronic bronchitis. Int J Antimicrob Agents 2004 ; 23 : 129-37.

## 吸入療法の意義

呼吸器感染症の治療薬は通常注射薬や経口薬で行われることが多いが，ドラッグデリバリーシステム（drug delivery system：DDS）の観点から吸入療法が選択されることがある．その利点としては，薬剤を高濃度で肺局所に到達できることや，血中への移行がわずかであるために副作用の軽減が可能であることがあげられる．

吸入療法が治療薬投与法の一つの選択肢となる背景には，耐性緑膿菌や真菌による呼吸器感染症の予防や治療には，従来の経静脈投与ではその効果や副作用に問題を有していることや，新規抗菌薬の開発が停滞したことが大きな要因と考えられる．

これまでに吸入療法が使用されている疾患としては，囊胞性線維症（cystic fibrosis：CF），気管支拡張症，人工呼吸器関連肺炎（ventilator-associated pneumonia：VAP）があげられる．

## 慢性気道感染症における吸入療法の有効性

緑膿菌はCFや気管支拡張症などの慢性気道感染症の主要な原因菌である．緑膿菌は繰り返す抗菌薬投与により耐性化しやすく，肺の破壊が進行した症例では抗菌薬の移行が悪くなるため，全身投与による治療が困難な症例が存在する．

### ◆ 囊胞性線維症 (CF)

欧米で頻度の高いCFに対する吸入療法の臨床研究が数多く行われている．Ramsayら[1] は520例のCF患者をトブラマイシン（TOB）吸入群とプラセボ群に分けた二重盲検試験にて，TOB吸入群において肺機能の改善，喀痰中の緑膿菌数の減少ならびに入院イベントを減少させている．また，抗菌薬使用量やQOL（quality

of life），長期予後を改善した報告も散見される．

このような背景により，米国胸部学会（American Thoracic Society：ATS）のガイドラインでは慢性緑膿菌感染がある中等症〜重症のCF患者においてTOBの吸入が推奨されている[2]．また，アズトレオナムの吸入療法も同様に呼吸機能やQOLを改善した報告があり，慢性緑膿菌感染を合併する中等症〜重症のCF患者において推奨されている[2]．

そのほかにキノロン，コリスチン，ゲンタマイシンなどの吸入薬も存在するが，データは十分ではない．

### ◆ 気管支拡張症

気管支拡張症における慢性緑膿菌感染の有効性のエビデンスはCFほどではないが，比較的多く存在する．Bakerら[3] は，緑膿菌が持続感染した気管支拡張症の74症例にて二重盲検試験を行い，TOB吸入群において喀痰中の緑膿菌消失率が有意に高く（TOB吸入群：42％ vs プラセボ群：0％），臨床症状も改善したと報告している（**1**）．

また，Murrayら[4] は同様に緑膿菌が持続感染した気管支拡張症の65症例にて二重盲検試験を行い，同じアミノグリコシド系薬であるゲンタマイシン吸入群にて臨床症状の改善，喀痰中の緑膿菌数の低下，呼吸機能の改善，増悪回数の低下がみられた．

英国胸部学会（British Thoracic Society：BTS）のガイドラインでは慢性緑膿菌感染があり，年3回以上増悪する患者においては吸入療法を推奨している[5]．メタ解析の結果でもTOB，アミカシン，シプロフロキサシンなどの薬剤が使用され，緑膿菌感染症例での有意な菌量の減

**1** 緑膿菌による気管支拡張症患者に対するトブラマイシン（TOB）吸入療法の有効性

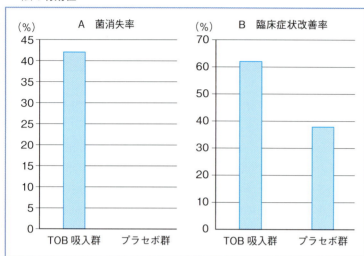

緑膿菌の持続感染が成立した気管支拡張症74例における二重盲検比較試験.
TOB吸入群（300 mg×2回／日）では菌数と臨床症状が改善した.
（Barker AF, et al. Am J Respir Crit Care Med 2000；162：481-5[3]より）

少，急性増悪の回数減少がみられた．しかし，気管支攣縮の副作用が抗菌薬吸入群で有意にみられた（10% vs 2.3%）[6].

本邦では気管支拡張症患者での慢性緑膿菌感染に対する吸入療法の有効性を示した報告はいくつか存在する．しかし，海外ほど一般的に行われておらず，現在保険適用されていない．

## 人工呼吸器関連肺炎（VAP）における吸入療法の有効性

VAPは死亡率が高く，ICU滞在日数や，入院日数の延長，医療費の増加につながっている．VAPの原因菌は耐性菌が多く，特に多剤耐性緑膿菌（MDRP：multidrug-resistant *Pseudomonas aeruginosa*）や多剤耐性アシネトバクター（MDRA：multidrug-resistant *Acinetobacter baumannii*）が原因の場合，治療に難渋する．

VAPにおいても吸入療法が有効であった報告例がみられる．PalmerらはVAP患者43例を対象としたRCT（ランダム化比較試験）にて吸入群において，プラセボ群（点滴治療を含む）と比べ有意にCPIS（clinical pulmonary infection score）を改善したと報告している[7].しかし，この報告を含む6つのRCTのsystematic reviewでは臨床的に有効性を示したのは2つのみで，いず

れもかなりのバイアスが含まれていることからメタ解析が困難であった[8].

本邦においてもVAPに対する吸入療法の有効性を報告する論文が散見されるが，一般的に行われておらず，現在保険適用もない．

## 真菌感染症に対するアムホテリシンBリポソーム製剤（L-AMB）の吸入療法

深在性真菌症のなかでも侵襲性肺アスペルギルス症（invasive pulmonary aspergillosis：IPA）ならびにムーコル症は予後が悪い．アムホテリシンBは古くから使用され，ほぼすべての病原真菌にスペクトルを有する殺菌的抗真菌薬である．しかし，腎障害，血管痛，発熱といった副作用が問題となっていた．

DDSを応用したL-AMBが開発され，副作用は軽減したが，さらに安全で効果的な投与法が検討されている．また，L-AMBの吸入療法は好中球減少症例に対するRCTにて，IPAの発症予防効果が報告されている[9].

筆者ら[10]はL-AMBの感染局所への移行効率や副作用軽減の観点から，抗真菌薬の吸入療法に着目し，肺ムーコル感染マウスモデルを使用し，L-AMB吸入治療の有効性について検証した．その結果L-AMBの予防＋吸入群，治療群

**2** 侵襲性肺ムーコル症マウスモデルにおけるL-AMB吸入療法の有効性

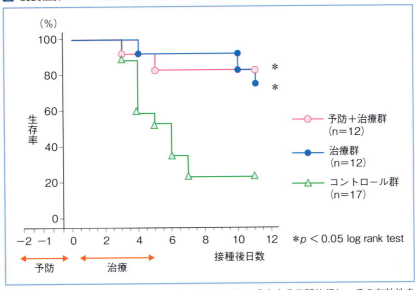

免疫抑制状態の*Rhizopus oryzae*マウスにL-AMBの吸入を5日間施行し，その有効性を評価．予防群では感染2日前から吸入施行．

は無治療群と比べ，生存率を延長させ（**2**），菌数の減少，病理組織所見の改善がみられた．また免疫染色や細胞内の濃度測定により，L-AMB吸入後にすみやかに気道上皮から肺胞領域に到達することを確認できた．

## おわりに

海外では慢性気道感染症においては吸入療法のエビデンスは蓄積されているが，VAPに関してはさらなる大規模なRCTが望まれている．

本邦においては現時点では吸入療法に関しては報告例が散見されるのみで，抗菌薬全身投与不応の難治例に使用されているのが現状である．今後さらなる症例の蓄積が必要である．

（山田康一，掛屋　弘）

### 文献

1) Ramsey BW, et al. Intermittent administration of inhaled tobramycin in patients with cystic fibrosis. Cystic Fibrosis Inhaled Tobramycin Study Group. N Engl J Med 1999 ; 340 : 23-30.

2) Mogayzel PJ Jr, et al. Cystic fibrosis pulmonary guidelines. Chronic medications for maintenance of lung health. Am J Respir Crit Care Med 2013 ; 187 : 680-9.

3) Barker AF, et al. Tobramycin solution for inhalation reduces sputum *Pseudomonas aeruginosa* density in bronchiectasis. Am J Respir Crit Care Med 2000 ; 162 : 481-5.

4) Murray MP, A randomized controlled trial of nebulized gentamicin in non-cystic fibrosis bronchiectasis. Am J Respir Crit Care Med 2011 ; 183 : 491-9.

5) Pasteur MC, et al. British Thoracic Society guideline for non-CF bronchiectasis. Thorax 2010 ; 65 Suppl 1 : i1-58.

6) Brodt AM, et al. Inhaled antibiotics for stable non-cystic fibrosis bronchiectasis : a systematic review. Eur Respir J 2014 ; 44 : 382-93.

7) Palmer LB, et al. Aerosolized antibiotics and ventilator-associated tracheobronchitis in the intensive care unit. Crit Care Med 2008 ; 36 : 2008-13.

8) Russell CJ, et al. The use of inhaled antibiotic therapy in the treatment of ventilator-associated pneumonia and tracheobronchitis : a systematic review. BMC Pulm Med 2016 ; 16 : 40.

9) Rijnders BJ, et al. Aerosolized liposomal amphotericin B for the prevention of invasive pulmonary aspergillosis during prolonged neutropenia : a randomized, placebo-controlled trial. Clin Infect Dis 2008 ; 46 : 1401-8.

10) Mihara T, et al. Efficacy of aerosolized liposomal amphotericin B against murine invasive pulmonary mucormycosis. J Infect Chemother 2014 ; 20 : 104-8.

抗菌薬一覧表

# 付録

# 付　録

# 抗菌薬一覧表

（作成：堀　誠治）

| 分類 | | 薬剤名 | | 略語 |
|---|---|---|---|---|
| β-ラクタム系薬 | ペニシリン系薬 | ベンジルペニシリン | benzylpenicillin | PCG |
| | | アンピシリン | ampicillin | ABPC |
| | | バカンピシリン | bacampicillin | BAPC |
| | | アモキシシリン | amoxicillin | AMPC |
| | | ピペラシリン | piperacillin | PIPC |
| | | アンピシリン・クロキサシリン | ampicillin/cloxacillin | ABPC/MCIPC |
| | セフェム系薬（注射薬） | セファゾリン | cefazolin | CEZ |
| | | セフォチアム | cefotiam | CTM |
| | | セフォタキシム | cefotaxime | CTX |
| | | セフォペラゾン | cefoperazone | CPZ |
| | | セフメノキシム | cefmenoxime | CMX |
| | | セフタジジム | ceftazidime | CAZ |
| | | セフトリアキソン | ceftriaxone | CTRX |
| | | セフォジジム | cefodizime | CDZM |
| | | セフピロム | cefpirome | CPR |
| | | セフェピム | cefepime | CFPM |
| | | セフォゾプラン | cefozopran | CZOP |
| | | セフメタゾール | cefmetazole | CMZ |
| | | セフミノクス | cefminox | CMNX |
| | オキサセフェム系薬 | ラタモキセフ | latamoxef | LMOX |
| | | フロモキセフ | flomoxef | FMOX |
| | セフェム系薬（経口薬） | セファレキシン | cefalexin | CEX |
| | | セファクロル | cefaclor | CCL |
| | | セフロキサジン | cefroxadine | CXD |
| | | セフロキシムアキセチル | cefroxime axetil | CXM-AX |
| | | セフォチアムヘキセチル | cefotiam hexetil | CTM-HE |
| | | セフィキシム | cefixime | CFIX |
| | | セフテラムピボキシル | cefteram pivoxil | CFTM-PI |
| | | セフポドキシムプロキセチル | cefpodoxime proxetil | CPDX-PR |
| | | セフジニル | cefdinir | CFDN |

| 作用機序 | 投与法の最適化 | 腎機能低下時の用法・用量調整の必要性* | TDM | 薬剤の特徴 | 投与時の留意点（主な副作用など） |
|---|---|:---:|:---:|---|---|
| 細胞壁合成阻害 | 分割投与（投与回数↑） |  |  | 細胞内への移行性：よくない | 過敏反応 |
|  |  | ○ |  |  |  |
|  |  | ○ |  |  |  |
|  |  | ○ |  |  |  |
| 細胞壁合成阻害 | 分割投与（投与回数↑） | ○ |  | 細胞内への移行性：よくない | 過敏反応，中枢神経系副作用 |
|  |  | ○ |  |  |  |
|  |  |  |  |  |  |
|  |  | ○ |  |  |  |
|  |  | ○ |  |  |  |
|  |  | ○ |  |  |  |
|  |  | ○ |  |  |  |
|  |  | ○ |  |  |  |
|  |  | ○ |  |  |  |
| 細胞壁合成阻害 | 分割投与（投与回数↑） | ○ |  | 細胞内への移行性：よくない | 過敏反応，中枢神経系副作用 |
|  |  | ○ |  |  |  |
|  |  | ○ |  |  |  |
|  |  | ○ |  |  |  |
| 細胞壁合成阻害 | 分割投与（投与回数↑） |  |  | 細胞内への移行性：よくない | 過敏反応，中枢神経系副作用 |
|  |  | ○ |  |  |  |
|  |  | ○ |  |  |  |

| | | セフチブテン | ceftibuten | CETB |
|---|---|---|---|---|
| β-ラクタム系薬 | セフェム系薬（経口薬） | セフジトレンピボキシル | cefditoren pivoxil | CDTR-PI |
| | | セフカペンピボキシル | cefcapene pivoxil | CFPN-PI |
| | カルバペネム系薬 | イミペネム・シラスタチン | imipenem/cilastatin | IPM/CS |
| | | パニペネム・ベタミプロン | panipenem/betamipron | PAPM/BP |
| | | メロペネム | meropenem | MEPM |
| | | ビアペネム | biapenem | BIPM |
| | | ドリペネム | doripenem | DRPM |
| | | テビペネムピボキシル | tebipenem pivoxil | TBPM-PI |
| | その他のβ-ラクタム系薬 | アズトレオナム | aztreonam | AZT |
| | | ファロペネム | faropenem | FRPM |
| | | スルタミシリン | sultamicillin | SBTPC |
| | β-ラクタマーゼ阻害薬との合剤 | アンピシリン・クラブラン酸 | ampicillin/clavulanic acid | ABPC/CVA |
| | | タゾバクタム・ピペラシリン | tazobactam/piperacillin | TAZ/PIPC |
| | | スルバクタム・セフォペラゾン | sulbactam/cefoperazone | SBT/CPZ |
| | | スルバクタム・アンピシリン | sulbactam/ampicillin | SBT/ABPC |
| グリコペプチド系薬 | | バンコマイシン | vancomycin | VCM |
| | | テイコプラニン | teicoplanin | TEIC |
| マクロライド系薬 | 14員環 | エリスロマイシン | erythromycin | EM |
| | | クラリスロマイシン | clarithromycin | CAM |
| | | ロキシスロマイシン | roxithromycin | RXM |
| | 15員環 | アジスロマイシン | azithromycin | AZM |
| | 16員環 | ジョサマイシン | josamycin | JM |
| | | スピラマイシン酢酸エステル | spiramycin acetate | SPM |
| アミノグリコシド系薬 | | カナマイシン | kanamycin | KM |
| | | アミカシン | amikacin | AMK |
| | | トブラマイシン | tobramycin | TOB |
| | | ジベカシン | dibekacin | DKB |
| | | アルベカシン | arbekacin | ABK |
| | | ゲンタマイシン | gentamicin | GM |
| | | イセパマイシン | isepamicin | ISP |
| | | リボスタマイシン | ribostamycin | RSM |
| | | パロモマイシン | paromomycin | PRM |
| | | スペクチノマイシン | spectinomycin | SPCM |

| 細胞壁合成阻害 | 分割投与（投与回数↑） | ○ | | 細胞内への移行性：よくない | 過敏反応，中枢神経系副作用 |
|---|---|---|---|---|---|
| | | ○ | | | |
| 細胞壁合成阻害 | 分割投与（投与回数↑） | ○ | | 細胞内への移行性：よくない | 過敏反応，中枢神経系副作用 |
| | | ○ | | | |
| | | ○ | | | |
| | | ○ | | | |
| | | ○ | | | |
| | 1日2回 | ○ | | 小児，AUC/MICと治療効果の相関あり．細胞内への移行性：よくない | |
| 細胞壁合成阻害 | 分割投与（投与回数↑） | ○ | | | 過敏反応 |
| | | ○ | | | |
| | | | | | |
| 細胞壁合成阻害 | 分割投与（投与回数↑） | ○ | | | 過敏反応，中枢神経系副作用 |
| | | ○ | | | |
| | | ○ | | | |
| 細胞壁合成阻害 | 1日2〜4回（経口1日4〜6回） | ○ | ○ | 抗MRSA薬 | 腎障害，耳障害，過敏反応 |
| | 初日ローディングあり，以後1日1回 | ○ | ○ | | |
| 蛋白合成阻害 | 1日4〜6回 | ○ | | 細胞内移行良好，マイコプラズマ，リケッチア，クラミジアに有効（最近はマクロライド耐性マイコプラズマの増加あり） | 肝障害，薬物相互作用 |
| | 1日2回 | ○ | | | |
| | | ○ | | | |
| | 1日1回，3日間投与 | 腎機能正常者と同じ | | | 肝障害 |
| | 1日3〜4回 | | | | 肝障害 |
| | 1日4〜6回 | | | | |
| 蛋白合成阻害 | 1日1〜2回 | ○ | | | 腎障害，耳障害 |
| | | ○ | ○ | | |
| | | ○ | ○ | | |
| | | | | | |
| | | ○ | ○ | 抗MRSA薬 | |
| | | ○ | ○ | | |
| | | ○ | | | |
| | | | | | |
| | | | | | |
| | | | | | |

| | | | |
|---|---|---|---|
| リンコマイシン系薬 | リンコマイシン | lincomycin | LCM |
| | クリンダマイシン | clindamycin | CLDM |
| テトラサイクリン系薬 | テトラサイクリン | tetracycline | TC |
| | ドキシサイクリン | doxycycline | DOXY |
| | ミノサイクリン | minocycline | MINO |
| | チゲサイクリン | tigecycline | TGC |
| ペプチド系薬 | コリスチンメタンスルホン酸ナトリウム | colistin sodium methane-sulfonate | CL |
| | ポリミキシン B | polymyxin B | PL-B |
| 環状リポペプチド系薬 | ダプトマイシン | daptomycin | DAP |
| ストレプトグラミン系薬 | キヌプリスチン・ダルホプリスチン | quinupristin/dalfopristin | QPR/DPR |
| その他の系統の薬剤 | クロラムフェニコール | chloramphenicol | CP |
| 合成抗菌薬 | ニューキノロン系薬 | ナリジクス酸 | nalidixic acid | NA |
| | | ピペミド酸 | pipemidic acid | PPA |
| | | ノルフロキサシン | norfloxacin | NFLX |
| | | オフロキサシン | ofloxacin | OFLX |
| | | レボフロキサシン | levofloxacin | LVFX |
| | | シプロフロキサシン | ciprofloxacin | CPFX |
| | | ロメフロキサシン | lomefloxacin | LFLX |
| | | トスフロキサシン | tosufloxacin | TFLX |
| | | ガチフロキサシン | gatifloxacin | GFLX |
| | | パズフロキサシン | pazufloxacin | PZLX |
| | | プルリフロキサシン | prulifloxacin | PUFX |
| | | モキシフロキサシン | moxifloxacin | MFLX |
| | | ガレノキサシン | garenoxacin | GRNX |
| | | シタフロキサシン | sitafloxacin | STFX |
| | その他 | リネゾリド | linezolid | LZD |
| | | メトロニダゾール | metronidazole | MNZ |
| 抗結核薬 | イソニアジド | isoniazid | INH |
| | リファンピシン | rifampicin | RFP |

| | | | | |
|---|---|---|---|---|
| 蛋白合成阻害 | | 腎機能正常者と同じ | | |
| 蛋白合成阻害 | 1日4回 | | 細胞内移行良好，マイコプラズマ，リケッチア，クラミジアに有効 | 肝障害，光毒性 |
| | 1日目1〜2回，2日より1日1回 | 腎機能正常者と同じ | | |
| | 12時間あるいは24時間ごと | 腎機能正常者と同じ | | |
| | ローディングドースあり，その後12時間ごと | 腎機能正常者と同じ | 他剤耐性グラム陰性桿菌 | 肝障害 |
| 細胞膜障害 | | | 他剤耐性グラム陰性桿菌 | 腎障害 |
| | | | グラム陰性桿菌 | 腎障害，神経筋接合部障害 |
| 細胞膜障害 | | ○ | 抗MRSA薬 | CK上昇 |
| 蛋白合成阻害 | | 腎機能正常者と同じ | VRE | 過敏反応，貧血 |
| 蛋白合成阻害 | | 腎機能正常者と同じ | | 骨髄抑制 |
| 核酸合成阻害 | 1日1回 | | グラム陰性桿菌 | 過敏反応，中枢神経毒性，血糖値異常，血圧異常 |
| | | | グラム陰性桿菌 | |
| | | | 小児適応あり | |
| | | ○ | | |
| | | ○ | | |
| | | ○ | 小児適応あり | |
| | | ○ | | |
| | | ○ | | |
| | | ○ | | |
| | | ○ | 蛋白結合率　高い | |
| | | ○ | | |
| 蛋白合成阻害 | | 腎機能正常者と同じ | 抗MRSA薬 | 血小板数減少 |
| DNA切断 | | | | 脳症 |
| | | 腎機能正常者と同じ | | 末梢神経障害 |
| | | 腎機能正常者と同じ | | 肝障害，過敏反応，薬物相互作用 |

| | | |
|---|---|---|
| ピラジナミド | pyrazinamide | PZA |
| エタンブトール | ethambutol | EB |
| ストレプトマイシン | streptomycin | SM |
| エチオナミド | ethionamide | ETH |
| 抗結核薬 パラアミノサリチル酸 | para-aminosalicylate | PAS |
| サイクロセリン | cycloserine | CS |
| リファブチン | rifabutin | RBT |
| エンビオマイシン | enviomycin | EVM |
| デラマニド | delamanid | |

先発品と後発品では，承認適応疾患，菌種，用法・用量に違いがある場合があるので，使用に際しては注意，確認すること．

投与法設定においては，本書関連部分，各種ガイドラインなどを参考のこと．

*抗菌薬の大部分は腎から排泄される．腎機能低下時の用法・用量設定には注意を要する．ここでは，『CKD診療ガイド』（日本腎臓学会編），『サンフォード感染症治療ガイド2017』，『今日の治療薬2017』を参考にまとめた．空欄は記載のないもの．

以下を参考に作成
- 各薬剤添付文書
- 八木澤監修．最新「抗菌薬」一覧表．Progress in Medicine 2016；36：付録．
- 浦部晶夫ほか編．今日の治療薬2017．南江堂；2017．
- Gilbert DN, et al ed. サンフォード感染症治療ガイド2017（日本語版）．ライフサイエンス出版；2017．
- 日本腎臓学会編．CKD診療ガイド2012．東京医学社；2012．

| | | | | | 肝障害 |
|---|---|---|---|---|---|
| | | ○ | | | 肝障害 |
| | | ○ | | | 視力障害 |
| | | ○ | | | 腎障害, 耳障害 |
| | 腎機能正常者と同じ | | | | |
| | | | | | 無顆粒球症, 貧血, 肝障害 |
| | | ○ | | | てんかん等の精神障害には禁忌 |
| | 腎機能正常者と同じ | | | | 白血球減少 |
| | | | | | 第8脳神経障害, 呼吸抑制 |
| | | | | | QT延長 |

# 索　引

## 和文索引

### あ

アクチノミセス属　194
アクリジンオレンジ染色　55
アシクロビル　132
アジスロマイシン　158, 191, 274,
　275, 315
　──の副作用　322
　──の予防投薬　321
アシネトバクター　144
　──のグラム染色像　54
アズトレオナム　217
アスペルギルス　277
　──のグラム染色像　54
アスペルギルスガラクトマンナン抗
　原　202
アスペルギルス抗原　100
アスペルギルス症　199
アスペルギローマ　101
アセトアミノフェン　106
アダリムマブ　280
アデノウイルス　104, 112, 118, 129,
　174
アトバコン　241, 264
アバタセプト　280
アマンタジン　112
アミカシン　229, 275
アムホテリシンＢリポソーム製剤
　277
　──の吸入療法　334
アモキシシリン　147, 195
アモキシシリン/クラブラン酸
　259, 275
アルベカシン　209, 210, 217, 315
アルベンダゾール　236
アレルギー性気管支肺アスペルギル
　ス症　199
アンチゲネミア法　132
アンピシリン　250
アンピシリン/スルバクタム　274

### い

異型肺炎　174
意識レベル　48
異常行動
　インフルエンザの──　113
　オセルタミビルによる──　113
イソニアジド　221, 276
　──の副作用　327
　──の予防投薬　325
一次結核　219
一次抗結核薬　221
遺伝子検査　62, 93
　原発性線毛運動不全症の──
　299
イトラコナゾール　203
イヌ回虫　234
イヌ糸状虫症　233, 235
イプラトロピウムブロミド　106
イベルメクチン　236
イミペネム/シラスタチン　259
医療・介護関連肺炎　6, 12, 17, 23,
　30, 143, 285
　──の抗菌薬投与期間　331
『医療・介護関連肺炎(NHCAP)診
　療ガイドライン』　17, 23, 285
医療ケア関連肺炎　23, 30, 291
　──の原因菌調査　145
胃瘻　6
インターフェロンγ放出アッセイ
　268
咽頭炎　10, 258
咽頭痛　106
院内型MRSA肺炎　207
院内肺炎　12, 17, 21, 31, 143, 291
　──の原因菌　144
　──の抗菌薬投与期間　330
インフリキシマブ　280
インフルエンザ　109
　──のガイドライン　31
インフルエンザウイルス　109, 118,
　129, 244
インフルエンザウイルス肺炎　128
インフルエンザ桿菌　87, 157, 291

インフルエンザ桿菌肺炎のCT像
　86
インフルエンザ菌　143, 244, 267
　──のグラム染色像　54
インフルエンザ抗原　99
　──検出キット　111
インフルエンザ脳症　114
インフルエンザワクチン　6
　鼻腔噴霧──　7

### う

ウイルス学的検査　62
ウイルス感染症　2
ウイルス性肺炎　128
ウイルスの検出　95
ウイルスの伝播経路　131
ウェステルマン肺吸虫　233
うがい　107

### え

液性免疫低下　273
エキノコックス症　232, 235
エクリズマブ　280
壊死性肺炎　254
エタネルセプト　280
エタンブトール　223, 228
エリスロマイシン　195
エルナス法　170
エルロチニブ　282
嚥下障害　157
エンピリック治療　18

### お

黄色ブドウ球菌　144, 157
　──のグラム染色像　54
オウム病　176
　──の感染源　177
オウム病クラミドフィラ　176
横紋筋融解症　42
オクタロニー法　100
オセルタミビル　113, 132
　──耐性ウイルス　115

オーラミン染色　55
温泉　44

## か

咳嗽　40
回虫症　233, 235
臥位ポータブル写真　72
下気道　10
下気道症状　40
喀痰　41, 219
　——の採取　52
喀痰検査　51
喀痰抗原検査　146
喀痰染色法　52
喀痰誘発法　52
獲得性の耐性機構　215
カスポファンギン　203
かぜ症候群　10, 104
　——の原因ウイルス　105
　——の予防　107
『画像診断ガイドライン2016年版』
　80
ガチフロキサシン　328
カナマイシン　228
ガラクトマンナン抗原　100
カルバペネム耐性腸内細菌科細菌
　3
カルバペネム低度耐性緑膿菌　308
ガレノキサシン　328
癌患者　271
間欠療法　32
ガンシクロビル　132
カンジダのグラム染色像　54
乾性咳嗽　41, 106, 118
関節・筋肉痛　42
間接蛍光抗体法　63, 178
関節リウマチ患者　279
感染性胸膜炎　249
感染防御機構　281

## き

起炎微生物の推定　84
気管支拡張型　227
気管支拡張症　244
　——に対する吸入療法　333
気管支呼吸音化　48

気管支肺炎
　——の起炎微生物　85
　——の胸部画像所見　74
気管支肺胞洗浄液　100, 131
気管支壁肥厚　85
基質特異性拡張型β-ラクタマーゼ
　産生菌　24, 144
寄生虫性肺疾患　232
喫煙　44
キニヨン染色　54, 196
ギムザ染色　240
吸気性笛声　122
急性Q熱　182
急性気管支炎　118
急性呼吸促迫症候群　150
急性上気道炎　10
急性膿胸　251
吸入療法　333
胸水　249
胸痛　41, 253
胸部診察　48
胸部単純X線撮影　71
　——の読影　73
莢膜　273
胸膜炎　13, 143, 249
胸膜刺激痛　41
菌塊　194
菌血症　57

## く

区域性病変　81
空気感染　131
空気感染症　219
空洞形成　84, 255
クォンティフェロン　268
クラックル　48
クラミジア科　167
クラミドフィラ・ニューモニエ肺炎
　（クラミドフィラ肺炎）　167, 169,
　175
グラム染色　52, 145
　——像　54
　喀痰の——　51
クラリスロマイシン　228, 246, 275,
　322
クリプトコックス抗原　101
クリプトコックス症　199
クリンダマイシン　195, 250, 259

グルクロノキシロマンナン　101
　血清クリプトコックス——　202
クレブシエラ　144, 291
　——のグラム染色像　54
グロコット染色　240
クロロキン　187

## け

血液検体の採取　58
血液培養検査　57
　——のコンタミネーション　58
血液培養ボトル　59
結核菌　219
　——のオーラミン染色　55
　——のグラム染色像　54
　——の検出　95
　——のチール・ネルゼン染色　55
結核性胸膜炎　219
結核のガイドライン　32
結核予防対策　326
結核罹患率　219
結核類似型　227
血行性全身播種　322
血清アスペルギルス抗原　277
血清学的検査　98
血痰　253
ゲフィチニブ　282
下痢　43
嫌気性菌　157, 249
原発性線毛運動不全症　298

## こ

抗GPL core IgA抗体　226
抗HIV薬　266
抗IFN-γ中和自己抗体　230
抗MRSA薬　147, 315
抗TNFモノクローナル抗体製剤
　279
抗アスペルギルス沈降抗体　100,
　202
抗インフルエンザ薬　112
抗寄生虫抗体スクリーニング検査
　235
抗菌薬
　——の開発　3
　——の選択　24
　——の選択圧　288

——の中止時期　330
　　——の投与期間　295
　　親脂肪性の——　317
　　親水性の——　317
抗菌薬適正使用支援プログラム　4
口腔ケア　160
口腔内衛生環境　48
口腔内常在菌　52, 249
抗クラミドフィラ抗体保有率　167
抗結核薬　222
　　——4剤併用療法　276
抗原検出簡易キット　164
抗原不連続変異　109
抗原連続変異　111
好酸球性胸水　250
抗酸菌感染症　14
抗酸菌症のガイドライン　32
抗酸菌染色　54
抗真菌薬　203
酵素免疫法　63
抗体検出法　62
好中球減少　272
高分解能CT　79
高用量β-ラクタマーゼ阻害薬配合
　ペニシリン　147
高齢者の肺炎　6, 44
誤嚥性肺炎　6, 12, 156
呼吸器感染症
　　——ガイドライン　18
　　——の概念　9
　　——の分類　10
呼吸困難　41
呼吸数　46
コクシエラ　185
コホーティング　141
コリスチン　217
コリネバクテリウムのグラム染色像
　54
コロナウイルス　104, 112, 136

### さ

災害における肺炎診療　6
細菌性胸膜炎　249, 251
細菌性肺炎　143
　　——と非定型肺炎の鑑別　164,
　　175
　　HIV感染者の——　267
細菌叢解析　146, 254

細菌の抗菌薬耐性　304
採血　60
サイトメガロウイルス　131
サイトメガロウイルス肺炎　129
　　——の診断　132
細胞性免疫低下　274
ザナミビル　113, 132
サラゾスルファピリジン　283
サリチルアミド　106

### し

シェルバイアル法　132
自家感染　234
自己免疫性溶血性貧血　162
歯周病菌　157
視診　48
シタフロキサシン　328
市中型MRSA肺炎　207
市中肺炎　12, 17, 18, 143
　　——の原因菌調査　144
　　——の抗菌薬投与期間　330
湿性咳嗽　41, 244
ジビエ　233
シプロフロキサシン　217, 275
縦隔リンパ節腫脹　266
重症度の判定　44
重症度分類法　19
重症肺炎の定義　151
集団発症
　　Q熱の——　182
終末期医療　31
上気道　10
上気道症状　40
静注用メトロニダゾール　236
小児肺炎治療　316
小葉間隔壁肥厚　82
小葉性肺炎の起炎微生物　85
小葉中心性粒状影　81, 85
少量マクロライド療法　229
初期抗菌治療ストラテジー　288
処方例
　　Q熱の——　187
　　オウム病の——　179
　　急性気管支炎の——　120
　　肺ノカルジア症の——　197
　　肺放線菌症の——　195
　　百日咳の——　125
　　マイコプラズマ肺炎の——　164

新型インフルエンザ　110, 117
新型コロナウイルス　136
真菌症のガイドライン　33
新興感染症　2
人工呼吸器関連肺炎　21, 57, 291
　　——における吸入療法の有効性
　　334
　　——の抗菌薬投与期間　330
親脂肪性の抗菌薬　317
人獣共通感染症　176
侵襲性肺アスペルギルス感染症
　14, 100, 199, 272, 277
侵襲性副鼻腔炎　278
浸潤性粘液性腺癌のCT像　81
親水性の抗菌薬　317
迅速遺伝子診断法　91
迅速抗原検出キット
　　インフルエンザの——　111
　　ヒトメタニューモウイルスの——
　　140
　　マイコプラズマの——　165
迅速診断法　89
身体所見　46
心拍数　46

### す

水痘・帯状疱疹ウイルス　131
ステロイド　133, 147, 180, 241
　　重症肺炎における——　150
ストレプトマイシン　223, 228
スパルフロキサシン　328
スルバクタム/アンピシリン　250,
　294

### せ

『成人院内肺炎診療ガイドライン』
　17, 21
『成人気道感染症診療の考え方』
　119
『成人市中肺炎診療ガイドライン』
　17
『成人市中肺炎診療の基本的考え方』
　18
『成人肺炎診療ガイドライン2017』
　17, 25
生物学的製剤　279
赤痢アメーバ症　232, 235

赤血球凝集素　109, 129
赤血球凝集抑制試験　63
接触感染　211
セフェピム　274
セフォタキシム　274, 275, 294
セフトリアキソン　147, 274, 275, 294
セロタイプリプレイスメント　148
線維空洞型　227
潜在性結核感染症　33, 325
潜在性耐性菌　144
線毛運動の消失　298

**そ**

粟粒陰影　78

**た**

体温　46
体外式膜型人工肺　133
耐性遺伝子の検出　96
耐性菌　3
耐性菌抑制　318
耐性菌リスク（因子）　286, 288, 293
大葉性肺炎
　　――の起炎微生物　84
　　――の胸部画像所見　74
第4世代キノロン系薬　147
多剤耐性菌リスク因子　31
多剤耐性緑膿菌性肺炎　214
打診　48
タゾバクタム／ピペラシリン　217, 247, 294, 314
脱感作療法　324
ダプトマイシン　209
多包条虫　233
単純性肺アスペルギローマ　200

**ち**

チゲサイクリン　209
中東呼吸器症候群　2, 65, 68
中和試験　63
超高齢社会　5
聴診　48
チール・ネルゼン染色　54

**つ**

ツロブテロール　246

**て**

テイコプラニン　147, 209, 210
定常状態　317
ディフ・クイック染色　55
低分子化合物　281
テオフィリン　246
転移性膿瘍　258

**と**

動物との接触　44
トキソカラ症　233, 235
トキソプラズマ脳症の予防　324
トシリズマブ　280
トスフロキサシン　328
突然変異抑制濃度　308
トファシチニブ　281
ドラッグデリバリーシステム　333
トラネキサム酸　106
トラフ値　315
トラマゾリン　106
鳥インフルエンザ　114, 116
　　――A（H7N9）ウイルス　134
トロウイルス亜科　136

**な**

内因性の耐性機構　215

**に**

二次結核　219
二次抗結核薬　221
ニボルマブ　281
ニューモシスチス肺炎　238
　　――の予防薬　323
　　HIV感染者の――　264
尿中抗原検査　89, 146

**ね**

ネコ回虫　234
粘液性痰　219
粘液栓　80, 83

**の**

ノイラミニダーゼ　109, 129
ノイラミニダーゼ阻害薬　112, 132
膿胸　13, 250
膿性痰　143, 219
ノカルジア　196, 267, 275
　　――のキニヨン染色　55
　　――のグラム染色像　54
ノカルジア症　196

**は**

肺 *Mycobacterium kansasii* 症　228
肺MAC症　228
肺 *Mycobacterium abscessus* 症　229
肺アスペルギルス症　199
肺アスペルギローマ　101
肺炎　12
　　――の死亡者数　5
　　――の分類　12
肺炎球菌　86, 143, 157, 244, 249, 267, 291
　　――のCT像　86
　　――のグラム染色像　54
　　――の尿中抗原検査　89
肺炎球菌抗原　98
　　――の検出　90
肺炎球菌ワクチン　6, 148, 153
肺炎クラミドフィラ（肺炎クラミジア）　104
　　――のCT像　85
肺炎随伴性胸水　143, 249, 251
肺炎マイコプラズマ　104
肺外結核　220, 275
肺外症状　42
　　マイコプラズマ肺炎の――　162
肺寄生虫症　14
肺吸虫症　232, 235
肺クリプトコックス症　101
　　――のガイドライン　34
肺結核　14, 219, 275
　　――の画像診断　77
敗血症　148, 258, 293, 317
敗血症性関節炎　258
敗血症性ショック　293
敗血症性肺塞栓　258
肺真菌症　14, 199
バイタルサイン　46

肺膿瘍　13, 253
肺ノカルジア症　196
肺非結核性抗酸菌症　225
肺胞性肺炎の起炎微生物　84
肺放線菌症　194
白苔　48
播種性NTM症　230
播種性血管内凝固症候群　211
パズフロキサシン　217
発熱　43
鼻かみ鼻汁液　111
パラインフルエンザウイルス　112,
　118
バラシクロビル　132
パラ百日咳菌感染　122
パロモマイシン　236
バンコマイシン　147, 209, 210, 315,
　319
　　肥満患者における――　317
パンデミックインフルエンザ　2

**ひ**

比較的徐脈　47, 176
非区域性病変　81
鼻腔NO測定　298
ピーク値　315
非結核性抗酸菌症　14, 225
　　――のガイドライン　33
　　――の画像診断　78
　　――の血行性全身播種に対する予
　　　防投薬　322
鼻汁　104
鼻充血緩和薬　106
皮疹　43
非侵襲的換気療法　133, 242
ヒタザイム法　170
非定型肺炎　13, 144, 174
非定型病原体　13, 169, 174
ヒトコロナウイルス　136
ヒトボカウイルス　104
ヒトメタニューモウイルス　104,
　118, 138
避難所　7
皮膚常在菌　58
鼻閉　106
ピペラシリン/タゾバクタム　259
被包化胸水　252
飛沫核感染　131

飛沫感染　131, 169
肥満　317
びまん性嚥下性細気管支炎　156
びまん性汎細気管支炎　244
　　――の診断基準　245
ヒメネス染色　55, 190
百日咳　122
　　――の診断基準　125
百日咳菌　104, 118, 124
病原体抗原検出法　89
標準治療　32
日和見感染症　196, 238, 262
ピラジナミド　223
ピランテルパモ酸塩　236

**ふ**

ファビピラビル　132
ファロペネム　229
副鼻腔気管支症候群　244
　　――の診断基準　246
服薬コンプライアンス　120
不眠　106
プラジカンテル　236
フルオロキノロン系薬　314
フルオロキノロン耐性緑膿菌　308
フルシトシン　203
プレドニゾロン　277
不連続抗原変異　129
プロカルシトニン　292
　　――を指標とした抗菌薬終了ガイ
　　　ド　296
分子標的療法　279
糞線虫症　233, 235
分離培養法　62

**へ**

米国感染症学会/米国胸部学会　27
ヘテロバンコマイシン中等度黄色ブ
　ドウ球菌　319
ペニシリン系薬　314
ベバシズマブ　282
ペラミビル　113, 132
ベンジルペニシリン　250
ペンタミジン　241, 264, 277
扁桃炎　10
扁桃周囲膿瘍　258

**ほ**

包虫症　232
墨汁法　56
ホスカルネット　132
ホスホマイシン　217
補体結合反応　63
発作性咳嗽　122
ボリコナゾール　203, 204, 273, 277
ボルテゾミブ　282

**ま**

マイコプラズマ　87, 118, 143
　　――の画像所見　87
マイコプラズマ抗原　99
マイコプラズマ肺炎　162, 174
　　――の画像診断　75
マクロライド系薬　314
マクロライド少量長期療法　246
マクロライド耐性菌　164
麻疹ウイルス　131
麻疹に合併する肺炎　129
マルチプレックス（PCR）法　93, 95
慢性Q熱　182
慢性壊死性肺アスペルギルス症
　200
慢性下気道感染症　15
慢性空洞性肺アスペルギルス症
　200
慢性進行性肺アスペルギルス症
　100, 200
慢性肉芽腫症　324
慢性肺アスペルギルス症　199
　　――のガイドライン　34
慢性閉塞性疾患における予防投薬
　321

**み**

ミカファンギン　203, 277
ミノサイクリン　198, 274, 275
宮崎肺吸虫　233

**む**

ムーコル感染　273

## め

メタロ-$\beta$-ラクタマーゼ　215
メチシリン耐性黄色ブドウ球菌
　144, 206, 285, 291
メチルプレドニゾロン　148, 165
メチレンジサリチル酸プロメタジン
　106
メトロニダゾール　236, 250, 256,
　259
メロペネム　259, 275, 314
免疫クロマトグラフィー法　90
免疫再構築症候群　265, 283
免疫不全者　271

## も

モキシフロキサシン　256, 275, 314,
　328
モラクセラのグラム染色像　54
問診　40

## や

薬剤選択圧　308
薬剤耐性遺伝子の検出　96
薬剤耐性菌　318
　——のリスク評価　286
薬剤耐性緑膿菌感染症　214
薬物動態学/薬力学理論　312
ヤヌスキナーゼ阻害薬　281

## ゆ

誘導耐性　229

## よ

予防　296
予防投薬　321

## ら

ライト・ギムザ染色　55
ライノウイルス　104, 112, 118
ラクトフェノール・コットンブルー
　染色　56
ラニナミビル　113, 132
ラングフルート®　53

## り

リツキシマブ　281
リネゾリド　147, 186, 209, 211, 316
　肥満患者における——　318
リバビリン　141
リファブチン　266
リファンピシン　186, 209, 221, 228
　——耐性遺伝子　96
緑膿菌　214, 285, 291
　——のグラム染色像　54
旅行歴　44
臨床的ブレイクポイント　218

## れ

レジオネラ　143
　——のヒメネス染色　55
レジオネラ抗原　98
レジオネラ症
　——の報告基準　191
　——防止指針　192
レジオネラ肺炎　174, 189
　——の尿中抗原検査　90
レスピラトリーキノロン　20, 314
　——の使い分け　328
レボフロキサシン　191, 223, 274,
　275, 314, 328
連続抗原変異　129

## ろ

ロキソプロフェンナトリウム　106
濾胞形成　48
ロンカイ　48

# 数字・欧文索引

## 数字

13価肺炎球菌結合型ワクチン　148,
　153
16S rRNA　93, 254
23価肺炎球菌莢膜多糖体ワクチン
　148, 153

## A

A型インフルエンザ　109
A-DROP　19, 29, 47, 144
A（H1N1）pdm09　110, 114
A（H3N2）　111
A（H5N1）　116
A（H5N6）　116
A（H7N9）　114, 116
*Actinomyces israelii*　194
acute respiratory distress
　syndrome（ARDS）　150
air bronchogram　73, 169, 292
air-crescent sign　202, 277
allergic bronchopulmonary
　aspergillosis（ABPA）　199
antigenic drift　111, 129
antigenic shift　109, 129
antimicrobial resistance（AMR）
　304
antimicrobial stewardship program
　（ASP）　4
antiretroviral therapy（ART）　265
AP（anterior-posterior view）　72
*Ascaris lumbricoides*　234
*Aspergillus*属　201, 277
aspiration pneumonia　156
atypical pneumonia　174
AUC/MIC値　312

## B

B型インフルエンザ　109
B-CYE*a*　190
Biggest Threats　3
BLNAR（beta-lactamase-negative
　ampicillin-resistant）　328

*Bordetella pertussis* 124
bronchoalveolar lavage fluid
　(BALF) 100, 131
BTS (British Thoracic Society)
　27
bulging fissure sign 74

## C

CAP (community-acquired
　pneumonia) 17, 143
CAP-DRPs (CAP drug-resistant
　pathogens) 286
carbapenem-resistant
　*Enterobacteriaceae* (CRE) 3
CD4陽性T細胞 262
*Chlamydophila pneumoniae* 167,
　169, 174
*Chlamydophila psittaci* 176
chronic cavitary pulmonary
　aspergillosis (CCPA) 200
chronic necrotizing pulmonary
　aspergillosis (CNPA) 200
chronic obstructive pulmonary
　disease (COPD) 95
chronic progressive pulmonary
　aspergillosis (CPPA) 100, 200
chronic pulmonary aspergillosis
　(CPA) 34, 199
ciliary beat frequency (CBF) 299
Cmax/MIC値 312
coarse crackles 292
community-onset pneumonia 286,
　288
consolidation 73
COPD (chronic obstructive
　pulmonary disease) 321
*Corynebacterium* spp. 58
*Coxiella burnetii* 182
CRB-65 29, 47
*Cryptococcus neoformans* 201
　――の墨汁法 55
*Cryptococcus*属 201
CT診断 79
CURB-65 19, 29, 47

## D

de-escalation治療 293, 294, 304

diffuse aspiration bronchiolitis
　(DAB) 156
diffuse panbronchiolitis (DPB)
　244
*Dirofilaria immitis* 234
disseminated disease 227
disseminated intravascular
　coagulation (DIC) 211
drug delivery system (DDS) 333
druse 194
DTaPワクチン接種歴 123
dysphagia 157

## E

*Echinococcus multilocularis* 233
EGPA (eosinophilic granulomatosis
　with polyangiitis)のCT像 83
empiric therapy 308
*Entamoeba histolytica* 233
ERS/ESCMID下気道感染症ガイド
　ライン 31
escalation治療 293, 294, 304
extended spectrum β-lactamase
　(ESBL) 24, 144
extra corporeal membrane
　oxygenation (ECMO) 133

## F

fibrocavitary disease 227
first-line drugs 221
FISH (fluorescence *in situ*
　hybridization) 93
*Fusobacterium necrophorum* 258

## G

galactomannan抗原 277
Geckler分類 54
GIN (Guidelines International
　Network) 28
glucuronoxylomannan (GXM) 101

## H

H5N1型鳥インフルエンザウイルス
　114
H274Y変異 115

HACEKグループ 61
*Haemophilus influenzae*の画像所見
　87
halo sign 202, 277
HAP (hospital-acquired
　pneumonia) 17, 31, 143, 291
HCAP (healthcare-associated
　pneumonia) 23, 30, 286, 291
hemagglutinin (HA) 109, 129
high-resolution CT (HRCT) 79
HIV感染者 238, 262
　――の複数菌感染 263
HIV日和見感染症治療ガイドライ
　ン 242
HIV/AIDS患者 323
HIV-PCP 238
hot tub lung 227
human immunodeficiency virus
　(HIV) 262
human metapneumovirus (hMPV)
　138

## I

IDSA/ATS 27
I-ROAD 21, 293
immotile cilia syndrome 298
immune reconstitution
　inflammatory syndrome (IRIS)
　265
interferon-gamma release assay
　(IGRA) 268, 326
invasive aspergillosis (IA) 100
invasive pulmonary aspergillosis
　(IPA) 199
IRIS 266

## J

『JAID/JSC感染症治療ガイド2014』
　18

## K

*katG*遺伝子 96

## L

L-カルボシステイン 106, 246

LAMP（loop-mediated isothermal amplification）法　91, 93
latent tuberculosis infection（LTBI）　33, 325
*Legionella pneumophila*　174, 189, 274
── 血清群1　90, 98
Lemierre症候群　258
Light基準　250

## M

MDCK細胞　112
Mendelson症候群　159
MERS（Middle East respiratory syndrome）　2, 65, 68
metastatic abscess　258
micro-IF法（micro-immunofluorescence test）　178
Miller & Jones分類　52
*Moraxella catarrhalis*　245
MRSA（methicillin-resistant *Staphylococcus aureus*）　144, 206, 285, 291
── のリスク因子　287
『MRSA感染症の治療ガイドライン－改訂版-2017』　209
MRSA肺炎　206
MUC5AC　168
multi-drug resistant *Pseudomonas*（MDRP）　214
mutant prevention concentration（MPC）　308, 318
mutant selection window（MSW）　308
── 仮説　318
*Mycobacterium avium* complex（MAC）　226
*Mycobacterium tuberculosis*　219, 275
*Mycoplasma pneumoniae*　99, 163, 174
── の画像所見　87

## N

neuraminidase（NA）　109, 129
NGC（National Guideline Clearing-house）　27

NHCAP（nursing and healthcare-associated pneumonia）　6, 17, 23, 143, 285
NICE（National Institute for Health and Care Excellence）　28
*Nocardia*　196, 275
nodular bronchiectatic disease　227
non HIV-PCP　238
non-invasive positive pressure ventilation（NPPV）　133
non-tuberculous mycobacteria（NTM）　225
non-tuberculous mycobacteriosis（NTM）　322
noninvasive ventilation（NIV）　242

## O

One Health　2
opportunistic infection（OI）　196, 262

## P

PA（posterior-anterior view）　72
PA法　99
*Paragonimus miyazakii*　233
*Paragonimus westermani*　233
paroxysmal cough　122
PCR（polymerase chain reaction）法　91
PCV13　148, 153
PK/PD理論　312
PL配合顆粒®　106
*Pneumocystis jirovecii*　239, 264, 276
── のディフ・クイック染色　55
*Pneumocystis* pneumonia（PCP）　238, 264
POCT（point of care testing）　99
potentially drug-resistant pathogens　144
PPSV23　153
PPV23　148
primary ciliary dyskinesia（PCD）　298
*Propionibacterium* spp.　58
PSI（pneumonia severity index）　19, 30, 47

## Q

Q熱　182
── 発生届の基準　186
Q熱後慢性疲労症候群　182
Q熱肺炎　183, 184
QFT　268
qSOFA（quick sepsis-related organ failure assessment）　20, 47, 57

## R

*rpoB*遺伝子　96
RSウイルス　104, 112, 118, 129, 244
RT-PCR（reverse transcription polymerase chain reaction）　112

## S

SARS（severe acute respiratory syndrome）　2, 136
SARSコロナウイルス　136
satellite lesion　220
SCC*mec*　207
second-line drugs　221
septic arthritis　258
septic pulmonary emboli　258
serotype replacement　6
simple pulmonary aspergilloma（SPA）　200
sinobronchial syndrome　244
SOFAスコア　20
ST合剤　197, 209, 240, 264, 275, 277
── の脱感作　243
── の副作用　324
── の予防投薬　323
staccato　122
*Stenotrophomonas maltophilia*　144
*Streptococcus anginosus*　253
── group　249
*Streptococcus pneumoniae*のCT像　86
*Strongyloides stercoralis*　234
Surviving Sepsis Campaign guideline（SSCG）　305
Swiss-cheese appearance　76
systematic reading　72

## T

Time above MIC（％）値　312
*Toxocara canis*　234
*Toxocara cati*　234
tree-in-bud appearance　82, 221
T-SPOT　268

## V

VAP（ventilator-associated
　pneumonia）　21, 57, 291
VISA（vancomycin-intermediate
　*Staphylococcus aureus*）　319

## W

whoop　122

## β

β-ラクタマーゼ阻害薬配合ペニシ
　リン　147, 158
β-ラクタム系薬　207, 314
β-D-グルカン　101, 202, 240, 265

中山書店の出版物に関する情報は，小社サポートページを
御覧ください.
https://www.nakayamashoten.jp/support.html

呼吸器疾患 診断治療アプローチ

呼吸器感染症

2017 年 9 月 15 日　初版第 1 刷発行 ©
〔検印省略〕

専 門 編 集 ——— 藤 田 次 郎

発 行 者 ——— 平 田　　直

発 行 所 ——— 株式会社 中山書店
　　　　　　　　〒 112-0006 東京都文京区小日向 4-2-6
　　　　　　　　TEL 03-3813-1100 (代表)
　　　　　　　　振替 00130-5-196565
　　　　　　　　https://www.nakayamashoten.jp/

装 丁 ————— 花本浩一 (麒麟三隻館)

印刷・製本　　株式会社 真興社

Published by Nakayama Shoten Co.,Ltd.
ISBN 978-4-521-74526-8　　　　　　　　　　　　　　　Printed in Japan
落丁・乱丁の場合はお取り替え致します.